全国高等学校康复医学培训教材

神经康复病例分析

U0208131

主　编　范建中

副主编　张建宏　田　洋　陈　进

编　委（按姓氏笔画排序）

马朝阳（武汉市中心医院）
王　俊（广东医学院附属南山医院）
田　洋（吉林省中医药科学院）
刘秀丽（吉林省中医药科学院）
许　卓（吉林大学中日联谊医院）
孙嘉利（济南军区青岛第一疗养院）
杨俊峰（中国人民解放军广州疗养院）
张建宏（南方医科大学南方医院）
张善纲（广州军区武汉总医院）
陈　进（安徽医科大学附属省立医院）
陈晓峰（深圳市第二人民医院）
陈银海（南方医科大学珠江医院）
范文祥（安徽医科大学附属省立医院）
范建中（南方医科大学南方医院）
郁　可（成都军区总医院）
郑银花（吉林大学第一医院）
胡昔权（中山大学附属第三医院）
夏　清（合肥市第二人民医院）
顾小元（深圳市儿童医院）
曹建国（深圳市儿童医院）
康治臣（吉林大学第二医院）
鲍　勇（上海交通大学医学院附属瑞金医院）
穆景颂（安徽医科大学附属省立医院）
魏红梅（青岛市中心医院）

参编者（按姓氏笔画排序）

万文俊　万桂芳　王艳富　王惠娟　尹瑞雪　邓水娟
杜　东　杨唐柱　吴红瑛　张吉敏　张盛全　范小艳
周君桂　郑海清　彭　铎　黎继华　魏　轶

秘　书　何任红（南方医科大学南方医院）

人民卫生出版社

图书在版编目(CIP)数据

神经康复病例分析/范建中主编.—北京:人民卫生出版社,2015

ISBN 978-7-117-21686-9

Ⅰ.①神…　Ⅱ.①范…　Ⅲ.①神经系统疾病-康复医学-病案　Ⅳ.①R741.09

中国版本图书馆 CIP 数据核字(2015)第 259209 号

人卫社官网	www.pmph.com	出版物查询，在线购书
人卫医学网	www.ipmph.com	医学考试辅导，医学数据库服务，医学教育资源，大众健康资讯

神经康复病例分析

主　　编: 范建中
出版发行: 人民卫生出版社（中继线 010-59780011）
地　　址: 北京市朝阳区潘家园南里 19 号
邮　　编: 100021
E - mail: pmph @ pmph.com
购书热线: 010-59787592　010-59787584　010-65264830
印　　刷: 中国农业出版社印刷厂
经　　销: 新华书店
开　　本: 787×1092　1/16　　**印张:** 26
字　　数: 649 千字
版　　次: 2015 年 12 月第 1 版　2015 年 12 月第 1 版第 1 次印刷
标准书号: ISBN 978-7-117-21686-9/R・21687
定　　价: 56.00 元
打击盗版举报电话:010-59787491　E-mail:WQ @ pmph.com
（凡属印装质量问题请与本社市场营销中心联系退换）

前言

为临床一线从事神经康复专业的同行提供一套实用、科学、规范的参考书籍，是编写本套康复医学培训教材的初衷。成为一名能为患者解决疾苦、受到患者及同行认可的神经康复专业人员，是每一位本专业的临床医师、康复治疗师和护士追求的目标。本书的编者是临床一线的康复医师、治疗师和护士，所荟集的病例分析是临床工作中的经验及总结。

本书尝试通过以下四个部分来为从事临床神经康复的工作者提供参考，为了拓展读者的视野，本书各章节末还列出了相关的推荐读物。

第一部分是针对神经康复临床工作中常见问题的概述，简述神经康复的理论基础及进展、与相关学科之间的关系以及临床工作中的质量控制和管理程序；介绍神经康复临床各专业团队及其协作关系；介绍国内的各级、各类医疗机构中神经康复相关临床工作的组织构架、营运模式以及政府对神经康复相关工作的政策和现状等。为读者能够理解后面章节中各个实际病例分析的临床工作背景作铺垫。

第二部分是从“病”的角度出发，对一些临床上常见及不常见的神经系统疾病的临床康复过程所进行的病例分析；通过对某个具体病例的临床诊疗过程、康复评定、治疗方案的制定和实施过程以及结局评定和分析等方面问题的介绍，总结该种疾病所引起的功能障碍问题，提出对该病例康复过程的见解和体会。希望对读者，尤其是一线临床康复专业人士提供借鉴。

第三部分是从“功能障碍”的角度出发，对一些临床上由神经系统疾病所引起的各种功能障碍的临床康复过程所进行的病例分析；通过对某方面功能障碍的个案临床诊疗过程、康复评定、治疗方案的制定和实施过程以及结局评定和分析等方面问题的介绍，总结与该种功能障碍相关的神经系统疾病种类。

第四部分是从“康复技术”的角度出发，对一些临床上常用的神经康复技术的临床应用案例进行分析；通过对某项神经康复技术临床应用个案的介绍，对其在临床诊疗过程、康复评定和治疗实施过程的应用以及对结局影响等方面问题进行分析，以及书中涉及的个别神经康复手段的示例，总结该种康复技术在相关的神经系统疾病康复中的应用前景。

限于我们的水平和经验，本书内容的瑕疵和纰漏在所难免。我们真切希望通过“抛砖引玉”，得到与同行交流、学习的机会。希望读者能够本着“去粗取精、去伪存真、由此及彼、由表及里”的理念使用本书。

范建中

2015 年 3 月 30 日　广州

目　录

第一篇　神经康复的临床问题

第二篇　常见神经系统疾患的康复

第三篇 常见神经功能障碍的康复

第四篇 神经康复中的康复技术

第一篇

神经康复的临床问题

第一章

神经康复的临床范畴

第一节　神经康复的有关概念

一、神经康复与医学康复

医学康复(medical rehabilitation)实际上包含两层含义:一是从康复的手段上说,指运用医学的方法对病患者进行诊断、评定和治疗等,促使患者在心身方面的功能恢复;二是从康复的内涵上说,是指从医学的角度,尽可能去除由疾病或外伤所引起的身心或心灵的伤害,不论在身体上还是在精神上都能最大限度地使患者发挥个人的能力,使其尽可能恢复医学含义上的健康。而广义的康复,不只包括医学方面的康复,而且还包括心理、社会、经济、职业、教育等多方面的康复。

本书中的"神经康复(neurological rehabilitation)"也有两层含义:一是研究由神经系统疾病所致的偏瘫、四肢瘫、言语障碍等,以及由此所引起的并发症,如吞咽障碍、肩手综合征和下肢深静脉血栓形成等的预防、治疗、康复和康复理论;二是研究由非神经系统疾病所致的神经系统,特别是中枢神经系统的损伤(impairment),以及如何恢复或提高已经丧失或减弱的神经系统功能,使患者在即使存在某些不可逆的损伤状态下,仍然尽可能提高其活动能力和社会参与能力的潜能。

一般认为,目前对神经系统原发疾病以及继发或并发的神经系统病损的发病机制及病理过程的研究比较深入,诊断手段和技术也日新月异,但在促进神经系统病愈的治疗手段方面相对滞后。临床上传统的治疗手段对大多数神经功能障碍多无效。多数神经系统病损要想通过临床治疗从解剖学和组织学的角度进行恢复,目前尚未有十分有效的方法。对于神经系统这些解剖学和组织学上无法逆转的病损来说,通过现代康复手段,从功能康复的角度,对残留的神经系统的功能进行挖掘或重组,有可能促使患者在维持原有神经功能的基础上进一步提高其功能水平。大量的临床实践已经提供了充分的循证依据。

多数神经系统疾病除有神经系统的原发疾病所致的功能障碍外,还存在导致神经系统病损的原发病,如以脑卒中患者为例,除运动功能、认知语言等神经系统功能的障碍外,还存在原发性高血压、糖尿病或动脉粥样硬化、心肺疾病等。因此,患者常有神经功能障碍与原发疾病的共存,也就是说除康复治疗外,还需要有药物或其他针对性的临床治疗,即传统康复与临床治疗包括药物治疗的联合。

二、神经康复的基础

以往认为，神经元结构破坏或细胞学上的死亡后不可能再生或复活，由于神经元缺失所产生的相对应的神经功能障碍也就无望恢复。但不断积累的临床实践和基础研究发现中枢神经系统损伤后，存在功能恢复的现象。

（一）神经系统的可塑性理论

人们在很多临床实践中发现，有些中枢神经损伤的患者在经过一段时间的功能训练后，功能可以得到不同程度的恢复；神经生物学的实验研究结果也已证实，在一定的干预条件下，受到一定程度损伤的神经元不仅形态上可以有恢复性的变化，而且其功能也是可以恢复的；功能影像学技术的发展也提供了新的证据，证实了神经生理学和临床观察所发现的区域性功能重组。

1. 可塑性的概念　“可塑性”这一概念源于医学，是指器官或组织修复和改变的能力。组织器官的这种修复和改变的能力可以保证其应对变化的外部环境。

在动物和人类发展的进程中，可塑性是包括大脑在内的各种组织器官的共同属性之一。现代神经科学从动态的视角来研究大脑，研究大脑在受损伤后的变化及其影响因素，即其所出现的结构、功能的变化，也就是大脑的“可塑性”问题。

神经科学研究者对其最初的含义予以拓展，将脑的可塑性界定为大脑改变其结构和功能的能力。大脑的这种可塑性在动物、人类身上都有所发现，在个体发展的早期、中期、晚期也有所发现。也就是说，在动物和人类发展的进程中，中枢神经系统都具有一定的可塑性。

大脑是一个复杂的系统，也是一个动态的系统，其结构和功能是在发展的过程中形成的。但是受学习、训练及经验等因素的影响，大脑皮质会出现结构的改变以及功能的重组，也就是所谓的可塑性，其内容包括结构改变和功能重组。

2. 结构改变　既有宏观层面的，也有微观层面的。从宏观层面上讲，因可塑性而引起的大脑结构的改变，包括重量的变化、皮质厚度的变化、不同脑区沟回面积的改变等；从微观层面上讲，因可塑性而引起的大脑结构的改变包括树突长度的增加、树突棘密度的改变、神经元数量的改变以及大脑皮质新陈代谢的变化等。

3. 功能重组　在分子层面、细胞层面、皮层地图层面以及神经网络等层面都有可能发生。分子层面和细胞层面的功能重组包括突触效能的改变、突触连接的改变等；而皮层地图层面的重组包括表征面积、表征区域、表征方位以及表征区域之间联合或分离的变化等；在神经网络层面，大脑的可塑性主要表现为系统水平的可塑性，即不同感觉通道之间跨通道的可塑性。

4. 可塑性理论与脑损伤后的功能恢复　针对脑损伤患者脑可塑性的研究发现，随着时间的推移，脑损伤患者的大脑功能会出现自发性的恢复和补偿效应。此外，有研究发现，聋人和盲人的中枢神经系统也存在可塑性，而且他们的皮层可塑性往往是跨通道的。不仅受损伤的大脑具有可塑性，健康人的大脑也具有可塑性。可塑性是中枢神经系统的基本属性，不管对于脑损伤患者还是对于健康人，可塑性都是其大脑发展的一个基本而又必要的属性。早期有关大脑可塑性的观点一致认为，中枢神经系统在发育过程中具有可塑性，但是一旦发育成熟以后，其可塑性会逐渐消失；对于脑损伤患者而言，其脑损伤的时间越早，大脑的自发恢复和补偿效应也越强。近来的研究发现，大脑不仅在发育过程中会表现出发展可塑性，而且在发育成熟以后，大脑皮质仍然存在可塑性；对于脑损伤患者而言，并非脑损伤越早其皮

层可塑性越强。重要的是，不仅人类的视觉、听觉和躯体感觉皮层存在可塑性，即使像语言、记忆、运动技能等高级认知领域也同样存在可塑性。对于那些因脑损伤而引起的失语症患者而言，随着时间的推移他们大都会出现一些自发性的语言恢复现象。

研究发现，脑损伤后神经元的可塑性变化主要表现为神经干细胞（neuralstemcell，NSC）的增殖。轻度损伤可能刺激海马齿状回（dentategyrus，DG）和脑室下区（subventricular zone，SVZ）以及额叶皮层 NSC 的增殖。

脑损伤后突触水平发生可塑性变化主要涉及数量增多和连接强度改变。脑损伤导致的功能缺失可以得到恢复，主要通过突触再生或未受损突触的分支形成神经再生，以及神经回路网的重构。在脑缺血中发现有轴突和树突芽生，它们被认为是神经再生的主要表现。轴突芽生是由梗死灶皮层短暂的同步低频率的神经活动所诱导的。缺血还可以诱导受损病灶及对侧海马区苔状纤维芽生，从而形成新的神经网络。

同时，脑损伤后通过分泌神经营养因子，激活基因，促进蛋白质的合成，可以促进上述可塑性变化，起到保护神经细胞，促进神经细胞再生以及神经回路网重构的作用。例如，脑源性神经营养因子（brain-derived neurotrophic factor，BDNF）显著促进了 DG 中的神经生长，加快了 NSC 从 SVZ 到缺血半球纹状体的迁移；脑损伤后分子水平的可塑性变化主要表现为促进蛋白质的合成，特殊的基因，如 *c-fos* 基因等被激活后就会有热休克蛋白（heat-shock proteins，HSP）的表达，HSP 可以减少脑缺血时神经元的凋亡。

（二）神经轴索再生或重塑与神经康复

大量研究证实，脑损伤后其功能恢复的关键是其恢复过程中轴索的再生与重塑。因为在脑损伤后，健侧或未受累及的脑组织在一定程度上能够对受损脑区的功能起到代偿作用，健侧或未受累及的脑组织与受损区域相联系的树突及轴索水平决定了神经功能的改善程度，它们可能是决定能承担多少受损脑区神经功能的关键。

促进脑损伤后神经轴索再生或重塑的因素及其对神经功能恢复的影响包括以下方面：

1. 通过限制抑制性信号通路促进脑损伤后轴索生长　很多与中枢神经系统髓鞘、神经元周边网络和损伤后瘢痕结构相关的因子会抑制轴索的生长。与髓鞘相关的 3 种抑制性因子，即神经轴突再生抑制因子（neurite outgrowth inhibitory，NogoA）、髓鞘相关糖蛋白（myelin-associated glycoprotein，MAG）和少突胶质细胞髓鞘相关蛋白（oligodendrocyte myelin glycoprotein，Omgp），通过共享受体复合物包括 Nogo 受体（nogo receptors，NgR）、神经富亮氨酸重复神经蛋白 1（leucine-rich repeat neuronal protein 1，Lern1）、p75 神经营养因子受体（p75 neurotrophin receptor，p75 NTR）及成对性免疫球蛋白受体 B（paired-immunoglobulin-like receptor B，PirB）发挥作用。MAG 和 NogoA 通过整合相关机制能够抑制轴索生长，MAG 还能通过 NgR2 和神经节苷脂发挥作用。除了上述的 3 种蛋白，髓鞘还含有保护作用的 Semaphorin 和 ephrin 家族；神经元周围网络和损伤瘢痕组织还含有硫酸软骨素和角质硫酸蛋白多糖，也对轴索生长起到抑制作用。限制这些抑制因素的作用，可能会促进脑卒中后轴索的再生。

实验研究发现，以上髓鞘相关的抑制因子阻碍了脑损伤后的脑白质的重塑，影响神经功能的恢复；而抑制这些因子的作用，可有效增强脑损伤后的轴索、髓鞘和突触的可塑性，改善神经功能的恢复。关于这些因子对于神经细胞内结构的控制、神经干细胞的增殖和分化、神经元的分化迁移及神经元的可塑性改变等方面的影响也有大量的研究。

2. 通过激活神经元的生长状态促进轴索生长　实验研究证实，一些化学因子可以激发神经元本身生长潜能促进脑损伤后神经网络的重建及其神经功能的恢复，为神经康复的临床药物治疗提供了依据。

研究发现，中枢神经系统神经元在胚胎发育期轴索处于生长状态，但是在围生期的某个时间段这种功能消失，这与膜磷蛋白、生长相关蛋白-43(growth-associated protein-43，GAP-43)、细胞骨架蛋白和特殊的黏附因子等因素相关。这些轴索生长相关蛋白的表达在周围神经系统损伤后可被激活；中枢神经系统内神经元被置于更有利于细胞生长的外环境中，或者予以适合的营养因子刺激时，也会有这种情况出现。病灶周边组织的基因表达分析显示，脑损伤后树突和轴索芽生时，神经元生长相关程序已经被激活，可是这种激活模式或者基因的改变和周围神经系统损伤再生的模式并不相同。在观察脑卒中后轴索生长或轴突芽生状况时发现，轴索芽生过程中 GAP-43 表达增加。GAP-43 参与神经细胞轴索的生长和突触的形成、神经细胞的再生、调节轴索外生的延伸以及改变细胞形态。

动物实验发现，脑卒中大鼠脑组织中，病灶周边组织 GAP-43 免疫染色的水平明显增高，而且营养因子成纤维生长因子(fibroblast grow factors-2，FGF2)和 D-安非他明可以明显增强这种效果，促进神经功能的恢复；应用反义寡核苷酸阻断 FGF2 诱导的 GAP-43 的表达，抑制神经功能的恢复。

轴索的生长还会受到细胞内第二信使环腺苷酸(cyclic adenosine monophosphate，cAMP)水平的影响。cAMP 水平增高可刺激神经元再生和轴索生长，并增强其他多肽类营养因子促进轴索生长的作用。研究表明，磷酸二酯酶抑制剂可抑制 cAMP 降解，促进脑卒中后运动区的重组和肢体运动功能的恢复。组蛋白去乙酰化酶抑制剂能阻止组蛋白去乙酰化，影响细胞骨架的组织结构和功能，在动物的脑卒中模型中表现出神经保护作用并促进突触可塑性变化。

肌苷是自然界存在的嘌呤核苷酸，可以通过细胞膜转运激活哺乳动物 ste20 样蛋白激酶 3b(mammalian ste20-like protein kinase-3b，Mst3b)，通过调节营养因子诱导轴索生长的细胞信号通路的一种蛋白质。动物实验发现，肌苷联合 Nogo 受体抗剂 NEP1-40 可以促进损伤后神经元轴索再生，改善脑损伤大鼠前肢活动技巧及功能恢复，其代谢产物尿酸可以保护蛋白免受过氧亚硝基诱导的损伤；单侧皮层损伤后，借助于生物素葡聚糖胺标记神经纤维，发现肌苷增强了健侧半球神经元向对侧损伤区延伸轴索代偿其神经支配，改善神经功能的恢复；在分子水平，一侧半球的脑损伤通常会引起对侧半球第五层锥体细胞轴索生长引起基因表达变化和随后的级联反应，这些变化可能与失神经支配有关，肌苷可以逆转这种情况，并显著改善脑损伤后动物的运动功能。

有临床报道，使用肌苷和 NgR 抑制肽二者联合治疗脑梗死，与单一治疗相比能够产生更大的解剖学重组和更好的神经功能恢复。

3. 皮质脊髓束生理性活化促进轴索生长和新突触形成　在发育过程中，突触联系模式是由其活性依赖的竞争决定的，这种现象在躯体感觉运动皮层投射到对侧脊髓的皮质脊髓束中有所表现。持续单侧皮质脊髓束的活化可以促进成熟大鼠脑组织轴索的重新排列和突触形成。单侧皮质脊髓束损伤后可以刺激同侧和对侧神经纤维轴索芽生，能够显著增加伸展到对侧失神经支配区域的神经轴索数量和长度，同时增强健侧半球和失神经支配区肌肉结构之间的联系，促进脑损伤后功能恢复，这种作用可能与竞争性脑组织重塑和适应性恢复模式相关。

研究显示，重复经颅磁刺激和经颅直接电刺激都可以改变大脑皮质的兴奋性。重复经

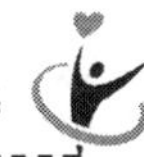

颅磁刺激可以诱导神经元的去极化，高频刺激可以增加皮层兴奋性而低频刺激会降低皮层的兴奋性。电刺激不会改变神经元的兴奋性，但是可以通过微电流改变神经膜电位。重复经颅磁刺激和直接电刺激都可以增强脑卒中后神经元的重塑，调节脑卒中后神经网络功能，促进运动功能的恢复。

强制性运动疗法也是激活损伤后单侧脑卒中或皮质脊髓束以促进患肢恢复的有效方法。脑损伤后限制健侧肢体的活动，增加患侧肢体活动，可以明显改善患侧肢体功能。在大鼠脑梗死动物模型中，强迫使用患肢可以增加健侧皮质脊髓束神经轴索伸展到对侧支配区，促进新突触联系的建立；同时下调梗死周边区 Nogo 和 Nogo 受体表达，上调 GAP-43 和突触素表达，降低了对神经轴索和髓鞘生长的抑制，从而改善脑卒中后的运动功能。

脑损伤后神经轴索的重塑受多种因素的影响，药物或其他治疗方法可通过促进损伤后神经轴索生长，影响脑组织功能重塑和兴奋性改变，在神经功能恢复中发挥重要作用。在将来应进一步加强促进脑损伤后神经轴索重塑因素及调节轴索生长微环境变化的探索，推动脑损伤后神经功能恢复的研究。

三、神经康复理论的临床意义

中枢神经系统损伤时，神经组织恢复的程度取决于其受损的严重程度。一般来说，中枢神经系统的可塑性主要依靠残存细胞的修复以及神经细胞的增殖。众所周知，脑组织具有自我修复能力，它可以通过多种途径对抗损伤，主要包括细胞、分子、突触水平的可塑性改变。神经康复的可塑性理论为中枢神经系统损伤后的临床处理原则提供了依据。研究损伤后的恢复机制，根据损伤后经历或所处的不同阶段，采取相应康复措施，具有指导临床的意义。

（一）脑损伤早期的神经康复

在脑损伤早期，主要是伤病本身所致的缺血缺氧病理改变，可以出现神经元的一系列改变或死亡。不同脑区对缺血缺氧的耐受性各不相同，其缺血缺氧的耐受时间是决定脑细胞是否产生不可逆伤害的前提条件。一般认为，大脑皮质缺血缺氧的耐受时间最差(4～5 分钟)，其中额叶最易受累，其次是顶叶、枕叶，最后是颞叶；神经系统其他部分的耐受性分别为小脑是 10～15 分钟，延髓 20～30 分钟，脊髓 40～50 分钟。脑细胞死亡包括细胞结构破坏和细胞膜的破裂、崩解、炎症浸润等，还包括由此引发的细胞凋亡过程。

以上病理机制显示，提供给临床医务人员的救治时间窗是非常短暂的，因此阻止中枢神经系统损伤的发展和扩大是救治早期的临床处理原则。具体包括促进病灶周围水肿的消退；促进血管的自发再沟通；改善在急性脑损伤后局部或周围血管发生的反射性痉挛甚至闭锁；促进病灶周围血管的重新沟通及侧支循环的建立等。

（二）促进神经失联的消失

神经失联(diaschisis)是指中枢神经系统局部发生急性严重损害时，引起在功能上与受损部位有密切联系的远隔部位神经功能短时消失。例如，脑休克(包括内囊出血导致的对侧偏瘫、深浅反射亢进等)、脊髓休克等；失联期过后，受损组织的功能缺损症状和释放症状会逐渐出现。

神经失联可能是由代谢功能抑制引起。一些实验已证实在脑损伤后脑代谢功能有广泛的抑制，表现为脑局部葡萄糖利用的代谢率、细胞色素氧化酶和 α 甘油磷酸脱氢酶(α-GPDH)

的活性降低，这些变化导致神经功能受到显著抑制。改善脑代谢功能，促进急性阶段病理过程的消退，有利于脑代谢抑制的消退，使脑功能可以从“休克”中恢复。

（三）神经营养因子的作用

神经营养因子在中枢神经系统损伤后的修复中有重要作用。例如，神经生长因子（NGF）、脑源性神经营养因子（BDNF）、神经营养因子-3（NTF-3）、睫状神经营养因子（CNTF）等均由靶组织所产生，其合成和相关受体的表达，在促进突触重建方面有着重要作用；粒细胞集落刺激因子（granulocyte colony-stimulating factor，G-CSF）可刺激神经细胞修复再生并抑制细胞凋亡，促进神经功能的恢复；候选重塑相关性基因15（candidate plasticity-related gene15，CPG15）蛋白能促进神经突起的生长及其分支和突触的发育成熟，是神经系统发育成熟及创伤修复中的重要候选因子；神经微丝（neurofilament，NF）是神经胞体和神经轴突细胞骨骼框架结构的重要组成部分，在神经可塑性中也具有重要的意义。由非神经元细胞型的有丝分裂原形成的营养因子有表皮生长因子（EGF）、成纤维细胞生长因子（FGF）和胰岛素样生长因子（IGF）；另外，还有通过其他细胞产生的白细胞介素Ⅰ（IL-1）、神经白细胞素（NLK）和促轴突生长因子（NPF）等。这些因子可以对外周和（或）中枢神经发挥营养作用。这些物质在脑损伤后发生可塑性改变的过程中都发挥着重要作用。

神经可塑性有关物质还有很多，其对损伤后的神经功能恢复机制的影响十分复杂，随着临床研究和基础研究的不断深入，会对临床上此类药物的使用提供越来越多的证据。

（四）神经可塑性的影响因素

影响神经可塑性的因素有很多，与临床神经康复密切相关的主要有生存环境、康复训练、药物治疗以及中国传统中医中药等。研究这些影响因素，可以在临床上指导对神经康复患者的干预。

1. 环境因素　丰富环境既可以改变胶质细胞形态，也可以促进胶质细胞增生。胶质细胞再生与神经系统时间和空间的塑形相关，对于胶质细胞和神经元功能的整合具有重要意义，是神经可塑性的首要影响因素。实验研究发现，与生活在普通环境下的大鼠相比，生活在丰富多彩环境中的大鼠突触起源多为多突触结节，并且穿孔突触数目增多、突触后致密物（postsynaptic density，PSD）增厚，从而促使脑缺血后神经可塑性恢复。总之，丰富环境对于促进脑缺血再灌注后发生可塑性改变非常重要。

2. 功能训练　功能训练促进脑功能恢复的机制主要有刺激突触增生和树突芽生、改善侧支循环、促进BDNF的表达等。研究发现，给予脑缺血大鼠康复训练能促进脑功能恢复，增加相关皮层的神经可塑性。

脑的结构和功能可塑性变化是一个相当复杂的生理过程，目前其发生机制、诱发条件、存在部位和生理功能中还有许多不被了解的地方。而运动训练诱导脑可塑性变化的具体机制、生理功能变化及其影响因素还需要在临床和实验室中进一步深入研究，为指导临床提供有力的依据。目前运动训练对脑梗死恢复机制的研究有一定进展，尤其在运动训练的时间、环境及发病年龄与康复功能恢复的关系上已日趋明了，现代神经生物学的进步促进了神经康复学的发展。

3. 物理因子的作用　临床和实验研究已经证实，神经肌肉电刺激、经颅磁刺激（TMS）、头颅部位的弱电流刺激等物理因子治疗技术，以及作业疗法、认知训练等，可以促进大脑神经可塑性，改善脑损伤患者的运动功能、认知功能等，通过多种途径加速脑损伤后的功能恢复。

4. 中医治疗的作用 采用现代神经生物学的技术手段对中国传统中医中药疗法进行研究，为神经康复理论提供了新的证据。临床研究发现，中医推拿对解痉、促进功能恢复方面具有越来越明显的效应，其机制也正在被研究中。实验发现，中药三七影响局灶性脑损伤后神经可塑性的恢复，在治疗组缺血周围区神经元出现结构重塑，功能指标也显示三七可以促进脑功能恢复。国内外研究以突触的结构和功能变化为切入点，主要从针刺对突触可塑性的促进作用、针刺对星形胶质细胞所介导的突触重建作用、针刺对相关信号转导通路的调控作用等方面探讨了针刺对脑损伤后大脑可塑性的促进作用；借助电生理学、分子生物学、功能影像学等技术手段进行的基础研究为针灸对神经康复的作用提供了越来越多的证据。

（范建中）

第二节 神经康复的临床工作与相关学科的关系

一、神经康复与非医学领域

神经康复的实际工作与临床神经病学专业人员的工作有许多共同点，但神经康复所涉及的领域更为宽泛，有很多神经康复内容涉及的是非医学领域，如针对未成年患者的教育问题——特殊教育（教育康复）、针对神经系统残疾人的就业问题——职业康复、社会以及公共场所对待残疾人的问题——社会康复等。因此，从事临床神经康复专科的康复人员除了必须具备临床神经病学的基本技能以外，对于非医学领域的学科和知识也要有所了解，如与神经系统残疾人密切相关的教育学、当地的就业政策、社会经济医疗保障现状和政策、政府对待残疾人的相关政策甚至宗教信仰背景等。

二、神经康复与医学基础学科

神经病学是建立在神经解剖学、神经生理学、神经病理学和神经病治疗学等基础学科之上的临床学科，针对的是神经系统疾病和损伤的病因、病理过程、临床表现、治疗方法和预后。神经康复针对的是因神经系统伤病所导致的功能障碍而不是疾病本身，其研究的重点不仅包括疾病的诊断和治疗，更重要的是功能损害的程度和功能恢复的程度及其与原发伤病的关系。

神经康复的临床工作需要团队协作，团队成员包括从事神经康复专业的医师、康复治疗师、护士、社工等不同领域的专业人员。团队成员要从各自不同的专业角度对康复对象的功能障碍进行解读，从不同的专业角度对康复对象提供专业康复服务。例如，作为神经康复医师，必须具有扎实的临床理论基础、经过正规的专科临床培训，才能在实际工作中逐渐理解：什么疾病可以产生什么功能障碍，不同的神经疾患可能导致不同的功能障碍，但不同的疾病也可能导致相同的功能障碍，相同的疾病也可能导致不同的功能障碍。因而相同的疾病可能应用不同的康复方法，不同的疾病也可能应用相同的康复方法。

三、神经康复与其他康复医学亚专科

在临床康复医学专业中，神经康复与骨关节伤病康复、心肺疾病康复、疼痛康复、老年病康复、儿童疾病康复等康复医学的亚专业是相互交叉、密切相关的。神经康复作为康复医学

中一门新兴亚专科，在国内发展的历史很短。它与神经病学不同，神经病学是专门研究神经系统结构、功能和临床疾病诊断、治疗的学科。因而，神经康复学是在神经病学基础上结合康复医学而发展起来的，它既是康复医学的一个亚专科，也是神经病学与康复医学相互结合、相互渗透的一门交叉学科。

（范建中）

第三节　神经康复的临床质量控制

一、质量控制的概念

为达到质量要求所采取的作业技术和活动称为质量控制。这就是说，质量控制是为了通过监视质量形成过程，消除质量环节上所有阶段引起不合格或不满意效果的因素，以达到质量要求、获取效益而采用的各种质量作业技术和活动。

我国政府的卫生行政部门对于开展康复医疗的机构也提出了"康复医疗质控基本原则"，其主要内容包括：开展康复医学临床工作的单位，必须具备由卫生行政部门颁发的《医疗机构执业许可证》；康复医疗机构的设置、设备、场地和人员配置应符合卫生和计划生育委员会标准规定的要求，其中康复医师的资质应达到康复医学专业执业标准，康复治疗师和康复护士上岗资质符合《执业医师法》《医疗机构管理条例》和《护士条例》等有关法律法规；康复医疗机构按照卫生和计划生育委员会的相关要求进行建设和管理；各级医疗机构之间建立有效的双向转诊制度，使患者在伤病的各个阶段均能得到适宜的康复医疗服务；应构建分层级、分阶段康复的康复医疗服务模式；必须建立明确的年度工作目标和中长期发展规划，逐步提升康复医疗服务能力和科室建设水平，为患者提供优质、满意的康复诊疗服务；必须具备科学、可持续的专业人员梯队建设规划和年度培训目标，注重前沿性康复理念和技术的学习和实践，逐步提高团队整体素质，不断提升康复诊疗能力。

神经康复的临床质量控制与安全管理的实施需要信息反馈和随访来实现，加强反馈信息的精确性和随访质量要有相应的运作机制来保障（图 1-1）。不同的康复、医疗机构有不同的团队工作模式，康复医师对于康复工作的参与程度直接影响医学反馈机制和随访质量，通畅的反馈渠道和完善的随访制度可以帮助康复医师获得对患者治疗的更广泛和更全面的认识，并对病情进展评定提供必要的信息。

随着经营性康复医疗活动的增加，质量认证对各级各类康复、医疗机构将越来越常用。建立统一数据系统（the uniform data system，UDS）或统一的质量标准，可使各类康复医院和医疗机构对其康复效益进行比较，这种竞争方式可能越来越多地被经营性的康复、医疗机构所使用。

CARF 是 commission on accreditation of rehabilitation facilities 的简称，1966 年在美国成立，是一个私立的、非营利性健康与人类服务的认证机构。CARF 目前已经在全世界的 21 000 个地方认证了超过 48 000 个项目。每年有来自美国、加拿大、墨西哥、欧洲、中东、南亚、非洲和南美洲超过 800 万不同年龄的患者选用 CARF 认证的服务项目。CARF 的核心思想是以服务对象为中心（person served centered），通过认证过程，为被认证机构提供详尽的"康复质控路径"，最终实现管理的简化和高效以及服务的持续完善。

康复前的病人
医师评估
问题逐一罗列分析
进一步评估
治疗计划
根据评估结果定制康复目标
目标：
病人和康复小组的共同目标
按优先顺序详细列出远近期
康复目标
以达到康复目标实施治疗
治疗安排：
小组讨论制定的最佳治疗方案
与康复目标相适应的治疗方案
治疗种类：
1. 运动治疗；2. 理疗；3. 药物
治疗；4. 分级功能活动；5. 其
他治疗
围绕治疗计划进行质量控制
康复目标修正
新的治疗计划
清除康复障碍
对病人再评估
质量控制
再评估
是否达到康复目标
否
治疗失败的分析：
1. 目标不当？
2. 病情有变？
3. 治疗选择有误？
4. 疗效不佳的其他问题
是
设定的最高目标是否现实
否
是
新的目标
新的治疗
终止治疗
开始随访

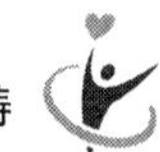

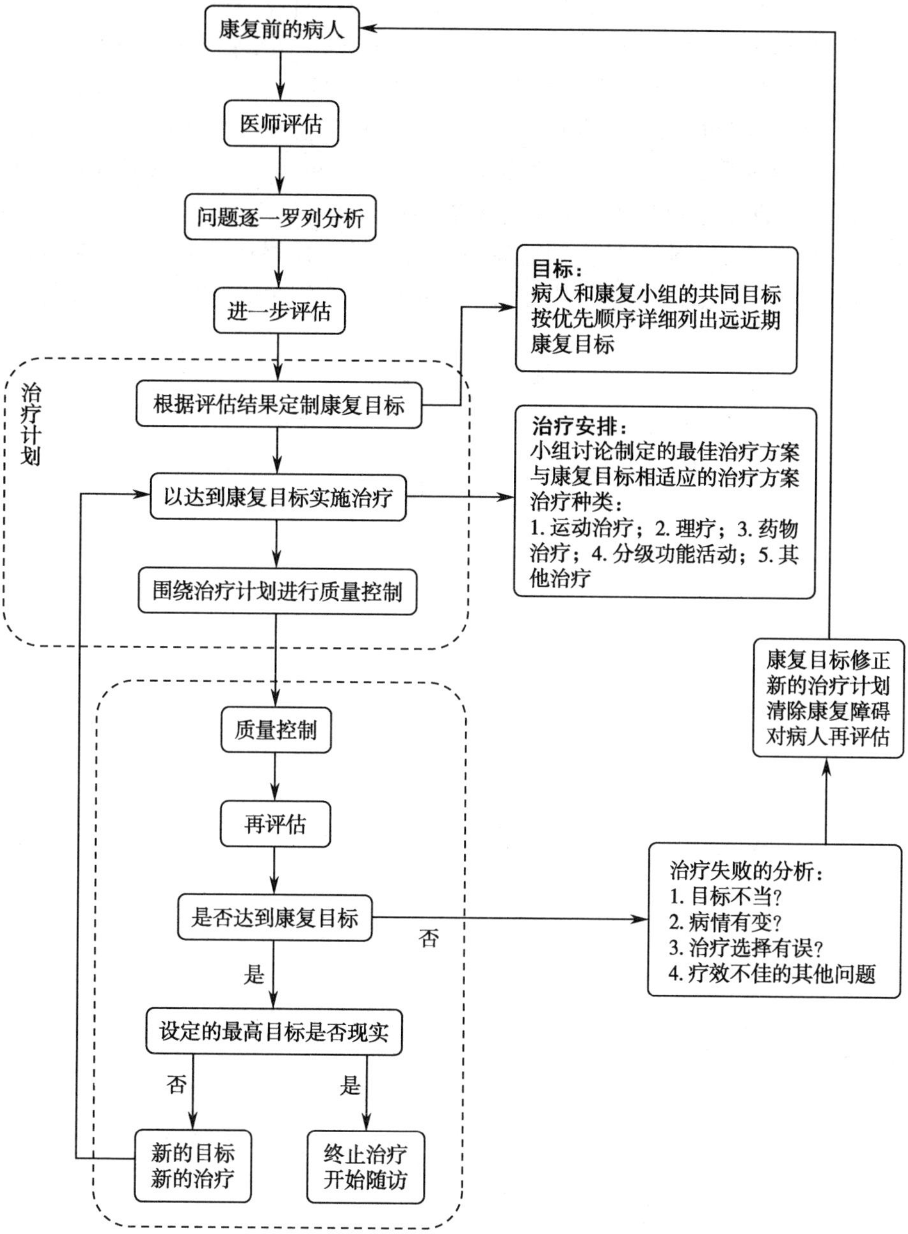

图 1-1 质量控制运作路线图

二、管理人员的组成与职责

(一) 科室质量控制管理小组

组长：科主任。

组员：护士长、质控员、各医疗小组组长、技师长。

(二) 科室质量控制与安全管理小组的工作职责

1. 在医院质量控制与安全管理委员会和相关职能部门的指导下，全面负责本科室的医疗、护理、康复质量控制与安全管理工作，对本科室医疗和护理质量进行实时监控。

2. 根据医院质量控制与安全管理要求，结合本科室的特点，制定本科室质量控制与安全管理小组年度活动计划和年终总结，完善科室质量控制与安全管理相关制度并督促落实。

3. 每月至少组织一次科室质量控制与安全管理小组活动，全面排查和梳理科室质量控制与安全隐患，查找质量控制与安全管理漏洞、薄弱环节；检查本科室诊疗常规、操作规范、医院规章制度、各级人员岗位职责的落实情况，对存在的问题提出整改意见，根据检查情况确定科室工作人员的奖惩，实现科室质量控制的持续改进。

4. 根据卫生和计划生育委员会与医院下达的质量管控制理目标，收集、整理和分析科室质量控制与安全管理相关指标与数据，运用相关质量管理方法与工具进行科室的质量管理。

5. 认真贯彻落实医院有关质量控制与安全的相关要求，及时通报医院质量管理信息，严格执行各项医疗、护理核心制度，提高医疗质量，保障医疗安全。

6. 贯彻落实国家的法律、法规及医院的各项医疗质量管理规章制度，对科室医护人员进行医疗质量与安全教育，提高医护人员的医疗风险意识、安全责任意识以及质量管理理论和实际操作能力。

7. 每月由科室主任主持召开科室质量控制与安全管理活动会，分析探讨科室医疗质量状况、存在问题以及改进措施，并做好会议记录。

三、质量管理目标

不同的康复、医疗机构，由于其功能定位及其政府赋予的职责不同，各自有相应的质量管理目标，以下是供综合医院康复科参考的《质量管理目标》：

1. 医疗核心制度落实率 100%。
2. 急会诊到位时间≤10 分钟。
3. 三基技术操作考核合格率 100%。
4. 平均住院日≤18 日。
5. 住院患者危重比≥26%。
6. 常见并发症发生同比下降或有合理解释。
7. 纳入神经康复临床路径管理的病种，入组率 100%，完成率 70%以上。
8. 卫生和计划生育委员会有明确要求的有关单病种临床管理（如脑出血等），按要求执行。
9. 大额医疗费用患者病情分析率 100%。
10. 住院超 30 日患者病情分析率 100%。
11. 出入院诊断符合率≥100%。
12. 临床主要诊断符合率≥95%。
13. CT 检查阳性率≥90%。
14. MRI 检查阳性率≥90%。
15. 大型 X 线仪器检查阳性率≥50%。
16. 住院危重患者抢救成功率≥80%。
17. 治愈好转率≥90%。
18. 药品收入占医疗总收入比例≤45%。
19. 住院患者抗菌药物使用率不超过 60%。

20. 门诊患者抗菌药物处方比例不超过 1%。
21. 抗菌药物使用强度力争控制在 40DDD 以下。
22. 接受抗菌药物治疗住院患者微生物检验样本送检率不低于 70%。
23. 开展成分输血比例 100%。
24. 输血适应证合格率 100%。
25. 患者各类知情同意书签署率 100%。
26. 死亡病例讨论、疑难病例讨论率达到 100%。
27. 甲级病历率≥95%。
28. 住院患者随访率≥80%。
29. 不良事件报告率≥100%。
30. 各种检查申请单合格率 100%。
31. 护理核心制度落实率 100%。
32. 急救物品完好率 100%。
33. 基础护理合格率 100%。
34. 分级护理合格率≥90%。
35. 危重患者护理合格率≥90%。
36. 护理技术操作合格率≥95%。
37. 患者病情评估率 100%。
38. 用药正确率 100%。
39. 输血操作合格率 100%。
40. 医疗器械消毒灭菌合格率 100%。
41. 医疗垃圾、被服、待消毒器械转运符合卫生和计划生育委员会及医院的要求。
42. 门诊处方书写合格率 100%。
43. 门诊病历书写合格率≥90%。
44. 法定传染病报告率 100%。
45. 严格执行首诊医师负责制 100%。
46. 门诊患者满意度≥90%。
47. 医院感染发生率同比下降或合理。
48. 医院感染现患调查实查率≥96%。
49. 出院患者满意度≥90%。
50. 大型医疗设备安检率 100%。
51. 医疗设备配置合理，维修养护及时，完好率 100%。
52. 卫生达标 95 分。

四、质量管理目标的落实措施

以下是一家综合医院的《质量管理目标的落实措施》，供参考：

1. 组织学习并落实各项法律、法规，特别是核心制度，定期由科主任组织将各项法律、法规及各项核心制度讲解，并定期考核。

2. 落实岗位职责，由专人负责监督落实各项岗位责任制度的实施，形成奖惩措施，落实情况由科主任负责监督。

3. 三基培训，由科主任督导，组织科室的三基培训、考核，合格率达 100%。

4. 掌握诊疗规范及医疗设备操作流程规范，统一考试，合格率达 100%。

5. 加强脑卒中、脊髓损伤等康复路径管理，统一管理流程，应用到日常工作中，严格按照“脑卒中康复流程指南”和“脊髓损伤康复流程指南”规范康复治疗。

6. 加强临床路径管理，发现问题，制定改善计划并监督实施，防止漏报。

7. 规范抗生素合理应用，严格执行“中华人民共和国药品管理法”杜绝滥用抗生素。

8. 加强病房管理，美化环境。

9. 加强优质护理服务工作，责任制整体护理落实到位，基础护理合格率≥90%。

10. 及时上报不良事件，做到及时分析、整改，减少不良事件的发生。

11. 落实药品不良反应报告制度，认真学习药品不良反应报告制度，及时发现、及时报告，查找原因，及时处理，杜绝医疗事故。

12. 落实手卫生制度，提高医务人员手卫生的依从性，减少院内交叉感染的发生率。

13. 做好院感的管理工作，对科内感染病例及感染环节进行监测，采取有效措施，降低本科室在医院感染上的发病率，有流行趋势时及时报感染办，并积极协助处理。

14. 规范医疗文件书写，严格按照各级医疗行政部门提出的“病历书写基本规范”进行书写，严格执行三级医师查房制度，提高病历质量，出院病例由质控医师进行初评，科主任把关，达甲级病例后方可送病案室。定期抽查部分病例，对存在问题提出整改意见。

15. 医疗器械管理，医疗器械由专人管理，责任到人，及时发现问题，及时解决。

（范建中　吴红瑛）

推荐读物

1. 王茂斌，Bryan J. O'Young，Christopher D. Ward. 神经康复学. 北京：人民卫生出版社，2009.
2. 朱镛连，张皓，何静杰. 神经康复学. 第 2 版. 北京：人民军医出版社，2010.
3. 陈伟恒，陶长路，时美玉，等. 突触可塑性与脑疾病的神经发育基础. 生命科学，2014，26(6)：583-592.
4. Coster WJ，Haley SM，Andres PL，et al. Refining the Conceptual Basis for Rehabilitation Outcome Measurement：Personal Care and Instrumental Activities Domain. Medical Care，2004，42(1)：162-172.

第二章

神经康复的临床工作团队

第一节　神经康复临床工作团队的构成

一、康复对象在神经康复临床工作团队中的地位

与其他临床学科不同，康复医学科是围绕着患者（康复对象）的功能恢复这一中心工作的同时，神经康复的患者本人及其相关亲属也应尽可能参与到神经康复临床工作团队中来；神经系统疾病所导致的功能障碍是多方面的，神经康复需要多学科、多专业的医务人员协作实施，这些医务人员应具备全面恢复患者功能所需的专业技能与训练基础；一个称职的神经康复专科医师必须能够运用最佳的方式与这些医务人员和非医务人员进行沟通，以满足患者各方面功能康复的需要和提供相应的服务（图 2-1）。

身心功能损害患者的全面康复是一项非常庞杂的系统工程。治疗目标不仅仅是针对特定的功能障碍，而应根据患者的心理、信仰、职业、社会及个人需求等背景，设置与之相适应的康复目标。作为神经康复团队的成员之一，患者应从神经系统疾病急性期临床治疗的被动旁观者转变为康复治疗的主动参与者。为适应这种角色转变，需要康复团队的专业医疗成员对患者进行指导和教育，使其了解本团队康复评定及确定治疗目标的过程。支持和鼓励患者的自信、自立和自主能力的发展。国内的临床康复工作者多局限于关心患者的医疗要求，而忽略了因残疾本身对患者心理、社会适应、信仰及职业造成的影响。因此，有必要通过各领域专业人员，包括医疗和非医疗专业成员，从各自的专业学科对患者的多方面进行康复评定，以便制定出切合实际的治疗计划和安排理想的治疗措施。这些多方面的评定和治疗应被团队所有成员共享，并形成一个得到共识的、有凝聚力的、目标明确的康复计划。

二、神经康复团队中专业医疗人员的多学科性

患者的综合康复需要多学科的医务人员提供服务，这些医务人员应具备全面恢复患者功能所需的专业技能与训练基础。与神经康复有关的临床医疗专业通常包括神经外科学、神经病学、老年医学、基础护理、全科医学、内科学、儿科学、精神病学和整形医学，临床情况千变万化，有时也可涉及其他专业。神经康复学属于康复医学领域的亚专业，而神经病学又属于临床医学（一级学科）中内科学（二级学科）的亚专科。

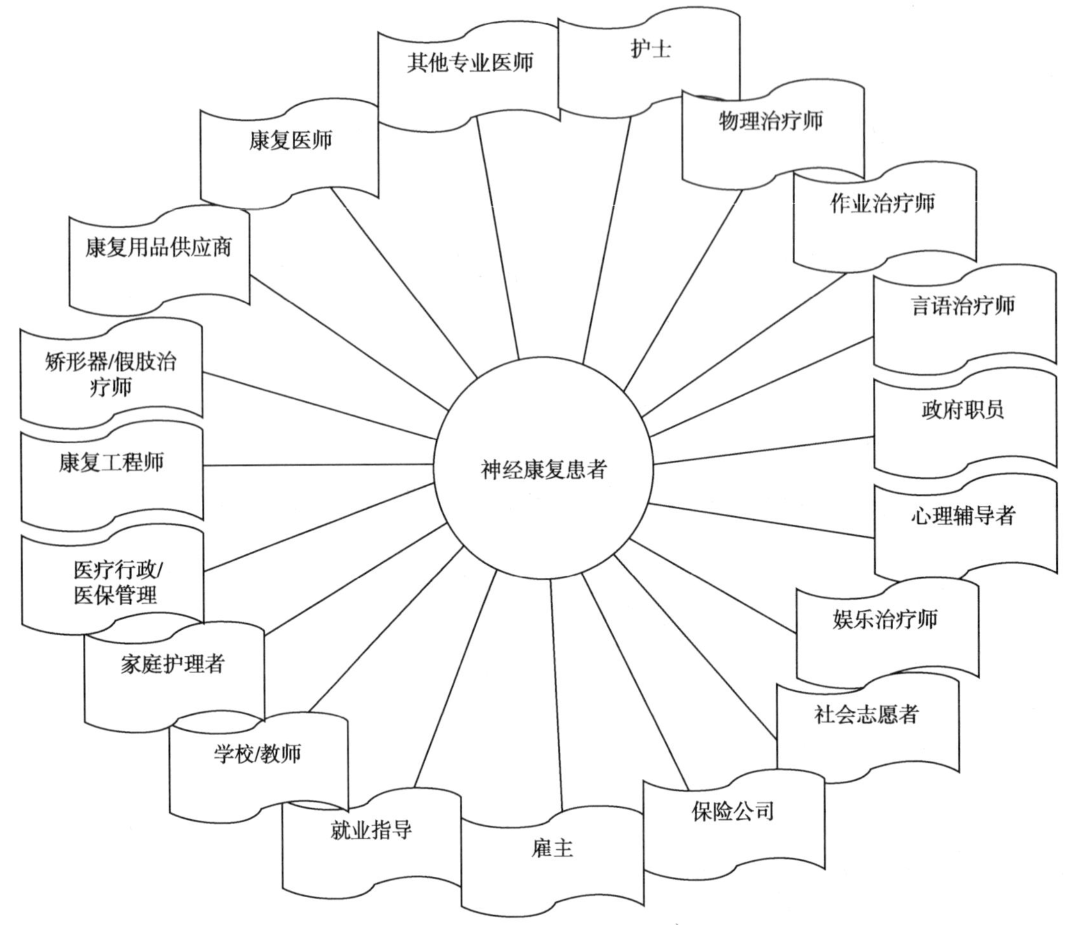

图 2-1　神经康复患者与各方面医疗/非医疗人员之间的关系

康复医学专业涉及的康复评估、作业治疗、物理因子治疗、运动治疗、心理治疗、文娱治疗、言语一语言治疗、康复护理、社会工作、营养康复等方面，需要由专业人员来实施。而一个称职的神经康复医师要能够运用最佳的方式与这些医务人员进行沟通，以满足患者各方面的需要并提供相应的服务。

三、神经康复成员的业务素质要求

神经康复医师的资质要求其在内科专科住院医师规范化培训和接受全科医学教育的基础上，专注于机体的功能障碍的发生、发展和变化规律。他们对某一临床学科问题的了解可能不如这一领域的临床医师，而且由于患者所需的康复评定和治疗往往不是某一个专业人员所能全面提供的，因此神经康复的团队成员常常需要根据各自的专业领域或临床专业进行分工。为避免不同学科之间的隔阂造成的对于所需康复评定、治疗和实现康复目标过程的中断或疏忽，常常需要通过小组交流来制定综合的康复计划。

与很多学科一样，神经康复的治疗人员也要经过多年的学习才能获得对专业内对患者进行有效康复评定和治疗的专业技能，其中包括使用针对某些器官/系统功能的标准检测设备，如神经电生理检查、心肺功能检测、运动功能测试等，学会明确表达和交流本专业学科的治疗计划和目标，对患者、家属以及其他专业人员进行宣教和交流，开展专业学科的评定、治

疗以及监测预后。利用各自专业优势，从不同的专业角度，提出本专业的康复计划。

作为神经康复团队领军人物的神经康复医师，不仅应熟悉神经系统疾患的临床处理原则和方法，而且要通晓康复团队中各学科的专业知识，熟悉各个专业领域的技术及治疗手段及其对患者的利弊，确定患者所需要的康复范围，保证资源的合理利用。

由于神经康复涉及的专业的多样性，对于团队成员尤其是康复医师来说，交流、沟通和组织能力及其技巧是很重要的。

（范建中）

第二节　神经康复的团队工作模式

神经康复涉及多个专业学科，需要多学科的专业成员协作工作，因此神经康复在临床上的工作模式是“团队工作”（team work）模式。

一、常规医疗模式

常规医疗模式（medical model）源于医师治疗患者的一对一医患模式。当主治医师认为患者需要其他专业人员参与临床诊治时，就会安排临床会诊，应邀会诊的该专业人员只是针对主治医师提出的患者问题提供本专业或一般性的意见；会诊后的临床医疗效果取决于会诊专业人员的意见水平以及主治医师采纳该意见的情况；以后其他专业人员的随诊取决于主治医师所认为的患者问题的解决情况。会诊者在提供专业的会诊意见或临床处理前，一般先要与主治医师就病情进行了解和讨论，因为主治医师所知道的一些患者情况可能是会诊者事先无法得到的。当神经康复患者出现一些专科临床问题而主管康复医师又无法采取相关专业的医疗措施时，这种常规临床合作模式——安排临床会诊，就会提供必要的帮助。这种医疗模式对于解决神经康复患者的早期以及疑难重症的临床问题是有效的，而且因其有明确责任人，也一直为国内的执业医师法所认可。但当神经康复患者需要全面功能康复时，单纯的临床专科会诊将无法满足神经康复团队中医学的、非医学的、各临床学科、非临床学科以及各个康复治疗专业成员之间的交流和工作沟通。通过临床会诊模式为多个专业人员进行各自专科处理提供了平台，但是主治医师对这些专业人员之间工作的协调还需要更加科学合理的协调模式。

二、多学科团队模式

多学科团队模式（multidisciplinary team model）是指在一个共同目标的基础上，为需要经常在一起工作的各个专业人员提供了相互交流和合作平台的工作模式。这种模式的特点是由一名有一定权威的、资深的主治医师（通常是康复专业医师）主持康复工作团队，主要由该康复医师同各个主要参与康复医疗者之间进行相互沟通，而参与的专业人员之间的切磋被降到最小，或只有必要时在该康复医师主持下进行切磋。在国内综合医院的康复医学科中，这类康复医师通常担任康复医疗组长的角色。这种强调垂直交流的工作形式（图 2-2）源自传统医疗模式中主治医师的角色及其与会诊者之间的关系。

多学科团队在这种责任和管理线路清晰的工作模式中可得到有效地操作，能够突显出康复医师在团队中的中心地位，但团队成员之间横向交流则受到影响。这种阻碍团队成员之间横向自由交流的倾向，被认为是参与康复医疗的各个专业人员发挥其最佳作用的一大障碍，有可能影响神经康复患者的全面康复效果。

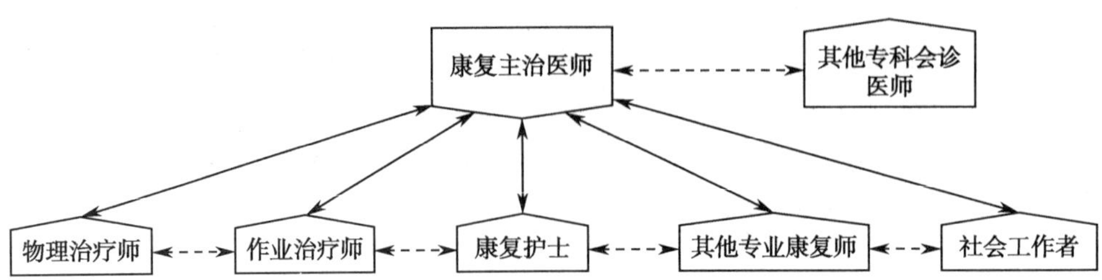

图 2-2　多学科团队联系图：垂直交流（实线）可能限制团队其他成员之间横向交流（横向虚线）

三、交叉学科团队模式

交叉学科团队模式（interdisciplinary team model）的特点：是在多学科团队模式垂直交流的基础上，加强了团队成员间的横向交流。建立该种团队工作模式的目的是希望通过团队成员间横向交流的加强、充分发扬集体智慧，形成集体决策、制定出最佳神经康复方案，同时对该方案实施过程中出现的问题，由团队成员集体负责。交叉学科小组工作模式中，通过成员间不断地横向交流，问题得到明确和解决，因此不同层次的康复医疗机构在制定和实施康复医疗计划的过程中，也可参考此种工作模式。

该种团队工作模式中，患者被认为是工作团队的组成部分并且是所有团队成员考虑问题的中心（图 2-1）。由于强调团队成员的共同交流和责任，因此患者的神经康复协调会议可由团队中的任一成员来主持（图 2-3、图 2-4）。这种工作模式的实施使团队成员间可以更加自由地交换意见，并从这种集体合作中所产生的"共鸣火花"（新理念、新设想）中获益。

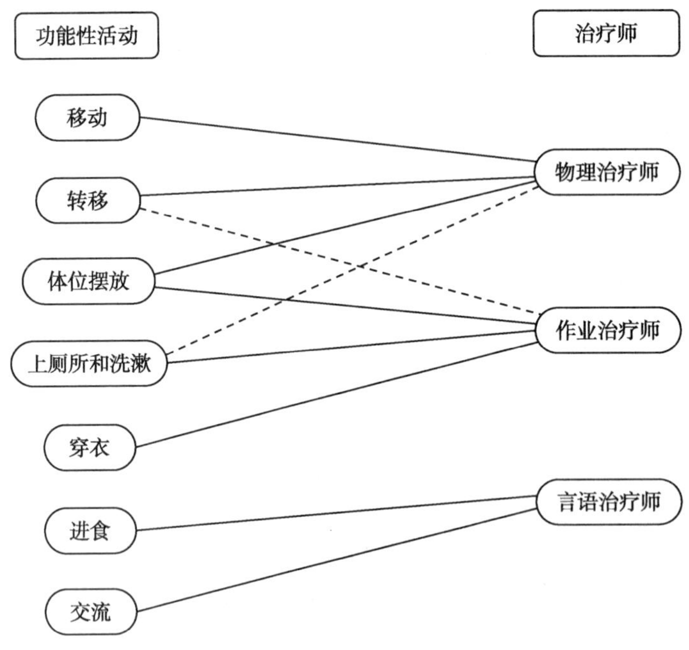

图 2-3　根据患者功能障碍的种类和性质确定合适的专业康复人员团队，团队内应进行协作以避免重复治疗和治疗间的隔阂

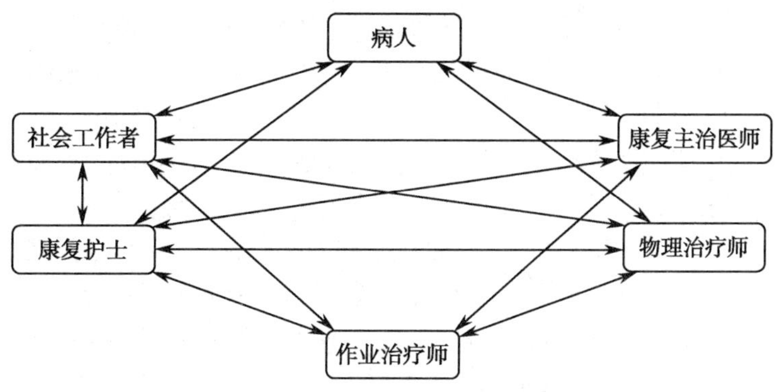

图 2-4 在交叉学科团队中，交流和协商互助的解决问题方式是得到鼓励的。任何一名团队成员都应作为患者康复过程的协调者。但由于缺乏权威机制，团队成员的个人因素成为该模式运作成功的关键

这种模式的不足之处在于：针对患者的康复医疗协调沟通/会议需花费较多的时间；许多康复医师可能对这种团队决策的程序感到不适应，因为康复医师通常被认为是团队康复计划制定和实施中的最大的医疗法律责任承担者；尤其是当康复计划与康复医师的想法和期望的有所不同时，由康复医师按照团队讨论的计划开具相应的康复或医疗处方就有一定阻力，而医疗文书的耽搁可能会对预期的最佳康复结局产生负面影响。解决上述不足可通过相互交流的改善和患者功能问题的更好改善而得到弥补，具体的方法包括：使团队成员充分认识交叉学科团队模式的特点和运作程序并接受相应的训练和教育；同时团队成员所具有的学术水准、责任感，尤其是个人素质，是该模式运作成功的基础，也是康复专业人员之间以及各科医师之间顺利转接患者的基础。

团队成员的个人素质应包括：能正确对待和理解其他人不同的意见和观点，工作上能相互依靠，乐于充当团队其他成员之间的协调者，具有创新精神，宽容固执和挑战性的观点，承担风险，团队决策的服从性，没有明显的影响团队合作的人格缺陷等。

四、跨学科团队模式

跨学科团队模式(transdisciplinary team model)的概念：它不仅提倡团队成员之间相互交流、合作实施康复医疗，而且鼓励团队成员个人实施跨学科之间的康复医疗活动。例如，“卒中单元”中的神经科医师单独或与康复治疗师一起合作实施康复医疗活动包括徒手康复训练和评定等，康复治疗师单独或与医师一起进行各种注射治疗（包括肉毒毒素注射、封闭治疗、关节腔内注射治疗甚至各种神经阻滞注射治疗等），至于中西医结合康复医疗在神经康复中应用的例子更是不胜枚举。

跨学科团队模式的产生，一方面与团队成员所受医学教育的背景有关，另一方面也是由于国内康复专业人才的现状决定的。国内康复医学的发展与国际先进水平存在一定距离，在医疗市场专科康复医师和专科康复治疗师人力现状和专业培养缺乏的情况下，国内的实践证明，跨学科团队模式对神经康复患者是十分有效的；另一方面，康复团队成员接受的多学科交叉训练或具备的多种技能对团队成员之间的交流合作提供了更高的平台，对患者的康复医疗和功能恢复也提供了更多的机会和空间。这种团队模式有利于避免学科间孤立的工作模式的产生，团队成员（包括患者）之间、学科之间信息交流的广泛以及对康复医疗活动共同参与和配合是跨学科团队模式的特点之一。

跨学科间的信息交流被给予很高的评价，医师、康复治疗师或训练指导者认为丰富了他们各自的专业技能。人们期望并且提倡在未来的工作团队中，应有越来越多的康复医疗专业多面手。但是，作为主要康复医疗人员的医师，会质疑这种专业知识的非正式共享和协同康复医疗的模式能否使团队成员个人胜任非本专业领域的工作。这种论点在强调执业许可证和资格证的基层康复医疗机构会引起不小的争论。是重视跨学科康复多面手的发展，还是强调各学科专业人员的团队协作，一直是现实康复医疗活动中的一对矛盾。

哪种康复医疗工作模式最有利于神经康复患者，目前尚缺乏调查研究。研究的困难在于调查所涉及的指标，如患者及其家人的满意度、康复结局的可比性，尤其是团队成员个人的背景资料采集的准确性等。不同的团队工作模式在不同的具体工作环境中可能效果不同。常规医疗模式、多学科团队、交叉学科团队及跨学科团队模式在不同的康复医疗环境中都可存在。在三级医院或综合医院的住院部的神经康复医疗中，鉴于政府对公立医院患者平均住院日的要求，经常应用的是常规医疗模式，现实的情况是当非康复医学专业的主治医师将患者的康复治疗安排给康复科的专业人员时，不同专业成员之间的业务交流是很难深入的。在一些综合医院的运作程序中，非康复医学专业医师的医疗门诊（如神经康复、呼吸康复、心脏康复、骨科康复等门诊）需要进行康复医疗时，多采用由一个主要医师负责的多学科团队模式，即由一名专科医师（非康复医学专业）带领一队专科康复治疗人员。交叉学科团队模式通常包括一队固定的康复治疗人员，在综合性医院、医疗单位或机构的康复医学科中，他们常常是通过康复医师与各个专科康复治疗成员之间的联系而建立的。在后期康复或康复平台期，当需要一组固定的专业人员为患者提供长期康复医疗时，并且患者及其家人对认知教育比进行物理治疗的需要更迫切时，则更多采用跨学科团队模式。

这些不同的团队工作模式目的在于通过加强交流从而使康复医疗更为协调。不同背景的康复医师可能偏爱其中一种模式，但实践证实，不论哪种模式，与患者及参与康复医疗的各个专业人员进行交流是很必要的。

（范建中）

第三节　神经康复临床工作团队成员之间的沟通

在综合医院，临床医师一般通过药物处方、康复处方、医嘱以及会诊单等医疗文书与神经康复临床工作团队成员进行沟通，团队内部的工作会议、成员各自的专业病历记录、康复医疗和康复护理记录的信息共享也是团队成员之间交流的重要渠道。

一、康复医疗文书和医嘱

由医师填写的功能评定和（或）康复治疗申请单以及康复治疗师填写的记录单（统称“康复医疗文书”，下同）是临床医疗文书的一部分，也是其他专科医师与康复医师、康复医师与康复治疗师之间主要的工作沟通形式，康复医疗文书一般也包括康复团队对功能评定或康复治疗计划制订和执行情况的集体意见记录。具体康复措施（评定和治疗）的实施必须有康复医师的医嘱作为医疗法规的依据，并且是医疗付费或各种医疗保险付费的凭证。

康复医师具备的优势是他清楚所采用的康复治疗是怎样影响疾病的病理生理过程的，这些知识是患者得到安全治疗的保证。康复医师所属的康复医学专业要求其熟练掌握与机体功能变化过程有关的物理学、生物物理学、生物化学、生理学以及病理生理学等学科知识。

但是康复医师能否开出(制定)合理的康复医疗文书或医嘱,如物理治疗处方中的治疗强度、使用方法、部位、时间、频率及保证治疗安全的预防措施等,不仅取决于医师本人的专业水平,也取决于康复医师对康复治疗师本人素质及其专业情况的了解。康复医师的康复医疗文书(处方)或医嘱是具有法律效力的,如果没有专业上的团队默契并且在康复医疗过程中得以实施,就会失去医疗监督的安全网。

更具专业水平的康复医疗文书和医嘱应该是:既能使患者置于有效的医疗安全监督之下,又能鼓励康复治疗师在实施康复治疗过程中的创造性思维和主动性工作。

二、常规医疗模式的工作沟通

在常规医疗模式中,患者通常通过转诊才能接触到康复医师,即物理医学与康复的专家。作为康复的第一个目标,康复医师会将相关的医学问题归纳入特定的功能障碍中,如脑损伤所致的功能障碍性肌张力异常或脊髓损伤患者膀胱问题的康复,除了实施临床药物治疗外,康复医师通常会将患者的康复训练与治疗通过康复处方安排给相关康复专业的康复治疗师。

在国内的综合医院(如三甲医院)内,常规医疗模式是目前比较普遍的康复医疗模式。这种模式对康复医师提出了更高的业务要求,经过正规全面临床培训的康复医师,不仅应熟悉导致机体功能障碍的各种疾病和损伤的临床医疗处理方法,而且要通晓康复医学专业中各种亚专科的学科专业知识以及各个专业领域的技术及治疗手段及其对患者的利弊,以便确定患者所需要的康复范围,保证现有资源的合理利用。

训练有素的康复治疗人员(康复技师)应能够按医疗文书的要求实施综合物理医学与康复治疗计划,并能将康复过程中的功能变化及效果及时反馈给主治医师。

三、多学科团队模式的工作沟通

在多学科团队中,康复医师可以是团队成员、顾问,而更主要的是作为主治医师。按照临床医疗规范,必须有针对康复评定和康复治疗的专门医嘱,在康复过程中,随着患者病情和功能状况的变化,康复医嘱常常会有所调整。康复目标的设定和治疗的安排可通过比书面形式更简捷的口头交流在团队内进行讨论,这就使综合康复治疗中较细节的部分得到更有效的转达和协调。

团队内沟通的渠道一般包括专用各种康复评定、康复治疗的记录单(包括各次功能评定结果、治疗记录和患者反应以及小结和康复建议等),这些记录必须便于团队成员(主要是专业技术人员)的查询和共享(通过纸质医疗文书或网络共享),以便了解患者各方面的功能变化和现状;也可以在定期的团队业务会议上进行反馈,通常由团队负责人(多为主治医师或技师长)决定对所提出的问题及会议内容组织整理而形成新的康复医疗计划。

由于受政府对公立综合医院诊疗范围和职能的要求,很多康复治疗上的改变是由口头医嘱下达的,再通过定期或不定期的团队内部业务会议进行调整。在这种运作机制下,治疗安排和医嘱中一般不包括医师随访的时间、次数和初次医嘱执行情况的报告,在多学科团队会议上团队成员之间有一定程度的沟通合作,但不如交叉团队小组会议那样可以更流畅地对问题进行交流。

四、交叉学科团队模式的工作沟通

交叉学科团队成员的初次康复医嘱或记录,其格式一般是基于所在医院的医疗文书要求，并按照康复医学专业总体评定、专科评定、专科康复治疗所需设备和人员制定的综合康复医疗计划。有时为了避免在制定康复方案上耽搁时间，也可先进行一些适用性比较广的康复评定和治疗（如日常生活活动评定和训练）。

特定的康复评定和治疗必须由团队讨论和协调后按照综合的个体化的康复医疗计划来进行。如果患者的康复计划不具有针对性，而仅是一些进行初次评定和一般康复医疗的普通医嘱，或者仅仅是依据某项康复治疗方案的治疗医嘱（如四肢瘫痪综合康复训练），那么就很难保持团队成员的活力和创造性解决问题的特点。

普通医嘱形式体现不出患者特定的、个体化的康复需要。另一种情况是康复治疗师根据患者的个体情况修改治疗方案，但仍旧采用孤立的专业康复治疗方法，而不与团队其他成员沟通，这样就失去了交叉学科团队工作程序的优势。尽管交叉学科团队模式强调互助合作，强调各个专业都处于平等地位，但并不排除团队成员独立地、创造性地建立自己的特殊康复医疗方法。例如，临床主治医师在使用解痉药、抗抑郁药物、抗精神病药以及镇静剂等之前，应该考虑物理治疗师、作业治疗师和语言治疗师等专业康复中存在的问题，并与之进行商讨。团队成员的专业领域各不相同，特定的康复措施应分配给团队会议中认定的、在该领域最出色的团队成员去执行。

医疗医嘱一般由主治医师根据临床上患者的功能康复实际情况下达，但特殊的（个体化的）、综合的康复措施应由全体团队成员讨论决定。国内医疗法规要求，综合医院的医疗收费包括医疗保险缴费项目的医嘱由主治医师签署才有效。为使交叉学科团队工作模式的正常运作，可以通过团队成员内部、科室和医院医疗管理部门达成共识，并在医疗法规的框架下制定相应的规则。

建立交叉学科团队工作模式是一项有压力的、具有挑战性的和耗费时间的工作，但对于发展良好的合作关系和制订出最佳康复医疗计划具有益处。通过开展交叉学科团队工作模式，还可以形成各个康复医学和临床医学各个专业的优势互补，提高和拓展团队成员的专业水平和范围。

五、跨学科团队模式的工作沟通

在跨学科团队工作模式下，康复过程中患者涉及的问题可能需要多个或所有团队成员的共同商讨或处理，通过专业信息共享，达到理想化的工作沟通模式，为共同制定和实施康复方案提供基础。该模式要求团队成员具有共同的合作工作理念，让团队每位成员感觉互相需要依靠其他成员在其专业康复领域提供协助，同时自己所实施的康复医疗行为是对其他成员在工作上的帮助。不同康复医学和临床医学专业学科间对患者的康复治疗和评估进行工作沟通的渠道会更加畅通，而不会过分强调各自专业的独立性和权威性。这样的专业团队有利于解决交叉学科和（或）边缘学科方面的问题。

六、团队工作沟通所存在的问题及对策

除了康复合作理念的建立需要教育培训外，康复医学专业人才和全科人才的缺乏也是现实的困难，医疗法规对于跨学科执业和医疗行为的规定也存在着争议；现行的医疗与康复体制对经济利益的关注也使该模式的运作及工作沟通常常陷入窘境。例如，按跨学科团队工作模式，一位患者计划由 3 个不同专业的康复治疗师协同治疗 1 小时，其收费是按 1 小时，还是按 1×3 小时？应该将康复治疗时间安排给收益最多的专科康复治疗师，还是在所

有的康复治疗师中平均分配？团队协作的康复医疗模式对患者的全面康复有益，一些团队医疗人员的专业能力也能得到拓展，但对于个别优秀的专业人员其个人专业技能的发展可能会因团队合作受到限制。

灵活的康复医疗方案应适应患者病情的变化。但在实际操作中，常常因没有多少时间对应采用哪种康复医疗方法进行商讨和选择。当在医师和(或)康复治疗师之间进行患者交接时，原有的康复医疗计划因不可能保持与当前进行的相一致，而会给患者的康复与医疗造成一定困难。

多数情况下，康复医师将患者安排给康复治疗小组，而医师本人并不参与治疗师的工作。在这种情况下，常规的临床医嘱形式不能使医师的考虑和治疗目标得到充分的表达，特别是在正式团队工作会议不可能经常召开的情况下，由于康复治疗师的自身专业范围的限制，对各自专业领域以外的康复医疗问题可能难以全面理解。

有时团队个别成员不愿意遵循拟定的康复方案或医嘱，而是依据自己认为对患者最好的方法采取康复措施而不同患者的主治医师商量，这会损害团队中的信任和主治医师负责制的规则，会使治疗师和患者处于没有医疗监督的状况，患者的医疗安全和全面康复将难以保障。不同康复或医疗机构中的不同医师对实施康复治疗过程的介入程度不同，在没有或缺少主治医师介入、缺乏畅通的康复措施实施过程和结果的反馈渠道的情况下，在一定程度上会误导康复治疗师们采取自作主张的康复措施。

工作团队中的康复医师与相关康复医疗人员之间的关系应该是相互合作和相互支持，以独断、固执的态度进行康复医疗活动会影响团队成员创造性的发挥和成员之间问题的解决，从而影响患者的康复医疗质量。表 2-1 是团队成员之间避免工作沟通出现问题应遵守的一些规则，可供参考。

表 2-1 团队成员工作守则

1. 不议论其他医师和康复治疗师，尤其是当着患者的面。
2. 每次治疗患者的情况及主要变化都通过规定的记录单等康复医疗文书及时反馈给主管医师。
3. 充分利用现代通信手段和网络及时告知团队成员患者的情况和本人的康复治疗计划及进展。
4. 在未与相关团队成员(主治医师)沟通之前不擅自与患者或其家人探讨后续康复医疗事宜。
5. 无主治医师的要求，不在现场进行康复评定和治疗。
6. 对于患者费用问题应与转诊医师主动沟通。
7. 慎与转诊医师讨论由其负责的医疗文书记录(具有法律效力的)，尤其是有争议的内容。
8. 主动去了解每个团队成员对患者的康复计划及其工作方式，尊重个人习惯和爱好。
9. 康复治疗师不能将已安排给自己的患者随意再交给其他治疗师，除非取得了主管医师的同意。
10. 勿截留其他团队成员或医务人员的患者。
11. 及时有效地回应会诊请求。
12. 在团队成员和同事面前始终展示和保持你的最佳状态。
13. 如果你确实不能提供团队成员或其他医疗人员提出的帮助请求，应明确告知你自己的意见和建议。
14. 记住团队成员或相关人员的联系方式并及时回复和沟通。
15. 勤记、谨记患者的需要。
16. 合理应对医患关系，疏通患者的情绪宣泄渠道、应就事论事。

全面的医学康复要求各方面团队成员相互配合，努力为身心损害者提供全方位的康复服务。患者所需要提供的康复服务包括：从急性期和恢复期的医疗问题、身体所受的各种损害及其相互作用，以及每种损害对其心理、职业及社会适应的影响等。康复医疗团队成员之间工作沟通的主要目的是针对患者的需要进行交流并协调地彼此合作，工作沟通形式应以各有关专业人员能够接受、有益于相互合作的方式进行。当交流与合作出现问题时，针对患者全面康复需要所采取的康复医疗措施就可能出现多余、不协调或不完全等情况。因此，保持理想的团队工作模式和沟通形式，明确和互相知晓各自的康复方案和共同的康复目标并以此为工作方向，是保障患者全面功能康复的基础。

（范建中）

推荐读物

1. Walter RF, DeLisa JA, Gans BM, et al. DeLisa's Physical Medicine & Rehabilitation Principle and Practice, 5th ed, Lippincott, Williams & Wilkins, 2010.
2. 励建安. 康复医学. 北京：人民卫生出版社，2014.
3. Tarek A.-Z. K. Gaber. 神经康复病例分析. 毕胜，译. 北京：人民卫生出版社，2014.

第三章

针对重症神经疾病患者的“强化康复单元”

第一节　强化康复单元的概念

一、概述

随着重症医学与急救医学理论和技术的发展，神经疾病危重患者的死亡率较以往已有显著下降。监护是随着医疗护理专业的发展、新型医疗设备的诞生和医院管理体制的改进而出现的一种集现代化医疗护理技术为一体的医疗组织管理形式，监护对象是危重患者（包括神经疾病危重患者），重症监护单元（intensive care unit，ICU）在中小医院是一个单元，大医院可以是由各个专科重症监护单元组成的一个特别科室——“重症医学科”。例如，针对神经疾病危重患者的有神经外科重症监护单元（neurosurgical intensive care unit，NICU）等，其卓有成效的生命支持系统、设备及加强的医疗专业人员的配备，使此类患者的生存率明显提高，但随之而来的生存患者的功能状态、生活质量、对社会和家庭的影响和负担等，成为越来越棘手的课题。

把危重患者集中起来，在人力、物力和技术上给予最佳保障，以期得到良好的救治效果，这是建立 ICU 的初衷。重危症患者的早期康复介入是临床康复医学随着重症医学与急救医学发展而发展的必然趋势，已有的临床实践和研究已经证实，对此类患者进行康复介入的时机、强度对预防并发症和继发性残疾、改善预后及缩短病程都具有重要意义。因此，在康复医学科针对重症患者，实施“加强或强化的康复医疗”势在必行。

二、国内外重症康复现状

目前在国内，早期、重症康复医疗工作主要有：在少数医院的康复单元内的个别“重症患者”实施的康复；康复专业人员下到 ICU 或临床专科对少部分重症患者实施床边康复；在一些专科（神经科、骨科等）设立的所谓康复室或康复治疗人员对本专科重症患者实施的以点带面的不正规的所谓康复治疗；大部分患者未得到真正意义上的早期康复。在我国现行医疗体制、经营性康复医疗的运作模式、医院学科设置体系以及康复医学科临床医学水平等因素的影响下，对重症患者的早期或及时、合理的康复干预很难得到实施。

在发达国家，病情稳定的患者（即使昏迷）即由一般急性期或重症医院或科室转到了“康复单元”（如“卒中单元”）或“康复医院”。美国心脏病协会（AHA）、美国卒中协会（ASA）联合发布的《急性缺血性卒中早期治疗指南 2013 版》针对脑卒中患者的管理和转送的机构为"卒中中心"，初级卒中中心(primary stroke centers，PSC)的人员构成：卒中救治全体人员、卒中专家及下属；救治程序：治疗病情相对不复杂的患者，采用急性期的治疗措施（如静脉重组组织性型纤溶酶原激活剂 rt-PA 溶栓等)，并将患者收入卒中单元；综合卒中心(comprehensive stroke centers，CSC)主要负责收治病情复杂的卒中患者，包括脑出血、蛛网膜下腔出血以及需要接受手术或介入治疗的患者，或者需要进入重症监护室的患者。

国外综合医院的康复机构中大多设有类似"ICU"的科室或单元。例如，在美国的一家医院的院区(Yale-New Haven Hospital Saint Raphael Campus)，即设有针对重症患者的"重症康复单元"(intensive rehabilitation unit，IRU)，收治患者的范围包括：脑卒中、神经病变(多发性硬化、Guillain-Barré 病、Parkinson 病等)、脊髓损伤、脑外伤以及其他专科重症患者；该病区对患者 24 小时监护，实施的康复治疗包括物理治疗、作业治疗和语言治疗等，治疗强度为每日至少 3 小时、每周 7 日进行；由专职康复医师协调康复治疗师、康复护士、营养师、社会工作者等一起进行康复医疗方案的制定和实施；该康复单元的专业团队成员包括康复医师、内科医师、外科医师、各专科康复治疗师、资深护师以及各类辅助人员等。

三、"强化康复单元"的来源

国内外相关的命名包括：重症监护单元(intensive care unit，ICU)、冠心病监护单元(coronary care unit，CCU)、外科重症监护单元(surgical intensive care unit，SICU)、呼吸疾病重症监护单元(respiratory intensive care unit，RICU)等；与康复医学专业关系比较密切的国外相关机构，即"重症康复单元"(intensive rehabilitation unit，IRU)。根据我国国情(综合医院科室设置要求)，为了体现与重症医学科相关业务上的区别，既要强调临床康复干预(rehabilitation)的特征，又要结合临床医疗和护理干预(care)，我们建议将针对早期、危重症患者的康复单元命名为强化康复单元(intensive rehabilitation care unit，IRCU)，以区别于普通康复病区(参见范建中，吴红瑛．在综合医院建立"强化康复单元"的思路．中国康复医学杂志，2011，26(11)：998-999.)。

（范建中）

第二节　强化康复单元的设置及其患者转送

一、IRCU 设施的准备

（一）病房位置的设定

该病房收治的患者为暂时病情已稳定的危重症患者，患者需要康复技术早期介入的综合性治疗方案，大部分患者仍需要药物治疗，且随时有病情变化，与传统的康复技师到其他重症监护病房做治疗不同，我们还要随时对患者进行抢救及病情的处理，因此为了便于医师、护士快速到达病房，将病区设置在离医师办公室、护士工作站最近的病房，并有患者及医务人员两个通道，病区设立独立卫生间以训练患者如厕。

（二）设备的配备及管理

现代化的监护设备和高新尖端生命支持装置在重症病房的应用，不仅有利于患者的病情观察，还能节约人力资源，提高临床诊治水平。IRCU 是在康复科病房内建立一个以重症

治疗与早期康复治疗相结合的病房，因此除了配备康复设备如电动起立床、各种物理因子治疗仪及震动排痰仪等，还要充分考虑到患者急救所需。我科根据患者疾病的特点结合 ICU 的设备要求，IRCU 配备各种抢救器材，如急救车、屈颈灯、气管切开包、心电监护仪、微量泵、输液泵、营养注入泵等，以便于患者及时得到救治，每个病床头配备中心吸引吸氧装置、独立照明顶灯并随时处于备用状态。设定专门的设备房间，由专人负责管理，每周检查设备的备用状态，及时充电，设备房配备除湿机机及空调，防止南方的潮湿气候对设备的危害，IRCU 工作人员均要进行仪器设备的操作、保养的培训及考核。

（三）病房内基础设施的设定

根据病区收治危重患者百分比情况设置床位数，病床既要适用于抢救也要适用于患者康复所需，还要考虑到躁动患者的安全，因此我们的病床为三摇床，床头摇高便于患者进食、吞咽训练、体位训练，床尾摇高便于患者抬高下肢、防坐位下滑，整床上抬下降便于患者行坐位训练及防跌倒，也便于抢救，配备床上桌便于患者自己就餐、ADL 训练及作业治疗。每个病床有围帘，既保护患者隐私，也方便患者休息。为了防止交叉感染，每个床位配备一台小治疗车，放置心电监护仪、微量泵、营养注射泵、患者专用的血压计、听诊器、手消毒液、体温计等。

二、IRCU 患者的准入及转出入标准

目前国内康复科 IRCU 没有明确的准入标准，国内个别综合医院报道 IRCU 的收治对象主要为患有颅脑外伤、多发伤、脊髓损伤、脑卒中等病情相对平稳但仍需加强病情观察及治疗护理的患者，他们大部分处于昏迷状态，仍留置气管套管及需要心电监护等。此外，康复科普通病区患者发生病情变化需要行紧急抢救监护的患者也随时转入 IRCU，当患者病情稳定或气管切开患者拔除气管套管 3 日无异常可以转至普通病房，与医院的综合 ICU 建立双向转诊，病情危重的患者经处理生命体征仍不稳定或需持续生命支持即转至综合 ICU。双向转诊制使患者在疾病的急重期也能得到早期康复介入，也让患者在有需要时能及时得到综合医院各专科的技术力量支持，保障医疗资源的合理使用，也加强了各专科之间的合作和联系。

（范建中）

第三节　集束化干预与强化康复单元的运作

一、集束化干预的概念

集束化干预（bundles of care）是近年来 ICU 专业的新名词，中文译为集束化治疗或捆绑式治疗。意思是集合一系列有循证基础的治疗及护理措施，来处理某种难治的临床疾患。它是由美国健康研究所（the institute for healthcare improvement，IHI）首先提出的，其目的在于帮助医务人员为患者提供尽可能优化的医疗护理服务。

集束化干预应用于神经康复，应根据本单位的具体情况而定，且应具有可操作性。一个集束化干预的临床康复效果依赖于支撑所推荐康复治疗及康复护理措施的证据强度及推荐意见的实施和推广情况。但并不是所有的临床康复情况都适用集束化干预。假如一个集束的形成及应用被误导，则达不到提高康复医疗质量的目的。

“集束化干预”是指一组干预措施中的各个元素都经临床证实能提高患者结局（outcome），它们的共同实施比单独执行更能提高患者结局。一个集束应该包含3～6个元素，每个元素都应该是具体的、可操作的、并被广泛认可的。为了提高实施的完整性，这些措施可被捆绑成一个集束，该集束可以在同一环境、相关时间内被实施。其中每一项措施或整体集束的完成与否要有非常具体的标准，可以明确地用“是”或“否”回答达标情况，同时，这些措施的实施过程应具有明确的时间性、目标性和序惯性。时间点的确定应根据集束内容及目的而异。例如在IRCU，一位气管切开且合并肺部感染患者，对其实施“集束化”康复措施具体包括：临床针对性的抗感染治疗；根据病情取坐位，至少床头30°；每日加高床头训练，减少分泌物等反流气道的机会；辅助患者经口咳痰训练；根据痰液量，每1～2小时扶患者坐直叩背50次以上；每日坚持斜床站立，或用轮椅推患者下床、通过物理的方法排痰；根据尿量和痰液黏稠度调节水摄入，每小时给水100ml，稀释痰液；肺部超短波治疗；胸背部紫外线照射治疗等；要求其中的所有项目一次（或一个工作日内）完成。

二、集束化康复干预的特点

集束化干预已被证实是一种有效的医疗方法，同时也是危重症医疗质量管理理念的一种体现。其理念应用于IRCU，是期望在IRCU集束化康复措施的干预过程，将分散的临床医疗、康复治疗、康复护理方法归纳、系统化，使临床康复措施更加有效，并促进不同学科间的合作。在IRCU实施集束化理念的目的是针对重症康复的特殊性，以提高康复医疗质量和重症患者的功能结局。因此，集束化康复干预应具备以下特点：

1. 集束化的目的在于持续提高所需的有效临床治疗、康复治疗及康复护理过程的可靠性。

2. 一个集束化方案是指与某种疾病康复过程相关的一组康复措施，它们的共同实施比单独执行更能提高患者功能结局。

3. 其中的每项康复措施都应经过随机对照实验（RCT）或是系统评价（SR）的论证。

4. 被纳入的所有康复措施都是专家认为对提高患者临床结局和功能结局有必要性。

5. 由于临床研究以及临床康复工作者经验的局限性，集束化康复干预对患者临床结局和功能结局的影响可能是变化和不断发展的。

6. 并不是所有可能的临床康复措施都应该包括在某一个特定的集束化方案内，它不是所有可提供临床康复措施的综合罗列。

7. “集束化康复干预”内所有元素的执行不具强制性，假如有临床不适或禁忌证者不应被强行实施。

8. 为保证所采取“集束化康复干预”的效果，提供护理的可靠性，“集束化康复干预”方案内的所有元素都必须完成，而不应遗漏任何一个步骤。

9. 评价“集束化康复干预”达标情况在于衡量每个过程的完成情况，而不是对临床效果和功能结局的评估。

10. “集束化康复干预”应能提高本科室内团队协作和交流。

三、强化康复单元内的“集束化”

神经康复的手段众多，神经康复医师在临床上面临选择时，时常会有困惑。通过对“集束化干预”概念的深入理解，就有可能制定一套符合该理论体系要求的康复方案。尤其是在

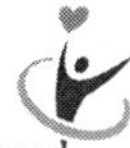

强化康复单元(IRCU)内,针对早期、疑难重症的神经康复患者,“集束化干预”理论的实施就有可能取得更好的效果。

(一) IRCU的康复团队——人力资源的集束化

IRCU的神经康复团队应包括神经康复医师、康复治疗师、康复护士和其他辅助人员等,如何进行各类专业人员的配置和分工(如各类专业人员人数及比例的确定、不同时段的工作流程、各类专业人员临床操作的顺序和配合等),通过采用集束化的理念所制订的工作流程就有可能达到人力资源的最优配置。

(二) IRCU工作的资质要求——个人素质的集束化

由于IRCU是在具有医疗救治、监护、护理、康复治疗等现代化设备的条件下,对病情相当危重的患者进行监护下的康复单元,其工作人员,除了应具备必需的康复医学和神经康复专业基础外,必须具备扎实的临床医学功底,有临机处理急危重症的临床能力、应变能力,并能正确操作专业仪器设备;同时IRCU工作人员必须具有团队精神(如对团队工作流程的服从性、团队成员之间的相互信赖等)。对IRCU工作人员综合素质的要求也是集束化理念的体现。

(三) 康复干预手段的集束化

广义的康复干预除了传统意义上的康复治疗和康复评定之外,还应包括临床医疗救治、医学监护以及康复护理等。如何将IRCU中的多种康复干预手段综合应用,以期达到康复效益的最大化,是IRCU工作开展的一大难点。“集束化康复干预”理念的形成就是将循证医学理论引入IRCU,为各类重症神经康复患者普遍存在的某种功能障碍创造最佳的康复实践指南。确保有循证理论支持的某项“集束化康复干预”指南或标准有针对性地应用到有该种功能障碍的所有患者,以期对功能结局产生综合性影响。

(范建中)

推荐读物

1. 范建中,吴红瑛.在综合医院建立“强化康复单元”思路.中国康复医学杂志,2011,26(11):998-999.
2. 吴红瑛,范建中,周君桂,等.重症康复病房中脑卒中患者的康复疗效观察.临床荟萃,2013,28(1):72-74.
3. Burke-doe A, Jobst EE. Physical therapy case files: neurological rehabilitation. McGraw-Hill Education, 2014.
4. Burger CD, Resar RK. “Ventilator bundle” approach to preventing of ventilator-associated pneumonia. Mayo Clin Proc, 2006, 81: 849-850.
5. Winters B, Dorman T. Patient-safety and quality initiatives in the intensive care unit. curr Opin in Anaesthesiol, 2006, 19: 140-145.
6. Resar R, Pronovost P, Haraden C, et al. Using a bundle approach to improve ventilator care processes and reduce ventilator associated pneumonia. Jt Comm J Qual Patient Saf, 2005, 31: 243-248.
7. Lachman P, Yuen S. Using care bundles to prevent infection in neonatal and paediatric ICUs. Curr Opin in Infec Dis, 2009, 22: 224-228.

第四章

神经康复的分级与网络

第一节　神经康复在国内各级医疗机构的现状

神经康复学是指研究神经系统疾病所致的功能障碍，并进行相关的康复预防、康复评定和康复治疗的一门学科，是康复医学中一个重要的分支。目前康复医学在世界范围内日益受到重视，正逐渐向多极化方向发展，并向临床各学科延伸。国际功能、残疾和健康分类（ICF）在康复医学中的应用研究、三级康复医疗体系建设、卒中单元的开展、中国脑卒中康复治疗指南的出版等，我国的神经康复取得了突破性的进展。下文从脑卒中三级康复医疗机构的现状、社区和其他康复医疗机构的现状以及神经康复在国内的现状这三个方面，综合分析我国神经康复在各级医疗机构的现状。

一、脑卒中三级康复医疗机构的现状

神经康复是我国三级康复康复体系日常工作中的最主要内容之一，脑卒中三级康复医疗的机构设置及工作流程也在积极探索之中（图 4-1）。

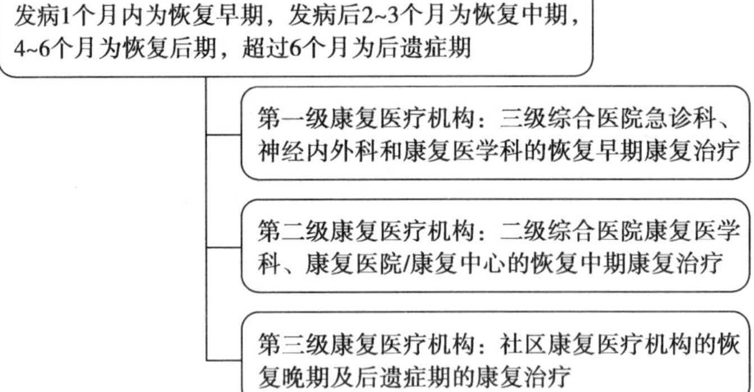

图 4-1　脑卒中三级康复医疗机构

（一）一级康复医疗机构

1. 时期　在患者病情稳定（48 小时）后即可介入康复护理措施、康复评定及康复治疗。

2. 目标　防治失用综合征和误用综合征，争取运动、感觉、认知和情感功能得到尽早的恢复。

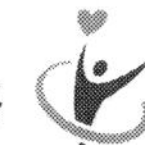

3. 平均住院日 按卫生和计划生育委员会目前提出的要求，在三级综合医院的康复医学科中，平均住院日应小于 30 日。

4. 概况 此级康复承担着第一线的医疗服务，病情重、病种多，多病共存和病种繁杂，且伤后致残率高。若要提高医疗质量，临床各期中必须有康复的参与，尤其是在综合医院疾病的早期是防治残损和进行康复最佳的时期。2011 年发布“综合医院康复医学科管理指南”。

(1)科室建设及组织情况：科室组成人员分布较为均衡，有康复医师、康复治疗师、康复护士，基本都定有本科室的专门管理和分配制度。与其他科室合作，为康复科病源的产生及日常工作提供了一定的支持。其中合作较多的科室为神经内科和神经外科。

(2)科室接待患者病情阶段及治疗情况：大多在患者疾病的早中期介入康复治疗，并对患者治疗前、治疗中、出院前进行康复评定。评定种类较多的依次为肢体运动功能评定、日常生活活动能力和社会参与能力的评定、认知和感知觉的评定、平衡功能测试，而对肌电图与临床神经电生理学检查较少。在康复过程中依次以物理治疗、作业治疗、言语吞咽治疗、认知治疗、传统康复治疗为主要康复治疗方式，但目前普遍缺乏康复工程和心理治疗。

(二) 二级康复医疗机构

1. 时期 由提供一级康复医疗机构服务的三甲医院转入二级综合医院康复医学科、康复专科医院或康复中心进行二级康复治疗。

2. 目标 最大程度恢复偏瘫肢体随意的运动功能、吞咽功能、交流及日常生活活动能力。

3. 平均住院日 根据卫生和计划生育委员会的要求，在此级康复医疗机构中平均住院日为 90 日。

4. 概况 此级医疗机构与一些急症医院和社区内的卫生服务中心保持紧密联系。经此机构康复的患者可以回归家庭，有些则需要转诊社区卫生服务中心，继续进行康复治疗，因此此级康复医疗机构起到纽带的作用。在此级医疗机构部分医院虽有治疗室，但没有床位，而是与神经内科或神经外科合用床位。康复医师、康复治疗师和康复护士人数较少。

(三) 三级康复医疗机构

1. 时期 恢复期和后遗症期的患者，回到社区医疗机构进行三级康复的治疗。主要是由社区康复医师和治疗师通过上门指导服务和用电话随访的方式，帮助患者进行必要的功能锻炼。

2. 目标 进一步恢复患者的身体功能，提高患者的社区生活能力和社会参与的能力，改善患者的生活质量。

3. 概况 主要由各级政府和民营建立的社区康复机构来承担恢复晚期和后遗症期的康复医疗工作。下文有具体介绍。

二、其他康复医疗机构的现状

(一) 中国残疾人联合会

以中国残疾人联合会(简称中残联)为龙头的各级残联组织推动了康复医疗机构的建设，在政府的大力的支持下，目前中残联致力于残疾人的两个体系(社会保障体系和服务体系)的建设，已经建成国家级康复中心 1 家、省级康复中心 29 家、市级康复中心 93 家，县级及以下社区康复治疗机构2500余个。位于北京市的中国康复研究中心也隶属于中残联，因此可以说已形成了覆盖全国的康复网络模式。

（二）工伤康复机构

随着我国社会劳动保障制度的进一步完善，各省市分别设立省市工伤康复定点医疗机构为工伤的患者提供康复服务和相关的职业康复，如广东工伤康复中心、湖南马王堆医院等都是专门的工伤康复机构。这些工伤康复机构占地面积大，设备先进，且开展多种形式的康复治疗，也为康复人才的培养做出了很大的贡献。也有一些地区采用“购买服务”的方式，委托卫生系统的康复医疗机构或残联承担工伤康复的任务。但是，我国的工伤康复处于起步阶段，存在工伤康复标准和技术不完善、服务结构不合理、职业康复较差等问题，有待进一步完善。

（三）民政系统

康复医学在全国普及的当下，各级民政部门也在疗养机构内部设置康复相关服务，将疗养、保健、康复治疗融为了一体。这类机构一般设置在风景优美的旅游区，治疗理念以休闲和疗养为主，但也会兼顾康复，服务的对象局限于特定的小部分人群。

（四）民办康复资源

这些康复医疗机构通常规模小，大部分以营利为主要目的，所提供的康复手段也十分有限。但也有个别的民办康复机构服务和管理比较规范，享有很好的口碑。这类机构一般收费比较低，所服务的人群以收入相对较低的人群为主。

三、社区康复的现状

我国从1987年起引进以及推行社区康复，并且在国内多个地区开展了多种规模的试点与实践，寻找适合国情的社区康复模式。现全国共有2500多个县(市、区)开展社区康复，已有残疾人社区康复站14.5多万个，其中配备了32.9多万个康复协调员，已建立347个全国性的社区示范县(市、区)。北京市西城区在“八五”的中期启动了社区康复，对脑卒中的偏瘫患者进行社区康复，组织和培训基层卫生技术人员进行多种形式的康复相关培训，同时注重康复知识的宣传和教育，为接受康复培训的相关人员确定康复对象，疗程结束后邀请专家入户评定，检验康复治疗的效果。与此同时加强基层康复工程的建设，积极筹措资金，配备更多的康复设备，发放康复相关指导书籍、光碟等，取得了一定的效果。广州市金华街是国内最早的社区康复试点地区，早期采取的是以家庭为单位的功能训练模式，后又逐渐建立了街道和社区的康复治疗室，除提供躯体、精神和心理康复外，还进行社会和职业康复，并且定期举行体育和娱乐活动，激发残疾人参与社会的热情。闸北区是上海最早开展社区卫生服务的地区之一，主要通过脑卒中防治网络实行社区康复的健康宣传，建立居民家庭健康档案对脑卒中高危人群进行监测和管理。上海在开展社区康复中深入家庭进行康复训练，并建立康复训练记录档案，指导患者和家属或陪护人员按照计划进行康复训练，而且积极组织人员建立如卒中康复俱乐部等可以互动的模式。治疗一段时间后会定期评估患者目前的康复状况，及时修改和调整康复治疗计划。此外，对北京、成都和上海3个城市的964例脑卒中患者出院后接受社区康复治疗情况进行调查，结果在社区接受过康复的患者占8.3%，在家里自行康复的患者占13.4%，在其他地方(私人针灸、按摩诊所)接受治疗的患者占0.6%。与此相比经济较落后的宁夏接受社区指导性康复的患者只有2.2%。这是因为脑卒中作为一种长期慢性病，家庭环境的快捷便利、家庭人员的关怀，再加上长期康复费用昂贵，大多数患

者从一级、二级康复医疗机构出院后大部分选择在家庭康复或者终止康复治疗，这也给家庭带来了经济和精神的双重负担。

我国大部分地区目前尚缺乏专业的二级康复医疗机构（康复中心），很多患者自一级康复医疗机构出院后，虽然仍留有功能障碍，但只能转至三级康复医疗机构或家中。在我国需要神经康复（包括脑卒中康复）的患者数量多、经济条件有限、分布广的状况下，社区康复能够提高患者的功能恢复和生存质量。无论从经济方面还是从防治残疾方面，或是从患者出院后的后续治疗方面，走社区康复的道路是必然的发展趋势。社区康复以其经济、有效、方便、持续的服务方式，利用社区的资源，取得患者充分的信任，争取患者家属的积极配合，从而能够更好地满足患者的康复需求，保证患者后续的康复。

我国的社区康复处于刚刚起步阶段，受到经济和认识水平的双重限制，因此存在着很多的不足和缺陷，有待于进一步提高和完善。首先，康复服务体系和网络不够完善、健全。在住院的脑卒中偏瘫患者中，有73.5%的患者有康复治疗的愿望，但我国目前尚未形成一个完善的社区康复治疗服务网络，不能将住院期间的系统康复治疗延续下去。其次，居民对康复服务的认识欠缺，自身的康复意识也较淡薄。部分患者对康复存在一些错误的观念或不正确的认识，依然认为康复只是被动的过程（如按摩、理疗）。最后，社区康复人才缺乏，社区康复项目单一，多数技术人员不能进行患者需要的作业、认知、言语、吞咽、心理等方面的康复训练。

四、神经康复在国内的现状分析

（一）目前的医院发展模式导致康复的发展滞后

目前医院主要靠自身的收入来维持经营，国家的扶持较少，导致医院必须更多地考虑怎样能获得更多的经济收入。而康复医疗机构经济产出不多，特别是康复中不可缺少的运动疗法和作业疗法，这就使康复医学科或其他形式的康复医疗机构的发展举步维艰。

（二）康复医疗的早期介入不及时

早期康复介入是综合性医院康复医学科的特色，也是康复医学科赖以生存和发展的土壤，更是确保康复疗效基本的措施。由于临床医师的康复意识较弱，加之受到经济利益的影响，往往不能够及时开出康复会诊单，使患者错过了最佳的康复时机，导致早期的康复训练与临床治疗衔接的不紧密。目前急性期过后的患者也没能够及时转入康复科进行治疗，使康复医学科收治的基本上是疾病晚期患者，给康复医疗工作带来了很大的压力。

（三）康复机构间的双向转诊不顺畅

我国康复医疗转接及双向转诊工作有待进一步加强，普遍表现为综合医院的康复住院周期长和床位周转率低，综合医院康复医学科经常处于超负荷工作状态，所滞留的住院患者很难转出。因为没有严格的规定，很多的患者从入院到就诊再到完全康复的整个过程都是在同一所医院进行，不仅造成康复医疗资源的浪费，而且影响了其他需要康复的患者正常就诊。造成转接和转诊不顺畅的原因，总结为以下两点：第一，机构管理体系不够健全，各自为政的经济管理模式不利于相互间转诊和完整体系的建设，有些医院设置层层壁垒影响向下级医院的转诊；第二，功能评价体系不够健全、人员的素质偏低和时间-项目导向的评价系统对康复医疗质量的提高毫无帮助，造成二级、三级康复医疗机构（对脑卒中而言）或下级康复医疗机构解决问题的能力差，很难得到患者的信任。

(四) 康复医疗人才严重匮乏

参照国际上的平均水平，结合目前我国社区和家庭康复的巨大需求，康复治疗师和康复医师需求缺口巨大，而且医务人员普遍缺乏康复知识，假肢矫形器制作师、言语治疗师等从业人员也严重的不足。这样的康复人才的数量完全不能与庞大的康复医疗服务的需求相对应，而使得很多的患者因此错过了接受及时和更好的康复医疗服务的时机，甚至根本无法享受康复医疗服务。

综上所述，神经康复学作为康复医学的一个重要分支在各级医院都设有相关的康复治疗服务，也形成了一定的网络(尤其是脑卒中)，但目前还有很多的不足之处，需要统筹考虑，形成分级、分阶段的康复医疗服务体系，逐步完善功能，满足人民群众的基本康复医疗服务需求，减轻家庭和社会的负担，进一步促进社会的和谐和稳定。

(郑银花)

第二节　国内医疗与康复网络的建设及其对神经康复的影响

我国的康复医学事业虽然起步晚，但发展快。了解历史，才能更好地谈发展，以下是在我国的康复医学发展中有里程碑意义的事件(图 4-2)。

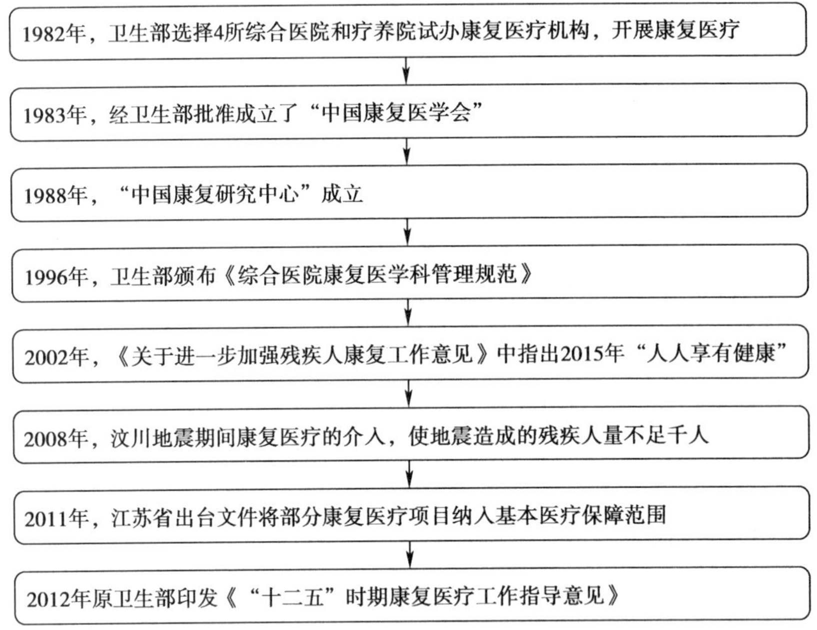

图 4-2　国内康复医学的发展过程

一、国内医疗与康复网络的建设

对于我国目前的具体情况来说，既需要参考欧美发达国家和香港等地区的经验和情况，又需要结合我国的国情，并且在实际的工作中经过实践，摸索出经验，逐渐建立适合我国国情的康复医疗服务体系，并将此纳入我国医改当中。如何设计出一种既可以与国际接轨，又符合我国具体情况的康复医疗服务体系，使我国的康复医疗机构得以顺利的发展，是目前医改的一项重要内容。下图是借鉴国内外学者的研究成果起草的康复医学网络模式(图 4-3)。

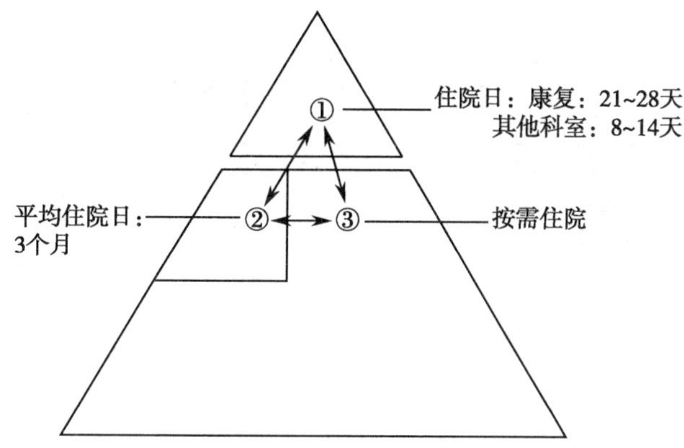

图 4-3 康复医学网络模式:①急性期医疗机构和综合医院(三级)。②综合医院(二级)和康复医院、康复中心的处于稳定期患者的医疗及康复。③社区康复医疗机构及长期照顾单位(护理院、敬老院等)

(一) 急性期医疗和三级综合医院(图 4-4)

这一级别康复机构是以康复医学理论为指导,与相关的临床科室紧密协作,着重为急性期和恢复早期的功能障碍的患者提供康复医学相关服务,同时也为康复后期的患者提供康复医学的诊疗服务。

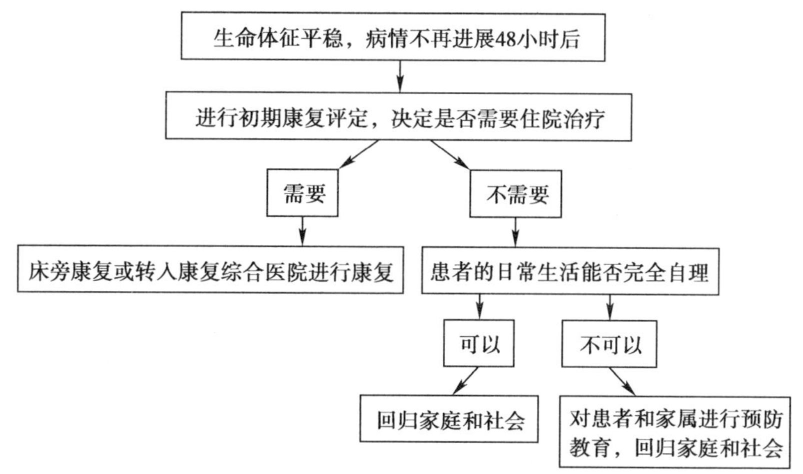

图 4-4 急性期医疗和综合医院(三级)诊疗流程

机制建设:①制定出一套完整的常见疾病的临床康复路径。②与其他相关科室紧密联系(如一同参加手术、查房和进行科研等),制定早期床旁康复适应证和相关科室患者转入康复科的适应证。③与下级康复医疗机构形成紧密联系,顺利完成患者的转诊。④除了医师的计算机管理系统,再增加治疗师的系统,从而共享患者目前的情况。⑤一级康复机构还承担科研、教学等各种任务,而且需要对下级康复医疗机构康复工作人员进行业务上的指导和培训。

(二) 二级综合医院和康复医院、康复中心的稳定期患者的医疗及康复

这一级别的康复机构有完善的康复治疗设备、系统的康复评定设备和比较齐全的康复治疗模式(图 4-5)。

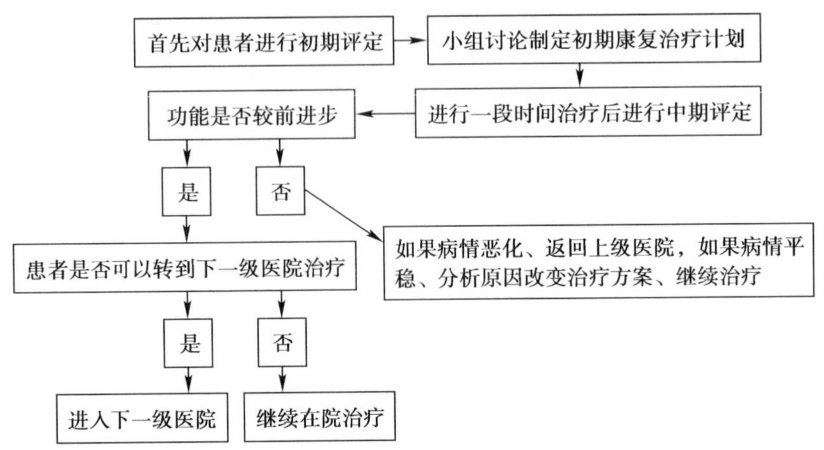

图 4-5　综合医院(二级)和康复医院、康复中心的诊疗流程

机制建设:①通过团队模式对患者进行评估及治疗,该团队由康复医师、物理治疗师、作业治疗师、言语治疗师、认知和吞咽治疗师、心理治疗师、康复工程师和康复护士等人员组成。②与其他相关科室、与上下一级的康复机构紧密联系,制定康复相关科室长期协作机制,制定上下级康复机构间的转诊适应证。③承担一定的科研、教学任务,需要对下级康复医疗机构的工作人员进行业务指导和培训。

(三) 社区康复医疗机构及长期照顾单位(护理院、敬老院等)

这一级康复机构是患者在进行专业的康复治疗后,已符合出院标准,在上级康复医疗机构康复的基础上,根据患者的家庭日常生活和社会参与的需要进行康复评定和制定康复治疗计划的机构(图 4-6)。

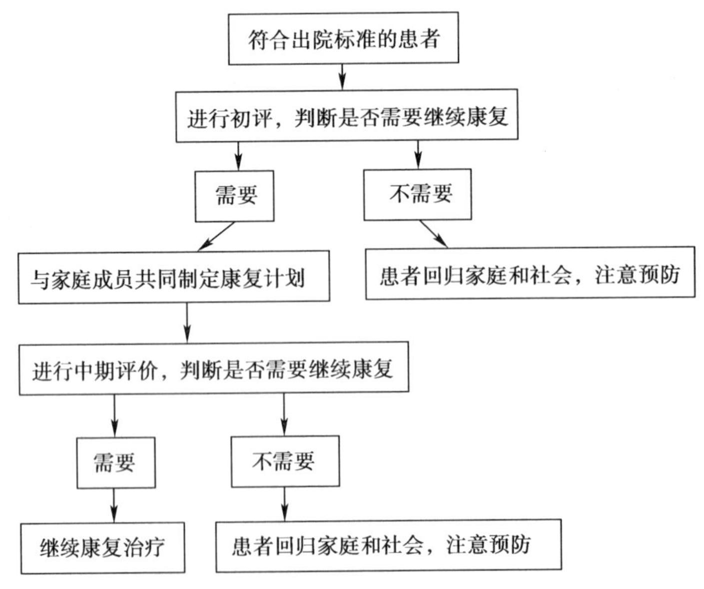

图 4-6　社区康复医疗机构及长期照顾单位

社区康复也有其独特的三级康复网络模式(图 4-7)。

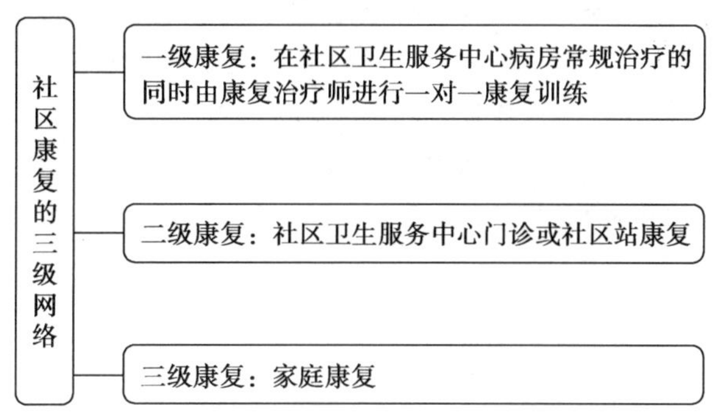

图 4-7　社区康复的三级网络

社区的三级康复网络模式,不仅指导患者自我训练的方法,同时也对护工或患者家属进行正确地护理及辅助患者训练的教育,一方面可提高他们对患者辅助训练的正确性;另一方面也可提高患者心理上的支持与安慰,更有利于调动患者的积极性。

机制建设:①建立完整的恢复期患者康复规范。②建立恢复期患者社区和家庭康复相关机制。③建立社区常见病的康复治疗相关机制。④建立社区功能障碍者随访机制和转诊规范。

(四) 各级康复的人才培养、机构建设和职业规范

人才培养:对于一级和二级康复医疗机构通过网络教育和由教育部门实施的在位在岗培训,进行人才的培养,充分发挥区域带动和区域辐射的作用,为下一级康复机构培养康复医师、物理治疗师、作业治疗师、言语治疗师,制定康复专科医师及治疗师的规范化培训相关标准。与此相比三级康复治疗机构主要通过在位培训完成人才培训,包括对社会工作者的培训、社区康复相关技能的培训、社区随访技能培训、家庭康复技能培训、职业评定与指导的培训。

机构建设:一级康复机构按照《综合医院康复医学科建设与管理指南》和《三级综合医院评审标准实施指南》要求,独立设置康复医学科,并按标准配备治疗设备和康复医师、康复治疗师、康复护士。二级和三级康复医疗机构同样根据相关机构的要求建设,社区康复医疗机构可增设职业和社会康复这两个服务项目,也可定期请健身教练、体重管理师及催眠治疗师等对需要的人群进行定期指导。为确保康复的规范化发展和保证患者的治疗效果,在上述三级康复过程中严禁康复医学科以外的其他临床科室开展物理治疗、言语治疗、作业治疗和假肢矫形技术及康复评定等与康复相关的诊疗及操作。

职业行为规范建设:制定和完善康复医学相关的医师、治疗师和护理人员的规范,规范职业行为、提高服务质量,严禁不具备资质的康复及非康复专业人员从事康复医疗服务。

(五) 各级康复医疗机构建设的要点

1. 建立康复临床路径,重视早期康复医疗服务的介入　临床路径是指针对某一疾病建立的标准化临床治疗程序与模式,以指南和循证医学证据为指导,加强疾病管理和治疗的方法。构建康复临床路径,可以规范各级康复医疗机构各时间段的康复治疗进程及诊疗工作内容,使康复医疗得以及早的介入诊疗过程中。

2. 明确各级康复医疗机构的功能定位,完善康复医疗的双向转诊　急性期医疗和综合医院(三级)需要加强康复医学科的建设,这一级医院以疾病急性期患者为主,致力于开展早期的康复治疗，并承担着人才培养培训的任务；综合医院（二级）和康复医院、康复中心需要加强康复医学科或康复治疗室的建设，以疾病稳定期的患者为主，提供专业化、专科化的康复服务；长期照顾单位（护理院、敬老院等）、社区及家庭康复是康复服务的终末端，以疾病恢复期的患者为主，为出院患者提供更加贴近生活的康复治疗服务。在此基础上，应制定合理的双向转诊制度，以利于医院和社区之间的转诊顺利进行，并且需明确转诊流程及转诊条件，严格要求患者按照转诊制度接受康复治疗。

上转过程见图 4-8。

下转过程见图 4-9。

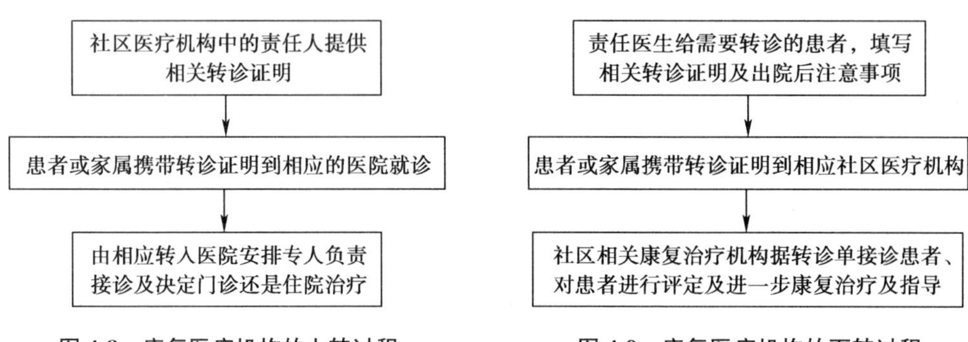

图 4-8 康复医疗机构的上转过程

图 4-9 康复医疗机构的下转过程

3. 增加对康复辅具的报销范围，进一步降低康复医疗费用　我国应扩大医保对康复项目的覆盖范围，并将康复辅具纳入医保的范围。降低康复相关费用不仅要降低药费，更应考虑到康复辅具的相关费用。将康复辅具纳入医保范围里，不仅能够满足患者对康复的需求，而且能改善民生促进社会的和谐和稳定。

4. 康复人才的培养是康复网络建设重中之重　首先，加强康复医学专业的建设、规范康复相关教材的编写，同时重视师资力量的进一步提高。其中师资队伍的培养关系到康复教育的发展和康复事业的壮大，为培养康复医疗的后续力量奠定基础；其次，各地应培养具有高管理能力、高技术水平的康复学科带头人，使我国的康复医学事业不断发展和壮大；最后，对于目前从事康复医疗服务的人员，对其进行定期的培训和考核，提供与国外交流和进修的机会，从而不断提高从事康复服务人员的专业技术水平和服务能力。

5. 均衡康复资源的分布　对康复资源分布影响最大的是经济水平的差异，但仅靠当地的自身实力求发展是远远不够的，最终还是需要政府的大力支持。政府应加大综合医院康复人才及设备的引进，同时要加大经济相对落后地区及偏远地区的医院对康复的扶持力度，鼓励康复医学人才到康复资源相对匮乏的地区工作和发展。

6. 高新科技的应用　随着人类寿命的延长和对生命质量的要求不断提高，康复医学领域中引进和采用了更多的新技术，并对传统康复医学思维和工作方式提出了挑战，如生物反馈技术、生物芯片技术、全新数字摄影技术、微电子脉冲技术、生物传感技术以及分子设计和模拟虚拟现实技术等。高新科技的应用与发展在 20 世纪帮助加拿大和日本的康复医学走进了全球康复医学的前沿。在未来可预计的年代，谁能把握住这个趋势和机遇，谁就能在提高康复评估和康复治疗效果方面走到世界康复医学前沿。

二、对神经康复的影响

建立上述神经康复的网络服务模式，能够在很大程度上提高患者的康复疗效，节约成

本。由于综合医院卫生条件的限制，住院治疗费用高，患者不能长期住院进行系统全面的康复治疗，同时长时间住院又不利于患者回归社会和家庭。为了延续住院期间的系统康复治疗，当患者从综合医院出院后，应继续接受下一级康复医疗机构及社区的康复治疗。在中国康复医疗机构和资金缺乏的状况下，需依靠一级康复医疗机构，大力推动二级、三级康复医疗机构的康复知识和康复技术的普及，充分利用现有的康复医疗资源，开展康复评定及康复治疗工作。这样，就能够解决现有的康复医学资源不能满足人们日益增长的对康复医学的需求，同时为开展社区康复打下坚实的基础，最终促进患者的功能恢复，提高日常生活活动能力和社会参与能力。

综上所述，国内康复医学的发展和神经康复网络的建立，给需要神经康复的患者带来了便利，减轻了家庭和社会的负担，并且对疾病的复发和并发症的预防起到积极的作用。

（郑银花）

推荐读物

1. 王宁华. 康复医学概论. 北京：人民卫生出版社，2013.
2. 李贻能. 康复医学概论. 北京：高等教育出版社，2009.
3. 倪朝民. 神经康复学. 北京：人民卫生出版社，2008.

第二篇

常见神经系统疾患的康复

第五章

脑 卒 中

第一节 额叶卒中

一、概述

额叶位于大脑前部，是大脑发育中最高级的部分，有 4 个主要的脑回：中央前回、额上回、额中回和额下回。额叶卒中主要引起随意运动、言语、颅神经、自主神经功能及精神活动等方面的功能障碍。

二、病例摘要

患者马××，男，59 岁，因左侧肢体活动不灵 2 日于 2014 年 6 月 25 日收入神经内科，于 2014 年 7 月 12 日转入康复科，于 2014 年 8 月 15 日出院。

患者于 2014 年 6 月 23 日晨起出现左下肢走路乏力，当时无意识障碍。在当地医院就诊，行头部 MRI 检查(图 5-1)示：右侧额叶、顶叶脑梗死。住院期间给予营养神经及改善循环治疗。起病后第 2 日出现左上肢无力，且症状逐渐加重，不能独立行走，左上肢不能抬起，伴饮水呛咳及言语不清。遂由当地医院转入上级医院神经内科治疗，以脑梗死给予脱水、抗凝、抗血小板聚集、清除自由基、改善循环及对症支持治疗。患者病情逐渐稳定，于 2014 年 7

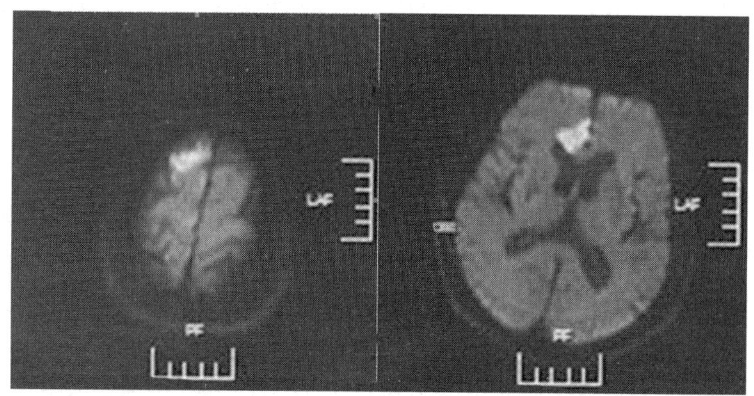

图 5-1　头部 MR：DW 显示右侧额、顶叶可见片状高信号，双侧侧脑室旁可见对称性分布的长 T_1 长 T_2 信号，脑室、脑池系统增宽加深。诊断提示：1. 右侧额顶叶急性或亚急性梗死。2. 两侧侧脑室旁脑白质脱髓鞘改变。

月 12 日转入康复科。

转入诊断：1. 脑卒中(右侧额叶)；2. 偏瘫；3. 不完全性运动性失语；4. 头颈部动脉粥样硬化。

诊疗经过：转入后完善常规检验及检查。患者神清，不完全性运动性失语，左侧肢体活动障碍。康复评定：双侧肢体改良 Ashworth 评分 0 级；左侧肢体痛觉迟钝；Brunnstrom 分期：左上肢、左手、左下肢Ⅱ期；被动关节活动度正常。坐位平衡 0 级；协调：左侧跟膝胫试验、指鼻试验不能完成。步态：不能步行。ADL 评分为 20 分，生活完全依赖。转入后行头颈部 CTA(图 5-2)、血管彩超检查(图 5-3)示：颈动脉多发斑块形成，右侧颈内动脉闭塞；左侧颈内动脉近段可见混合斑块，管腔轻度狭窄。左侧大脑后动脉 P_2 段局部管腔狭窄。右侧大脑前动脉 A_1 段较左侧细。影像学诊断：头颈部动脉粥样硬化。神经外科会诊建议介入治疗，患者及家属表示拒绝。

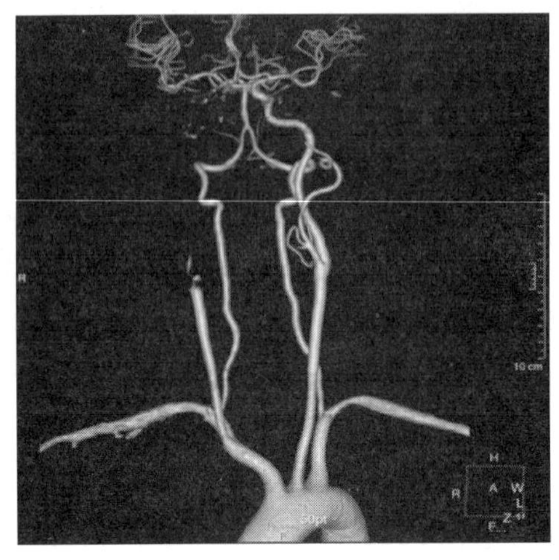

图 5-2　CTA 影像所见：颈动脉多发斑块形成，右侧颈内动脉闭塞；左侧颈内动脉近段可见混合斑块，管腔轻度狭窄。左侧大脑后动脉 P_2 段局部管腔狭窄。右侧大脑前动脉 A_1 段较左侧细。影像学诊断：头颈部动脉粥样硬化

转入后给予综合康复治疗：

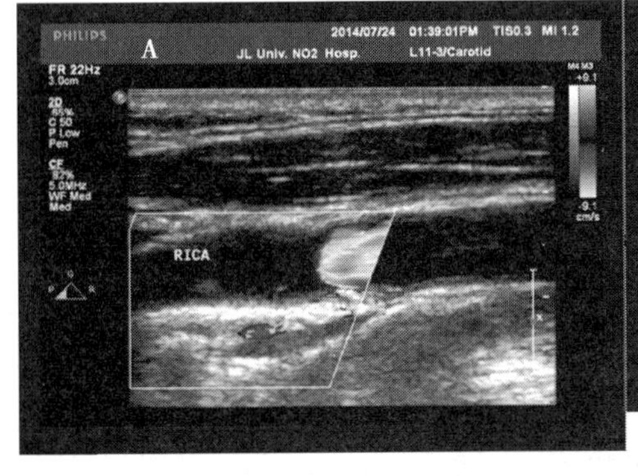

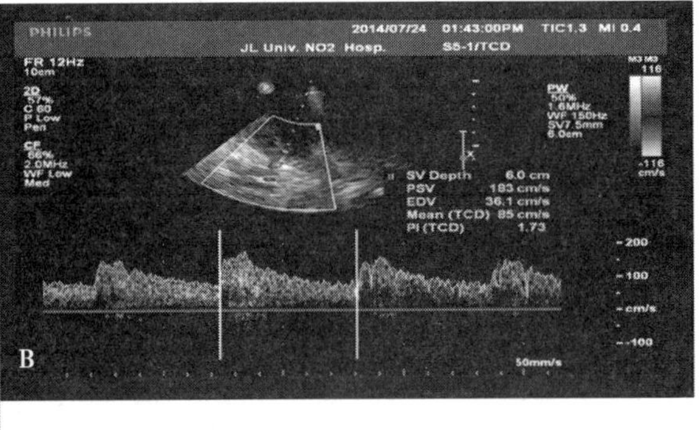

图 5-3　颈部动脉血管彩超诊断(A)：颈动脉多发斑块形成，右侧颈内动脉闭塞，余动脉频谱形态、流速未见异常。脑部动脉血管彩超诊断(B)：左侧大脑中动脉及颈内动脉终末段不除外轻度狭窄；右侧大脑中动脉及颈内动脉终末段流速明显减低，前交通支开放—颅外段病变

1. 康复宣教　良肢位是早期抗痉挛的重要措施。向患者及家属说明在不具备坐、站转移能力时，强行步行可能会加重异常步态。恢复期主要指导患者利用健侧肢体代偿患侧的功能，同时鼓励家属对家庭环境进行改造等。监测血压。

2. 药物治疗　主要是营养神经、改善循环、抗血小板聚集、稳定斑块、控制血压、血脂、改善认知及对症等药物治疗。

3. 物理因子治疗　患侧肢体电子生物反馈疗法及脉冲电治疗等。

4. 运动治疗　给予偏瘫肢体综合训练、神经促进技术、关节松动治疗及转移训练等。

5. 作业治疗　主要为手功能训练，如上肢的滚筒、推磨砂板训练等。应用 Rood 疗法，促进上肢感觉功能的恢复。

6. 言语治疗　采用多种方法改善言语交流能力，包括个人训练、自主训练及计算机语言训练系统等。

7. 中国传统康复治疗　采用头针及体针治疗，达到醒脑开窍、滋补肝肾、疏通经络等作用。

出院时情况：患者神清，血压130/85mmHg，能用简单语句进行言语交流。患者左侧肢体出现分离运动，可独立步行。日常生活大部分可自理。

出院诊断：1. 脑卒中（右额叶）；2. 偏瘫；3. 不完全性运动性失语；4. 头颈部动脉粥样硬化。

出院医嘱：康复宣教，脑卒中二级预防。继续自我家庭康复治疗，监测血压。1个月后门诊复查。

三、病例分析

（一）额叶卒中的临床问题

1. 额叶卒中的临床表现　额叶卒中主要引起随意运动、言语以及认知等方面的功能障碍。

（1）额叶前部以认知障碍为主，表现为记忆力和注意力减退，表情淡漠，反应迟钝，缺乏始动性和内省力，思维和综合能力下降，表现为痴呆和人格改变等，可伴有欣快或易激惹。

（2）额中回后部有侧视中枢，受损时引起两眼向病灶侧同向斜视，刺激性病变时则向病灶对侧斜视。

（3）额叶后部受损可产生对侧上肢强握与摸索反射。

（4）中央前回的刺激性病灶产生对侧上肢、下肢或面部的抽搐，破坏性病灶可引起偏瘫。中央前回上部受损产生下肢瘫痪；下部受损引起上肢瘫痪及面瘫。

（5）旁中央小叶损害产生痉挛性截瘫、尿潴留和感觉障碍。

（6）左侧半球受损，尤其是额下回后部病变，可产生运动性失语。

2. 额叶卒中的诊断标准

（1）出血性额叶卒中的诊断：起病常发生于50～70岁中老年人，冬春季发病较多，患者多有高血压病史。常在情绪激动、用力排便、饱餐、剧烈运动时发生，数分钟到数小时达高峰。患者除肢体运动及感觉障碍外，可伴有头痛、呕吐、意识障碍及大小便失禁等。优势半球出血，可伴有失语，非优势半球出血常可出现疾病忽略、视空间障碍、语法运用障碍、触觉、听觉、视觉缺失等。辅助检查中，首选头部CT，可显示出血部位、大小及是否破入脑室，血肿周围有无低密度水肿带及占位效应。MRI对脑干出血的检测优于CT。怀疑脑血管畸形、脑底异常血管网病、血管炎等，尤其是血压正常的年轻患者应考虑行DSA检查以明确。

（2）缺血性额叶卒中的诊断：诊断依据包括：一般是急性起病；局灶性神经功能缺损，少数为全面神经功能缺损；症状和体征持续数小时以上；头颅CT或MRI显示有梗死病灶。CT在脑梗死早期（24小时内）有时可无异常发现。CT或MRI排除脑出血及其他脑部病变等。

（二）额叶卒中的康复评定

额叶与运动、语言、心理、认知等功能密切相关，涉及肌力、关节活动度（ROM）、肌张力、平衡和协调、步态等方面的功能，相关评定内容较多。运动功能的评定方法有 Brunnstrom 评定法、额叶功能评定表、日常生活活动能力量表(Barthel 指数)、改良 Ashworth 量表等，认知方面有简明精神状态量表，言语评定有汉语失语症检查法等。

（三）额叶卒中的康复治疗

额叶卒中的康复治疗是综合性的，包括理疗、运动治疗、作业治疗、ADL 训练、言语及认知治疗等。

1. 运动疗法　根据脑卒中患者不同时期功能特点不同，将康复治疗分为四个阶段：床边训练阶段、床上运动训练阶段、步行准备训练阶段及步行训练阶段。

(1)床边训练阶段：患者生命体征平稳，病情不再发展后 48 小时，即可开始康复治疗。此阶段患者主要表现为腱反射减弱或消失、肌张力低下、随意运动丧失。康复目标是预防各种并发症，如关节挛缩、肩关节半脱位、压疮、肺炎等。

(2)床上运动训练阶段：患者病情稳定，可以维持坐位 30 分钟时，可转入本阶段的治疗。此阶段患者主要表现为腱反射亢进、出现联合反应、肌张力增高。康复目标是加强患侧肢体运动功能，增加躯干控制能力，改善平衡功能。

(3)步行准备训练阶段：当患者具备立位平衡训练的基本条件，有下肢自我控制能力时，可进入本阶段的训练，包括站立平衡训练、单腿站立训练、髋关节控制模式的诱发训练、踝关节控制模式的诱发训练等。

(4)步行训练阶段：进入本阶段的患者应具备良好的立位平衡反应，以及立位的下肢分离运动。训练内容包括平行杠内的步行训练、拄拐步行训练、控制双肩步行训练、控制骨盆步行训练、上下台阶训练等。

2. 作业治疗　作业疗法在患者可保持坐位后尽早开始。

(1)双上肢一起运动：利用健侧带动患侧一起运动。

(2)前臂旋前旋后训练：患者坐在训练台前，把两块木钉板竖在患者前方两侧，让患者从一侧的木钉板上逐一取下木钉，旋转前臂插入另一侧的木钉板上。

(3)双手协调及手精细活动训练：包括患手或双手持物，对指夹物，解结、持笔写字、拍掌、做各种手势，电脑游戏等练习。

3. 日常生活活动能力训练　早期开始 ADL 练习，逐步提高日常生活活动自理能力，可使用 ADL 辅具以提高自理能力。

4. 言语及认知训练　针对不同的言语及认知障碍，安排不同的训练方法。

5. 高压氧治疗　高压氧的作用原理是提高血氧含量，改善脑细胞缺氧。其作用机制包括：促进氧的弥散，从正常的脑区向缺血、缺氧的脑区供氧，纠正了脑缺氧状态；缓解缺氧状态，使乳酸生成减少，脑组织能量代谢恢复，脑神经细胞的肿胀减轻，颅内压降低；使血细胞容积减少，增加红细胞变形能力，使红细胞通过狭窄毛细血管的能力增加；降低血液的黏滞度，减轻血小板的聚集，促进血栓的溶解吸收，改善微循环状态，有利于脑缺氧区血液循环的恢复；促进侧支循环的形成。

（四）额叶卒中的疗效与结局

额叶卒中的预后与病情、临床及康复治疗是否及时、患者年龄及主动参与性等因素有关。康复治疗 6 个月左右，可进行康复结局评定。

四、小结

额叶卒中以运动、语言、心理、认知等功能障碍为主。康复评定很重要，评定结果有助于康复治疗的针对性、科学性及个体化。康复治疗是综合性的，适当的心理干预也很重要，使患者建立战胜疾病的信心。

（康治臣）

第二节 枕叶卒中

一、概述

枕叶是视觉皮质中枢，脑卒中时可出现视觉障碍、记忆缺陷和运动知觉障碍等。临床主要表现为视物模糊、偏盲、视野缺损及失明等，可伴有共济运动障碍。枕叶病变还可引起幻视性癫痫及视觉失认等。

二、病例摘要

患者赵××，男，52 岁，因突发头晕、头晕 6 日，视物不清 1 日于 2014 年 3 月 7 日收入院，于 2014 年 3 月 29 日出院。

患者于 2014 年 3 月 1 日无明显诱因出现头晕、头痛，头痛以后枕部为主，伴有头部昏沉感，不伴恶心、呕吐，劳累后加重。未重视，在家休息后症状有缓解。1 日前患者出现视物不清，伴耳鸣、听力减退，无恶心、呕吐，无肢体功能障碍，无心前区不适、胸闷气短。遂来我院就诊，收入院治疗。患者既往有高脂血症 20 余年，脂肪肝 10 余年。有高血压病史 15 年，最高血压 185/110mmHg，口服非洛地平缓释片，血压控制一般。

入院查体：体温 36.8℃，血压 150/100mmHg，神志清楚，言语流利，粗测左侧视野缺损。双侧额纹、鼻唇沟对称。双侧肢体肌力、肌张力正常。双侧腱反射对称，深浅感觉对称，双侧病理征阴性。

入院诊断：1. 枕叶卒中；2. 高血压 3 级（极高危组）；3. 高脂血症。

诊疗经过：入院后行头部及颈椎 MRI 检查（图 5-4）示：1. 颅内多发亚急性期梗死灶，不除外右侧枕叶梗死后出血；2. 颈椎骨质增生；3. $C_{3/4}$、$C_{4/5}$、$C_{5/6}$、$C_{6/7}$ 椎间盘突出。复查头部 CT 示（图 5-5）：右侧顶枕叶梗死，未见出血改变。视野检查（图 5-6）示：右眼鼻下 1/4 象限、左眼颞下 1/4 象限视野缺损。复查 MRI 检查（图 5-7）示：考虑枕叶亚急性期梗死灶，不除外右侧枕叶梗死后出血。头颈 CTA（图 5-8）示：头颈部动脉粥样硬化，右侧中动脉局部闭塞。治疗上给予营养神经、改善循环、抗凝、抗血小板聚集、降压、降脂、减轻脑水肿等治疗。康复治疗以视觉认知方面为主，安排作业治疗，进行面部、图形觉识别方面的训练。治疗近 1 个月后，患者病情好转出院。

出院时情况：患者无头晕及头痛，手功能、步态正常。能够认识比较熟悉的人物，能够识别物体，画出物体的大体轮廓。

出院诊断：1. 枕叶卒中；2. 高血压 3 级（极高危组）；3. 高脂血症。

出院医嘱：脑血管病二级预防，监测血压。

附图：头颅 CT、MRI、视野检查的时间及结果

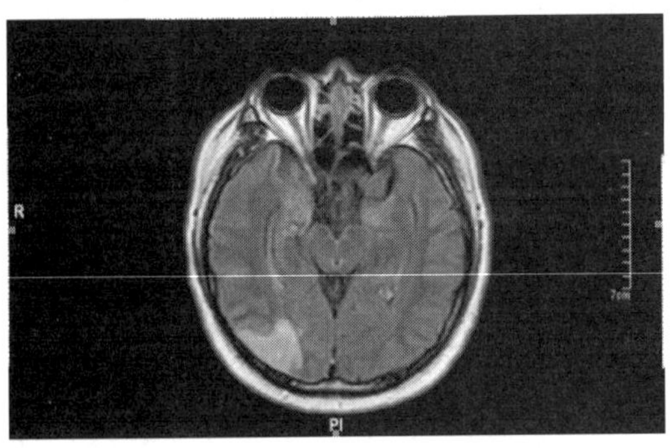

图 5-4　诊断提示：磁共振头部平扫＋弥散成像诊断提示（2014 年 6 月 4 日）：考虑颅内多发亚急性期梗死灶，不除外右侧枕叶梗死后出血

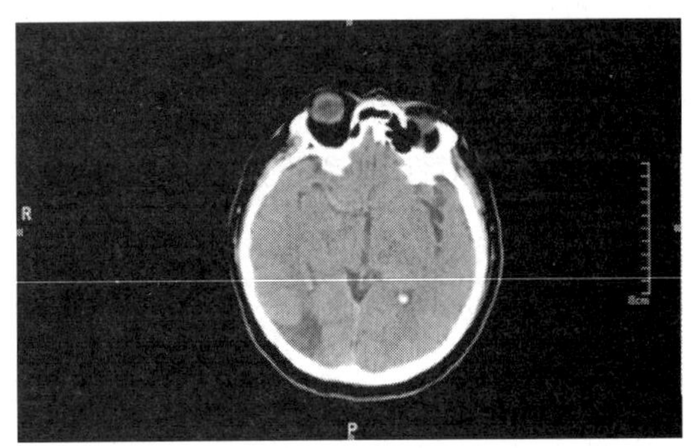

图 5-5　头部 CT 诊断提示：右侧顶枕叶梗死

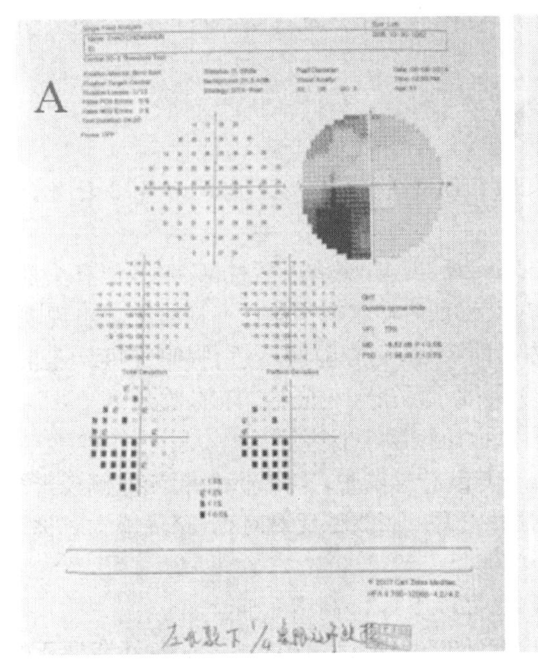

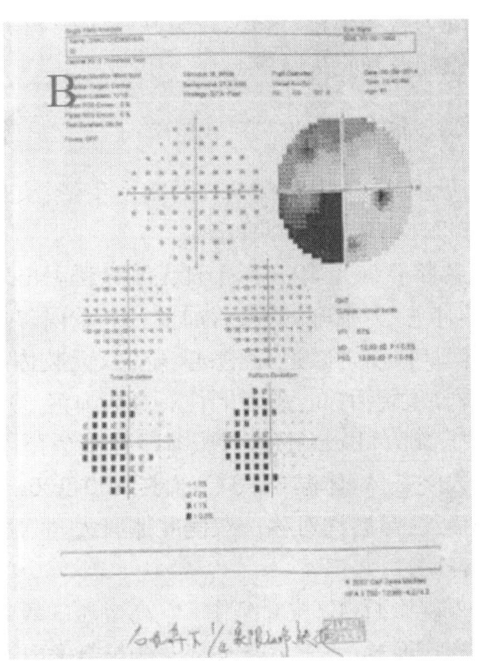

图 5-6　左眼视野检查：同向性偏盲左眼颞下 1/4 视野缺损（图 A），右眼视野检查：同向性偏盲右眼鼻下 1/4 视野缺损（图 B）

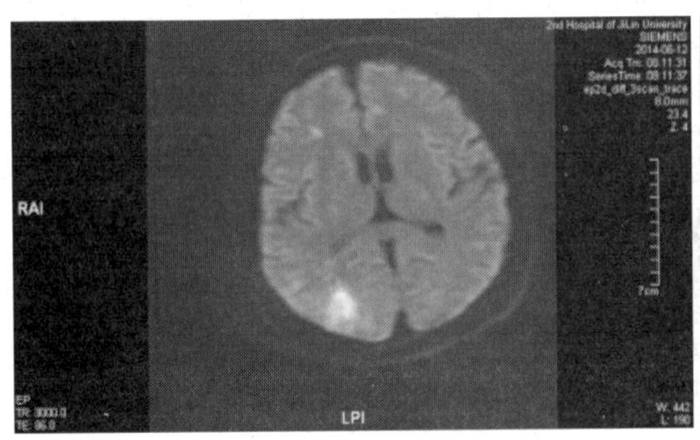

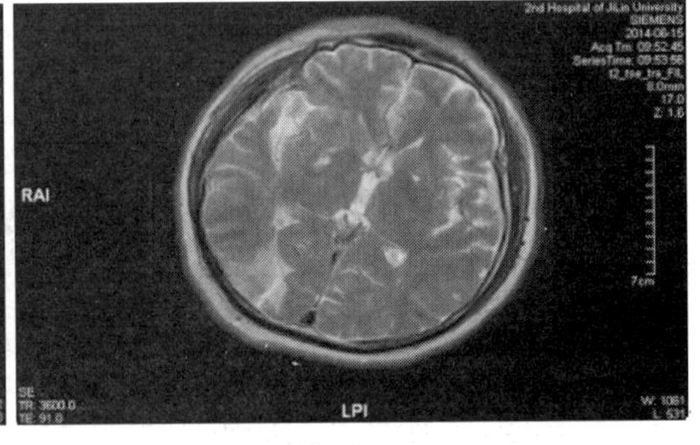

图 5-7　复查 MRI 示：考虑枕叶亚急性期梗死灶，不除外右侧枕叶梗死后出血

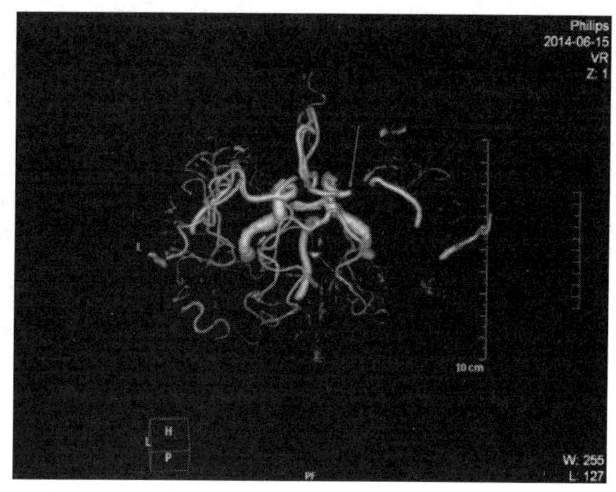

图 5-8 双侧颈总动脉局部少量非钙化斑块浸润，双侧椎动脉发育不对称，右侧明显较左侧细，尤以远段为著，远端显示不清。右侧大脑中动脉 M_1 段局部闭塞，其远段动脉血管变细，分支稀疏。诊断提示：头颈部动脉粥样硬化，右侧中动脉局部闭塞

三、病例分析

（一）枕叶卒中的临床问题

1. 枕叶卒中的相关概念　皮质视中枢病变所导致的视觉缺失称为皮质盲。枕叶病变导致完全性皮质盲或不完全性皮质盲，取决于病变的范围。小部分损伤仅出现不规则的小点状视野缺损，称为盲点。

2. 枕叶卒中的临床表现

（1）视野缺损：一侧枕叶的小病灶性病变，引起同向性偏盲性中心暗点。一侧枕叶的脑血管病变可引起同向性偏盲。双侧枕叶功能障碍可引起双侧视觉的丧失，常伴有黄斑回避。

（2）视幻觉：枕叶病损、视中枢病变时，可引起视幻觉发作。

（3）视觉认识障碍：患者不能用视觉识别文字，不能认识常见物品，空间、面容认识不能，不能明确物和物之间的方位关系和距离差别。

（4）眼球运动障碍：枕叶病损可发生 Balint 视觉麻痹，患者向右注视时，不时有将视线急速转移向左。

（5）记忆障碍：视觉表象缺失，患者可以进行正常推理，复述远期经历，但伴有近事记忆障碍。

（6）运动知觉障碍：患者注视运动物体时，只看到物体顺序的排列，不能体会物体的运动速度。

3. 枕叶卒中的诊断标准　参考额叶卒中部分。

（二）枕叶卒中的康复评定

枕叶病变以视觉障碍内容为中心，但多伴随顶叶、颞叶等邻近组织的多种临床表现，所涉及的评定内容包括：

1. 视野检查　包括对比检查法、周边视野计检查法、平面视野检查法、方格视野检查法及自动静态视野计检查法等。

2. 视觉失认　包括知觉性视觉失认、联想视觉失认、颜色失认、面孔失认、视觉图像组

合失认等。

3. 视觉诱发电位(VEP) 可检测从视网膜到视觉皮质的整个视觉通路的神经传导功能。依据潜伏期和波幅分析损害的部位、程度，并可对治疗效果及预后做出客观评估。

(三) 枕叶卒中的康复治疗

枕叶卒中的康复治疗主要是视觉失认的作业治疗。涉及运动、感觉方面康复治疗可参考额叶、顶叶卒中。

1. 视空间失认

(1)让患者按治疗师要求用火柴、积木、拼板等构成不同图案。如用彩色积木拼图，治疗师向患者演示拼积木图案，然后要求患者按其排列顺序拼积木，如正确后再加大难度进行。

(2)垂直线感异常：监控患者头的位置，偏斜时用声音给患者听觉暗示。进行镜子前训练，在中间放垂直线，让患者认知垂直线，反复训练。

2. 物品失认

(1)对常用的、功能特定的物品通过反复实践进行辨认，如勺子、筷子等。

(2)提供非语言的感觉-运动指导，如通过梳头来辨认梳子。

(3)让患者自己画钟面、房屋，或在市区路线图上画出回家的路线等。

(4)鼓励患者在活动中多运用感觉功能，如触觉、听觉等。

(5)为提高自理能力，必要时可在物品上贴标签。

3. 面孔失认

(1)用亲人的照片，让患者反复看，然后把亲人的照片混放在几张无关的照片中，让患者辨认出亲人的照片。

(2)让患者从不同场景、不同角度、与不同人合影的照片中寻找他熟悉的人。

(3)训练患者根据特征，如发型、声音、身高、服饰等进行辨认。

4. 颜色失认 用各种颜色的图片和拼版，先让患者进行辨认、学习，然后进行颜色匹配和拼出不同颜色的图案，再按照指令指出不同的颜色，反复训练。

5. 电针治疗 选择与视觉密切相关的经络取穴，如心、脾、大肠、膀胱经等。

(四) 枕叶卒中的疗效与结局

枕叶由后循环供血。如果一侧枕叶病变，通过反复训练和健侧的代偿功能，多数患者预后较好。双侧同时出现梗死，意味着闭塞位置在基底动脉尖附近，预后较差。

四、小结

视觉皮质中枢卒中时可发生视觉、记忆及运动知觉障碍，导致视觉认知症候群。通过评定可确定患者偏盲的程度及对图形觉、面部识别等方面的障碍。康复治疗采用以视觉认知作业治疗为主，结合偏瘫肢体综合训练等综合康复治疗。

(康治臣)

第三节 顶叶卒中

一、概述

顶叶位于额叶、颞叶、枕叶之间，包括中央后回、顶上回和顶下回。顶叶受损主要导致各种感觉、知觉、空间关系等方面的障碍。顶叶的感觉联合区域可进行多种感觉信息与言语的整合，该部分受损会导致书写、阅读障碍等。

二、病例摘要

患者王××，女，45岁，因左侧肢体活动不灵、左右识别不能16日于2014年10月22日收入院，于2014年11月4日转入康复科，于2014年11月25日出院。

患者于2014年10月6日无明显诱因突然出现左侧肢体活动不灵，走路需要有人搀扶，不能辨别自己下肢的位置，不能分辨左右，说话不流畅并伴有头痛。自服2日感冒药后症状未能缓解，来我院神经内科就诊，头部CT检查(图5-9)示：双侧顶叶脑梗死。颈部MRI检查(图5-10)示：①颈椎骨质增生。②$C_{5\backslash 6}$、$C_{6\backslash 7}$间盘突出。入院治疗2周后症状有所好转，为进一步康复治疗转入康复科。转入时患者走路不稳，不能识别左侧肢体，辨不准五指的名称，患者日常衣着不整，衣扣经常扣错位置。复述他人话时困难，表达切题，但口吃，有错词，伴书写障碍，简单的方、圆等几何图形临摹困难，计算力下降。既往有高血压病史5年，未规律服用降压药，血压最高达185/110mmHg。

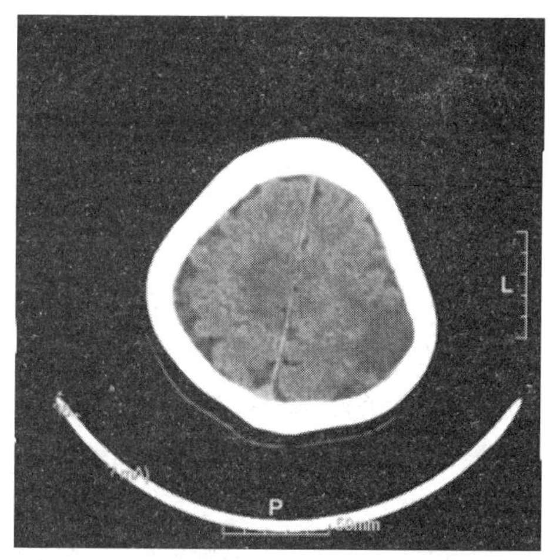

图5-9 CT所见：双侧顶叶可见片状低密度影，边缘模糊，余颅内各层面脑质内未见异常密度影。脑室系统形态、密度未见异常。中线结构无移位。诊断提示：双侧顶叶脑梗死

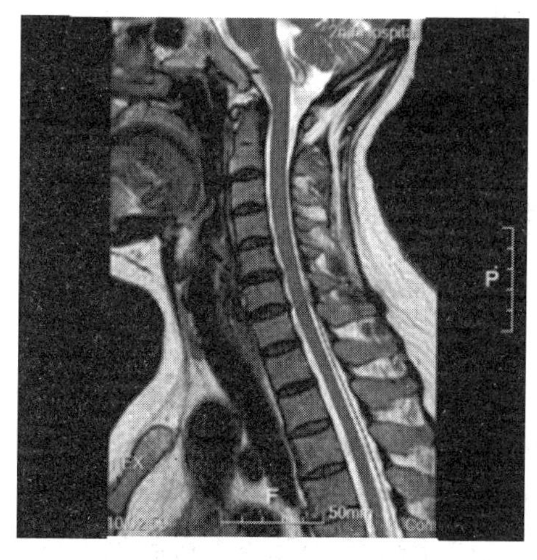

图5-10 颈椎骨质增生，$C_{5\backslash 6}$、$C_{6\backslash 7}$间盘突出

专科查体：神志清楚，自主体位。阅读、书写、图形辨别障碍，不能识别左侧肢体，计算力下降。四肢肌张力正常，右侧肢体肌力正常。左侧上、下肢轻瘫试验阳性。左侧肱二、三头肌反射、膝腱反射、跟腱反射略活跃，左侧肢体痛觉迟钝，左侧Babinski征(+)，左侧Chaddock征(+)，左侧指鼻试验、跟膝胫试验不能完成，Romberg征(+)。

入院诊断：1. 脑梗死(双顶叶)；2. 单侧忽略(左侧)；3. 古茨曼综合征(gerstmann syndrome)；4. 高血压3级(极高危组)。

诊疗经过：针对患者存在问题，进行康复评定、康复治疗。

1. 康复宣教　指导家属在日常生活中改善单侧忽略的方法，例如与患者沟通时站在患者被忽略的一侧，提醒患者该侧肢体的存在，用粗糙的毛刷、毛巾、振动按摩器等摩擦患肢，增加忽略侧的刺激。带领患者阅读一些简单读物，并跟随朗读，进行简单计算等。

2. 药物治疗　阿司匹林肠溶片 100mg，每日 1 次；银杏叶提取物片 40mg，每日 3 次；硝苯地平缓释片 20mg，每日 1 次。

3. 物理因子治疗　低频脉冲电疗法（感应电治疗处方）20 分钟/次，每日 1 次；调制中频电疗（电体操处方）20 分钟/次，每日 1 次。

4. 运动治疗　治疗方法同额叶卒中部分，该患者为轻度偏瘫，运动治疗投入时间较少。

5. 作业治疗　通过视觉刺激、认知知觉作业的训练，增强定向力、注意力、记忆力、理解力和判断力等，克服失认、失用障碍。通过感觉和运动功能的作业训练，改善躯体的活动能力，改善深感觉障碍及体像障碍等。

6. 言语治疗　如发音吐字训练、复述单词、短句，交流版信息传递等，提高日常言语交流能力。

7. 中国传统康复治疗　主要是电针及针刺治疗。

出院时情况：经过 3 周的积极治疗，患者左侧肢体肌力恢复至 5 级，深感觉障碍基本恢复，可在监护下独立步行。能用简单语句进行言语交流，但阅读较长句子困难，不能完全理解其含义。可识别左右手指和左侧肢体，可完成简单计算。血压稳定，重返家庭。

出院诊断：1. 脑梗死（双顶叶）；2. 单侧忽略（左侧）；3. 古茨曼综合征；4. 高血压 3 级（极高危组）。

出院医嘱：按时服药，监测血压。继续家庭康复治疗。

附图：头颅 CT、颈椎 MRI 检查的时间及结果

三、病例分析

（一）顶叶卒中的临床问题

1. 顶叶卒中涉及的定义

（1）体像障碍：患者基本感知功能正常，但对自己身体部位的存在、空间位置及各部分之间的关系存在认识障碍。表现为自体部位失认、痛觉缺失或幻肢症等。多见于非优势半球顶叶病变。

（2）单侧忽略症：是患者对脑损害部分对侧一半的身体和空间内的物体不能辨认的症状，是失认症中发病率较高的症状之一。病灶常在右顶叶。

（3）失用症：即运用障碍，是在脑损伤后大脑的高级功能失调，表现为不存在瘫痪和深感觉障碍的情况下，肢体出现运用障碍，表现为随意的、有目的性的、熟练能力的运用功能障碍。

（4）古茨曼综合征：病灶多位于优势侧角回。

2. 顶叶卒中的临床表现　顶叶中央后回为皮质感觉中枢，受损后以感觉功能障碍为主。

（1）感觉障碍：顶叶卒中可出现局限性感觉性癫痫发作及精细感觉障碍。表现为针刺、电击、疼痛的感觉异常发作及实体觉、两点辨别觉和皮肤定位觉的丧失。

（2）运动障碍：可出现偏瘫或单瘫。

（3）肌肉萎缩：好发于病变对侧上肢近端，常伴有肩关节脱臼，呈 Aran-Duchenne 型肌萎缩。

（4）共济失调：出现深感觉障碍性共济失调，睁眼时共济失调不明显，闭眼时明显加重。

（5）视觉与眼球运动障碍：可出现视物变形、大小改变、变远或变近。也可出现同向下象

限偏盲。

(6)体像障碍:体像障碍为顶叶病变的特殊表现。表现为患者对自体结构的认识障碍。临床常见的有偏瘫否认、幻肢现象,身体左右定向障碍和对肢体发生曲解、错觉等。

(7)结构失用症:患者对物体的排列、建筑、图形、绘画等空间关系和立体概念缺失,不能进行系统的排列组合。

(8)古茨曼综合征:角回、缘上回以及顶叶移行至枕叶部位的病变,则出现计算不能、不能识别手指、左右侧认识不能及书写不能,即"四失症"。

3. 顶叶卒中的诊断标准　参见额叶卒中部分。

(二) 顶叶卒中的康复评定

1. 浅感觉评定　包括痛觉、温觉、触觉和压觉。感觉障碍一般可分为感觉消失、感觉减低、感觉过敏、感觉分离。

2. 深感觉评定　也称本体感觉,包括运动觉、位置觉和振动觉。

3. 复合感觉评定　复合感觉是大脑顶叶皮质对深浅各种感觉刺激进行分析、比较和综合而成,因此又称为皮层感觉,包括实体图形觉、两点辨别觉、定位觉等。

4. 知觉功能评定　知觉是人脑对作用于当前感觉器官的各种感觉进行整体的综合反映,知觉障碍不是简单的感觉障碍相加,而是各种感觉间的联系和整合功能受到破坏,出现特异性的高级脑机能障碍。临床上常见的知觉障碍有:躯体构图障碍、空间关系障碍、失认症及失用症等。

(三) 顶叶卒中的康复治疗

康复治疗以纠正各种类型深、浅感觉障碍、体像障碍、结构失用症为主。选择主要以作业治疗为主的疗法。运动障碍和视觉障碍的治疗上可参考额叶卒中和枕叶卒中。顶叶卒中治疗方案选择包括:

1. 一般治疗和药物治疗　同额叶卒中部分。

2. 运动治疗　针对深感觉障碍性共济失调方面,早期进行必要的关节挤压等常规方法。Frenkel体操是为改善下肢本体感觉控制而逐渐增加难度的一组训练,每一课的每节体操不要超过4次,由简入难,患者能自己进行每节体操后,应让其每3～4小时练习1次。

3. 针对知觉障碍的作业治疗　根据患者的具体情况,安排针对失认症、失用症及体像障碍等的作业治疗。

(四) 顶叶卒中的疗效与结局

顶叶卒中所致的浅感觉障碍,经过治疗后恢复较快。而深感觉障碍、体像障碍的恢复较慢。失认症经过康复训练及指导,疗效较明显。失用症则恢复较慢。

四、小结

临床上单纯以顶叶卒中出现的病例并不罕见,症状表现与神经定位密切相关。和患者恢复日常生活能力联系紧密的首要问题是深感觉异常所带来的步行障碍,其次是各种空间障碍、失认症、失用症等。涉及语言、阅读与患者的文化背景也有密切联系。康复治疗要酌情选用对应的方法策略。一般预后较好。

(康治臣)

第四节　颞叶卒中

一、概述

颞叶位于外侧裂的下方，顶枕裂前方，以外侧裂与额、顶叶分界，后面与枕叶相邻。颞叶血供受大脑中动脉及大脑后动脉支配。卒中患者单纯颞叶损伤较少，常常同时并存额叶、顶叶及枕叶受损。颞叶卒中后主要引起听觉、语言、记忆以及精神活动障碍。临床上主要以大脑中动脉病变常见。颞叶卒中后可出现不同类型的失语症表现。目前失语症恢复的机制包括：病损侧半球语言网络的结构修补、重建和对侧半球相应语言网络的激活。

二、病例摘要

患者杨××，男，51 岁，因右侧肢体无力、言语障碍 3 个月于 2014 年 12 月 15 日收入我科。

患者于 2014 年 9 月 13 日早上 10 时许无明显诱因出现头晕、言语障碍，随后出现右侧肢体乏力，无头晕、视物模糊，无呕吐、四肢抽搐，无吞咽困难、大小便失禁，遂就诊于当地医院，诊断为“脑梗死”。治疗 14 日后患者症状缓解。出院后遗留右上肢麻木、乏力及言语障碍，表达差、找词困难。因右侧肢体乏力、口语表达差来我院就诊。发病以来无癫痫发作。

既往于 2000～2008 年曾有血压升高，最高血压 149/90mmHg。患牛皮癣 10 年，现在服用“复方甘草酸苷、复方氨肽素、依巴斯汀”等药。

入院诊断：1. 脑梗死恢复期；2. 红皮病性银屑病。

诊疗经过：入院后头颅 CT：检查示左颞枕叶脑梗死灶（图 5-11）。颅脑＋脑血管 MR 平扫：左颞顶叶大面积梗死灶，部分软化可能；双侧放射冠、右基底节区及右侧颞叶多发腔隙性梗死灶；脑动脉硬化（图 5-12、图 5-13）。脑电图正常。电测听：右耳听力高频受损。颈部血管超声：双侧颈动脉未见异常。心脏彩超：左室舒张功能减退、收缩功能正常。视野检查：左侧鼻下方视野小片状缺损。餐后 2 小时血糖 8.80mmol/L，空腹血糖 6.73mmol/L。肝功能、肾功能检查正常，血脂五项：三酰甘油 2.14mmol/L，总胆固醇 4.85mmol/L，高密度脂蛋白胆固醇 1.28mmol/L，低密度脂蛋白胆固醇 2.81mmol/L。同型半胱氨酸 15.0μmol/L。入院初次功能评估：NIHSS 5 分（语言失分）MMSE 26 分（辨认失 2 分，回忆失 2 分）；躯体功能方面，肌张力正常，Brunnstrom 运动功能评价右侧肢体Ⅳ级，右侧肢体徒手肌力 4 级，Berg 平衡量表评分 56 分；言语功能评定：理解方面，口语二步指令正确率 75%，三步指令正确率 0，书面语及手语正确率 100%；表达方面，

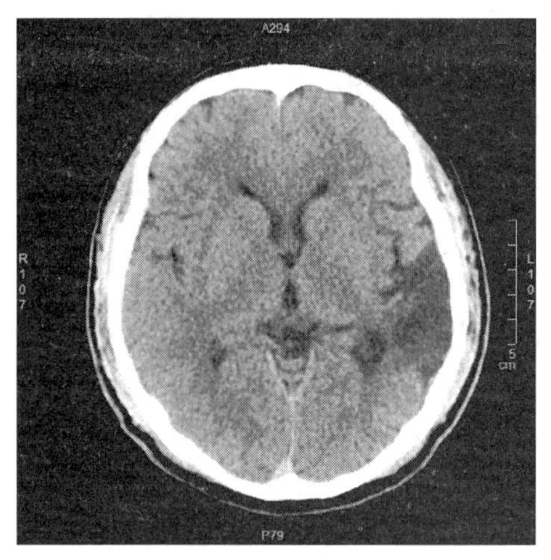

图 5-11　2014 年 12 月 22 日头颅 CT：左颞枕叶可见大片状低密度灶，最大截面范围约 2.4cm×5.5cm，边界略欠清，内密度稍欠均匀。脑室、脑池系统及脑沟的形态、大小和位置未见异常，中线结构居中。诊断提示：左侧颞叶脑梗死

口语命名75%，复述正确率75%，书写命名正确率25%，书写描写正确率0，其他正确率100%。日常生活活动能力评分100分。康复治疗主要以语言障碍康复治疗为主，包括Schuell刺激疗法、认知神经康复治疗、计算机辅助治疗、分组交流治疗等，训练重点在于听理解、复述及会话训练。住院14日，于2014年12月30日出院。

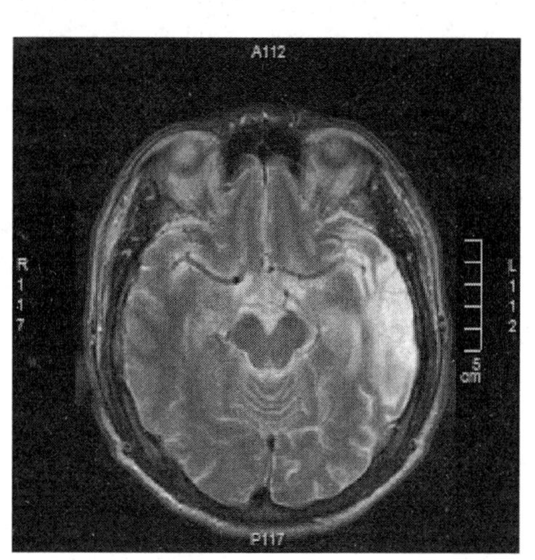

图5-12　2014年12月24日MRI所见：左颞叶可见大片状异常信号，边缘欠清，最大范围约2.6cm×7.8cm，无明显占位效应，局部脑回萎缩；病灶T_1WI呈低信号，T_2WI和黑水像上呈高信号，弥散像上呈低信号；诊断提示：左侧颞叶脑梗死

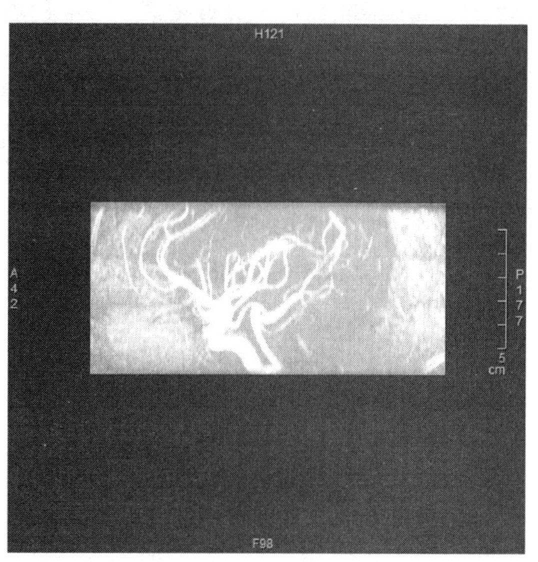

图5-13　2014年12月24日头颅MRA：双侧大脑前、中、后动脉走行僵硬、管腔不规则变细，以双侧大脑中动脉明显，其远端纤细、分支减少；未见明确血管畸形

出院时情况：患者右侧肢体乏力症状明显改善，步行能力达社区功能性行走，可完成日常生活语言交流，迂回现象和命名困难明显改善，但仍存在少用词语的找词困难。出院前功能评估：NIHSS 0分，MMSE28分(辨认失1分，回忆失1分)；躯体功能方面，肌张力正常，Brunnstrom运动功能评价右侧肢体Ⅳ级，左右侧肢体徒手肌力4^+级，Berg平衡量表评分56分；言语功能评定：理解方面，口语二步指令正确率100%，三步指令正确率75%，书面语及手语正确率100%；表达方面，口语命名100%，复述正确率100%，书写命名正确率75%，书写描写正确率75%，其他正确率100%。日常生活活动能力评分100分。

出院诊断：1. 脑梗死恢复期；2. 言语功能障碍(经皮质感觉性失语)；3. 红皮病性银屑病。

出院医嘱：低盐低脂饮食，定期监测血压及复查血脂；加强家庭语言的交流；定期门诊语言治疗师复诊及指导；阿司匹林肠溶片100mg，每日1次。

三、病例分析

(一) 颞叶卒中的临床问题

1. 颞叶卒中的临床表现　颞叶病变是主要引起听觉、语言、记忆以及精神活动障碍。

(1)优势半球颞上回后部损害：患者能听见对方和自己说话的声音，但不能理解说话的含义，即感觉性失语。

(2)优势半球颞中回后部损害:患者对于一个物品,能说出它的用途,但说不出它的名称,即命名性失语。

(3)颞叶钩回损害:可出现幻嗅和幻味,做舔舌、咀嚼动作,称为钩回发作。

(4)海马损害:可发生癫痫,出现错觉、幻觉、自动症、似曾相识感、情感异常、精神异常、内脏症状和抽搐,还可以导致严重的近记忆障碍。

(5)优势侧颞叶广泛病变或双侧颞叶病变:可出现精神症状,多为人格改变、情绪异常、记忆障碍、精神迟钝以及表情淡漠。

(6)颞叶深部的视辐射纤维和视束受损:可出现视野改变,表现为两眼对侧视野的同向上象限盲。

2. 辅助检查

(1)脑电图:是脑生物电活动的检查技术,通过测定自发的有节律的生物电活动以了解脑功能状态,是癫痫诊断和分类的最客观的手段。颞叶损伤患者,出现一些精神症状比如焦虑、恐惧、愤怒、强迫性想法、强迫性语言或行为、不真实感以及一些不自主动作,如咀嚼、吞咽及咂嘴唇时需进一步判断是否存在部分复杂癫痫发作,脑电图检查可进一步鉴别。

(2)影像学检查:对明确诊断及对卒中分型,行脑部 CT 扫描或 MRI 检查是必要的。诊断脑动脉瘤、动静脉畸形等则需配合 DSA、CTA 或 MRA 检查。

3. 颞叶卒中临床诊断　参考各类脑血管疾病诊断要点。中年以上,有脑卒中高危因素患者,如果出现颞叶功能区相关的局灶性神经功能缺损症状或体征,临床应考虑卒中可能。CT 或 MRI 检查发现梗死灶则可明确诊断。

本病例中,患者的临床表现主要有头晕、言语功能障碍、部分记忆较差和左侧肢体乏力,没有出现癫痫发作和明显幻觉、视觉障碍。患者的诊断及分型方面主要依据头颅 CT、MRI、MRA 扫描。

(二)颞叶卒中的康复评定

颞叶卒中康复评定主要包括病情严重程度、并发症的评估,以及对功能残疾的评价。功能障碍评估包括:①认知功能评定。②言语功能评定。③躯体功能评定。④日常生活活动能力。⑤社会功能评定。

1. 病情的基础评估

(1)卒中危险因素方面:如高血压、心脏病、糖尿病、短暂性脑缺血发作、血清胆固醇、吸烟、饮酒、钠盐摄入量、动脉粥样硬化症等相关高危因素。

(2)并发症方面:如吞咽呼吸障碍、营养不良和脱水、压疮、深静脉血栓、尿便障碍,以及疼痛、骨质疏松、癫痫发作等。

(3)意识和认知功能方面。

2. 功能方面评估

(1)认知及精神功能:颞叶损伤累及前叶和内侧面,常常出现记忆障碍及精神症状。常用抑郁、焦虑量表、MMSE 量表及 MoCA 量表评估。认知方面,部分患者在使用 MMSE 评估认知功能时并不能完全反映其功能障碍,MoCA 量表及 LOTCA 评定能查出轻度认知障碍。

(2)言语功能:患者主要表现失语症。在失语症评定中目前比较公认的方法有明尼苏达失语鉴别诊断试验、波士顿失语诊断检查、西方失语成套试验、Porch 交流能力指数、汉语失语诊断检查等。

(3)躯干功能：单纯颞叶损伤，累及颞叶前庭区域的病变可导致平衡困难。一般使用Berg平衡量表评估。

3. 在本病例中，病情基础评估方面，进行了脑电图、电测听、血管B超、视野等检查。功能评估上，使用了美国卫生研究院脑卒中评分表进行神经功能损害程度评估，用MMSE量表评估认知功能，运动功能方面则使用Brunnstrom分级，平衡方面使用了Berg平衡量表，言语功能方面，使用中国康复研究中心失语症检查法。不足之处，患者认知功能较好，MMSE评分26分，未能给予MoCA进一步评估，颞叶损伤患者可能存在情感障碍，患者未进行抑郁焦虑量表筛查评估。

(三)颞叶卒中的康复治疗

脑卒中根据神经受损的情况，临床呈现不同的表现。常见的功能障碍包括有运动障碍、感觉障碍、交流障碍、吞咽障碍、情绪障碍、认知功能障碍、心理障碍、大小便功能障碍、心肺功能障碍等，以及肩痛、肩手综合征、肩关节半脱位、骨质疏松等并发症问题。单纯颞叶损伤，在运动功能、心肺功能、大小便控制方面可能不会特别显著，神经缺损症状更多表现为交流障碍、情绪障碍及认知功能障碍。

颞叶卒中后康复治疗以控制可能出现的情绪异常、改善交流及认知功能为主。主要的治疗方式以语言治疗、心理治疗为主。

1. 失语症的康复治疗

(1)治疗目的：失语症治疗的总目的是修复和恢复言语过程，改善患者的残存言语技能和环境对人际相互作用的不良影响，将已修复的过程和已改善了的残存技能应用到日常生活中去。短期目标，是根据长期目标和患者的具体情况选定作业，拟定1周或1个月的进度和应达到的水平，在确定短期目标时需注意：①训练作业的性质和难度要依据患者的现存能力来确定。②要求达到的目标不能超出预期患者应能达到的功能水平。长期目标是改善患者言语功能，充分利用残存功能或是代偿方法，进行最简单的日常交流或是在交流上做到自理，并力争恢复就业。

(2)治疗原则

1)失语症的治疗是再训练而不是教育过程。

2)治疗过程中必须建立良好的医患关系。

3)言语治疗与心理治疗相结合。

4)遵循先易后难，由少至多，小步前进。

(3)治疗开始时间：目前较一致地认为，在急性期有失定向等错乱时不宜治疗。患者病情平稳，能注意周围发生的事，能作出反应并能坚持30分钟以上即可开始治疗。

(4)治疗方法：关于失语症的治疗方法颇多，目前尚无统一分类标准。目前根据国内外的治疗大致可以分为三大类：①传统方法，是针对患者听说读写等某一言语技能或行为，利用组织好的作业进行训练的方法。②实用法，是只重交流能力的改善，不限定交流方式，也不针对患者特定的言语技能或行为，目的在于恢复患者现实生活中的交流技能的方法。③代偿法，是主要应用对侧大脑半球功能或体外仪器设备来补偿言语功能不足的方法。

1)运动性失语：此类失语以表达和文字阅读训练为主，还有发音训练、口形模仿、口语发音训练、图片发音训练。训练时用短而清楚的句子，使患者可以直接答"是"或"不是"。说话的速度比正常缓慢。

2)感觉性失语：可以采取播放歌曲和用不同的语调对重度感觉性失语患者进行训练，改善听理解，并增加患者的兴趣。针对性训练包括：①听力训练，声音刺激，如听音乐、听广播或旋律语调治疗。②词语听觉辨认，出示实物图片或词卡，让患者回答，由易到难，从物品名称到物品功能及属性。③记忆训练，让患者按顺序回忆相关训练内容，如果回答正确，增加难度，反复练习，增强记忆力。④视觉训练，如"给患者送去一杯水、牙膏、牙刷，然后讲：刷刷牙"。通过执行口令，来刺激视觉的理解。

3）传导性失语：表现为流畅不能达意的自发言语，口语复述相当困难，听觉理解正常或轻度障碍，命名、阅读较困难。书写紊乱，单词拼写错误很多。其训练方法有：①独白表达训练，如自我介绍，家庭成员介绍，看图叙述。②会话交流训练，"双边式"或"多边式"会话交流。③复述训练，跟随治疗师复读字、词、短句等。

4）命名性失语：其训练方法一般以口语、命名、文字、称呼训练为主。在治疗时配合相应的动作，使患者产生兴趣，加深对该词的记忆。具体方法有：①训练强化对名称的记忆。②通过家人讲述患者以前感兴趣的事，以恢复记忆。

5）完全性失语：治疗重点应建立在听理解和文字理解的基础上，将手势语作为完全性失语患者的主要交流手段。所有语言功能严重障碍或重度失语患者，可手势与语言结合刺激法，开始训练时利用表情、手势、语言的结合进行交流。

2. 情绪障碍的康复治疗

（1）心理治疗的原则

1）宣泄法：让患者尽情倾泻内心深处的矛盾与痛苦，减轻患者内心的矛盾与压力。

2）支持疗法：由于身体上和心理上的双重打击，很多患者处于精神崩溃的边缘，因此及时给予心理上的支持是非常必要的。

3）利用心理防卫机制：挖掘患者的潜力，使患者看到自己除了残疾外，还有很多长处，还可以为社会作贡献。如运用"补偿"的心理防卫机制，扬自己能力之长，避自己残疾之短，使患者看到希望。

4）建立治疗联盟：由于残疾后，医疗、康复、社会和心理诸多问题混淆在一起，单单是心理医师或某一方面人员都很难解决这些问题，必须建立患者-家属-康复人员的治疗联盟，共同解决这些问题。

（2）常用的心理疗法

1）心理会谈法：会谈在心理诊断和心理治疗中都占有重要位置，是临床心理评估和心理治疗的基本技能。心理会谈的关键因素：①与患者建立良好的关心是会谈成果的关键。②会谈中要善于察言观色。③把握住会谈中心。④遇到特殊情况，特殊处理。

2）精神分析疗法：由弗洛伊德（Freud）所创立，特点是使患者在无拘束的会谈中领悟自己心理障碍所在，并逐步加以解决。精神分析的目的是分析患者所暴露的、压抑在潜意识中的心理冲突，并通过会谈技术给予解决。

3）理性情绪疗法：由美国心理学家阿尔伯特·艾利斯所创建，是认知疗法的一种。其基本理论认为，人们的情绪和行为反应不是由某一诱发事件本身直接引起的，而是由经历这一事件的个体对诱发事件的看法、认知和解释所引起的。也就是说人们对客观事物的思维和认知是决定人们情绪反应和行为的关键。

4）行为疗法：是基于实验心理学的研究成果帮助患者消除或建立某种行为，从而达到治疗目的。

(四) 颞叶卒中的疗效与结局

颞叶卒中对于运动功能障碍影响较小。颞叶损伤导致的难治性癫痫药物控制欠佳,局部手术切除部分患者可达治愈。对于颞叶受损具体部位不同可能出现的言语障碍严重程度也不一样。影响失语症疗效的因素包括自身因素和疾病因素。自身因素包括:①发病原因与病灶部位,外伤所致失语症预后最好,出血比梗死导致的失语症恢复要快。②发病年龄,年龄越小,预后越好。③利手情况,一些研究发现,左利手的失语症患者自然恢复较右利手好。④病后开始治疗时间,语言治疗越早,效果越好,最好能在1～2个月开始治疗。⑤智力、文化程度。疾病因素包括:①失语症的严重程度。②合并障碍,失语症合并构音障碍、言语失用、其他高级神经功能障碍以及内科疾病时预后相比单纯失语要差。③错误自识力,缺乏错误自识力及自我纠正能力的预后差。④治疗的持续时间。⑤家庭支持度。

四、小结

颞叶卒中的疗效与卒中类型、病变部位、病变面积、康复治疗介入时机以及是否存在严重的交流障碍、认知障碍等多重关系有关。进行功能评估时需结合患者影像学资料进行功能障碍分析,功能障碍与影像学资料不相符时,需积极寻找其他可能导致类似功能障碍的相关因素。部分颞叶卒中患者导致的认知、情感功能障碍可能不明显,这需要系统、认真、规范的评估。积极进行心理辅导和改善认知功能,促使患者主动参与康复治疗,能显著提高整体康复效果。

(陈晓峰)

第五节 内 囊 卒 中

一、概述

内囊位于基底神经节与丘脑之间,分为前肢、膝部和后肢。内囊的血供来自豆纹动脉。高血压动脉硬化是内囊卒中的常见病因,此外,脑动脉瘤、动静脉畸形、脑瘤和凝血功能障碍也会引起内囊卒中。当内囊病变广泛时,会出现偏身感觉障碍、偏瘫和偏盲的“三偏”症状。内囊卒中的康复主要是针对患者的功能状态进行的综合评定及治疗。

二、病例摘要

患者詹××,男,34岁,因左侧肢体乏力15日于2014年12月5日门诊收入康复科,于2014年12月26日出院。

患者于2014年11月20日无明显诱因突发左侧肢体乏力,左侧上下肢尚可抬起,但不能持物及步行,伴头晕、言语不清,当时意识清,无头痛,无恶心、呕吐,无肢体抽搐及大小便失禁。持续数分钟后症状自行缓解,共发作3次。第2日患者再次出现左侧肢体乏力,症状较前明显加重,左侧肢体完全不能活动,伴言语不清。由120送至当地医院就诊,考虑为“脑梗死”,经治疗病情无明显好转,于2014年11月25日转至上级人民医院,行头颅MRI检查(图5-14)示:右侧内囊后肢脑梗死。给予脑血管病二级预防、改善循环、营养神经等治疗,患者病情好转,言语较前清晰,但仍存在步行欠稳,左上肢不能抓握持物。为进一步改善左侧肢体功能来我院就诊并收入康复科。

入院诊断：1. 脑梗死(右侧内囊后肢，恢复期)：左侧偏瘫、左侧偏身感觉障碍；2. 高血压3级(极高危组)；3. 脑出血后遗症。

诊治经过：入院后予以完善相关检查及功能评定。动态血压监测示：24小时动态血压监测为高血压。药物治疗方面予以调控血压、血脂、抗血小板聚集、改善循环、营养神经等药物治疗。康复评定：高级脑功能评估正常，左侧鼻唇沟变浅，伸舌左偏，示齿口角右偏。右侧肢体肌力5级。左上肢肌力近端3＋级、远端1＋级，左下肢肌力近端4＋级、远端4级。Fugl-Mayer上肢运动功能评分：上肢24分；腕手6分。四肢肌张力正常。左侧肢体浅感觉减退。左侧肱二头肌反射、桡反射、膝反射、踝反射亢进，左侧踝阵挛阳性。左侧Hoffmann征阳性，左侧Babinski征阳性。Berg评分：46分。ADL评估：MBI 92分。康复治疗：偏瘫肢体肌力训练、手功能训练、平衡训练、步态训练并辅以针灸、电刺激等综合康复治疗。患者病情改善，于2014年12月26日出院。

出院时情况：患者一般情况良好，血压稳定。左侧中枢性面、舌瘫改善。双侧肢体肌张力正常。右侧肢体肌力正常；左上肢肌力近端4级、远端3-级，左下肢肌力近端5-级、远端5-级。左侧肢体浅感觉减退有所改善。Fugl-Mayer上肢运动功能评分：上肢30分；腕手23分。Berg评分：52分。ADL评估：MBI100分。

出院诊断：1. 脑梗死(右侧内囊后肢，恢复期)：左侧偏瘫、左侧偏身感觉障碍；2. 高血压3级(极高危组)；3. 脑出血后遗症。

出院医嘱：继续予以脑卒中二级预防及口服改善循环、营养神经等药物；继续加强肢体功能康复锻炼；定期监测血压、血脂情况，门诊随诊。

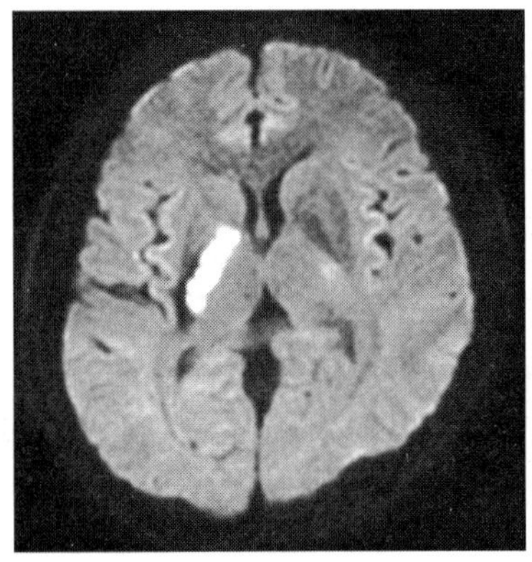
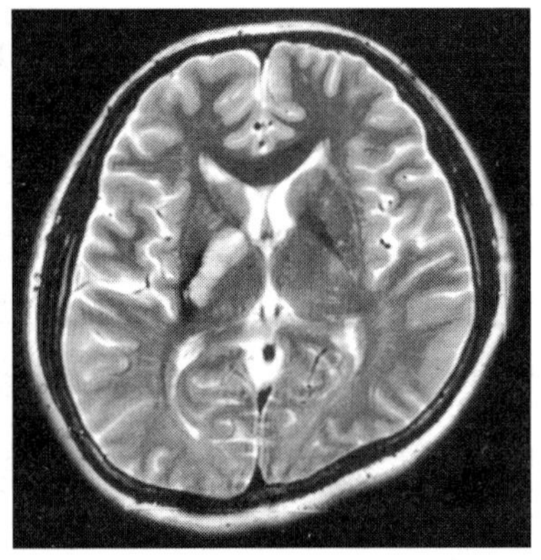

图5-14　1. 右侧内囊后肢脑梗死，其后外侧异常信号影，结合临床考虑为陈旧性出血灶；2. 脑白质疏松；3. 左侧胚胎型大脑后动脉，余MRA未见异常；4. 双侧全组鼻窦炎

三、临床分析

(一) 内囊卒中的临床特点

当内囊损伤广泛时，患者会出现偏身感觉丧失(丘脑中央辐射受损)，对侧偏瘫(皮质脊髓束、皮质核束受损)和偏盲(视辐射受损)的“三偏”症状。由于内囊前肢和膝部有运动神经纤维通过，后肢有感觉神经纤维和视、听辐射纤维通过。临床上由于病变所累及的范围不同，“三偏”可不完全，常见的是偏瘫及偏身感觉障碍。

(二) 内囊卒中的康复评定

康复评定包括：脑卒中评定量表、肌力评定、肌张力与痉挛评定、关节活动范围评定、

Fugl-Meyer 关节活动度及疼痛评定、Brunnstrom 6 阶段评定、Fugl-Meyer 运动功能评定、偏瘫患者运动评定量表、平衡功能评定及日常生活活动评定等。

(三) 内囊卒中的康复治疗

内囊卒中的功能障碍主要包括运动功能障碍、感觉功能障碍、视力障碍，此外，少数患者伴有认知障碍、情绪障碍、言语和语言障碍等。康复治疗主要针对这些功能障碍。

1. 运动功能障碍康复训练方法的选择　运动功能的康复训练方法包括传统的肌力增强训练、关节活动度训练，神经生理学方法如 Bobath 方法、本体感觉神经肌肉促进技术等，以及新兴的康复训练技术如强制性运动疗法、减重步行训练、运动再学习方案等。各种方案都有其理论基础和临床应用实践，并且都有其侧重点和优缺点。治疗师可以根据各自掌握的理论体系和患者具体的功能障碍特点，以具体任务为导向，综合实施康复治疗方案。

2. 触觉及本体感觉障碍的康复　浅感觉和深感觉可通过特定感觉训练而得以改善。深感觉障碍训练可将感觉训练与运动训练结合起来，如在训练中对关节进行挤压、负重，充分利用健肢引导患肢做出正确的动作并获得自身体会。浅感觉障碍训练以对皮肤施加触觉刺激为主，如使用痛触觉刺激、冰-温水交替温度刺激、选用恰当的姿势对实物进行触摸筛选等，也可使用 Rood 疗法对患肢进行治疗。

3. 语言和交流障碍的康复　内囊卒中患者主要是皮层下失语。言语治疗师对存在交流障碍的内囊脑卒中患者从听、说、读、写、复述等几个方面进行评价，对语音和语义障碍的患者进行针对性的治疗。内囊脑卒中失语症患者早期进行康复训练，并适当增加训练强度，集中强制性语言训练有助于以运动性失语为主的患者的语言功能恢复。

(四) 内囊卒中的疗效及预后

根据病情不同，预后差异较大。病情稳定的不完全偏瘫患者多预后较好。发病后很快出现弛缓性完全偏瘫患者一般功能恢复不良。起病后很快出现昏迷，脑水肿明显，甚至出现脑干受压或脑疝的患者预后较差。

四、小结

内囊因其血供特点，是脑出血的好发部位。内囊广泛受损常引起典型的“三偏”症状，也会引起精神心理及情绪障碍、言语障碍等功能障碍。虽然患者病情的差异影响其预后，但是早期的康复干预可以明显改善患者的功能。内囊卒中后的康复包括早期对患者的功能障碍进行详细的评定，同时针对其功能障碍进行恰当的康复治疗。

(胡昔权)

第六节　丘 脑 卒 中

一、概述

丘脑是间脑中最大的卵圆形灰质核团，位于第三脑室两侧，左、右丘脑借灰质团块相连。丘脑是大脑皮质下辨认感觉性质、定位和对感觉刺激做出情感反应的一个重要神经结构，在维持警觉、情感及其他认知功能方面起着重要的作用。

二、病例摘要

患者殷××，女，50 岁，因突发意识不清 2 小时于 2014 年 11 月 17 日急诊收入神经外科，于 2014 年 12 月 10 日转入康复科，于 2014 年 12 月 28 日出院。

患者于 2014 年 11 月 17 日上午无明显诱因突然出现意识不清，由 120 急送至我院，行头部 CT 检查(图 5-15)示：左侧丘脑出血并破入脑室。以“脑出血”收入神经外科住院治疗。给予脱水、营养神经及对症处理。患者病情逐渐稳定，意识转清。2014 年 11 月 24 日复查头部 CT 检查(图 5-16)示：脑室内及左侧丘脑高密度影有所吸收。患者病情平稳，但右侧肢体活动不灵，情绪低落，大小便失禁。为进一步康复治疗，于 2014 年 12 月 10 日转入康复科。患者既往有高血压病史 10 年，血压最高达 190/110mmHg，间断口服硝苯地平片，血压控制欠佳。

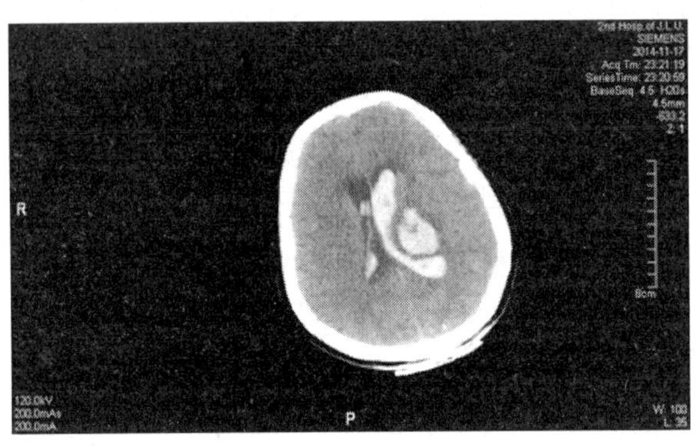

图 5-15　部分层面存在伪影，左侧丘脑见片状高密度影，较大层面大小约 28mm×23mm，CT 值约 62HU。邻近脑室系统内密度增高，左侧为著。中线结构局部略向右侧移位。诊断提示：考虑左侧丘脑出血破入脑室系统

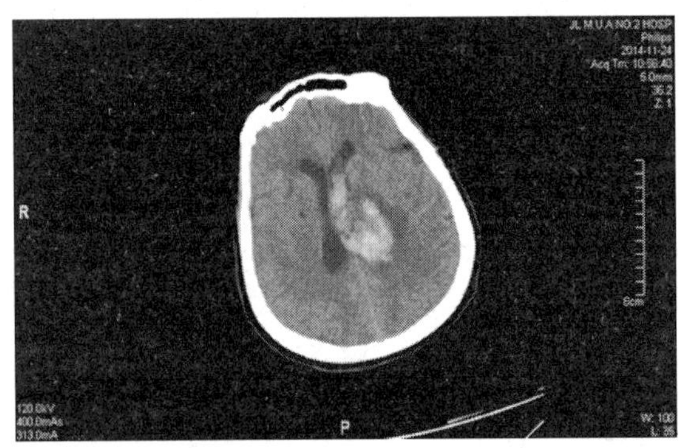

图 5-16　部分层面存在伪影，左侧丘脑见片状高密度影，较大层面大小约 34mm×23mm，CT 值约 60HU。邻近脑室系统内密度增高，左侧为著。中线结构局部略向右侧移位。与上次相比：脑室内及左侧丘脑高密度影有所吸收

转入诊断：1. 丘脑出血(左侧)；2. 高血压 3 级(极高危组)；3. 抑郁症；4. 肺部感染(图 5-17)。

诊疗经过：转入后患者神情、表情淡漠，时有哭闹，语音低缓，有错语，命名、阅读、障碍。康复评定中，身体结构与功能评定：①改良 Ashworth 评分：右侧上下肢 0 级。②右侧面部、肢体触觉、痛觉均减退；右侧肢体自发痛，夜间加重。③Brunnstrom 分期：右上肢Ⅱ期，右手Ⅱ期，右下肢Ⅲ期。④右侧肢体被动关节活动度无明显受限。⑤坐位平衡 1 级，站位平衡不能维持；⑥协调：右侧跟膝胫试验、指鼻试验不能完成；⑦步态：不能步行。右侧 Babinski 征阳性。日常生活活动能力(ADL)康复评定评分为 15 分，生活完全依赖。

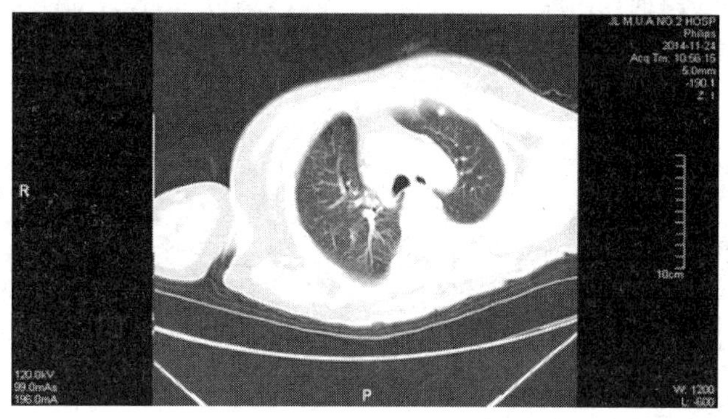

图 5-17 胸部 CT(2014 年 11 月 24 日)**脊柱侧弯,两肺纹理增多,紊乱,双肺可见多发小结节状钙化影及散在斑片状模糊影,气管及主支气管开口通畅,纵隔未见肿大淋巴结,两侧胸腔未见明显积液。诊断提示:支气管炎合并肺内感染。双肺多发钙化灶**

康复治疗包括:

1. 康复宣教、心理疏导 良肢位摆放,医生和家人给予患者足够的鼓励和支持,避免情绪波动。

2. 药物治疗 包括镇痛、控制血压等药物干预。

3. 物理因子治疗 电子生物反馈疗法、中频脉冲电治疗及直肠膀胱电刺激等。

4. 运动治疗 依照偏瘫康复治疗程序进行治疗,包括垫上训练、床椅转移、平衡、步态训练等。针对大小便失禁,给予盆底肌训练。

5. 作业治疗 主要为手功能、促进踝背屈方面的功能训练,如上肢的滚筒、推磨砂板训练等。

6. 言语治疗 针对丘脑性失语,对命名、阅读及书写功能着重训练。

7. 传统康复治疗 针灸按醒脑开窍,疏通经络选穴治疗。

出院时情况:出院前复查头部 CT 示:原发病灶较前吸收缩小(图 5-18)。患者情绪稳定,血压 150/90mmHg 左右。ADL 评分为 65 分,可在助行器辅助下步行,能与人正常交流,但语音缓慢,拉长音。情绪稳定。定时排尿、排便,偶有尿失禁。于 2014 年 12 月 28 日出院。

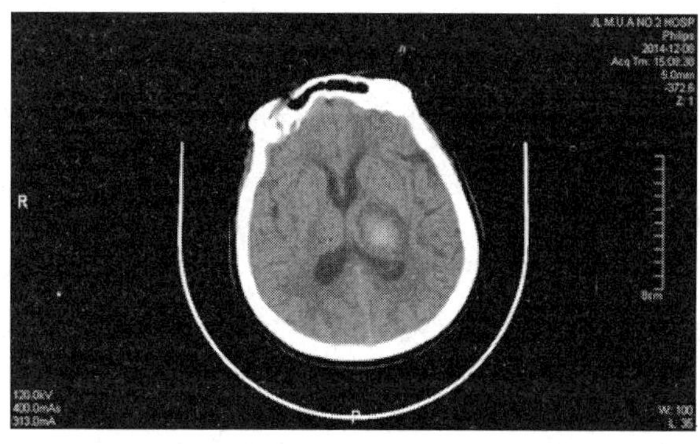

图 5-18 头部 CT(2014 年 12 月 8 日)**:左侧丘脑见片状高密度影,较大层面大小约 26mm×17mm,CT 值约 48HU,病灶周围可见环形低密度影。双侧放射冠区可见斑片状低密度影。中线结构局部略向右侧移位**

出院诊断：1. 丘脑出血(左侧)；2. 高血压3级(极高危组)；3. 抑郁症；4. 肺部感染。

出院医嘱：定期监测血压；按时服用降压药物；鼓励患者读书读报，加强口语表达、读写能力的训练。

三、病例分析

(一) 丘脑卒中的临床问题

1. 丘脑病变涉及的定义

(1)丘脑综合征：包括：病变对侧肢体轻瘫；病变对侧半身感觉障碍(以深感觉为主)；病变对侧半身自发性疼痛；同侧肢体共济运动失调；病变同侧舞蹈样运动。

(2)丘脑痛：又称为丘脑疼痛综合征，通常继发于丘脑出血或梗死，是丘脑卒中后常见的后遗症，属于典型的卒中后中枢痛。

(3)丘脑性失语：是丘脑病变的一种失语类型，一般能简单回答问题和叙述病史。复述正常或轻度障碍，有明显的命名障碍，语意性错词较多，对颜色命名较好，名词、动词、短语听理解好，执行口头指令较差。

(4)丘脑性痴呆：是血管性痴呆的一种，临床上比较少见。表现为记忆障碍、认知障碍、语言障碍及精神行为异常等。

2. 丘脑卒中的临床表现　丘脑卒中的临床症状主要取决于病变部位及范围。如局限于丘脑可有对侧偏瘫、偏身感觉障碍、偏盲症状，上下肢为基本均等的瘫痪，感觉障碍较重，个别患者出现丘脑痛，且感觉障碍不易恢复，多无意识障碍。如病变扩展至壳核，则瘫痪较重，可出现较轻的意识障碍如嗜睡。优势半球可出现丘脑性失语，特征为说话少、找词困难、命名障碍、对复杂命令不理解，阅读及书写障碍，复述好，大多有记忆障碍。若丘脑出血破入脑室，波及丘脑下部则意识障碍重，可能出现应激性溃疡、中枢性高热、神经源性肺水肿或去皮质强直，出血影响中脑可引起瞳孔大小不等、核性动眼神经麻痹等。

3. 丘脑卒中的诊断标准　参见额叶卒中部分。

(二) 丘脑卒中的康复评定

涉及运动感觉相关评定见额叶、顶叶卒中。

1. 言语功能评定　丘脑性失语的评定可以采用西方成套失语症检查法(WAB)或汉语失语成套测试(ABC)等对患者进行评定。

2. 认知功能评定　参见本章第一节额叶卒中部分。

(三) 丘脑卒中的康复治疗

1. 丘脑痛的药物治疗　对丘脑痛患者，应积极重视对原发病的治疗，如丘脑梗死经扩血管改善脑供血治疗后，一些患者的疼痛症状会有所缓解。对症治疗在于如何更好地控制患者难以忍受的剧烈疼痛，目前治疗丘脑痛的药物主要有3类：镇痛药、抗抑郁药和抗惊厥药。镇痛仍以药物治疗最为普遍，但某些药物因其易产生耐药性和成瘾性而在使用上受到限制。抗抑郁药物无疑是有效的，已经发现50%～70%的中枢痛患者服后是有益的。其次是抗惊厥类药，此类药并不局限于抽搐样痉挛性疼痛的患者。

2. 物理治疗

(1)运动疗法：同额叶卒中治疗部分。

(2)物理因子治疗：①丘脑痛的患者可在疼痛部位采用可产生舒适震颤感的经皮电刺激神经(TENS)疗法或调制中频电疗法，有一定的镇痛作用。②感应电疗法：滚动电极缓慢刺激患侧肢体，对部分患者有效。③低中频电疗：低频脉冲电疗、调制中频电疗对出现运动障碍侧肢体可采用。④生物反馈治疗：将患者活动时肌肉和皮肤电活动的信号转化为可视信号，让患者根据这些信号，学会控制自身随意的和不随意的功能。⑤肢体循环治疗仪：采用循环治疗仪对肢体进行循环加压的方法由远端至近端顺序加压，促进血液和淋巴液回流，减轻肢体肿胀和防止深静脉血栓形成。

3. 心理治疗　存在丘脑痛患者，长期受疼痛困扰，心理会出现异常。积极的心理疏导会有帮助。必要时可给予抗抑郁药物治疗。

4. 言语治疗　丘脑性失语的言训练应包括听理解训练、口语表达训练、阅读训练、书写训练。同时应接受认知神经心理法训练。

本例患者的康复治疗体会：该患者早期除了运动功能障碍外，主要表现为丘脑性言语，丘脑痛，情绪低落，不主动与人沟通，不愿意回答问题。康复治疗后，患者的下肢运动控制逐渐恢复，这给了患者极大的信心，开始全力配合治疗，主动言语增加。另外，抗抑郁药不但对抑郁状态有改善作用，对丘脑痛的改善作用也较为明显。

（四）丘脑卒中的疗效与结局

丘脑小量出血，且远离内囊后肢，预后一般较好。丘脑梗死范围较小的患者可能仅表现为对侧肢体一过性感觉障碍、轻偏瘫，有的患者往往在体检时才发现。丘脑性失语的预后一般良好，多可在几周内恢复，可留有不明显的命名障碍。少数丘脑痛患者的疗效较差。

四、小结

丘脑是感觉的中继核，又邻近内囊，临床表现以运动、感觉障碍为主要表现，特征性表现为丘脑痛、丘脑性言语、认知功能障碍等。所以多数病例的治疗仍以恢复运动功能、改善日常生活能力为主要目标，其次是对丘脑痛、认知障碍等的治疗。

（康治臣）

第七节　小脑出血性梗死

一、概述

小脑出血性梗死是指在小脑梗死的病灶内出现继发性出血，原因是闭塞的小脑供血动脉发生再通，血液从发生梗死或破裂的血管内漏出或突破血管进入小脑组织。由于特定的解剖部位，小脑出血常常是危重的。治疗成功的关键在于早诊断、早治疗。对于病情严重的患者，应尽早手术。病情稳定的患者及时给予康复治疗，以减少功能障碍，提高生活自理能力。

二、病例摘要

患者周××，男性，64 岁，因耳鸣、眩晕 50 日，加重伴呕吐 19 日于 2014 年 2 月 3 日入我院神经内科，于 2014 年 2 月 18 日转入康复科，于 2014 年 3 月 11 日出院。

患者入院前 50 日无明显诱因感右侧耳鸣、头晕、视物旋转，无视物重影、恶心、呕吐，无头痛、肢体麻木无力、意识障碍及大小便失禁，就诊于当地医院，予“输液”（具体不详）治疗后症状缓解。于 19 日前出现眩晕、呕吐、行走不稳，就诊于当地医院，行头颅 MRI 检查示：右侧小脑半球大面积脑梗死。收住院治疗，治疗后症状缓解。2014 年 1 月 27 日晚洗澡后出现头痛，表现为前额部胀痛、伴恶心、呕吐，呕吐为胃内容物，呈非喷射性。2014 年 2 月 3 日复查头部 CT 检查（图 5-19）示：右侧小脑半球梗死后出血。家属为求进一步诊治转来我院，门诊以"出血性脑梗死"收住神经内科。发病以来食欲、精神稍差，无便秘，小便正常。既往有高血压病史 10 余年，最高血压 180/120mmHg，不规律服药，血压控制欠理想。有"颈椎病"10 余年。发现"高血脂、高尿酸"1 年，不规律服药。吸烟 20 余年，平均 40 支/日，发病以来已戒烟。

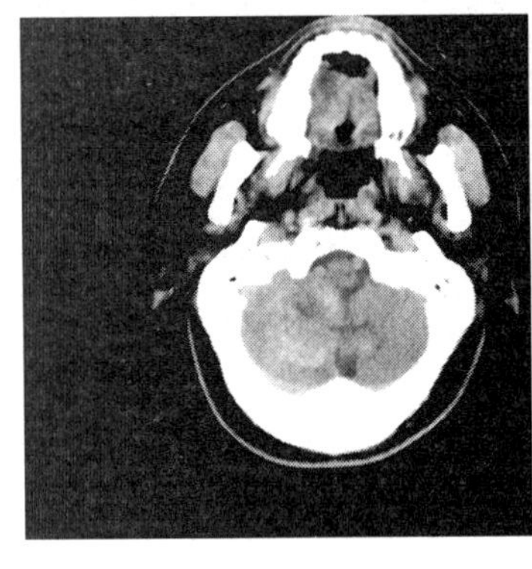 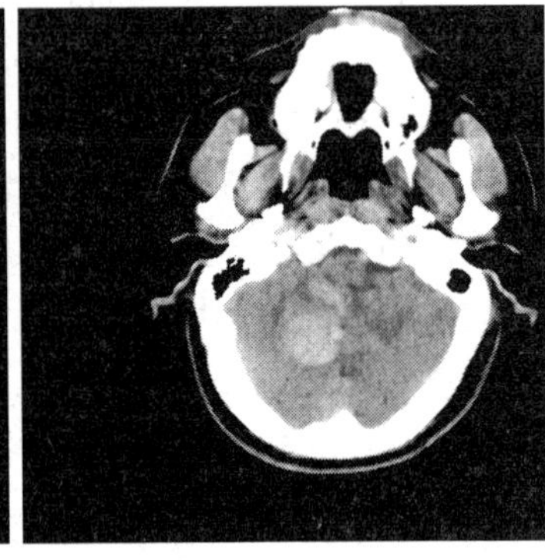 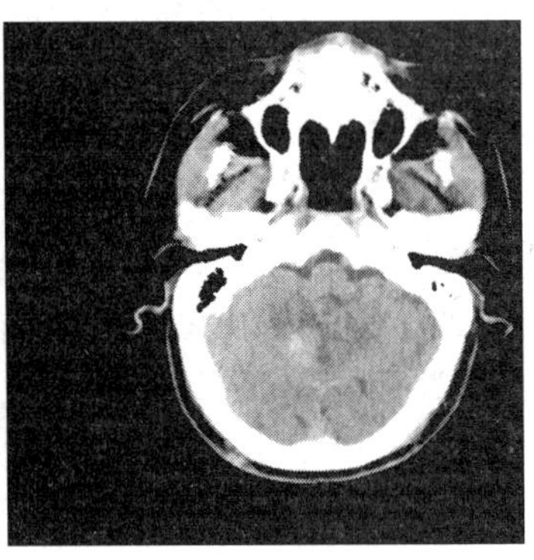

图 5-19　2014 年 2 月 3 日

1. 右侧小脑半球出血；2. 双侧基底节、放射冠区及左侧丘脑多发腔隙性脑梗死，部分陈旧性；3. 脑白质变形，脑萎缩

入院查体：意识清醒，言语含糊，查体配合。右耳听力下降。四肢肌张力正常，肌力 5 级。右侧指鼻试验阳性，意向性震颤，右侧轮替动作笨拙。右侧跟膝胫试验阳性。四肢腱反射（++），双侧 Babinski 征（-）。

入院诊断：1. 出血性脑梗死（右侧小脑）；2. 脑动脉狭窄；3. 高血压 3 级（极高危组）；4. 高脂血症。

诊疗经过：入院后头部 CT 检查示：1. 右侧小脑半球出血；2. 双侧基底节、放射冠区及左侧丘脑多发腔隙性脑梗死，部分陈旧性；3. 脑白质变性，脑萎缩；腰穿结果：微黄色脑脊液，测初压 145mmHg，脑脊液常规：蛋白定性阳性（+）。脑脊液生化：氯 116.9mmol/L，总蛋白浓度 0.73g/L。治疗上给予清除自由基、营养神经、雾化祛痰、抗感染、降脂、对症支持等治疗。2014 年 2 月 13 日复查头部 CT 检查（图 5-20）示：右侧小脑半球出血（较前吸收缩小）。患者病情稳定后于 2014 年 2 月 18 日转入康复科，转入后行小脑功能、认知、肢体运动功能等评估，给予改善循环、奥拉西坦营养神经、雾化祛痰、降脂等治疗，同时给予右侧肢体协调性及平衡性训练，行经颅磁刺激治疗、脑电生物反馈、中频电、电针等综合康复治疗。患者病情稳定后于 2014 年 3 月 11 日出院。

出院时情况：精神饮食可、头晕改善，晚间睡眠好，大小便无异常，血压 140/80mmHg，无发热。查体：神志清楚，对答切题，颅神经检查未见明显异常。颈软。双肺呼吸音清，胸腹部无异常。四肢肌力、肌张力未见异常，双侧肱二、三头肌腱反射、双侧膝、跟腱反射均（++），病理征未引出，脑膜刺激征（-）。右侧指鼻试验阴性，意向性震颤较前明显减轻，右侧轮替动作略笨拙。右侧跟膝胫试验阴性。可独立翻身、床上坐起和站立，协助下可缓慢步行，步态平稳。

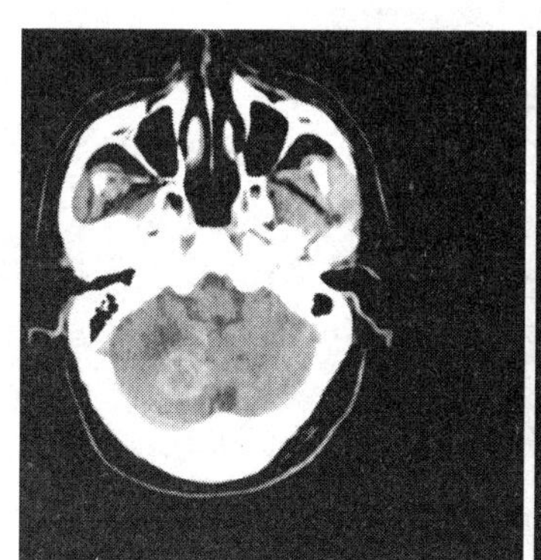
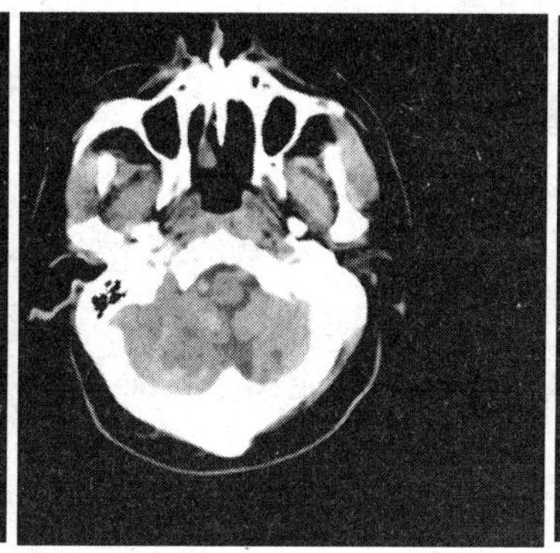
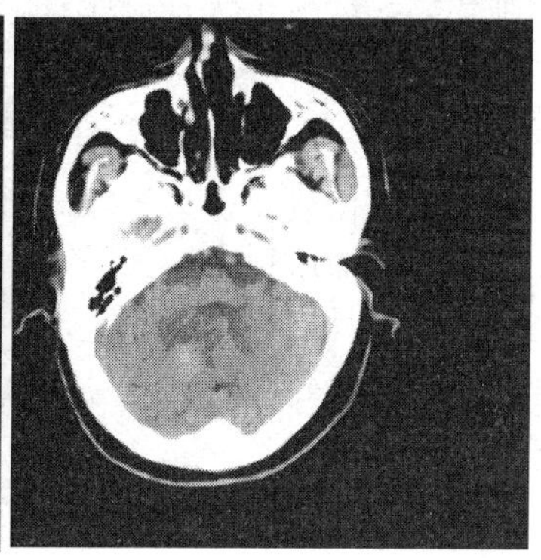

图 5-20 2014 年 2 月 13 日

1. 右侧小脑半球出血(较前吸收缩小);2. 双侧基底节、放射冠区及左侧丘脑多发腔隙性脑梗死,部分陈旧性同前;3. 脑白质变形,脑萎缩同前

出院诊断:1. 出血性脑梗死(右侧小脑);2. 脑动脉狭窄;3. 高血压 3 级(极高危组);4. 高脂血症。

出院医嘱:低盐低脂饮食,监测血压;适当功能锻炼;继续口服降脂降压药物。

三、病例分析

(一) 临床表现

小脑梗死是常见的一种脑缺血性疾病,占全部脑梗死的 5%,但病死率较高。Heron 把小脑出血与梗死的症状体征分为早、中、晚三期。早期:由于小脑本身的损害,头痛、眩晕、呕吐、倾倒、步行困难为常见症状,可有烦躁、意识蒙眬、眼震、躯体共济失调、颈强、构音障碍等。中期:由于小脑占位性损害引起急性脑干受压、脑水肿,可出现意识蒙眬、嗜睡、昏睡、浅昏迷、展神经麻痹、单侧周围性面瘫、轻度偏瘫、巴宾斯基征阳性等。晚期:由于脑干受压及小脑梗死、脑水肿,可压迫第四脑室从而引起急性脑积水、脑水肿,加重颅内高压,甚至发展为天幕疝或枕骨大孔疝,患者表现为深昏迷、去大脑强直状态、针尖样瞳孔、呼吸不整、呼吸暂停、心血管系统功能紊乱等病危情况。

小脑出血性梗死的发生与脑梗死类型、梗死面积、抗凝治疗、高血糖、高血压等相关因素有关,该病多发生在脑梗死后的 3 日至 2 周内,当出血量少时临床多无明显症状变化,出血量多时可出现突然头痛、呕吐、意识障碍、肢体活动障碍、颅内压升高等病情恶化表现,确诊主要依靠 CT 和 MRI 检查。欧洲急性卒中合作组(ECASS Ⅱ)根据 CT 表现将出血性脑梗死分为以下 4 型:①出血性脑梗死Ⅰ型,沿原梗死灶的边缘形成的小斑片状高密度影。②出血性脑梗死Ⅱ型,在梗死区内融合形成的大斑片状影,但无占位效应。③脑实质血肿Ⅰ型,在梗死灶内形成血肿,但肿块不超过病灶的 30%,有轻度占位效应。④脑实质血肿Ⅱ型,梗死灶内有血肿形成,肿块超过病灶的 30%,占位效应明显。

该患者出现头痛、头晕、站立不稳、言语含糊,听力下降等表现,无昏迷及意识障碍等,从症状分析属于早期,从言语含糊、右耳听力下降、右侧共济失调,结合外院头颅 MRI 及 CT 检查结果,定位于右侧小脑。患者为中老年男性,既往有高血压、高血脂病史,不规律服药,急性起病,存在明确神经系统定位症状及体征,结合外院影像学检查结果,定性为出血性脑梗死。该患者无房颤等病史,有高血压、高血脂病史,头颅 MRA 示颅内动脉希尔德病(弥漫性硬化),病因考虑为动脉粥样硬化型。

(二)康复评定

小脑的主要功能是运动控制,小脑损害主要表现为共济失调、平衡障碍、眩晕及构音障碍等。相关的评估方法如下:

1. 平衡功能的评定 平衡功能的评定主要是了解是否存在平衡功能障碍,找出引起平衡障碍的原因,确定是否需要治疗,重复评定以了解治疗是否有效,预测患者可能发生跌倒的危险性。评定方法包括主观评定和客观评定两个方面,主观评定以观察和量表为主,客观评定则应用平衡测试仪进行。

2. 共济失调的评定 共济失调的神经学评估包括指鼻试验、指-指试验、轮替试验、示指对指试验、拇指对指试验、握拳试验、拍膝试验、跟膝胫试验、旋转试验及拍地试验等。为对患者共济失调严重程度进行准确科学的评估,专家们一直在探讨和制定能准确评定患者整体生活质量和疾病严重程度的量表,常用国际合作共济失调量表(ICARS),其次还有 Friedreieh 共济失调量表(FARS)、共济失调等级评价量表(SARA)、简明共济失调量表(BARS)及 Friedreich 共济失调影响量表(FAIS)等。

3. 认知功能的评定 目前的研究显示,小脑参与了语言、执行功能、空间加工、排序等多种认知过程的加工,主要通过大脑与小脑的连接对认知功能产生影响,其不同部位参与了不同的认知功能。评定方法可分为四类:筛查法、专项检查法、成套测验法和功能检查法,临床上对认知功能的评定也是按照筛查、专项检查或成套测验、功能检查的顺序与步骤进行的。

筛查法属于认知功能的快速、综合的甄别测验,从总体上可大致检出患者是否存在认知功能障碍,但不能为特异性诊断提供依据。常用的筛查量表有简易精神状态检查、长谷川痴呆量表、蒙特利尔认知评估量表、韦氏成人智力量表和基本认知能力测验等。成套测验主要用于认知功能较全面的定量测定,具有较高的效度和信度。常用的有 H. R. 成套神经心理学测验(HRNB)和洛文斯顿作业疗法认知评定成套测验(LOTCA)。

4. 日常生活活动能力测定 常用的日常生活活动能力量表评价方法有 Barthel 指数或改良 Barthel 指数、功能活动问卷(FAQ)、功能独立性测量等。IADL 评定量表有 Frenchay 活动指数、功能活动性问卷等。以上量表在分析评定结果时应考虑有关的影响因素,如患者的生活习惯、文化素养、职业、社会环境、评定时的心理状态和合作程度等。

5. 构音障碍的评定 小脑卒中可造成共济失调型构音障碍,主要是由于病变导致构音肌群运动范围、运动方向的控制能力差,系构音肌群的协调动作障碍造成,主要表现为发音不清、含糊、不规则、重音过度或均等,语音语调差,字音常突然发出,声调高低不一,间隔停顿不当等。对构音障碍的评定是通过对构音器官功能检查和器械检查,了解言语产生过程中某一言语组成部分(呼吸、喉部声带、腭咽机制、口腔发声动作)受损的情况,做出正确判断,确定治疗目标,评定治疗效果。

6. 心理功能及精神状态的评估 临床上评定抑郁状态时应用最普遍的量表是汉密尔顿抑郁量表(HDRS)。其他相关量表还有抑郁自评量表、纽卡斯尔抑郁诊断量表、ZUNG 抑郁和焦虑自评量表、贝克抑郁问卷(BDI)、老年抑郁量表(GDS)等。脑血管病所致精神障碍与脑血管供血异常与脑组织损害所致的脑功能改变有关,脑卒中急性期及恢复期均可出现精神症状。临床上常用的评定量表有简明精神病评定量表(BPRS)。

（三）康复治疗

对小脑出血性脑梗死患者临床上应尽量做到早发现、早治疗。治疗上应注意积极消除诱因，主张中性治疗，避免出血增多。急性期降低颅内压，防止脑疝，促进脑内自由基的清除。急性期过后应积极行综合康复治疗，减轻后遗症。

1．药物治疗　出血性脑梗死在病理生理上有其特殊性，由于同时存在梗死和出血，应用止血药可能会加重脑梗死，应用扩张血管、活血药物又有可能引起脑水肿加重，甚至再出血，给治疗带来很大的困难。确诊后，应根据具体情况掌握治疗原则。传统的治疗方法是采用中性治疗，既不用抗凝、溶栓、扩血管及活血药物，也不用止血药物，只给予一般处理。

（1）停用有关药物：国内外许多研究认为，溶栓、抗凝治疗是出血性脑梗死的促发因素，故应立即停用溶栓药、抗凝药、扩血管药、扩容药等，以免出血加重、血肿扩大。

（2）消除脑水肿、降低颅内压药物：由于出血压迫周围脑组织及梗死灶内脑细胞代谢障碍，脑水肿较为常见，占位效应明显，故积极应用脱水剂消除脑水肿，降低颅内压具有重要意义。一般常用 20％甘露醇 250ml，每隔 4～8 小时静脉滴注。此外，可根据病情选择使用呋塞米、R-七叶皂苷钠、静脉滴注血浆、白蛋白等药物。用药期间需准确记录每日液体出入量，适当补充氯化钾，定期检查肾功能、电解质，防止出现严重肾损害和电解质失衡。

（3）止血药的应用：出血性脑梗死在发病机制上不同于原发性脑出血，主要是在梗死区内血管通透性增加情况下血管再通，血液外渗所致，故可在发病的 3～7 日适当应用止血药，防止出血加重。常用药物有 6-氨基己酸、氨甲环酸。但不能大剂量长期使用，防止出现血液高凝状态，形成继发血栓。

（4）调控血压药物：有研究表明脑卒中收缩压在 140～180mmHg，病死率最低，预后最佳。出血性脑梗死患者血压升高主要与颅内压升高有关，单纯降低颅内压已可收到较好的降压效果，但若血压过高可予适当降压处理。

（5）应用脑保护剂：使用该类药物的目的是减轻缺血后的细胞损害，延迟神经细胞死亡。按作用于受体的不同可分为钙通道拮抗剂、天门冬氨酸调节剂（NMDA）、钠通道拮抗剂、Y-氨基丁酸转氨酶（Y-GABA）增强剂、钾通道开放剂和生长因子受体调节剂等。

（6）抗抑郁药：目前抗抑郁药有一线药和二线药之分，选择性 5-羟色胺（5-HT）再摄取抑制剂（氟西汀、帕罗西汀、舍曲林、氟伏沙明和西酞普兰）、5-HT 和去甲肾上腺素（NE）再摄取抑制剂（文拉法辛和度洛西汀）、NE 和特异性 5-HT 抗抑郁药物（米氮平）作为一线药，其他皆列入二线用药。

（7）改善认知功能的药物：有研究表明胆碱酯酶抑制剂（如多奈哌齐、卡巴拉汀和加兰他敏等）、兴奋性氨基酸受体拮抗剂（如美金刚）和钙通道拮抗剂（如尼莫地平）可改善认知功能障碍。

2．综合康复治疗　尽管多数研究者认为病情不稳定的患者不适合做任何恢复性训练，但有研究表明，急性脑卒中患者进行早期的活动可以防止深静脉血栓、皮肤病变、关节挛缩、便秘和肺炎等并发症，这就导致对脑卒中最佳康复时机的选择存在争议。以往根据世界卫生组织（WHO）提出的标准，当患者生命体征平稳，神经系统症状不再进展 48 小时以后开始介入康复治疗。

（1）物理治疗：①电疗，包括小脑顶核电刺激、经颅直流电刺激及功能性电刺激等。②磁疗，常规磁疗及经颅磁刺激（TMS）可改善脑卒中后运动功能障碍。③平衡及协调训练，一般分为 4 个方面：上肢、下肢、行走及精细动作的训练。常用的训练方法包括 Frenkel 训练法和平衡仪生物反馈训练法。Frenkel训练法是通过障碍部位残存的感觉系统，尤其是其中的视觉、听觉和触觉的代偿管理随意运动，集中患者注意力，通过正确反复地练习，逐步形成新的运动环节，恢复障碍部位的各种生理功能。平衡仪生物反馈训练系统提供了姿势摇摆的动态反馈，可提醒患者及时纠正异常姿势，较好地提高重力在双下肢的对称性分布，增强患肢承重能力，提高患者平衡功能。

(2)作业治疗：患者在起初的2周，优先选择提高日常生活能力的活动，观察患者的日常生活能力和管理技巧，如给予定时翻身、穿衣、进食、转移等日常生活活动再学习训练。接下来的两周给予患者自身管理、解决问题和应对策略方面的训练，以保证患者的自主性和参与性。作业治疗可以改善肢体活动范围，增强肢体协调能力，增强耐力，改善手指关节的精细动作。

(3)构音障碍的治疗：包括生物反馈和扩音器提高语音和改变强度，使用腭托代偿腭咽闭合不全，使用诸如降低语速、用力发音、手势语等方法。该患者只存在构音障碍，对别人语言的理解没有问题，语言的流畅性较高，需要较为高级的语言训练。在训练中除了加强呼吸控制、肌力训练等一般练习外，应加强构音肌肉的运动速度、精确性和协调性练习，注意改善发音的准确性，改善语速、语调、节律和重音的控制，增强患者表达的流畅性。

(4)心理干预：对患者神经功能恢复及卒中后抑郁的治疗均有非常积极的作用，对患者再进行适当的心理干预，多与患者交流，及时了解患者的心理活动，帮助患者消除不良情绪，往往能起到更好的效果。

(5)传统中医疗法：主要指手法和针灸，它们可以改善脑部血液循环，改善病灶周围脑细胞的营养，兴奋人脑中枢神经细胞，调节大脑皮质，促进脑组织的修复，实现神经功能的重新再塑造，有利于神经功能的不断恢复和巩固。

3. 并发症的处理　常见的有肺部感染、消化道出血、心力衰竭、水电解质紊乱、泌尿系感染、压疮和深静脉血栓形成等。其治疗方法和脑出血所致并发症基本相同，但在处理消化道出血时，应注意全身性应用止血药必须与小脑出血性脑梗死的止血治疗相平行，切忌过量。

4. 手术治疗　对内科保守治疗无效，CT扫描为单个较大血肿的病例，如患者一般情况许可，无手术禁忌证，可考虑手术治疗。

(四)疗效及结局

小脑出血性脑梗死除具有脑梗死本身特点外，其病情恶化与否及预后主要取决于出血类型、出血时间和患者本身的基础疾病等。有研究发现，当血肿面积超过梗死面积的30%、并且占位效应明显时，出血会明显加重原有的临床症状，导致预后较差。但如果出血量较少，不形成局部血肿或血肿面积未超过梗死面积的30%，并不会增加原有症状，预后也较好。出血性脑梗死Ⅰ型和脑实质血肿Ⅰ型预后较好，出血性脑梗死Ⅱ型和脑实质血肿Ⅱ型预后较差。该病例入院后经改善循环、清除自由基、营养神经、降脂、经颅磁刺激治疗、脑电生物反馈、电针等康复治疗后，患者头痛头晕减轻，可独立翻身、床上坐起和站立，协助下可缓慢步行，步态平稳，效果较好。

四、小结

小脑出血性梗死主要表现为共济失调、平衡障碍、眩晕及构音障碍等。大部分是发生在出现脑梗死之后的3日以内，血压过高或过低、出血倾向、溶栓药物应用不当是发病的危险

因素。在临床实践中，对于大面积梗死，伴有房颤、皮质梗死、高血糖、持续血压过高、溶栓治疗患者均应警惕梗死后出血的可能。对小脑出血性脑梗死患者临床上应早发现、早治疗，注意消除诱因，主张中性治疗，避免出血增多。综合性康复治疗有助于功能恢复并减轻后遗症。

（杨俊峰）

第八节 脑干卒中

一、概述

脑干卒中包括脑干出血和脑干梗死。脑干出血约占脑出血的10%，其中桥脑出血最常见。原发性脑干出血多由高血压动脉硬化引起，脑干梗死是指椎基底动脉及其分支血管狭窄或闭塞引起的脑干缺血性坏死，是相对较少的梗死类型。

二、病例摘要

患者刘××，男，38岁，因“突发左侧肢体无力伴意识不清20日”于2012年3月1日由ICU转入康复医学科，于2012年4月3日出院。

患者于2012年2月10日晚间突发左侧肢体无力，伴恶心、呕吐，呕吐物为少许胃内容物，并觉右面部麻胀感，当时意识尚清醒，无大小便失禁，无四肢抽搐，被家人急送当地医院就诊，在送往医院途中患者出现意识不清，到达医院后急诊头颅CT检查（图5-21）示：桥脑出血，出血量约6ml。遂收住ICU。给予积极抢救、维持生命体征、脱水降颅压、脑保护等对症支持治疗。2月11日中午患者仍意识不清，出现呼吸节律不规则，双侧瞳孔小，直径约1.5mm，对光反射消失，急诊复查头颅CT提示出血量较前增多，约10ml，予继续维持生命体征、气管插管呼吸机支持通气、脱水降颅压、脑保护、防治感染、维持内环境稳定等对症支持治疗。为利于气道管理，于2月12日行气管切开术，术后继续呼吸机辅助通气。经积极治疗，患者生命体征渐平稳，呼吸功能改善。于2012年2月22日成功脱机，自主呼吸平稳，神志状态好转，开始出现自发睁眼，病情渐好转并稳定。2012年2月24日请康复医学科会诊，予监护生命体征下开始床边康复治疗，主要为预防并发症和口面部器官刺激、吞咽刺激、听觉刺激、肢体皮肤刷擦、肌肉肌腱叩击、关节挤压等综合刺激促醒。经1周的床边康复，患者病情稳定，生命体征平稳，意识有所好转。患者留置气管套管及鼻饲管，留置导尿管，日常生活完全依赖，于2012年3月1日转入康复医学科进一步治疗。既往有高血压病史3年，但未治疗。有吸烟史10余年，平均每日20支左右。

转入查体：体温37.0℃，脉搏82次/分，呼吸22次/分，血压135/78mmHg。嗜睡，呼之可睁眼，可遵嘱完成简单动作。双侧瞳孔等大等圆，直径约2.0mm，对光反射存在。保留鼻饲，吞咽反射弱，留置气管套管。呼吸节律平稳，双肺可闻及痰鸣音和湿啰音。心律齐，未闻及病理性杂音，腹软，肝脾肋下未触及，双下肢无水肿。右侧肢体肌张力正常，主动活动存在，腱反射正常，左侧肢体肌张力低，腱反射减弱。四肢关节无挛缩。感觉检查欠合作。无压疮，大便2日1次，不能自控，小便保留导尿。日常生活完全依赖。

转入诊断：1. 桥脑出血（恢复期）；2. 气管切开术后；3. 肺部感染；4. 高血压3级（极高危组）。

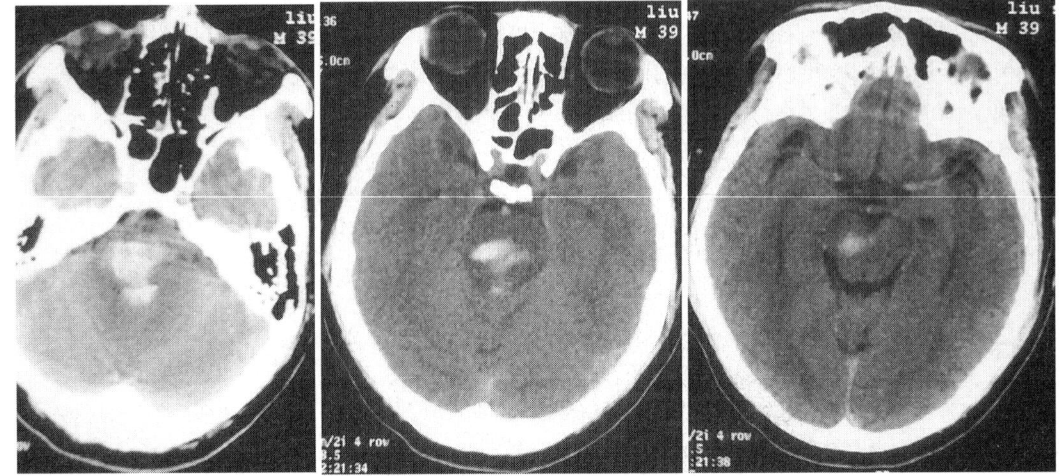

图 5-21　2012 年 2 月 10 日头颅 CT 检查结果显示：桥脑出血，出血量约 6ml

诊疗经过：转入后完善常规检查，行头颅及肺 CT、双下肢深静脉彩超检查等。完善康复评定，如颅神经检查，偏瘫肢体运动功能、感觉功能、平衡功能、认知功能，言语功能、吞咽功能、心理功能、日常生活活动能力等。

患者存在的主要问题有：卧床，神志未完全清醒，气管切开，肺部感染，吞咽障碍，保留鼻饲进食，大小便不能自控，小便保留导尿，尿路感染。左侧肢体偏瘫，肌张力低，无自主活动，左侧肢体深、浅感觉减退。日常生活完全依赖。

针对患者存在的问题，予以监测生命体征、神志及瞳孔变化，记 24 小时出入量。药物治疗上予以改善脑代谢、促醒、抗感染、维持内环境稳定等营养对症支持治疗。康复治疗上给予良肢位摆放，加强护理，定时翻身拍背排痰，促醒，体位适应性训练（床上靠坐），左侧偏瘫肢体综合训练（神经促通技术综合应用），皮肤刷擦、深浅感觉再训练、肌肉肌腱叩击、关节快速运动、关节挤压负重、功能性电刺激、四肢关节活动度训练等。

经治疗后患者病情改善，于 3 月 6 日意识转清，能通过右上肢手势进行简单交流，无明显认知障碍。2012 年 3 月 8 日复查头颅 CT 提示“脑桥出血灶基本吸收”（图 5-22）。

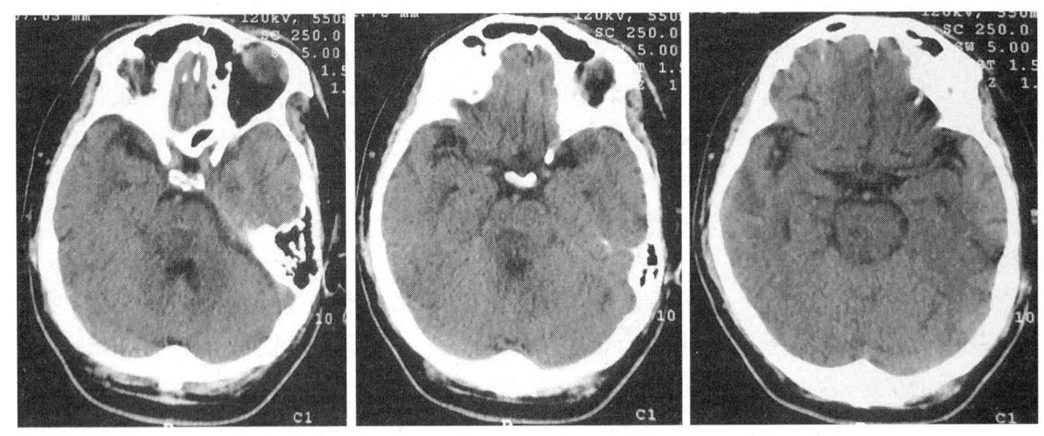

图 5-22　2012 年 3 月 8 日复查头颅 CT 提示“脑桥出血灶基本吸收”

随着吞咽功能及呼吸功能的改善，先后拔除鼻饲管及气管套管，患者可独立进食，呼吸平稳。患者于2012年4月3日出院。

出院诊断：1. 桥脑出血(恢复期)；2. 气管切开术后；3. 肺部感染；4. 高血压3级(极高危组)。

出院前评定：病情稳定，生命体征平稳，神志清楚，无明显认知障碍，语言交流基本正常，发音稍欠清晰，气短、音量偏小，吞咽功能基本正常，偶有饮水呛咳，坐位平衡3级，站立平衡2级，监护下能在室内平地慢速持续步行50m，进食、洗漱、穿衣、大小便处理等日常生活基本自理，Barthel指数评分85分。

患者出院后转本地一家康复专科医院继续康复治疗。在康复专科医院继续住院康复治疗2个月，强化呼吸功能训练，心肺耐力训练，构音训练，任务导向性坐位平衡训练、任务导向性站立平衡训练，上下台阶训练，步行训练，手作业训练，日常生活活动能力训练等综合康复治疗。于2012年6月7日患者出院回家，日常生活活动Barthel指数评分100分。回家后患者在其妻子监护下继续家庭康复治疗。门诊随访，患者于2012年9月初(病后7个月)重返原工作岗位。

三、病例分析

(一) 脑干卒中的临床表现

脑干卒中临床表现取决于病变部位、范围等因素，常见功能障碍包括：意识障碍、肢体运动及感觉障碍、颅神经麻痹症状等。

典型脑干卒中通常表现为系列病变综合征：

1. 中脑病变综合征　大脑脚底病变(Weber综合征)、中脑被盖病变(Benedikt综合征)及上丘病变(Parinaud综合征)。

2. 脑桥病变综合征　脑桥腹外侧综合征和闭锁综合征。

3. 延髓病变综合征　延髓前部综合征、延髓后部综合征和延髓外侧综合征。

4. 脑桥小脑角综合征　是脑桥小脑角部位病变所引起的前庭蜗神经、面神经、三叉神经、展神经、舌咽神经、迷走神经、舌下神经和小脑等的一组综合征。

(二) 脑干卒中的康复评定

根据功能障碍从3个层面进行全面评定评估，不同功能障碍可采用相应量表进行评定。

1. 器官水平的评定　意识障碍采用Glascow昏迷量表评定；运动功能通常采用偏瘫肢体Brunnstrum运动功能恢复分期、Fugl-Meyer量表和MAS量表；肌张力通常采用改良Ashworth痉挛量表评定；平衡功能通常采用三级平衡检测法或Berg平衡量表评定；吞咽功能通常采用洼田饮水试验或吞咽障碍分级评定；构音障碍评定包括构音器官检查和构音检查两方面，可分别采用构音器官检查量表和改良Frenchay构音障碍量表进行评定；认知功能通常采用简易精神状态量表或Rancho Los Amigos认知功能分级进行初步筛查，根据筛查情况再针对性对注意、记忆、失认、失用、偏侧忽略等功能采用专项量表进行评定。

2. 活动水平的评定　指在个体水平上身体活动能力的受限程度。主要是日常生活活动，目前国际上使用最广泛的是Barthel指数和FIM量表。

3. 参与水平的评定　指在社会水平上参与能力的局限程度。国内外还没有比较公认的、较好的评定量表。

(三) 脑干卒中的康复治疗

脑干卒中的康复治疗要求在系统评估病情和全面评定功能障碍基础上，并兼顾到患者和家属的康复需求，由诊疗小组共同制定治疗方案。应采取综合康复治疗措施，按照一定流程，循序渐进开展，并根据评定结果实时调整治疗方案。

脑干卒中康复治疗的内容主要是围绕其功能障碍采取有针对性的治疗。意识障碍可采用多重感觉和感官刺激技术帮助促醒；颅神经麻痹应针对具体受损神经支配的头面部有关肌肉和皮肤黏膜采取感觉刺激和运动治疗技术；吞咽功能训练由吞咽器官刺激、间接摄食训练逐渐过渡到直接摄食训练；构音障碍训练包括构音器官训练和发声构音训练两个部分。肢体偏瘫和平衡协调功能训练应在长计划（长期目标）、短安排（短期目标）思想指导下，遵循偏瘫恢复规律，根据不同时期，分阶段、按一定程序进行。

1. 早期康复　一般认为，脑干卒中经急性期抢救，生命体征平稳48小时后，即可开始康复介入，根据患者病情可选择床边康复或转康复医学科康复。有条件的医疗机构可在"卒中单元""神经重症监护病房"和"急诊科"与相关学科医师合作开展早期康复。

2. 康复预防　包括两方面内容：一方面是并发症的预防；另一方面是脑干卒中的二级预防。首先是相关危险因素的控制，了解脑干卒中的危险因素，特别是深入了解那些可干预的危险因素，预防卒中再发是十分重要的。

3. 主动康复　随意运动是偏瘫康复的目标，尽快用主动性训练取代被动性训练。

4. 分期康复　根据患者处在软瘫期、痉挛期、后遗症期等不同时期选择适宜方法，如Brunnstrom、Bobath、Rood、PNF、MRP等方法及其综合应用。

5. 综合康复　是康复预防、神经发育学方法、脑功能重组方法、临床医疗方法、传统中医药治疗的综合应用。

（四）脑干卒中的疗效与预后

脑干卒中后有3种功能结局：①对于一些小灶性出血或梗死，因锥体束损害轻或免于损害，功能障碍不持久或无明显功能障碍，这类患者通常经急性期积极抢救治疗，受损功能可完全恢复。②对于大部分脑干卒中来说，经急性期积极抢救治疗，仍留有不同程度功能障碍。其功能结局与病灶部位、大小以及抢救治疗是否及时、是否得到早期康复介入、康复治疗是否系统规范等因素有关，个体差异大。③对于重型脑干卒中，尤其出血灶>10ml的患者，病死率高。

四、小结

脑干卒中是神经系统的急重症。脑干的特殊解剖位置和复杂功能结构决定其症状体征复杂多样，尽管其病死率高，但早期明确诊断、早期积极抢救治疗，维持生命体征、维持内环境稳定、营养支持、积极防治卧床带来的系列并发症及调控血压等合并症可为患者早期规范康复介入创造有利条件。多学科合作的"卒中单元"模式、通畅的双向转诊渠道和不断完善的三级康复网络建设将给予这类患者最大功能恢复提供有力保障。

（陈　进）

第九节　蛛网膜下腔出血

一、概述

蛛网膜下腔出血是神经内外科常见的急症之一，发病率占急性脑血管病的6%～10%。大多是由颅内动脉瘤破裂所致。临床起病急骤，以剧烈头痛、呕吐及脑膜刺激征阳性为主要临床特征。一般不引起肢体瘫痪。早期 CT 检查可见蛛网膜下腔或脑室内有高密度影。腰椎穿刺检查为均匀一致的血性脑脊液。蛛网膜下腔出血的临床表现差异较大，轻者症状、体征不明显，且消失快，恢复完全。重者可有中枢性高热、昏迷、去皮质强直，甚至死亡。

二、病例摘要

（一）病例 1

患者聂××，男，51 岁，因突发昏迷 2 小时于 2014 年 2 月 1 日收入我院神经外科。

患者于 2014 年 2 月 1 日上午突然出现昏迷，在当地医院行头部 CT 检查（图 5-23）示：蛛网膜下腔出血。遂由当地医院转入上级医院神经外科治疗，行全脑血管造影（图 5-24）示：右侧后交通动脉瘤。入院后予以右侧后交通脉瘤栓塞术，术后患者意识转清，但失语。患者病情逐渐稳定，于 2014 年 2 月 12 日转入康复科。

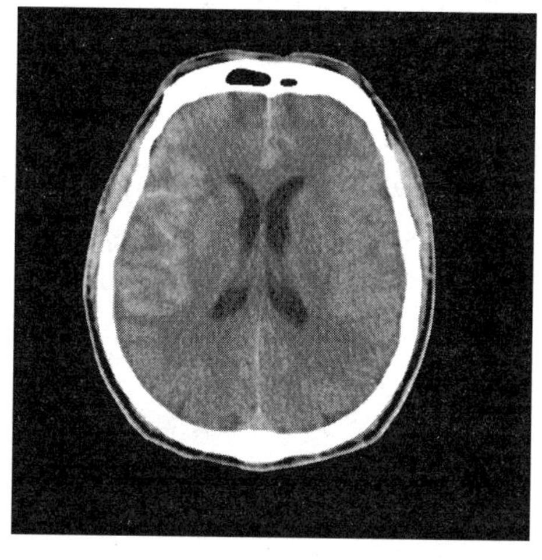

图 5-23　2014 年 2 月 1 日头部 CT 检查示：蛛网膜下腔出血

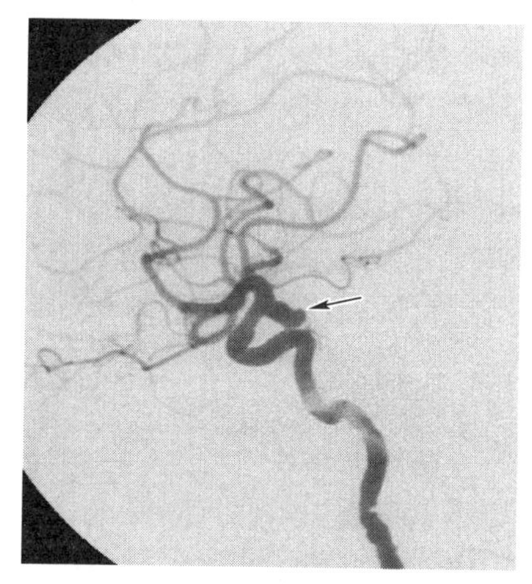

图 5-24　全脑血管造影示：右侧后交通动脉瘤（箭头所指）

转入诊断：1. 蛛网膜下腔出血；2. 右侧后交通动脉瘤栓塞术后；3. 高血压 3 级。

诊疗经过：患者神志清醒，肢体活动障碍，出现失语。失语康复评定：采用波士顿诊断性失语症检查进行失语症严重程度分级，评定为 0 级。转入后行综合康复治疗，包括言语和吞咽康复治疗（图 5-25）及肢体康复治疗等。

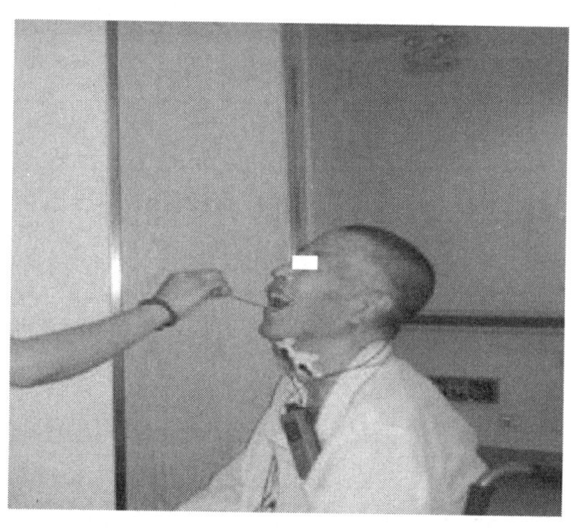

图 5-25　对患者进行言语和吞咽康复治疗

出院时情况：患者神志清楚，能简单进行言语交流。

出院诊断：1. 蛛网膜下腔出血；2. 右侧后交通动脉瘤栓塞术后；3. 不完全性混合性失语；4. 高血压 3 级。

出院医嘱：保持良好的生活习惯，避免重体力劳动，避免情绪激动，保持乐观心情，保持充足睡眠。合理饮食，忌辛辣刺激性食物，禁烟、酒、槟榔，多食水果、蔬菜。保持大便通畅，养成定时排便的习惯。继续自我家庭康复治疗，监测血压。定期门诊复查。

(二) 病例 2

患者王××，女，64 岁，因突发头痛、呕吐 2 小时于 2014 年 6 月 13 日收入我院神经外科住院治疗。

患者于 2014 年 6 月 13 日下午突发头痛，呈剧烈针刺样疼痛，伴喷射状呕吐，左侧肢体完全不能活动。行头部 CT 检查示：蛛网膜下腔出血。行全脑血管造影示：右侧后交通动脉瘤。入院后予以开颅动脉瘤夹闭术，术中见蛛网膜下腔出血，术后患者神清，左侧肢体可见活动。患者病情逐渐稳定，于 2014 年 6 月 20 日转入康复科。

转入诊断：1. 蛛网膜下腔出血；2. 右侧后交通动脉瘤夹闭术后。

诊疗经过：患者神志清醒，左侧肢体活动障碍。康复评定：采用简式 Fugl-Meyer 运动功能评定(FMA)对肢体运动功能进行评定，评定为Ⅱ级。转入后行肢体康复治疗。

出院时情况：患者神志清楚，左侧肢体活动较前明显改善，左上肢可抬过头顶，可在他人搀扶下缓慢下地行走。

出院诊断：1. 蛛网膜下腔出血；2. 右侧后交通动脉瘤夹闭术后；3. 偏瘫。

出院医嘱：保持良好的生活习惯，避免重体力劳动，避免情绪激动，保持乐观心情，保持充足睡眠。合理饮食，忌辛辣刺激性食物，禁烟、酒、槟榔，多食水果、蔬菜。保持大便通畅，养成定时排便的习惯。继续自我家庭康复治疗，监测血压。定期门诊复查。

三、病例分析

(一) 病例 1 分析

1. 该患者突发昏迷，头部 CT 检查示：蛛网膜下腔出血，全脑血管造影示：右侧后交通动脉瘤，考虑为颅内动脉瘤破裂导致的出血。

2. 患者在术前主要表现为意识障碍，术后主要表现为失语。

3. 针对失语症的康复治疗方法包括：一对一训练、自主训练、小组训练、家庭训练、Schuell 刺激促进法、阻断去除法、功能重组法、脱抑制法、功能性交际治疗及应用交流板等。

4. 该病例通过康复治疗后，头部 CT 检查提示病灶较前明显缩小。失语的评定结果进行前后对比，提示较前好转。失语症的康复疗效存在着自然恢复的问题，通常认为最大程度地恢复为发病后第 1 个月内。

(二) 病例 2 分析

1. 该患者突发头痛呕吐，头部 CT 检查示：蛛网膜下腔出血。行全脑血管造影示：右侧后交通动脉瘤。考虑为颅内动脉瘤破裂导致的出血。术前主要表现为头痛、呕吐，术后主要表现为左侧肢体无力。

2. 在该病例中术后主要问题是肢体无力。根据患者病情，首先要对肌力、肌张力评定，另外还有关节活动度的测量、日常生活能力评定、肢体功能评定等。

3. 康复治疗　根据患者的自身特点，制订行之有效的治疗方案，根据患者的进展情况，调整治疗方案。治疗主要包括卧床期和离床后的康复治疗。针对肢体运动障碍采用偏瘫肢体综合训练，主要是物理疗法及作业治疗。

4. 疗效　该病例通过康复治疗后，头部 CT 检查示出血病灶较前明显缩小，左侧肢体肌力改善。

四、小结

蛛网膜下腔出血患者的早期诊断及早期治疗很重要。针对出现的功能障碍进行有针对的评定和治疗。在训练中要掌握循序渐进，由易至难，由少到多的原则，且要有针对性、综合训练、注重口语、因人施治。

（马朝阳　万文俊　王艳富）

第十节　其他类型卒中-妊娠期高血压疾病

一、概述

妊娠期高血压疾病是妊娠期特有的疾病，包括妊娠期高血压、子痫前期、子痫、慢性高血压并发子痫前期以及慢性高血压。子痫是在子痫前期基础上发生的不能用其他原因解释的抽搐。子痫后可能出现脑部缺血缺氧性损害的表现，如果 MRI 检查提示广泛的皮质及皮质下损害，则预后不良。Hellp 综合征是妊娠期高血压疾病的严重并发症，以溶血、肝酶升高和血小板减少为特点。妊娠期高血压疾病所致脑损害及其他并发症应引起足够重视，并给予积极治疗。

二、病例摘要

患者蒋××，女，33 岁，因突发意识障碍 50 日入院。

患者于入院 50 日前因重度子痫前期、臀位、羊水过少于当地妇幼保健院剖宫产下 1 女。术后予抗感染、降压、镇静等对症治疗。术后次日凌晨 2 时许导尿管及尿袋内的尿液呈浓茶样，尿量正常，患者逐渐出现头晕、眼花、呕吐，当时无四肢抽搐。急诊检验示：血小板 36g/L、ALT 353U/L、AST 720U/L、LDH 1747U/L，凝血功能未见异常，考虑为 Hellp 综合征。给予地塞米松静脉注射、硫酸镁解痉、硝酸甘油扩血管治疗。因病情重，于当日转入当地市人民医院住院治疗。入院查体：血压 178/129mmHg，意识清楚，双肺可闻及散在干湿啰音，心律齐，未闻及心脏杂音，双下肢水肿（＋＋＋＋），病理征未引出，脑膜刺激征（－）。入院当日下午患者突然出现呼吸困难，伴意识丧失、四肢抽搐，予镇静治疗，因自主呼吸微弱，急诊行气管插管术及呼吸机辅助呼吸。入院后检查示贫血、血小板下降、肝肾功能损害。CT 检查示高血压脑病、肺部炎症。给予控制血压、抗小血管痉挛、抗癫痫、护肾、利尿、器官功能保护及对症支持处理。因肺部感染行气管切开术及抗感染治疗。经治疗后患者血压平稳，肾功能恢复正常，肺部感染控制并顺利脱离呼吸机。患者意识不清，为进一步治疗来我院就诊，收入康复科住院治疗。

患者于 2 年前曾行“腹腔镜下输卵管粘连松解术”。妊娠 36 周$^{+}$发现“血压高”，考虑“重度子痫前期”，故于妊娠 38^{+1}周行“剖宫产术”，术前血压 161/106mmHg，查“尿蛋白（＋＋＋）、血常规及肝肾功能无异常”。否认“肝炎”等传染病史，否认“糖尿病、心脏病、心脑血管疾病”史。

入院查体：体温 37.7℃，脉搏 112 次/分，呼吸 18 次/分，血压 147/79mmHg。被动体位，昏迷，查体不合作。双肺呼吸音粗，双下肺可闻及少量吸气后期小水泡音。心律齐，各瓣膜听诊区未闻及病理性杂音，无心包摩擦音。

专科检查：患者昏迷，GCS 评分 5 分（E1V1M3），不能睁眼，呼之不应，无眼球追踪动作，无自发言语，无遵嘱活动，无哭泣等情绪反应。双侧眼睑无下垂，双侧瞳孔等大等圆，直径约 3mm，对光反射迟钝。张口及伸舌不能配合。四肢肌肉形态无异常。双上肢肌张力较明显增加，Ashworth 评分 2 分，双下肢肌张力正常。四肢无不自主运动。痛刺激下四肢可屈曲。肱二头肌腱反射双侧（+++），膝反射双侧（++），跟腱反射双侧（++）。踝阵挛（−）。双侧 Hoffmann 征（−），双侧 Babinski 征（+）。四肢凹陷性水肿。颈软，脑膜刺激征（−）。患者留置塑料气管套管、鼻饲管、尿管及深静脉管。患者时有咳嗽、咳黄色黏痰。时有阵发性肌张力增高伴呼吸急促，发作时有心率增快、血压增高。

辅助检查：2014 年 7 月 2 日脑电图：两侧对称，以 2-3C/S10-40μV 平坦型 δ 活动为背景，混有低幅的 θ 活动。刺激：无明显变化。不正常脑电图。

2014 年 7 月 24 日头颅 MRI：①双侧大脑半球额颞顶枕叶皮层、皮层下脑白质及基底节区多发异常信号影，结合病史，考虑为缺血缺氧性脑病改变。②幕上脑室轻度扩张积水并间质性脑水肿；③脑白质变性、脑萎缩；④双侧筛窦、蝶窦、上颌窦及乳突炎症（图 5-26）。

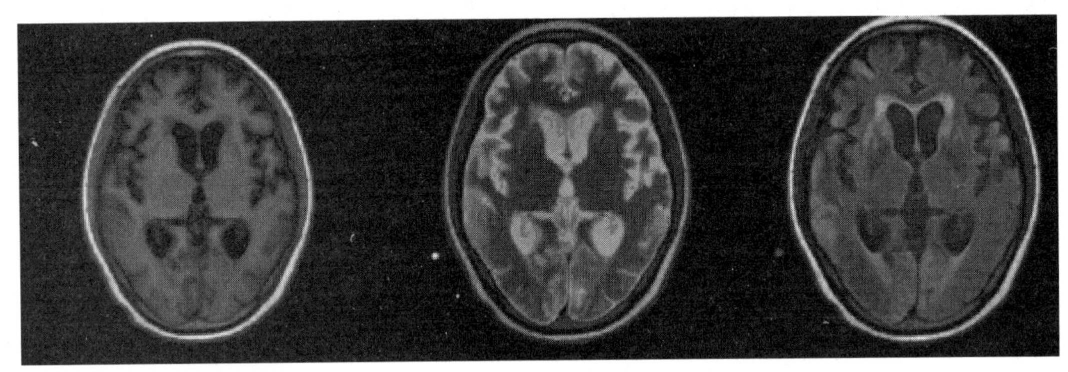

图 5-26 2014 年 7 月 24 日头颅 MRI 检查结果示：①双侧大脑半球额颞顶枕叶皮层、皮层下脑白质及基底节区多发异常信号影，考虑为缺血缺氧性脑病改变。②幕上脑室轻度扩张积水并间质性脑水肿；③脑白质变性、脑萎缩

入院诊断：1. 缺氧缺血性脑病：①昏迷。②四肢瘫痪；③痉挛状态；2. 妊娠期高血压疾病：①子痫。②Hellp 综合征；③重度子痫前期；3. 肺部感染；4. 剖宫产术后；5. 气管切开术后。

诊疗经过：患者主要存在的问题包括：①缺氧缺血性脑病。②昏迷。③痉挛状态。④四肢运动功能。⑤吞咽功能障碍，留置鼻饲管。⑥子痫病史，产后不满 12 周，需继续监测血压。⑦意识障碍、长期卧床，留置气管套管，增加呼吸道感染风险。⑧留置尿管，易增加尿路感染风险。⑨长期卧床，易致软组织挛缩、深静脉血栓、肺部感染、尿路感染、压疮及营养不良等并发症。入院后针对以上问题进行相应评定。完善各项常规化验及检查。治疗上安排综合促醒治疗，包括药物、物理治疗、吞咽训练、针灸及高压氧治疗等综合治疗，防治各种并发症。积极治疗肺部感染，控制血压及其他临床问题。及时尝试气管套管堵管，并成功拔管。拔除导尿管，行间歇导尿及排尿训练，患者可完成自行排尿。但患者意识、吞咽及肢体运动功能无明显改善。曾建议患者家属行胃造瘘术，以拔除鼻饲管，患者家属拒绝。住院约 1 个月，出院后回当地医院继续治疗。

出院诊断：1. 缺氧缺血性脑病：①昏迷。②四肢瘫痪；③痉挛状态；2. 妊娠期高血压疾病:①子痫。②Hellp综合征;③重度子痫前期;3. 肺部感染;4. 剖宫产术后;5. 气管切开术后。

三、病例分析

(一) 妊娠期高血压疾病的临床表现

妊娠期高血压疾病是妊娠期特有的疾病,包括妊娠期高血压、子痫前期、子痫、慢性高血压并发子痫前期以及慢性高血压。我国发病率为9.4%,国外报道为7%～12%。本病严重影响母婴健康,是孕产妇和围生儿发病和死亡的主要原因之一。妊娠期高血压疾病的病因主要有:遗传易患性学说、免疫适应不良学说、胎盘缺血学说、氧化应激学说等。其临床表现主要是妊娠20周后出现高血压、水肿、蛋白尿。轻者可无症状或轻度头晕,血压轻度升高,伴水肿或轻度蛋白尿。重者头痛、眼花、恶心、呕吐、持续性右上腹痛等,血压升高明显,蛋白尿增多,水肿明显,甚至昏迷、抽搐。

1. 先兆子痫　妊娠前血压正常的孕妇在妊娠20周以后出现高血压、蛋白尿,称子痫前期,或称为先兆子痫。是妊娠期高血压疾病的五种状况之一,为妊娠期特发疾病,可影响机体各器官系统。发病率约占全部妊娠的3.9%。子痫前期患者出现下述任一不良情况可诊断为重度子痫前期:①血压持续升高:收缩压≥160mmHg和(或)舒张压≥110mmHg。②蛋白尿≥2.0g/24小时或随机蛋白尿≥(++);③血清肌酐≥106.88μmol/L(1.2mg/dl);④血小板<100×10^9/L;⑤微血管病性溶血,LDH升高;⑥血清转氨酶水平升高;⑦持续头痛或其他大脑或视觉障碍;⑧持续上腹部疼痛。

2. 子痫　子痫是子痫前期基础上发生不能用其他原因解释的抽搐。是妊娠期高血压疾病的五种状况之一,也是子痫前期严重的并发症。子痫可以发生在产前、产时、产后等不同时间,不典型的子痫还可发生于妊娠20周以前。子痫是世界范围内的构成孕产妇生命威胁的常见疾病。在发达国家,子痫发病率大约平均1/2000次分娩,子痫患者的死亡率约1%。

3. Hellp综合征　Hellp综合征以溶血(hemolysis,H)、肝酶升高(elevated liver enzymes,EL)和血小板减少(low platelets,LP)为特点,是妊娠期高血压疾病的严重并发症。多数发生在产前。可分为完全性和部分性。本病的主要病理生理改变与妊娠期高血压疾病病理生理相似,但发展为Hellp综合征的确切病因和发病机制仍不清楚。研究认为与胎盘源性、自身免疫、凝血因子Ⅴ基因突变、脂肪酸氧化代谢缺陷等因素有关。典型的临床表现为乏力、右上腹疼痛及恶心呕吐,体重骤增,脉压增宽,但少数患者高血压、蛋白尿临床表现不典型。可出现母婴严重并发症:孕妇可发生子痫、胎盘早期剥离、弥散性血管内凝血(DIC)、肾衰竭、急性肺水肿、严重的腹水、脑水肿、视网膜脱离、伤口血肿感染甚至败血症等;胎儿可发生缺氧、早产、胎儿生长受限,甚至围生儿死亡。确诊主要依靠实验室检查。溶血、肝酶升高、低血小板3项指标全部达到标准为完全性,其中任1项或2项异常,未全部达到上述标准的称为部分性HELLP综合征。

诊断标准:①血管内溶血,外周血涂片见破碎红细胞、球形红细胞,胆红素≥20.5μmol/L(1.2mg/dl),血清结合珠蛋白<250g/L(25mg/dl)。②肝酶升高:ALT≥40U/L或AST≥70U/L,LDH≥600U/L;③血小板减少:血小板计数<100×10^9/L。

4. 意识障碍　包括最小意识状态、昏迷、植物状态及持续性植物状态等。

（二）妊娠期高血压疾病的康复评定

妊娠期高血压疾病可涉及多个方面的功能障碍，康复评估主要针对意识、呼吸、吞咽、肌张力、四肢关节活动度及运动功能等方面进行评定。

（三）妊娠期高血压疾病的康复治疗

针对患者存在的问题，采取综合康复治疗措施。

1. 康复宣教　加强护理，防治软组织挛缩、深静脉血栓、肺部感染、尿路感染、营养不良及压疮等并发症。

2. 药物治疗　给予营养神经、改善循环、控制血压、降低肌张力等药物治疗。主要是在促醒的基础上，二级预防及对症处理。

3. 物理因子治疗　包括脑部磁疗、肺部超短波治疗、胸背部紫外线照射、肢体音频电疗及吞咽肌群电刺激等。

4. 运动治疗　包括震动排痰、肢体被动运动、关节松动训练、神经促进技术及电动起立床上站立训练等。

5. 中国传统康复治疗　头针及肢体电针等。

6. 高压氧治疗　促进意识恢复。

（四）妊娠期高血压疾病的疗效与结局

妊娠期高血压疾病患者的血压及蛋白尿一般于产后6周内恢复正常，少数患者血压仍高，可能与原有高血压未被发现，或有高血压家族史有关。然而，妊娠高血压综合征为全身性血管病变，可导致重要脏器功能损害，出现严重并发症，如妊娠高血压综合征性心脏病、肺水肿、喉水肿、肝破裂、失明、肾衰竭、脑水肿、脑出血、DIC等。近年提出的Hellp综合征发病凶险，病死率很高。3%～5%妊娠妇女发生先兆子痫与子痫。而子痫后昏迷的患者，多需要通过神经学评估、脑电图、诱发电位、神经影像学检查等进行预后判断。轻症患者疗效及预后较好。重症患者，尤其是伴有脑损害时，往往预后较差。

四、小结

妊娠期高血压疾病包括妊娠期高血压、子痫前期、子痫、慢性高血压并发子痫前期以及慢性高血压。子痫后昏迷的患者，可能存在广泛的皮质及皮质下损害。妊娠期高血压疾病涉及多方面的功能障碍，康复治疗是综合性的，根据评定结果进行有针对性、综合性的治疗。

（张吉敏　张建宏）

推荐读物

1. 帕特里夏. 循序渐进偏瘫患者的全面康复治疗. 第2版. 刘钦刚，译. 北京：华夏出版社，2007.
2. 于兑生. 偏瘫康复治疗技术图解. 北京：华夏出版社，2006.
3. 中华医学会神经病学分会脑血管病学组急性缺血性脑卒中诊治指南撰写组. 中国急性缺血性脑卒中诊治指南2010. 中华神经科杂志，2010，43(2)：146-153.
4. 中华医学会. 临床诊疗指南·神经病学分册. 北京：人民卫生出版社，2009.
5. 何成奇. 物理因子治疗技术. 北京：人民卫生出版社，2010.
6. 张秀萍，胡海鹏，刘云霞. 枕叶脑梗死患者临床特点及视野分析. 山东大学耳鼻喉眼学报，2012，(26)：69-72.
7. 缪鸿石. 康复医学理论与实践. 上海：上海科学技术出版社，2000.
8. 中华医学会. 临床诊疗指南·神经病学分册. 北京：人民卫生出版社，2009.

9. 亨纳瑞西. 卒中病例研究：常见和罕见表现. 李海峰，赵洪芹，译. 北京：人民卫生出版社，2010.
10. 周维金，孙启良. 瘫痪康复评定手册. 北京：人民卫生出版社，2006.
11. 林惠. 偏瘫患者失认症和失用症的康复. 中华理疗杂志，2000，10：(23)，264-265.
12. 贾建平. 神经病学. 北京：人民卫生出版社，2008.
13. 王茂斌. 脑卒中的康复医疗. 北京：中国科学技术出版社，2006.
14. 李胜利. 语言治疗学. 北京：人民卫生出版社，2008.
15. 南登崑. 康复医学. 北京：人民卫生出版社，2008.
16. 黄如训. 脑卒中. 北京：人民卫生出版社，2012.
17. 张通. 中国脑卒中治疗指南(2011 完全版). 中国康复理论与实践，2012，18(4)：301-318.
18. 燕铁斌，梁维松，冉春风. 现代康复治疗学. 广州：广东科技出版社，2012.
19. 燕铁斌，窦祖林，冉春风. 实用瘫痪康复. 第 2 版. 北京：人民卫生出版社，2010.
20. 黄昭鸣，杜晓新. 言语障碍的评估与矫治. 上海：华东师范大学出版社，2006.
21. 朱红华. 康复心理学. 上海：复旦大学出版社，2009.
22. 黄晓琳，燕铁斌. 康复医学. 北京：人民卫生出版社，2013.
23. 毕胜. 神经康复病例分析. 北京：人民卫生出版社，2014.
24. 史玉泉，周孝达. 实用神经病学. 上海：上海科学技术出版社，2004.
25. 卢晓航，黄晓新. 出血性脑梗死研究进展. 医学综述，2004，10(9)：547-548.
26. 吴江. 神经病学. 北京：人民卫生出版社，2005.
27. 励建安. 康复医学. 北京：科学出版社，2008.
28. 王茂斌. 康复医学. 北京：人民卫生出版社，2014.
29. 朱镛连. 神经康复学. 北京：人民军医出版社，2003.
30. 范振华，周士坊. 实用康复医学. 南京：东南大学出版社，1998.

第六章

脑　外　伤

第一节　重症脑外伤患者的早期临床康复

一、概述

三级医院或重症医院康复医学科的发展，会越来越多地涉及早期、重症、复杂型的脑外伤患者的临床康复问题。需要康复医师准确判断损伤的部位、程度、性质及其临床演变及转归过程，以期尽早发现和防治继发性损害(包括脑外伤)，以指导康复医疗决策。尽早(及时)针对性的康复介入是决定脑外伤患者康复质量或康复结局的重要基础。

二、病例摘要

患者陈××，女，60岁，因头部外伤致意识障碍8小时，加重30分钟入院。

患者于2014年12月12日17时左右因车祸摔伤头部，枕部着地，当即出现意识障碍，呼之不应，立即送至我院急诊科，送医期间患者意识恢复，能交流，能回忆受伤情况。急查头颅CT示“蛛网膜下腔出血”，因出血量较少，予保守治疗。2014年12月13日凌晨患者意识状态逐渐加重，复查CT示：左侧顶部硬膜外血肿(新发)。因出血量大，神经外科会诊建议急诊手术治疗，以“重型颅脑损伤”收入神经外科。伤后患者未进食，留置尿管引出淡黄色尿液，大便未解。

体格检查：昏迷，GCS评分7分(E1V1M5)。左顶枕部头皮局部稍肿胀，双眼眶无瘀青、肿胀，双侧瞳孔等圆不等大，左侧瞳孔直径2.0mm，对光反射迟钝，右侧瞳孔直径4.5mm，对光发射消失。四肢肌力检查不配合，肌张力稍增强。双侧肱二头肌反射、肱三头肌反射、桡骨膜反射，以及膝腱反射、跟腱反射均对称存在。髌阵挛及踝阵挛(一)。双侧Hoffmann征(一)。双侧Babinski征(一)。颈软，无抵抗，脑膜刺激征阴性，皮肤划痕症阴性。

入院诊断：重型闭合性颅脑创伤：1. 左侧顶部硬膜外血肿；2. 双侧额叶及左侧顶叶脑挫裂伤；3. 顶骨骨折；4. 脑疝；5. 外伤性蛛网膜下腔出血。

神经外科诊疗经过：入院后完善相关检查，急诊于2014年12月13日凌晨2时10分在全麻下行左侧顶部硬膜外、硬膜下血肿清除去骨瓣减压术＋硬膜减张修补＋颞肌下减压＋颅内压探头植入术。术后监测ICP持续增高，故于2014年12月15日15时30分在全麻下行左侧扩大去骨瓣减压及右侧额颞顶部去骨瓣减压术＋硬膜扩大修补术。术后监测生命

征、神志、瞳孔等变化及维持水电解质酸碱平衡，控制颅内压及保证有效脑灌注压，并于2014年12月16日行气管切开术。同时予以防治感染、营养脑细胞、促醒、改善脑循环、对症支持等治疗。2014年12月19日行腰椎穿刺术，见血性脑脊液流出，测初压430mmH_2O，脑脊液常规：脑脊液白细胞计数(S_WBC)0个/μl；蛋白定性(PANDY)阳性(+)；颜色(COL)红色；透明度(CLA)混浊。脑脊液生化：总蛋白浓度(TP_U)0.71g/L；腺苷脱氨酶(ADA)2.4U/L；葡萄糖(GLU)3.31mmol/L；氯离子(Cl^-)123.0mmol/L。脑脊液乳酸(LAC)5.27mmol/L。患者病情相对稳定后，于2015年1月6日转入康复科。

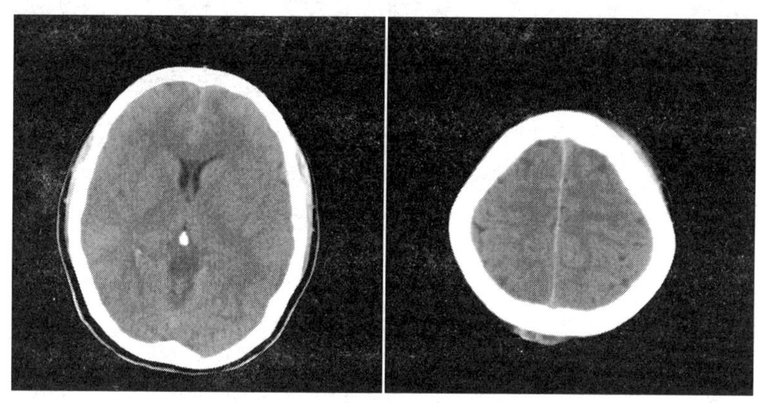

图6-1 2014年12月12日，1. 蛛网膜下腔出血；2. 双侧人字缝增宽，局部骨质对位欠佳；考虑缝离骨折；3. 顶骨骨折；4. 顶枕部皮下血肿

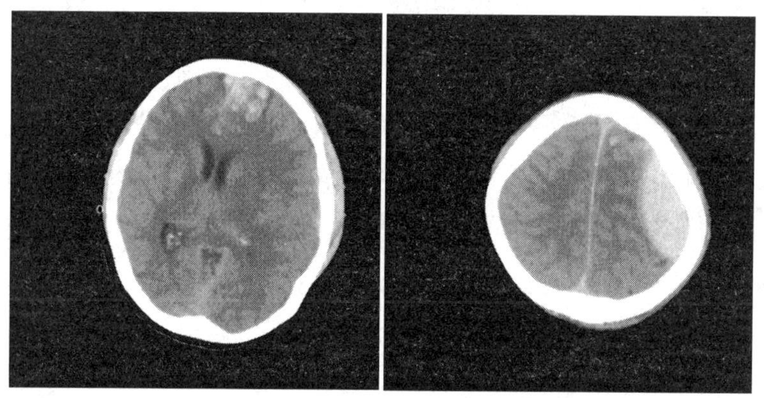

图6-2 2014年12月13日00时31分，1. 左侧顶部硬膜外血肿(新发)；2. 双侧额叶及左侧顶叶脑挫裂伤(新发)并大脑镰疝，左侧大脑半球脑水肿；3. 蛛网膜下腔出血，较前变化不大；4. 顶骨骨折；双侧人字缝增宽，局部骨质对位欠佳；考虑缝离骨折，同前；5. 顶枕部皮下血肿，同前

转入康复科时的情况：颅脑外伤术后早期；最小意识状态；留置塑料气管套管、鼻饲管、尿管；咳嗽，可从气管套管内咳出较多淡黄色黏稠痰液，无发热、呼吸困难；有睡眠-觉醒周期，自主睁眼，有眼球追踪动作，无明确自发言语；有少量“握手、松手”等遵嘱活动；四肢活动障碍，左上肢可抬至腹部，左下肢可抬离床面，右侧肢体无自主活动。无呕吐，无四肢抽搐，大小便无异常。四肢无红肿、疼痛；日常生活依赖他人。

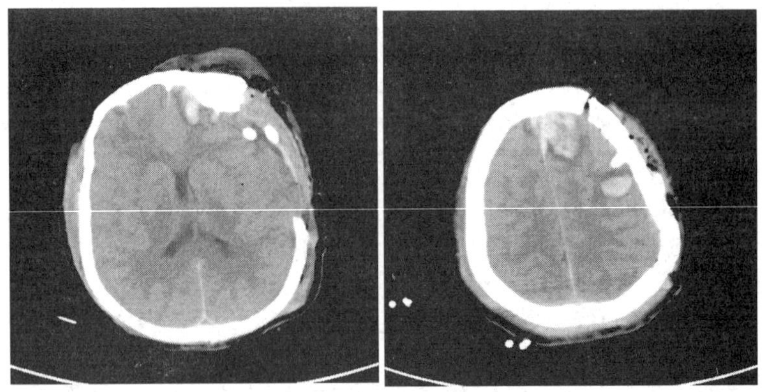

图 6-3　2014 年 12 月 13 日 12 时 30 分，1. 左侧额颞顶部开颅血肿清除术后改变；左侧顶部硬膜外血肿已清除；2. 双侧额叶及左侧顶叶脑挫裂伤数量较前增多，部分密度较前增高，左侧大脑半球脑水肿；3. 蛛网膜下腔出血，较前变化不大

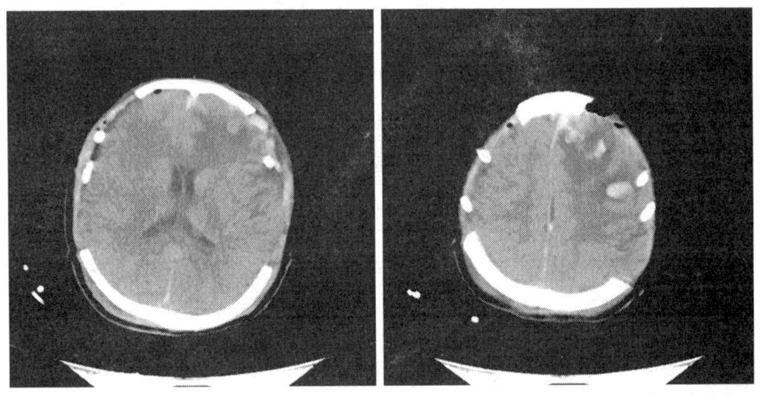

图 6-4　2014 年 12 月 17 日，1. 双侧额颞顶部开颅血肿清除术后改变；2. 双侧额、颞叶及左侧顶叶脑挫裂伤，周围水肿较前明显；3. 蛛网膜下腔出血，较前变化不大

转入诊断：1. 重型闭合性颅脑创伤：①最小意识障碍：②偏瘫；③双侧额叶及左侧顶叶脑挫裂伤；④左侧顶部硬膜外血肿；⑤外伤性蛛网膜下腔出血；⑥左侧顶部硬膜外、硬膜下血肿清除术＋硬膜减张修补＋颞肌下减压＋双侧额颞顶部骨瓣减压术后；2. 肺部感染；3. 贫血（轻度）；4. 低蛋白血症；5. 低钾血症。

康复经过：入院后通过三级联合查房、会诊以及康复团队会议制定康复治疗方案并予实施：①临床常规处理：镇静、脱水，防治脑水肿、高颅压，行头颅 CT 检查动态观察脑损伤变化情况；防治感染、癫痫等并发症，营养神经等；安排高压氧治疗。②强化康复护理，加强监护，防坠床，防自伤，加强脑科观察，监视生命体征变化。胃管鼻饲保证营养均衡，拔出导尿管，行间歇清洁导尿，并通过训练逐渐过渡到自主排尿。③强化康复治疗，物理因子治疗（头部磁疗、神经肌肉电刺激、伤口及肺部理疗），运动治疗（床上肢体活动训练、良肢位摆放、早期斜床站立训练等），针灸等中医康复治疗。

出院时情况：经过 90 日的康复治疗，患者一般情况稳定，拔除气管套管、鼻饲管、尿管，可经口进食半流食，无明显咳嗽、咳痰，无发热。有睡眠-觉醒周期，自主睁眼，有眼球追踪动作，有遵嘱活动。左上肢可抬至下颌部，可辅助下站立，右侧肢体少量自主活动。无呕吐，无四肢抽搐，大小便无异常。

出院前（2015 年 3 月 19 日）头颅 CT（图 6-5.）：①双侧额颞顶部开颅血肿清除术后改变。②双侧额、颞叶及左侧顶叶脑肿胀及变性并双侧额叶深部软化灶形成，其内出血已基本吸收；颅内少量积气已基本吸收；③蛛网膜下腔出血已基本吸收。

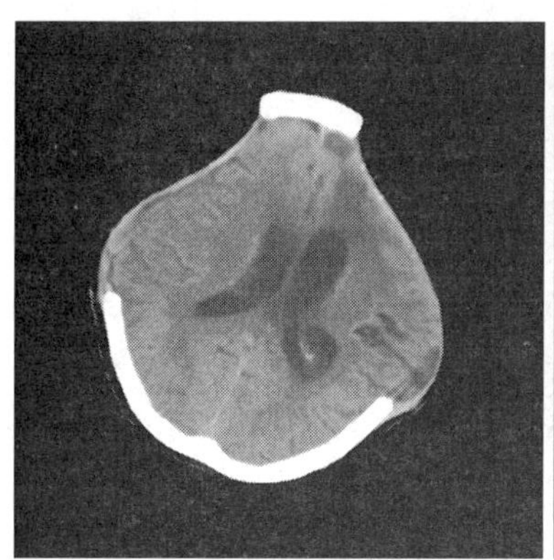
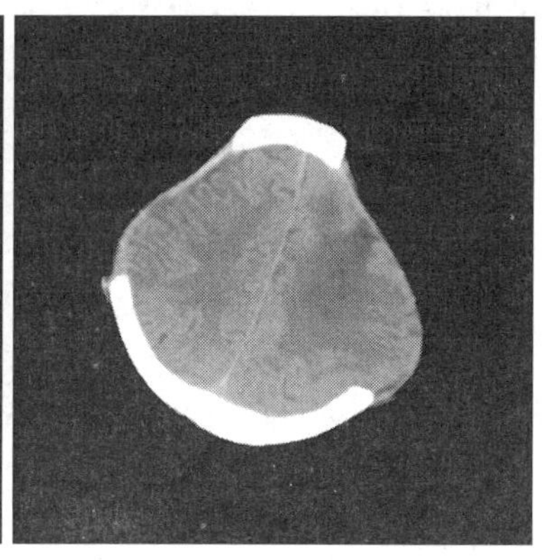

图 6-5 出院前（2015 年 3 月 19 日）头颅 CT 检查结果示：①双侧额颞顶部开颅血肿清除术后改变。②双侧额、颞叶及左侧顶叶脑肿胀及变性并双侧额叶深部软化灶形成，其内出血已基本吸收；颅内少量积气已基本吸收；③蛛网膜下腔出血已基本吸收

出院诊断：1. 重型闭合性颅脑创伤：①最小意识障碍。②偏瘫。③双侧额叶及左侧顶叶脑挫裂伤。④左侧顶部硬膜外血肿。⑤外伤性蛛网膜下腔出血；⑥左侧顶部硬膜外、硬膜下血肿清除术＋硬膜减张修补＋颞肌下减压＋双侧额颞顶部骨瓣减压术后。2. 贫血（轻度）。

三、病例分析

（一）脑外伤的早期临床康复

脑外伤是由于头部受外力作用后出现脑损伤而导致功能改变，如意识水平改变、癫痫发作、局部感觉或运动功能障碍等。

按损伤性质脑外伤可分为闭合性颅脑损伤和开放性颅脑损伤；按损伤程度可分为轻度、中度、重度颅脑损伤；按损伤部位可分为头皮损伤、颅骨损伤与脑损伤；脑损伤按病理机制可分为原发性脑损伤和继发性脑损伤。

脑外伤的早期临床康复，对康复医师有较高的临床能力和专业素质的要求，要能够全面准确了解伤情信息，掌握各类脑外伤的临床变化规律及其处理原则，有针对性地制订康复干预方案，并能够根据临床变化随时进行修正。

（二）脑外伤的早期康复评定

由于脑外伤的损伤机制的复杂性和损伤部位的广泛性，导致了颅脑创伤后功能障碍的复杂性、多样性，常出现临床表现与影像学不一致的情况，不同时期患者的主要障碍可能不同，因而针对脑外伤患者的功能障碍评定与康复更强调全面性和个体化。就处于脑外伤早期的患者而言，首先需要在密切监测病情变化的基础上，结合影像学的动态观察，判断损伤的部位、程度、性质及其临床演变和转归过程，以期尽早发现继发性脑损伤，特别是脑疝、颅内血肿等，以指导医疗决策。

1. 临床病情观察　动态的病情观察是鉴别原发性与继发性脑损伤的重要手段，目的是为了早期发现脑疝、判断疗效及调整治疗方案。病情观察的重点是意识情况以及瞳孔、神经系统体征、生命体征等。有条件可结合头颅 CT 检查、颅内压及脑诱发电位检查等。本例患者正是因为积极的病情观察，有效地指导了临床决策。

2. 意识障碍的评定　意识障碍的准确判断仍是一大难题。意识障碍恢复量表修订版(coma recovery scale-revised，CRS-R)为目前较为可靠的临床评价量表。已证实 Glasgow 昏迷量表(glasgow coma scale，GCS)只推荐在颅脑创伤急性期使用，不适用于评价某些特殊类型的意识障碍。Glasgow 昏迷量表是国际上普遍采用的评定方法。其优点是简便实用，并且评价客观。对患者睁眼、回答问题、动作执行 3 项活动进行评判。本例患者意识障碍的评估使用了此量表。

辅助诊断方法选用一些客观检查方法如脑电图、事件相关电位(ERP)及神经影像学技术(如 PRT、fMRI)等，可作为评估意识障碍的辅助方法。由于人类意识的复杂性及检查时可能出现的各种干扰，这些诊断技术目前只能提供判断意识情况和预后的佐证，还没有任何一项方法可以全面精确地判断患者的意识状态。本例患者因处于脑外伤的早期，且受病情危重牵制，故暂未行上述检查。

3. 脑损伤的严重程度的评定　脑损伤的严重程度主要依据昏迷的时间、伤后遗忘(PTA)持续的时间来确定。可采用如下量表：Glasgow 昏迷量表(GCS)、盖尔维斯顿定向力及记忆遗忘检查(galveston orientation and amnesia test，GOAT)、Halstead-Reitan 成套神经心理学测验(halstead-reitan battery，HRB)以及颅脑损伤严重程度的综合评定。

4. 功能预后的评定　常用 Glasgow 预后量表(GOS)、残疾分级量表(DRS)及综合评定量表等。

5. 其他功能障碍的评定　如认知功能、情绪障碍、行为障碍的评定；言语障碍、吞咽障碍、知觉障碍的评定；运动障碍的评定(痉挛、偏瘫、共济失调、手足徐动等)；颅神经损伤的评定(面神经、位听神经、动眼、滑车、外展和视神经等)；迟发性癫痫的评定；日常生活活动(ADL)能力的评定、功能独立性(FIM)评定等。

(三) 脑外伤的早期康复治疗

1. 救治-康复体系的完善　我国的脑外伤治疗水平同发达国家相比有一定的差距，主要体现在医院内部各学科间，各级各类医院间缺少协调、合作、转诊等机制，未形成完整的医疗-康复体系。在许多发达国家有完善的颅脑创伤救治体系，并已建立起不同类型的颅脑创伤单元，可保证患者早期开始介入康复治疗，为日后进一步康复治疗做好准备，最大程度地避免影响预后的不良事件发生。在病情稳定后，能顺利进入下一阶段的康复治疗，尽早给脑外伤患者提供全面的、科学的医疗服务，对减轻残疾、改善预后、提高生活质量有重要意义。

2. 动态病情观察/及早发现继发性脑损伤/及时调整康复方案　颅脑创伤的病理机制非常复杂，可多种损伤机制并存，且不同的病程阶段会发生不同类型的损伤，一些病理变化也可能会长期存在。就急性期而言，可分原发性损伤和继发性损伤两方面进行探讨。原发性损伤是由直接暴力所致的神经细胞、胶质细胞、血管以及轴索的损害，包括外力引起的脑实质挫伤、撕裂伤或加速/减速运动引起的弥漫性轴索损伤、脑水肿等，目前认为原发性损伤是不可逆的，只能通过加强受伤当时的防护措施以减少损伤。原发性损伤可激活一系列有害反应引起继发性损伤，包括系统性损伤和细胞损伤，持续时间可能为数小时到数周。继发性损伤时是可逆的，而颅脑创伤的早期救治也是通过阻断或减轻继发性损伤实现的。

针对重型颅脑损伤患者，尤其是重症、病情不稳定的患者，在三级医院康复科应设立专门的重症康复病区或“强化康复单元”(intensive rehabilitation care Unit，IRCU)；观察意识、瞳孔、生命体征及神经系统体征变化；进行必要的头部影像学检查、颅内压监测、神经诱发电位检查等；处理高热、躁动、癫痫等各种并发症，维持良好的周围循环和脑灌注压；注重昏迷的护理与治疗，保证呼吸道通畅；与各专科医师保持密切联系。

本例患者因脑外伤后早期意识障碍进行性加重，复查头颅 CT 提示颅内血肿、脑挫裂伤及脑水肿，并见中线移位，故行左侧顶部硬膜外、硬膜下血肿清除去骨瓣减压术＋硬膜减张修补＋颞肌下减压＋颅内压探头植入术。因术后监测 ICP 持续增高，故行左侧扩大去骨瓣减压及右侧额颞顶部去骨瓣减压术＋硬膜扩大修补术。

3. 促进意识恢复的方法　促醒康复方案的报道较多，其关键在于早期对于继发性伤害(包括脑损伤)的防治(如脑水肿、颅内压增高等)以及及时合理的康复介入。本病例康复过程中以团队工作模式，采用了联合各专科的临床医疗，强化康复护理和专科康复治疗技术，对患者的病情稳定及功能恢复起到了积极作用。

4. 并发症的防治　脑外伤患者能否平稳过渡到功能康复期，早期并发症的防治是关键。常见并发症包括躁动、高热、蛛网膜下腔出血、继发性癫痫、消化道出血、严重营养不良及电解质紊乱、急性神经源性肺水肿、压疮、肺部感染、尿路感染等。

5. 早期脑外伤的康复结局　轻度、中度、重度颅脑创伤的死亡率分别为 0、7%和 58%，而致残率分别为 10%、66%和 100%。颅脑创伤占全身各处损伤的 10%～20%，但死亡率居首位。随着医学的不断进步，近年来颅脑创伤的死亡率降低，但大量的残疾患者给社会带来巨大的负担，也为医务工作者带来巨大的挑战。

在脑外伤后的早期，无论是脑挫裂伤、弥漫性轴索损伤、颅内血肿、脑水肿等，都可以使闭合的颅腔内压力增高，因此极易发生枕骨大孔疝。除了脑疝引发的死亡或脑干的损伤外，颅内压的升高压迫了脑实质内的血管，造成弥漫性的缺血缺氧性脑病也会极大地影响脑功能的恢复。所以，临床上及时地处理可能使颅内压增高和产生脑疝的因素，或者把颅内压的增高减到最低程度的医学处理和及时开颅减压就成为至关重要的措施。而在开放性颅脑创伤，因颅腔与外界相通，因此需积极处理颅内感染、出血等严重问题。

影响早期颅脑创伤康复的因素很多，如脑损伤的性质、范围、程度；昏迷的程度；年龄；基础疾病和并发症；治疗是否及时、正确等。大多数颅脑创伤的成年患者在伤后 6 个月内开始恢复，然后继续较小进步与逐步适应，一般需 2 年左右功能渐趋稳定。儿童患者预后通常较好，即使损伤严重也可在短期内恢复良好，继续进步和好转的时间也较长。

在中度、重度颅脑创伤患者生命体征平稳后，昏迷常会持续很长时间，根据初步经验，重度颅脑创伤昏迷的患者意识恢复在 3～4 个月时较为多见，其分布类似正弦曲线。

本例患者通过脑外伤早期的严密观察及手术处理，及时解除了颅内压增高的问题，最大程度地避免了影响预后的不良事件发生，在病情稳定后，能早期开始介入康复治疗，意识障碍水平已有所减轻，也为日后进一步康复治疗做好准备。

探索恢复机制尤其是康复时机对颅脑创伤康复的影响有重要意义，但临床和基础研究及其临床应用还面临很多困难和挑战。

四、小结

脑外伤重症患者的病理机制复杂多样，导致其临床表现及功能障碍有特殊性、多变性及复杂性等特点。在脑外伤的早期，需要在密切监测病情变化的基础上，结合影像学的动态观察，判断损伤的部位、程度、性质及其临床演变和转归过程，以期尽早发现继发性脑损伤，特别是脑疝、颅内血肿等，以指导医疗决策。针对不同的功能障碍尽早介入早期康复治疗，并积极预防各类并发症，这对减轻残疾、改善预后、提高生活质量有重要意义。

（张吉敏　尹瑞雪　范建中）

第二节　脑外伤后癫痫

一、概述

脑外伤是导致残疾的主要原因之一，是外力作用于头部所致的颅骨、脑膜、脑血管和脑组织的机械损伤，引起暂时性或永久性的神经功能障碍。由于颅骨保护，大多数脑外伤属于闭合性。脑外伤主要见于交通事故、工伤、运动损伤、跌倒和撞击等。交通事故和坠落所致的损伤常引起全身多处损伤及弥漫性脑损害。脑外伤后癫痫是脑外伤的常见并发症。出现癫痫的风险在损伤后 2 年内最高，以后逐渐降低。伤后最初 2 年出现的患者中 33％出现在伤后第 1 个月，80％发生在伤后第 1 年。

二、病例摘要

患者陈××，男，26 岁，因脑外伤术后 3 月余于 2014 年 9 月 16 日收入我院神经外科，于 2014 年 12 月 16 日转康复医学科。

患者 2014 年 6 月 19 日下午骑自行车与重型货车相撞，当即意识不清，被人送至当地医院，急诊行开颅手术治疗。术后 7 日患者神志转清。转康复医学科行康复治疗，治疗过程中先后出现 3 次癫痫发作，服用丙戊酸钠抗癫痫治疗。术后 2 个月，患者自行进食、穿衣、起坐转移、行走，大小便失禁。8 月下旬逐渐出现神志淡漠，四肢活动少、乏力，复查头颅 CT 示脑积水。于 9 月 2 日行脑室腹腔分流术，术后病情无明显好转。10 月 8 日再次癫痫发作一次。于 10 月 14 日、15 日分别出现“癫痫大发作”各一次，发作后患者处于昏迷状态。于 10 月 16 日转上级医院神经外科治疗。

脑电图（2014 年 7 月 3 日）示：脑波以中低波幅 4～7.5Hz θ 波、0.5～3Hz δ 波，少许低波幅 8～10Hz α 波，14～20Hz β 波间入。描记过程可见刺波、尖波发放。

入院诊断：1. 脑外伤术后意识障碍；2. 继发性癫痫。

诊疗经过：入院后急查头颅 CT，结果示：双侧部分颅板缺损呈术后改变，术区脑实质密度欠均匀，左侧侧脑室前角旁见小片状低密度灶，左侧侧脑室、右侧枕叶见引流管。脑室、脑池系统及脑沟的形态、大小和位置未见异常。急查血生化，血钠 128mmol/L，急诊血常规：白细胞计数 $14.70\times10^{9}/L$。予重症监护，给予营养神经、维持水电解质及酸碱平衡等治疗对症治疗；根据外院痰培养结果予万古霉素和氨曲南抗感染治疗 8 日；予苯巴比妥 100mg，

肌内注射,每日1次,丙戊酸钠静脉滴注控制癫痫发作;5日后改丙戊酸钠500mg,每日2次,卡马西平0.1g,每日2次,预防癫痫治疗。10月27日出现高热,痰液增多,头颅CT示:双侧部分颅板缺损呈术后改变,术区脑实质较前膨胀,密度欠均匀,双侧侧脑室前角旁见片状低密度灶。肺部CT示双肺部感染,胸腔少量积液,脑脊液检查未见异常。予抗感染治疗,2周症状好转。于11月20日行颅骨修补术,11月28日拔除气管套管。于2014年12月6日转康复医学科。转入时患者意识不清,GCS评分6分(E3V1M2)。继续抗癫痫治疗,同时予低频脉冲电刺激、中频电治疗、头部磁疗、空气压力治疗仪、干扰电、电针、电动起立床、偏瘫肢体综合训练、吞咽肌群电刺激、吞咽训练、音乐疗法、作业治疗等综合康复治疗。于12月10日行干扰电治疗过程中及12月19日头部磁疗期间各出现一次癫痫治疗,每次持续时间3~5分钟,使用地西泮可终止其发作。维持丙戊酸钠、卡马西平血液药物浓度,维持患者水及电解质平衡。于2015年1月16日出院转当地医院继续治疗。

出院时情况:患者处于最小意识状态,存在眼球追踪,偶可完成睁眼闭眼动作。不能发声。双侧额颞部颅骨修补手术切口愈合良好。患者双侧瞳孔等大等圆,直径约2.5mm,对光反射存在。颈部气管切口愈合良好。双肺呼吸音清,未闻及干湿啰音。心率80次/分,律齐,各瓣膜听诊区未闻及病理性杂音。腹软,肝脾肋下未触及。皮肤完整无破溃,下肢无肿胀,皮肤温度对称正常。四肢肌张力增高,双上肢屈肌张力Ashworth Ⅰ$^{+}$级,双下肢伸肌张力Ashworth Ⅰ$^{+}$级。患者鼻饲管进食。大小便不能自控。日常生活完全依赖。

出院诊断:1. 重型颅脑损伤术后;2. 继发性癫痫;3. 脑室腹腔分流术后;4. 双侧额颞颅骨去骨瓣减压术后;5. 意识障碍;6. 气管切开术后;7. 肺部感染。

出院医嘱:给予综合促醒措施,积极防治肺部感染、压疮、泌尿系统感染、深静脉血栓、关节挛缩等各种并发症;丙戊酸钠0.5g,每日2次;卡马西平0.1g,每日2次;定期复查血药浓度及血常规、肝肾功能。

附图6-6~图6-10:辅助检查的时间及结果

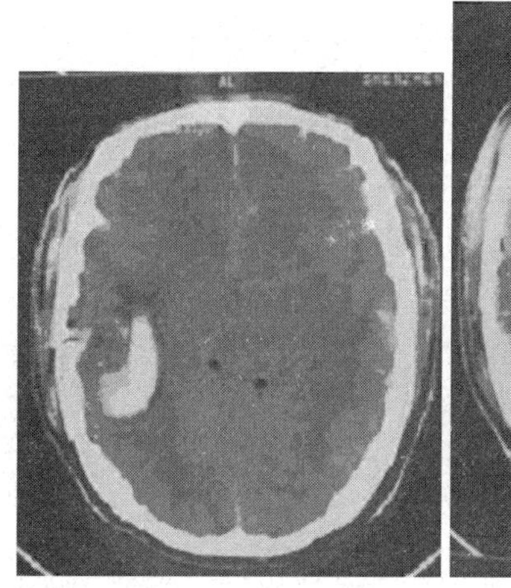

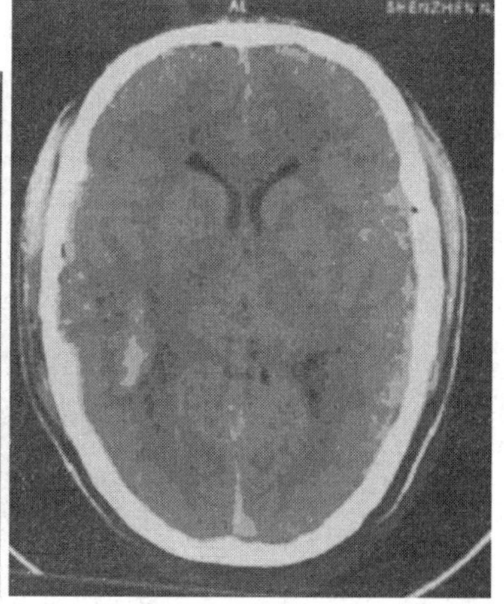

图6-6 术前2014年6月19日,右额颞叶内见斑点、斑片状高低混杂密度影,以右侧为著。脑室大小无明显异常。脑沟、脑池变窄,其内充填高密度影及斑点状气体密度影。中线结构无明显偏移。右侧颞骨粉碎性骨折,右侧颞顶部头皮下血肿及少许积气

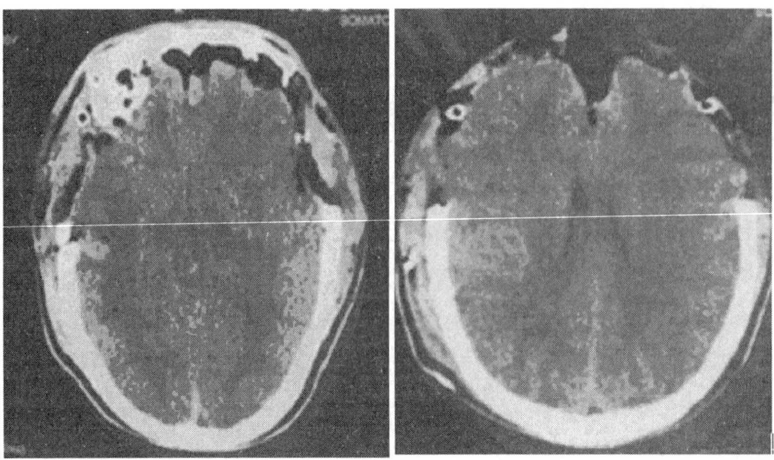

图 6-7　术后 2014 年 6 月 19 日，与术前比较：右侧颞叶内斑片状高密度影，较前增多，左侧颞顶也脑挫裂伤。脑沟、脑池变窄，其内充填高密度影，较前无明显变白。右侧颞骨粉碎性骨折。右侧颞顶部头皮下血肿，较前明显

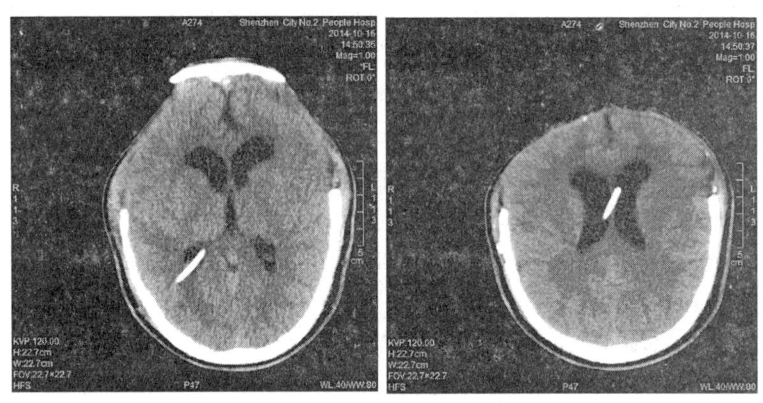

图 6-8　2014 年 10 月 16 日，双侧部分颅板缺损呈术后改变，术区脑实质密度欠均匀，左侧侧脑室、右侧枕叶见引流管，余脑实质密度正常，未见异常密度灶及占位性病变。脑室、脑池系统及脑沟的形态、大小和位置未见异常，中线结构居中

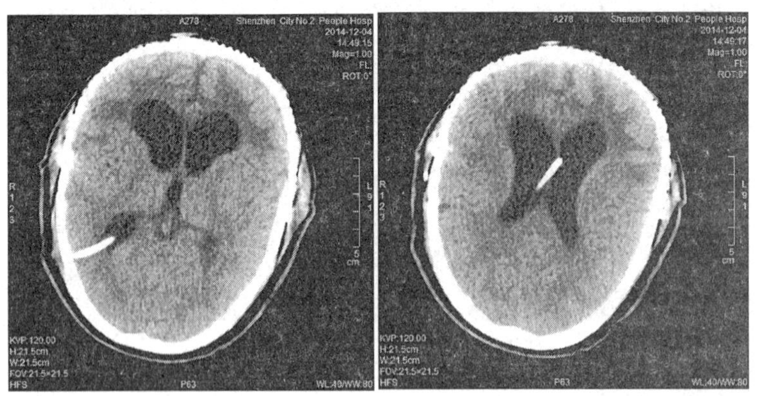

图 6-9　2014 年 10 月 16 日，双侧额颞部颅板缺损呈术后改变，现见金属网覆盖，近少许放射状伪影；邻近额颞叶术区密度欠均匀，范围大致同前；颅内见引流管，幕上脑室系统广泛扩张，程度较前减轻；双侧侧脑室前角旁见片状低密度灶，较前明显；左侧脑室可见导管留置；中线结构居中。右侧颞骨骨质连续性中断，可见线状负影，双侧乳突蜂房密度增高

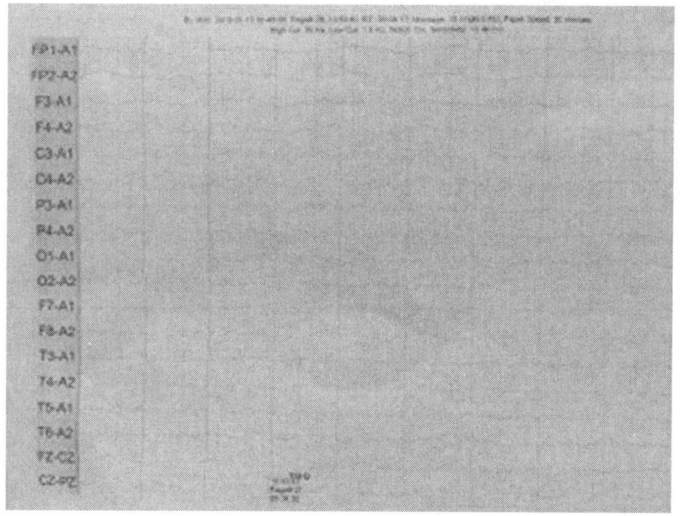

图 6-10　脑电图：脑波以中低波幅 4～7.5Hz θ 波、0.5～3Hz δ 波，少许低波幅 8～10Hz α 波，14～20Hz β 波间入，记录过程未见尖刺波、尖刺慢复合波及其他异常波发放

三、病例分析

（一）脑外伤后癫痫的临床诊断

脑外伤后癫痫的诊断主要依据头部外伤史及伤后出现的癫痫发作。在受伤多年之后出现的第一次癫痫发作，与外伤的相关可能性较小。对于怀疑迟发性外伤所致的癫痫患者，需要行头颅 MRI 或 CT 检查以排除其他疾病。部分脑外伤存在肌痉挛和震颤的患者可能诊断困难，EEG 检查有助于诊断。

本病例，根据患者脑外伤后头颅 CT 检查结果（图 6-6），于受伤当日行双侧额颞颅骨去骨瓣减压术。术后病情明显好转。康复效果明显，可进食、穿衣、起坐转移、行走。病程第 2 个月因脑积水症状加重。在疾病治疗过程中先后出现 6 次痫性发作，根据患者头颅损伤情况、脑电图检查的“痫性放电”结果（图 6-10）以及痫样发作的临床表现，可确立继发性癫痫的诊断。

（二）脑外伤癫痫的康复评定

1. 早期癫痫与迟发性癫痫　脑外伤后 1 周以后才发生的癫痫称为迟发性癫痫，伤后 1 周内发生的称为早期癫痫。迟发性癫痫原因是瘢痕、粘连和慢性含铁血黄素沉积的刺激。诱发这种癫痫的危险因素见表 6-1。

表 6-1　诱发脑外伤后癫痫的危险因素

并发症	例数	迟发癫痫发生率%
Ⅰ. 有急性颅内血肿	128	35
无血肿	854	3
Ⅱ. 有早期癫痫	238	25
无早期癫痫	868	3

续表

并发症	例数	迟发癫痫发生率%
Ⅲ. 有凹陷骨折	447	17
无凹陷骨折	832	4
Ⅳ. 在既无血肿亦无凹陷骨折的患者中：		
有早期癫痫的	124	19
无早期癫痫的	168	1

临床上证实：伤后遗忘的时间大于24小时，硬脑膜有穿破也是危险因素。伤后半年后此症的发生率约为50%。

评定时要注意：上述危险因素是否存在；癫痫发作的形式除大发作外可以以任何形式出现（局部性占80%，颞叶癫痫占20%）；癫痫发作时仍有20%～40%的患者EEG正常，但2年时EEG异常达73%，远比无迟发癫痫患者的高得多。

2. 脑外伤后癫痫的电生理学及影像学检查

（1）脑电图：是脑生物电活动的检查技术，通过测定自发的有节律的生物电活动以了解脑功能状态，是癫痫诊断和分类的客观依据。

正常成人EEG在情绪、安静和闭眼放松状态下，脑电的基本节律为8～13Hz的α节律，波幅为2～100μV，β活动的频率为14～25Hz，波幅为5～20μV，主要分布在额叶和颞叶。痫性放电是人类癫痫的一个重要特征，理论上任何一种痫性发作都可以记录到发作期和发作期间的痫样放电。痫样放电在脑电图上典型表现为刺波、尖波、棘慢或尖慢复合波，也可以有其他发作性节律波。临床上，癫痫发作后进行脑电图检查经常不能捕捉到癫痫波。主要是由于技术和操作的限制，目前常规脑电图仅能记录到半数左右的患者痫样放电，通过重复检查可提高阳性率，采用多种激发方法，如过度换气、闪光刺激、药物、睡眠等，以及特殊电极如蝶骨电极、鼻咽电极可以进一步提高阳性率，可在80%左右患者记录到痫样放电。痫样波的检出是诊断癫痫的重要客观指标，但未检出不能排除癫痫，检出者也不一定是癫痫。因为正常人也有一部分偶可出现痫样放电，故不能单纯根据脑电活动的异常与否来诊断癫痫，必须紧密结合临床。不同类型的痫样发作或癫痫综合征脑电图有不同的特征，因此脑电图是进行分类的重要依据。脑外伤患者脑电图的表现与其损伤程度呈一定的相关性，神经功能障碍很轻的患者EEG可以正常，有时EEG背景减慢，在出现神经功能障碍的患者中EEG尤为明显。如果有局部血肿或是穿通伤的患者还可见局灶性慢波。此外，脑电图还可以用于指导抗癫痫药物的选择、药物剂量调整、停药时机的判断、外科治疗指征和预后判断。

（2）影像学检查：脑外伤应用CT检查对于确定颅骨骨折、颅内血肿和脑挫裂伤容易而且可靠。急性脑外伤颅内出血在MRI中T_1WI和T_2WI上多为等信号，不易和血肿周围脑组织区别；而CT上急性血肿均为高密度影，易于观察。亚急性血肿相反，MRI上均显示为高信号区，CT上则表现为等密度灶。所以，急性期血肿选择CT扫描为宜，亚急性或慢性血肿则选择MRI较好。在颅底出血、轻微的脑挫裂伤水肿MRI比CT敏感。部分轻微脑外伤患者MRI和CT等影像学也可以是正常的。

（3）功能性磁共振成像：主要包括血氧水平依赖功能成像（BOLD-fMRI）、磁共振波谱成像（MRS）、扩散张量成像（DTI）、磁敏感加权成像（SWI）等技术，能非侵袭提供脑外伤病理生理及功能信息。对脑外伤严重程度、认知功能损伤、结构和功能重组、微量出血灶及预后评估等方面的均有独特的临床应用价值。

在本病例中，疾病诊断方面主要是进行了头颅CT、胸部平片及脑电图检查。MRI不产生骨伪影，对后颅凹的诊断有其独特优势，患者未行MR检查对于脑干情况的了解存在遗憾。评估方面，患者GCS评分8分，为重度损伤。虽然外伤后昏迷时间较短，没有脑水肿、颅内血肿、颅内感染等情况，但是存在右颅骨粉碎性骨折、伤后癫痫反复发作以及目前不可停用抗癫痫药物等多种因素影响预后。不足之处，没有进一步完善氢质子磁共振波谱分析和扩散张量成像检查以及入院后未进行GLCS评估，缺乏对远期预后的预测性。

(三)脑外伤后癫痫的康复治疗

脑外伤后癫痫患者，在生命体征平稳后，就应早期进行康复治疗，除药物治疗以外，还注重患者本人及其家属(或照料者)的心理辅导。

1. 常用抗癫痫药物

(1)苯妥英钠：为肝脏代谢药物，主要通过影响细胞膜动作电位起抗癫痫治疗作用。主要由小肠吸收，吸收率可达90%以上。

(2)丙戊酸钠：为肝脏代谢药物，通过竞争性抑制肝酶从而控制癫痫的异常放电。丙戊酸钠作为一线抗癫痫药物，在认知功能方面的副作用比苯妥英钠要小。

(3)卡马西平：为肝脏代谢药物，通过增强细胞膜电位的稳定性阻止脑部异常电位活动向周围扩散，从而阻止癫痫发作。

(4)左乙拉西坦：由肾脏代谢，口服吸收利用度接近100%。肾功能不全的患者需要根据肌酐清除率来调整剂量。

2. 针对性的康复治疗

(1)保持良肢位：良肢位的摆放可以让患者感觉舒适，可对抗痉挛模式防止肢体挛缩。同时定时翻身、变换体位，预防压疮的发生。

(2)运动疗法：运动疗法对于脑外伤后癫痫患者的主要作用除了有维持和改善运动器官的功能外，低、中强度的运动，可以促进大脑皮质、尾状核、下丘脑和小脑等处的内啡肽分泌增多，产生镇痛作用；运动中机体代谢活动增强，肾上腺素分泌增加和由此而产生的欣快感，缓解精神和心理压力，打断抑郁或焦虑情绪与躯体器官功能紊乱之间的恶性循环，增强参与者的自信心。脑外伤癫痫患者的运动处方需要关注运动量的控制，运动量过大，容易引起疲乏，疲劳是诱发痫性发作的诱因之一。运动量小，不足以达到预定的疗效。

(3)物理因子治疗：电疗法、光疗法、超声波疗法及磁疗法等物理因子治疗以及生物反馈治疗等对脑外伤后癫痫发作的影响，目前尚缺乏循证医学的证据。

(4)音乐疗法：脑外伤癫痫患者在康复训练中融入音乐的因素，可以舒缓心理压力、能够有效降低患者的消极情绪，使患者更活跃，并能有效地改善患者认知、情绪、记忆及注意力。音乐疗法安全、经济、无刺激性，对其他药物无不良影响。目前从机制上如何定量化研究音乐信号对人体不同系统的作用机制仍存在许多值得探索和研究的地方。

(5)宣教与心理辅导：脑外伤后癫痫发作给患者及其家属的心理产生不同的消极影响。康复治疗不仅需要对患者进行必要的心理辅导，也需要对患者家属或其照料人员进行宣教，了解脑外伤患者癫痫发作情况，掌握基本处理措施，正确对待痫性发作，消除顾虑。这样可以尽量地避免相关诱发因素，促进患者整体康复。

四、小结

本例患者，运用了音乐疗法，在患者的促醒和舒缓心理压力方面有积极作用。康复治疗中的身体疲劳、焦虑、恐惧或是疼痛等不适，都是癫痫发作的常见诱发因素。在脑外伤癫痫康复治疗方案制定中，需要全面、综合的考虑，制定个体化的治疗方案。

（陈晓峰）

第三节　脑外伤后合并深静脉血栓与异位骨化

一、概述

脑外伤后可引起一系列的合并症，如坠积性肺炎、压疮、下肢深静脉血栓、骨质疏松、肩手综合征、异位骨化等。这些合并症不仅会干扰康复的进程，同时预防和处理这些并发症也是临床工作的重要内容，有的合并症是导致患者死亡的直接原因。

二、病例摘要

（一）病例 1

患者王××，男，50 岁，因被人打伤致头痛、言语不清并站立不能 4 小时余，于 2012 年 12 月 8 日入院。出现头痛，言语表达不清，左侧肢体无力，头痛呈全头部胀痛，右侧枕部为重，随后出现嗜睡、呼唤睁眼等表现。急诊行头颅 CT 检查示"右侧丘脑及中脑出血；右侧颞枕叶可见软化灶"，以"急性颅脑损伤"收入神经外科。

患者入院后给予完善，行脱水、预防消化道出血、脑神经营养、控制血压及静脉营养支持等处理，密切观察患者意识及瞳孔变化，监测生命体征，动态复查头颅 CT。

患者于 2012 年 12 月 15 日出现左下肢肿胀，D-二聚体为 3010μg/L，B 超检查提示左下肢股静脉、髂深静脉血栓，行下腔静脉造影＋下腔静脉滤器植入术，术后给予抗凝治疗（低分子肝素及华法林），患者下肢水肿逐渐消退。

（二）病例 2

患者冯××，男，49 岁，因车祸致右侧肢体活动障碍 2 月余于 2014 年 5 月 19 日入院。患者于 2014 年 2 月 21 日车祸致神志不清，伴恶心、呕吐等，呕吐物为胃内容物，行头颅 CT 检查示左侧硬膜外血肿，中线移位，急诊行"开颅减压术及血肿清除术"，术后给予脱水及支持等对症治疗，患者神志逐渐转清，仍有言语不能、右侧肢体无力。

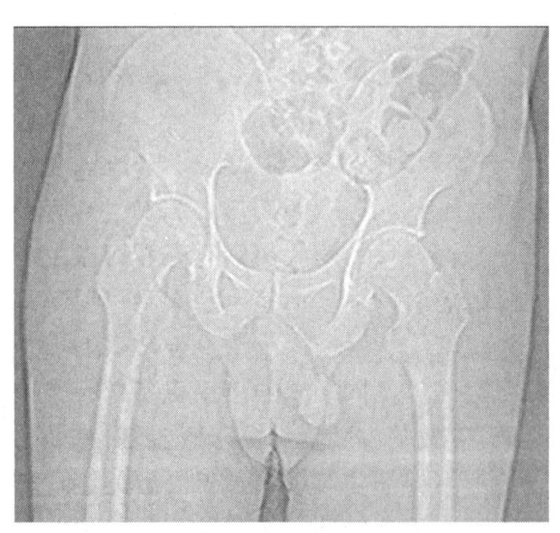

图 6-11　X 线见右大腿高密度影

住院康复期间（2014 年 6 月 1 日），查房时发现右下肢轻度肿胀，右大腿内侧出现包块，大小约 2cm×3cm，质地硬，表面不光滑，边界不清，无液波感及搏动感，不能推动，拒按。化验检查：D-二聚体 801ng/ml、纤维蛋

白降解产物 6.21μg/ml。行右髋关节及骨盆平片示(图 6-11):右髋臼周围、右股骨上段软组织内高密度影,考虑截瘫后周围软组织钙化。右髋部 CT 提示(图 6-12):右髋部、右股骨上段周围软组织见条片状钙化灶,边界清晰,主要呈围骨性分布,邻近软组织肿胀。未见骨质破坏及骨膜反应,余结构未见异常征象。MRI 提示(图 6-13):右侧髂腰肌、股骨外侧肌及右股骨中上段周围肌肉及部分浅筋膜见弥漫性水肿改变(部分病灶内含有小片状稍短 T_2 信号),骨盆及右股骨骨质形态及信号正常,诸骨未见骨质破坏征象;双髋关节间隙正常,未见明显积液征象,余无特殊。印象:右侧髂腰肌、股骨外侧肌及右股骨中上段周围肌肉及部分浅筋膜广泛性水肿,符合偏瘫后骨化性肌炎改变。行血管彩超检查提示(图 6-14):右下肢动脉粥样硬化,右侧大腿外后方皮下软组织水肿。

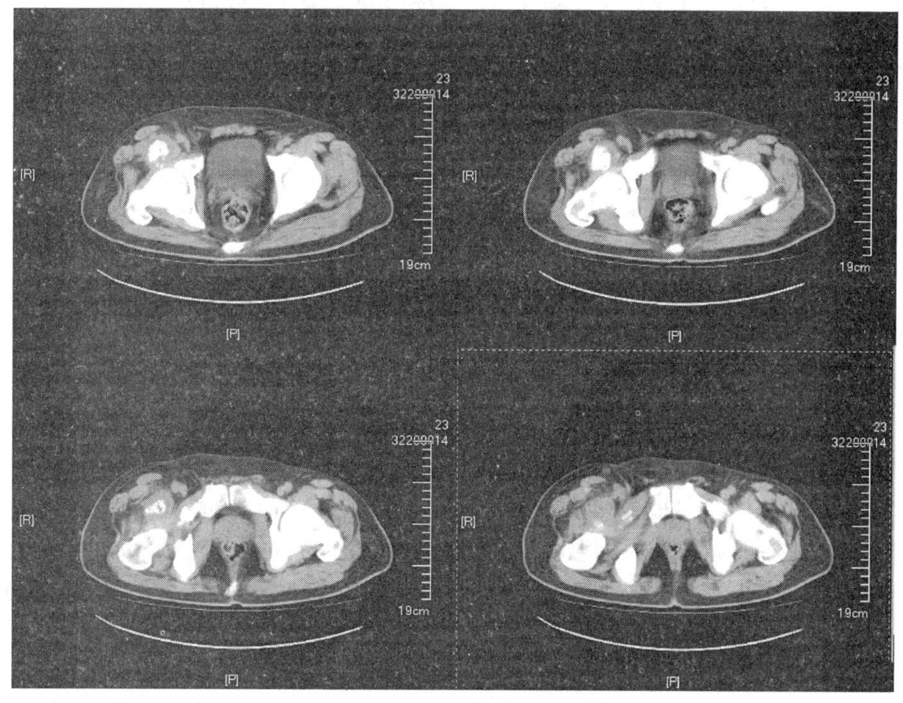

图 6-12 CT 提示右股骨颈前方大片钙化灶

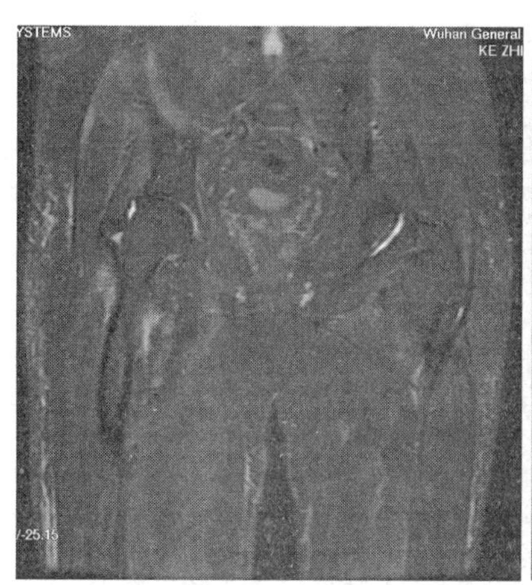

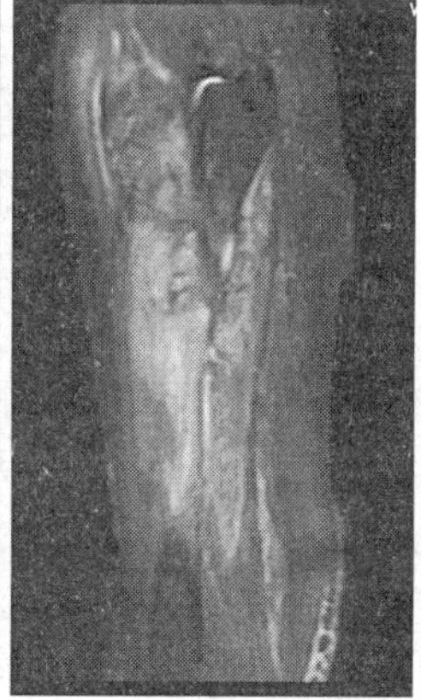
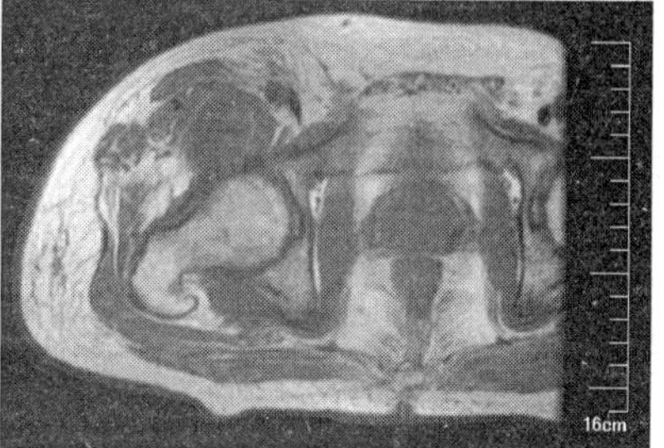

图 6-13 MRI 提示右股骨上段软组织肿胀

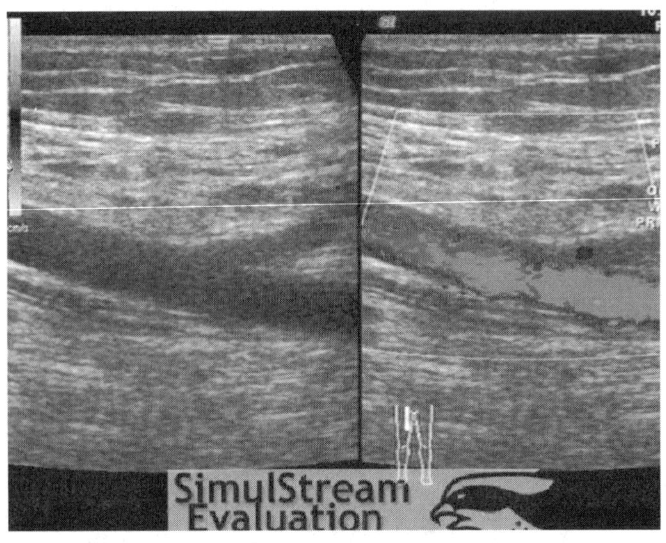

图 6-14　彩超右下肢大血管未见异常

即刻停止右髋关节、膝关节的运动疗法，抬高患者，局部给予磁疗等，2 周后，患者右大腿肿胀消失，包块明显缩小。复查血常规等恢复正常。

三、病例分析

（一）深静脉血栓

深静脉血栓形成（deep venous thrombosis，DVT）是血液在深静脉内不正常凝结引起的静脉回流障碍性疾病，多发生于下肢；血栓脱落可引起肺动脉栓塞（pulmonary embolism，PE），两者合称为静脉血栓栓塞症（venous thromboembolism，VTE）。深静脉血栓和与之相关的并发症肺栓塞，是脑损伤后数周内非常严重的危险状况。当前应用的几种预防脑损伤患者深静脉血栓的方法包括早期运动、抗凝、间歇气压、弹力袜等。

DVT 主要表现为患肢的突然肿胀、疼痛、软组织张力增高；活动后加重，抬高患肢可减轻，静脉血栓部位常有压痛。血浆 D-二聚体是反映凝血激活及继发性纤溶的特异性分子标志物，可用于急性 VTE 的筛查、特殊情况下 DVT 的诊断、疗效评估、VTE 复发的危险程度评估。多普勒超声检查的灵敏度、准确性均较高，是 DVT 诊断的首选方法，适用于对患者的筛查和监测。

DVT 的治疗：①抗凝，是 DVT 的基本治疗，可抑制血栓蔓延，有利于血栓自溶和管腔再通，从而减轻症状、降低 PE 的发生率和病死率。但是单纯抗凝不能有效消除血栓、降低 PTS 的发生率。药物包括普通肝素、低分子肝素、维生素 K 拮抗剂、直接Ⅱa 因子抑制剂、Ⅹa 因子抑制剂等。②溶栓治疗，尿激酶最为常用，对急性期血栓起效快，溶栓效果好，过敏反应少。常见的不良反应是出血。治疗过程中须监测血浆纤维蛋白原（FG）和凝血酶时间（TT）。③手术取栓，是消除血栓的有效方法，可迅速解除静脉梗阻。④合并髂静脉狭窄或闭塞的处理，髂静脉狭窄或闭塞在 DVT 的发病中起重要作用，导管溶栓或手术取栓后同时矫正髂静脉狭窄或闭塞，可以提高通畅率。⑤下腔静脉滤器置入。

DVT 的长期治疗：DVT 患者需长期行抗凝等治疗以防止血栓蔓延和复发。

物理治疗：包括加压弹力袜和间歇气压治疗。两者均可促进静脉回流，减轻淤血和水肿，是预防 DVT 发生和复发的重要措施。

其他治疗：静脉血管活性药物，如黄酮类、七叶皂甙类等。

（二）异位骨化

脑损伤后异位骨化发病机制目前并不清楚，多发生在大关节周围，如髋关节、肘关节等。其产生可能与损伤早期过度活动肢体有关。一旦发生异位骨化，原则上应避免早期对受累局部进行温热治疗。超声波、按摩及缓慢、柔和的运动（如渐进性运动练习）可预防挛缩。

四、小结

脑损伤患者由于疾病本身造成组织损伤，多个器官的功能障碍，患者个体社会参与程度的下降，加上在治疗过程中由于条件所限或不正确的方法导致失用、误用，上述因素互为因果，导致机体诸多并发症，引起多种继发性功能障碍，如深静脉血栓与异位骨化等，给患者造成不必要的痛苦，延缓了康复过程，影响康复效果。关键是做好预防，早期发现和早期治疗。

（张善纲）

第四节　脑外伤后低钠血症

一、概述

钠是体内细胞外液重要组成成分，对维持血压、肌肉和神经等功能起着重要作用。低钠血症是临床常见的电解质紊乱之一。低钠血症不仅可引起严重中枢神经系统损害，还可导致非心源性肺水肿等并发症，同时也是骨质疏松的危险因素。

脑外伤后并发低钠血症临床上并不少见，研究认为除大量应用脱水药物和钠盐摄入不足等常见原因引起的低钠血症外，脑外伤后非医源性的低钠血症主要包括抗利尿激素分泌不当综合征（syndrome of inappropriate antidiuretic hormone，SIADH）和脑性盐耗综合征（cerebral salt wasting syndrome，CSWS）两种类型。这两种类型低钠血症的临床表现类似，但在发病机制、诊断及治疗方面有着明显区别，容易漏诊、误诊和误治，准确及时的诊治有利于患者的全面康复。

二、病例摘要

患者汤××，男，39 岁，因头部外伤伴四肢活动不灵 11 个月于 2013 年 7 月 30 日入院。于 2013 年 9 月 3 日出院。

患者于 2012 年 8 月 28 日凌晨骑车途中不慎摔倒，当即昏迷不醒，被路人急送当地医院，行头颅 CT 检查提示“广泛性脑挫裂伤伴右额部脑内血肿、原发性脑干损伤、双侧颞顶部硬膜下血肿、枕骨骨折、蛛网膜下腔出血”，急诊在全麻下行“颅内血肿清除＋去骨瓣减压术”，术后入住 ICU 予加强监护，维持生命体征，脱水降颅压、脑保护、促醒、营养支持等对症治疗，次日因排痰不畅行气管切开术。术后 1 个月左右患者意识渐转清醒，病情稳定，从 ICU 转入普通病房继续治疗，术后 2 个月左右依次拔除导尿管、鼻饲管及气管套管。2012 年 10 月 8 日复查头颅 CT 提示“继发脑积水”，于 2012 年 10 月 19 日行“脑室-腹腔分流术”，术后当地医院继续住院治疗，并于 2013 年 12 月 5 日行“颅骨修补术”，术后转康复医院行康复治疗至今（具体不详）。现患者伤后 11 个月，病情稳定，意识清楚，言语表达不能，认知功能明显减退，四肢肌张力高，活动不灵，大小便不能完全自控，日常生活近乎完全依赖。在外院住院期间多次复查血钠低，长期波动在118～126mmol/L。并长期给予补钠治疗（具体不详），但血钠一直未恢复到正常范围。伤后至今有4次癫痫发作，目前服用卡马西平0.4g，每日3次。

既往有高血压病史5～6年，外伤前不规则自服降压片，血压控制欠佳。外伤后在外院住院期间口服美托洛尔25mg（每日2次）、氨氯地平5mg（每日1次）、吲达帕胺2.5mg（每日1次）治疗，血压控制可。

入院查体：体温36.7℃，脉搏78次/分，呼吸20次/分，血压138/86mmHg，乘坐轮椅，神志清楚，精神较差，表情淡漠，查体不能完全配合，言语表达不能，听理解差，仅能按嘱完成少部分简单指令动作，交流较困难，吞咽无明显障碍，饮水偶有呛咳，双瞳孔等大等圆，直径2.5mm，光反射敏感，呼吸平稳，双肺呼吸音粗，可闻及少许湿啰音和痰鸣音，心律齐，未闻及病理性杂音，腹软，肝脾肋下未及，周身皮肤完好、无压疮，双下肢不肿。四肢感觉检查不配合，刺痛觉存在。四肢肌张力增高，四肢关节不同程度挛缩，以左肘关节、双踝关节明显。右上肢存在部分主动活动，左上肢及双下肢无明显主动活动。大小便不能完全自控，小便使用接尿器外接，大便两日一次，需他人开塞露辅助，日常生活近乎完全依赖，Barthel指数评分15分。

入院诊断：1. 脑外伤（术后）；2. 低钠血症；3. 症状性癫痫；4. 肺部感染；5. 高血压。

针对低钠血症的诊疗过程：2013年7月31日血生化：钾4.58mmol/L、钠128mmol/L、氯92mmol/L、钙2.34mmol/L、谷丙转氨酶21U/L、谷草转氨酶16U/L、碱性磷酸酶124U/L、谷氨酰转酞酶217U/L、总胆红素9.0μmol/L、直接胆红素2.4μmol/L、间接胆红素6.6μmol/L、总蛋白72.4g/L、白蛋白43.6g/L、球蛋白28.8g/L、肌酐42μmol/L、尿素氮3.81mmol/L、尿酸194.0μmol/L、尿素氮/肌酐0.09、渗透压254.8mOsm/L、血糖3.90mmol/L、总胆固醇5.82mmol/L、三酰甘油1.13mmol/L；高血压五项：血管紧张素Ⅰ（卧位）0.14nmol/L、血管紧张素Ⅱ（卧位）26.83pmol/L、血醛固酮（卧位）315.90pmol/L、肾素活性316.94pg/ml/hr、血醛固酮/肾素活性（卧位）2.79；促肾上腺皮质激素（8AM）47.60pg/ml；尿氯455.00mmol/24h、尿钾62.9mmol/24h、尿钠486mmol/24h、24h尿量2200ml；红细胞沉降率、凝血、免疫组合、尿常规、大便常规+隐血未见异常。

结合相关实验室检查予以积极补钠治疗，期间每日监测血钠，实时调整。经1周治疗，期间多次复查血钠119～128mmol/L、血氯89～93mmol/L、血钾3.86～4.37mmol/L；尿钠326～468mmol/24h、24h尿量2000～2700ml。2013年8月7日肌酐42μmol/L、尿素氮2.51mmol/L、尿酸127.0μmol/L、渗透压246.7mOsm/L。患者血钠升高不明显。调整治疗方案，予以限水，每日入水量控制在800～1000ml，同时每日监测血钠，根据检查结果继续补钠；调整抗癫痫药物，停用卡马西平，予以丙戊酸钠0.2g，每日3次联合拉莫三嗪（25mg，每日1次，2周后增至50mg，每日1次）抗癫痫；调整降压药物，停用吲达帕胺，加用缬沙坦80mg每日1次降压。经调整治疗方案，继续治疗3周，患者血钠渐升至正常范围，尿钠明显下降。2013年8月29日血常规：血细胞比容0.400L/L、渗透压269.1mOsm/L；血生化：钠136mmol/L、钾4.24mmol/L、白蛋白43.1g/L、肌酐37μmol/L、尿素氮3.22mmol/L、尿酸174.0μmol/L；尿常规：尿比重1.020；尿钠215mmol/24h、24h尿量1500ml。继续监测血钠、24h尿钠均在正常范围，渐停止静脉补钠，恢复正常进食摄入钠盐。

出院时低钠血症恢复情况：患者住院5周，出院前3日连续监测血钠、血钾和24小时尿钠、尿钾均在正常范围波动。患者于2013年9月3日出院回当地医院继续康复治疗。电话随访，患者定期复查血钠均在正常范围。

三、病例分析

（一）脑外伤后低钠血症的临床表现

脑外伤后低钠血症的临床表现多为非特异性的，其症状取决于血钠下降的程度和速度，血钠下降速度和程度越大，症状越严重。轻度低钠血症可无临床症状，严重低钠血症主要表现为神经系统和胃肠道症状。神经系统症状在急性低钠血症中比慢性低钠血症更为常见，症状主要系低钠血症导致脑细胞水肿所致。人体对脑细胞水肿有一定代偿性，但如果低钠血症发生很快，超过人体代偿能力，即使血钠浓度只有轻微改变也可能导致明显神经系统症状，可表现为疲乏、表情淡漠、头痛、视力模糊、恶心等，随着血钠降低可发生嗜睡、躁动、谵语、肌张力低下、腱反射减弱或消失甚至抽搐、昏迷。对于SIADH患者，因体液容量正常，故无脱水等症状，皮肤弹性和血压可保持正常，表现为低钠无脱水。CSWS患者可出现厌食、恶心、呕吐、无力、直立性低血压、皮肤无弹性、眼球内陷、心率增快等低血容量表现。

（二）脑外伤后低钠血症的康复评定

对于脑外伤，尤其重型脑外伤并发低钠血症患者的康复评定应全面系统。除入院完善常规检查并定期复查以动态了解患者一般情况和定期运动功能、感觉功能、认知功能、言语功能、吞咽功能、心理功能和日常生活活动功能等方面功能评定以动态掌握患者功能状况外（可参考本套系列教材相关章节内容），应着重结合低钠血症可能的病因、发病机制和诊断标准进一步完善有关化验和检查，并动态监测。

低钠血症临床表现易被脑外伤症状掩盖，应结合患者血压、心率、24小时出入量等变化，重点监测血钠、血氯、血钾、血钙、白蛋白、血尿素氮、血肌酐、血尿酸、血渗透压；血红蛋白、血细胞比容；血管紧张素Ⅰ、血管紧张素Ⅱ、血醛固酮、肾素活性、促肾上腺皮质激素；尿pH、尿钠、尿钾、尿蛋白、尿比重等相关指标，必要时行深静脉置管测定中心静脉压。

导致低钠血症原因复杂，医源性主要有：①急性期严重失血、失液致钠丢失过多。②重症患者长期禁食而钠补充不足导致低渗性脱水。③肾功能损害致钠排泄增多。④补液低渗状态引起医源性低钠。⑤高血糖或应用甘露醇时致高渗低钠等。在评估脑外伤后低钠血症时，首先应排除这些原因导致的低钠血症，通常经积极防治，这一类低钠血症短时间即能纠正。

脑外伤后SIADH是因ADH（抗利尿激素）/ACTH（促肾上腺皮质激素）失衡所致的顽固性低钠血症。在正常生理条件下，垂体前叶和后叶之间在下丘脑调控下保持动态平衡。垂体前叶分泌的ACTH和后叶释放的ADH各自通过对细胞内外液中渗透压和电解质的影响而维持机体内环境的稳定。脑损伤后可刺激下丘脑-神经垂体轴兴奋，ADH释放过多而ACTH分泌相对不足，ADH/ACTH平衡失调，水重吸收增加致血容量增加，引起水潴留、稀释性低钠血症，同时尿钠排泄增多，则导致SIADH。SIADH实际上是血容量扩张，钠代谢是正平衡的。

CSWS发病与肾脏交感神经活性降低及一些利钠因子的过度分泌关系密切。在急、慢性脑损伤后，肾小管对钠重吸收障碍，肾脏保钠功能下降，从而引起低钠血症。CSWS发生还与某些利钠因子过度分泌有关，其中较为肯定的是心房利钠多肽和内源性类洋地黄类物质的作用。目前存在4种利钠肽，心房利钠肽（ANP）、脑钠素（BNP）、C型利钠肽（CNP）和最近发现的D型利钠肽(DNP)。利钠肽通过使肾小球滤过率增加和髓质集合管尿钠排泄增多引起多尿,大量钠、水经肾排出,引起低血容量性低钠血症,同时利钠肽通过对脑干的作用抑制肾上腺素分泌。它们均存在排钠、利尿和血管舒张作用,且由于没有肾上腺素作用于肾脏,钾排泄少,因此CSWS很少出现低钾血症。CSWS患者表现出血容量扩张降低,同时存在负钠平衡。

1967年,Banter和Schwartz提出的SIADH诊断标准一直沿用至今,目前关于SIADH的诊断依据主要有:①血钠<130mmol/L。②血浆渗透压<270mmol/L。③尿钠>20mmol/L或>80mmol/24h。④尿渗透压高于血浆渗透压。⑤心、肝、肾、甲状腺、肾上腺与肾功能正常;⑥周围组织无水肿或脱水。而诊断CSWS需抓住如下特点:①本身存在颅内病变,原有意识状态改变或出现精神症状。②在钠摄入正常或正常补钠的情况下出现低钠血症。③血容量降低、中心静脉压降低。④血浆渗透压增高或正常。⑤尿钠>20mmol/L或>80mmol/24h;⑥尿钠浓度增高,尿量增加而尿比重正常;⑦血浆ANP、BNP升高;⑧低钠血症限水后不能矫正反使病情恶化。

实验室检查低血容量和负钠平衡是CSWS与SIADH区别的主要特征。细胞外液容量测定是衡量血容量状态最准确的一项指标。相对而言,不存在低血压情况下,中心静脉压测定是有效且实用的鉴别指标。CSWS血细胞比容升高,血BUN/Cr值上升和血浆蛋白质浓度上升皆提示血容量降低,可借此与SIADH鉴别。Ishikawa等曾报告血钾浓度升高也表示CSWS的存在而非SIADH。血清尿酸浓度在SIADH中常下降,而在CSWS中是正常的。两者常用指标鉴别见表6-2。

表6-2　CSWS与SIADH的鉴别

项目	CSWS	SIADH
血容量	↓	↑
净钠盐丢失	+++	正常
盐平衡	负	可变
脱水症状与体征	有	无
体重	↓	↑或无变化
肺毛细血管楔压	↓	↑或正常
中心静脉压	↓	↑或正常
血细胞比容	↑	↓或无改变
血BUN/Cr	↑	正常
血浆渗透压	↑或正常	↓
血清蛋白质	↑	正常
血钠浓度	↓	↓
尿钠浓度	↑↑	↑
血钾浓度	↑或无变化	↓或无变化
血清尿酸浓度	正常	↓
血浆肾素活性	↓	↓
血浆醛固酮水平	↓	正常或↑

鉴别困难时还可采用诊断性补液治疗或限制液体治疗。补液治疗后若患者症状改善，则多为CSWS；如无改善，则为SIADH。同时，可在患者病情许可条件下，应用限制液体治疗，如血浆渗透压升高，尿钠排除减少，则多为SIADH；如患者症状加重则为CSWS。

（三）脑外伤后低钠血症的康复治疗

脑外伤后低钠血症的治疗本身并不困难，能否得到正确有效的处理关键是治疗前在全面系统检查和评估基础上明确患者当前状态下低钠血症的病因和类型。所有低钠血症均应在积极治疗原发病和纠正常见医源性低钠血症的基础上进行治疗。

SIADH治疗的主要方法是通过限制液体入量来排除过多水分。由于SIADH并不是真正缺钠，而是由于稀释性低钠，其特点是钠代谢平衡或稍正平衡，血容量正常或增加。补充钠盐不仅不能纠正低钠，反而刺激ADH释放，可能加重低钠。因此SIADH治疗原则是限水，限水量取决于血钠水平。有学者认为，血钠在131～134mmol/L，每日限水量1000～1200ml；血钠在125～130mmol/L，每日限水量800～1000ml；血钠＜125mmol/L，每日限水量600～800ml。当血钠＜128mmol/L时，呋塞米是治疗SIADH首选药物，但应注意使用时可引起低钾血症及其他电解质紊乱。

CSWS的治疗应充分补钠、补水，补钠量根据缺钠程度而定。由于缺钠时又多伴有血容量不足，因此首先需快速补足血容量，提高血浆渗透浓度，以改善微循环。

对于低钠血症，在补钠时注意防止血钠迅速正常化的治疗，因低钠血症过快纠正有诱发中心性脑桥髓鞘破坏的危险。血钠上升以每小时1～2mmol/L较适合，在第一个48小时内血钠升高总量不应超过25mmol/L。一些学者建议使用更小剂量的纠正，在24小时最大上升不超过12mmol/L，48小时内不超过18mmol/L或每小时血钠上升不超过0.7mmol/L。对有中心性脑桥髓鞘破坏高风险的患者（如合并营养不良或乙醇中毒患者），24小时血钠的上升不应超过8mmol/L。

本例患者虽未进行中心静脉压测定，不能直接监测血容量情况，但由于患者血压不低，心率不快，红细胞比容不高，故考虑该患者低血容量证据不足，且入院后第1周给予积极补钠、补液治疗效果不佳，第2周限水后效果明显，考虑该患者为SIADH，而非CSWS。

（四）脑外伤后低钠血症的疗效和功能结局

脑外伤后低钠血症的功能结局取决于失钠的速度和程度、低钠状态持续的时间和是否得到正确有效的诊治。特别是重型脑外伤并发低钠血症患者，低钠血症所引起的症状和体征往往被脑外伤病情所掩盖，临床医师在诊治过程中容易过多关注脑外伤病情变化而忽略低钠血症带来的负面影响，低钠血症直接或间接影响患者的康复进程和功能结局。一方面脑外伤可并发低钠血症；另一方面，低钠血症可加重脑外伤病情。血钠浓度降低，细胞外液低渗透浓度，水自细胞外向细胞内转移，造成细胞内水肿，对脑组织来说，就是脑细胞水肿、颅内压增高。脑外伤后若合并低钠血症，脑水肿将加重，导致病情加重，长期严重的低钠血症最终会导致严重弥漫性脑肿胀，继发脑干损伤而死亡。

四、小结

低钠血症在脑外伤患者中常见，对低钠血症的原因诊断较为困难，常是各种原因的综合作用。在钠盐摄入不足、大量脱水的同时常伴有内分泌异常，而不同原因所致的低钠血症在治疗上又相互矛盾，给临床治疗带来一定困难。对脑外伤后低钠血症的患者，一些学者认为，低钠血症患者初期应采用限水、限钠治疗，若症状无缓解，血钠值仍低于正常水平，再改为大量输液，补充等渗盐水等措施。而另一些学者认为 CSWS 与 SIADH 都应该补充高渗盐水。国内多数学者主张为了不加重病情、有利于区分低钠血症的原因，对低钠血症患者应首先按真性失盐给予补充钠盐治疗，并观察疗效，进而达到鉴别目的。而且首选补充钠盐也是比较安全、可靠的治疗方法。首先，由于脑外伤患者在伤后早期即使用了较大剂量的脱水药物，低钠血症更为常见。其次，补充钠盐特别是补充高渗钠盐可阻止血钠水平进一步下降，尤其对重度低钠血症患者可避免重度低钠血症所引起的脑水肿等严重后果。若经补充钠盐治疗 2～3 日血钠水平无明显回升或继续下降，则考虑为 SIADH 引起的低钠血症，可在补充钠盐的同时进一步采取限水措施，这样可达到治疗目的而且相对安全。

（陈　进）

第五节　脑外伤后慢性期垂体功能减退

一、概述

对于脑外伤后垂体功能减退，不同研究所报道的发病率差异较大。美国一项研究表明，TBI 后 1 年，垂体功能减退的发生率高达 90％。一项 TBI 的荟萃分析显示，27.5％的患者存在垂体功能减退。慢性期垂体前叶功能减退是 TBI 的常见并发症，会加重脑外伤患者躯体和神经精神的功能障碍，影响 TBI 患者的康复，且预后较差。外伤后导致垂体功能减退的确切机制尚不清楚。脑外伤后相关激素指标选取、测定时间与检测方法的不同使垂体功能减退的诊断及评定较为困难。亟待制定指南以规范治疗。采用标准统一的诊断方法，有利于更全面和正确地认识此病，早期诊断及科学的治疗有利于患者的恢复并提高生活质量。

二、病例摘要

（一）病例 1

患者杨××，男，19 岁，因脑外伤术后、生长发育迟缓 3 年于 2014 年 7 月 21 日入院，于 2014 年 7 月 26 日出院。

入院情况：患者于 16 岁时骑自行车被小汽车撞倒，当即出现意识不清，急送入当地医院就诊，行头颅 CT 检查示：双侧额部多发挫裂伤。以重型颅脑外伤收住院，给予脱水、营养神经及改善循环等保守治疗。患者于受伤后第 2 日意识转清，诉头痛、头晕，肢体活动可，言语表达流利。住院 1 个月后出院。出院在家休学半年后重新入学。家人发现患者在脑外伤后出现生长速度减慢，身高明显低于同龄人，学习成绩下降，不能适应学习进度，遂辍学在家。患者青春期第二性征发育迟滞，保持 3 年前体型及外貌，3 年来未有遗精，胡须稀少，喉结不明显，无腋毛，阴毛稀少，无怕冷少汗，无烦躁及手抖，无四肢外翻。3 年身高增长 3cm。4 个月前曾来我院门诊就诊，诊断为：脑外伤术后、生长发育迟缓。予以“泼尼松 5mg，1/早，口服。”。患者病情无明显改善，为求进一步治疗，于 2014 年 7 月 21 日来我院就诊，门诊以“生长发育迟缓”收入院。自发病以来，患者一般情况可，饮食、睡眠可，大小便正常，近 4 个月体重增加 10kg。患者为足月顺产，妊娠期母亲营养良好，无胎位不正，无宫内窘迫等现象，出生时情况良好，出生体重、身长均与正常胎儿无异，出生后以母乳喂养为主。16 岁之前生长状况良好，学习成绩好。有遗精及勃起，有腋毛及阴毛。入院查体：体温 36.0℃，脉搏 80 次/分，呼吸 18 次/分，血压 120/80mmHg。童年体型，上部量与下部量比约等于 1，无颈蹼，断掌。营

养良好，正常面容，表情自如，自动体位，神志清楚，精神状态良好，查体合作。颅神经检查未发现异常。心肺腹检查未发现异常。患者第二性征未发育，男性生殖器发育不良，无色素沉着，无阴毛及腋毛，阴茎短小，长度约 3cm，直径约 1.2cm，两睾丸小。脊柱正常生理弯曲，四肢活动自如，无畸形、下肢静脉曲张、杵状指(趾)，关节未见异常，无四肢外翻，双下肢无水肿。四肢肌力、肌张力未见异常，双侧肱二、三头肌腱反射未见异常，双侧膝、跟腱反射未见异常，双侧 Babinski 征阴性。

辅助检查：

(2014 年 3 月 14 日我院门诊)性激素：雌二醇(E_2)<5.00pg/ml；黄体生成素(LH)<0.100mIU/ml；卵泡刺激素(FSH)0.171mIU/ml；孕酮(PRGE)<0.030ng/ml；催乳素(PRL)7.18ng/ml；睾酮(TEST)<0.025ng/ml。甲状腺功能(甲功)检查：促甲状腺素(TSH)3.318mIU/L；游离 T_3(FT_3)1.91pg/ml；游离 T_4(FT_4)0.56ng/dl。促肾上腺皮质激素(ACTH)19.43pg/ml。(8 点)皮质醇(COR)3.34μg/dl。

(2014 年 3 月 21 日我院门诊)甲功：TT_3 3.25nmolL，TT_4 86.00nmol/L，TSH 2.40mIU/L，FT3 8.18pmol/L，FT4 8.95pmol/L。促肾上腺皮质激素(ACTH)18.83pg/ml。皮质醇节律：(8 点)皮质醇(COR)3.10μg/dl，(16 点)皮质醇(COR)1.46μg/dl。

(2014 年 4 月 23 日我院门诊)甲功：TSH 3.52mIU/L，FT_3 6.69pmol/L，FT_4 8.34pmol/L。电解质：葡萄糖(GLU)4.5mmol/L；镁离子(Mg)0.84mmol/L；无机磷(P)1.13mmol/L；总钙(Ca)3.11mmol/L；氯离子(Cl)107.9mmol/L；钠离子(Na)140.4mmol/L；钾离子(K)4.36mmol/L。促肾上腺皮质激素(ACTH)1.27pg/ml。(8 点)皮质醇(COR)0.37g/dl。

入院诊断：1. 脑外伤恢复期；2. 垂体前叶功能不全；3. 生长发育迟缓。

诊疗经过：入院后完善相关检验及检查。甲功：促甲状腺素(TSH)2.211mIU/L；游离 T_3(FT_3)1.88pg/ml；甲状三碘原氨酸(T_3)0.43ng/ml；游离 T_4(FT_4)0.62ng/dl；甲状腺素(T_4)4.6μg/dl。性激素：雌二醇(E2)<5.00pg/ml；黄体生成素(LH)<0.100mIU/ml；卵泡刺激素(FSH)0.212mIU/ml；孕酮(PRGE)<0.030ng/ml；催乳素(PRL)3.49ng/ml；睾酮(TEST)<0.025ng/ml。生长激素结果提示：<0.05ng/ml。24 小时尿皮质醇(UCOR)5.8μg/24h。皮质醇节律提示：3 个时间点均提示皮质醇(COR)0.01μg/dl。

GnRH 兴奋试验结果提示：基础黄体生成素(LH)<0.100mIU/ml；卵泡刺激素(FSH)0.212mIU/ml；注射戈那瑞林 25 分钟后黄体生成素(LH)<0.100mIU/ml；卵泡刺激素(FSH)0.639mIU/ml；45 分钟后黄体生成素(LH)<0.100mIU/ml；卵泡刺激素(FSH)0.750mIU/ml；90 分钟后黄体生成素(LH)<0.100mIU/ml；卵泡刺激素(FSH)0.755mIU/ml；180 分钟后黄体生成素(LH)<0.100mIU/ml；卵泡刺激素(FSH)0.686mIU/ml。

hCG 兴奋试验结果提示：所测睾酮(TEST)<0.025ng/ml。

小器官超声提示：①双侧睾丸体积小。②双侧附睾未见明显异常。腹部超声提示：①肝界下移，肝实质回声未见明显异常。②前列腺偏小。③胆、脾、胰、双肾未见明显异常。胸片及骨龄结果提示：①心肺未见明显异常。②双手及双腕关节骨质未见异常，尺桡骨远端及掌指骨骨骺未闭合。

入院后给予“泼尼松 5mg，1/日，口服”，“优甲乐 25μg，1/日，口服”。分别补充糖皮质激素及甲状腺激素。给予绒促性素 1500iu 2/周 IM，刺激睾丸生长及升高睾酮水平。患者病情稳定。

出院诊断：1. 脑外伤恢复期；2. 垂体前叶功能不全；3. 生长发育迟缓。

出院情况：患者未诉不适，饮食、睡眠可，大小便正常，无烦渴、多饮、多尿。查体：体温36.2℃，脉搏87次/分，呼吸18次/分，血压120/87mmHg。胡须稀少，喉结不明显，无腋毛，阴毛稀少。

出院带药：泼尼松 5mg 1/日　口服；优甲乐 25μg 1/日　口服；绒促性素冻干粉针1500U 2/周（配2ml生理盐水肌内注射）。

出院后治疗计划：坚持药物治疗，1个月后门诊复诊。

（二）病例2

患者涂××，男，31岁，因胸闷伴全身水肿1年余，加重1周于2014年3月7日收入内分泌科，于2014年3月20日转入康复科，于2014年4月6日出院。

入院情况：患者于3年前因车祸致伤头部，在当地医院行"右额颞部硬膜外血肿清除术及去骨瓣膜减压术"。术后患者恢复良好，认知及言语功能基本正常，但左侧肢体活动欠灵活，尤其是左手功能较差，可缓慢独立步行。于开颅术后半年行颅骨修补术。2年前逐渐出现毛发脱落、稀疏，阴毛及腋毛脱落，畏寒，伴性欲减退。活动后气促、疲劳。1年前出现胸闷伴全身多处水肿，以面部及双下肢明显。时有头晕伴呼吸困难，活动时明显。在当地医院以"心肌炎"给予治疗，效果欠佳。入院1周前全身水肿加重，伴胸闷及呼吸困难，来我院就诊，收入内分泌科。入院查体：体温36.0℃，脉搏58次/分，血压88/56mmHg，呼吸22次/分。贫血貌，慢性病容，颜面及周身水肿，口唇苍白，毛发稀疏，双肺呼吸音清，未闻及干湿啰音。心前区无隆起，心界扩大，心率58次/分，节律规整，心音低弱而遥远，各瓣膜听诊区未闻及病理性杂音。腹壁水肿，肝、脾未触及，全腹无压痛及反跳痛，移动性浊音阴性。四肢水肿，右侧肢体肌力、肌张力正常，左侧肢体肌张力增高，上肢屈肌张力增高，下肢伸肌张力增高。左上肢可抬至胸前，左手活动不能。左下肢可抬离床面。右侧膝腱反射正常，左侧膝腱反射增强，左侧巴宾斯基征阳性。脑膜刺激征阴性。患者不能独立站立及步行。大小便可自控。日常生活不能自理。

辅助检查：心电图示：窦性心律，肢体低电压，无ST-T改变。血常规示：WBC3.8×10^9/L，RBC 2.89×10^{12}/L，HGB 86g/L。测微量血糖为3.5mmol/L。

入院诊断：1. 水肿原因待查；2. 甲状腺功能减退症；3. 贫血；4. 低血糖症；5. 心功能Ⅲ级；6. 脑外伤术后。

诊疗经过：入院后给予利尿、营养心肌、升压、改善心功能等对症治疗，患者水肿、气短症状减轻。住院期间化验结果：FT_3 0.4pmol/L、FT_4 0.43pmol/L、TSH 0.45μIU/ml、TGAb 10.0IU/ml、TPOAb 5.06IU/ml、血糖3.46mmol/L、血清钠132.4mmol/L、氯93.4mmol/L、血HGB85g/L、血AST80U/L、血HDL-C 0.39mmol/L、LDL-C 4.43mmol/L。心肌酶谱：CK 1091U/L、CK-MB 65U/L、LDH 644U/L。性激素：PRL 10.24μIU/ml、FSH 0.45mU/ml、LH 0.10mIU/ml、E_2 75.73pmol/L、P 0.10mmol/L、T 0.07mmol/L；GH＜0.05ng/ml；ACTH-COR节律：8：00 ACT＜10.0pg/ml，COR 50.2nmol/L，15：00 ACT 11.8pg/ml，COR 65.8nmol/L。心脏彩超示：大量心包积液（暗区最大深度2.80cm）。结合病史、体征及辅助检查，水肿原因考虑为：脑外伤后慢性期垂体功能减退（下丘脑-垂体-甲状腺轴、下丘脑-垂体-肾上腺轴、下丘脑-垂体-性腺轴均有损害）；垂体性甲减；甲减性心脏病。给予静脉滴注氢化可的松200mg/d，每隔3日剂量减半，直至维持量。左甲状腺素片小剂量起始：12.5μg，每隔3日加量12.5μg，直至维持量。住院期间患者胸闷、呼吸困难及水肿减轻。体

重下降约 2kg，体温及血压正常，空腹血糖 6.8mmol/L。患者因左侧肢体活动障碍转入康复科继续住院治疗，转入后给予偏瘫肢体综合训练、手功能训练、左侧肢体针灸及理疗，患者左侧肢体控制能力改善。出院前复查：FT_3 0.71pmol/L、FT_4 1.28pmol/L、TSH 0.59μIU/ml、ACT 14.1pg/ml、COR 364nmol/L。指导患者坚持规律用药，切勿随意停药，以防垂体危象发生而危及生命。坚持肢体运动功能训练，提高生活自理能力。

出院情况：体温 36.5℃，脉搏 66 次/分，血压 108/65mmHg，呼吸 18 次/分。贫血貌，慢性病容，颜面及周身轻度水肿，口唇苍白，毛发稀疏。四肢轻度水肿，右侧肢体肌力、肌张力正常，左侧肢体肌张力增高，上肢屈肌张力增高，下肢伸肌张力增高。左上肢可抬至胸前，左手活动不能。左下肢可抬离床面。可在扶持下站立及缓慢步行，呈左侧偏瘫步态。大小便可自控，日常生活不能自理。

出院诊断：1. 脑外伤后慢性期垂体功能减退：甲状腺功能减退；性腺功能减退；肾上腺功能减退；2. 贫血；3. 低血糖症；4. 心功能Ⅲ级；5. 脑外伤术后。

出院带药：泼尼松 5mg，1/日，口服；优甲乐 25μg，1/日，口服。

出院后治疗计划：补充糖皮质激素及甲状腺激素，继续运动功能训练。1 个月后门诊复诊。

三、病例分析

垂体前叶功能减退症是垂体前叶激素分泌不足引起的临床综合征，主要累及的腺体为性腺、甲状腺及肾上腺皮质，其发病原因多，临床表现复杂，诊断及鉴别诊断困难。常见的病因有垂体肿瘤、脑外伤、头颈部放疗后、各种感染、异常出生史、遗传因素等。

垂体分为垂体前叶和垂体后叶。垂体前叶即腺垂体，主要分泌 6 种激素，分别为生长激素（growth hormone，GH）、促肾上腺皮质激素（adrenocorticotropic hormone，ACTH）、促甲状腺激素（thyroid stimulating hormone，TSH）、黄体生成素（Luteinizing hormone，LH）、卵泡刺激素（follicle stimulating hormone，FSH）及泌乳素（prolactin，PRL）。其中 TSH、ACTH、LH、FSH 分别促进其相应靶腺体分泌三碘甲状腺原氨酸及甲状腺素、肾上腺皮质激素、性激素（睾酮和雌二醇），GH、PRL 则直接与相应的靶细胞受体蛋白相结合发挥其各自的生理效应。垂体后叶即神经垂体，储存血管加压素和催产素。各种病变累及垂体的内分泌功能时，可产生一系列内分泌腺功能减退的表现。其中，由于创伤而导致的垂体功能减退称为创伤后垂体功能减退症（post-traumatic hypopituitarism，PTHP）。

（一）脑外伤后慢性期垂体功能减退的临床问题

人们在 80 多年前就认识了 PTHP，但当时认为 PTHP 很少发生。垂体功能减退症（hypopituitarism）由 Simmonds 等人在 1914 年首次进行了临床描述，是指垂体本身激素分泌减少或下丘脑释放激素不足导致垂体不能提供足够的激素以满足机体的需求。1918 年 Cyran 报道了第 1 例 TBI 后垂体功能低下病例。1986 年，Edwards 和 Clark 报道了 53 例 TBI 后垂体功能低下。2000 年，Benvega 等报道了 367 例。最近的临床研究证实，脑外伤常常引起下丘脑、垂体功能障碍，导致恢复延迟或病情加重。脑外伤引起的垂体功能减退越来越受到人们的重视。垂体相关激素的变化在不同个体、时间段、伤情及治疗药物的应用等方面的差异而有不同的表现。针对此两例患者，本节重点分析脑外伤后慢性垂体功能减退。

1. 发病情况　TBI 急性期及早期的内分泌紊乱大多为暂时性的、可逆的，TBI 急性期垂体激素浓度变化通常为 ACTH、COR、T_4、LH、FSH、GH、PRL 升高，而 T_3、TSH 下降。TBI

后神经内分泌激素的这种变化多为功能性改变，反映了机体对损伤的急性适应性应答。TBI急性期，机体创伤越重，应激反应越强，垂体激素释放入血的浓度就越高。中重度TBI患者伤后3～7日常表现为垂体激素水平升高，而伤后2周，激素水平会降至正常，甚至低于正常。脑外伤后垂体功能减退的危险因素包括：中重度头部损伤、弥漫性脑肿胀和低血压或缺氧等。

TBI慢性期常合并垂体功能减退。研究表明，垂体前叶功能低下的发生率为25%～68%。垂体前叶功能减退累及的激素可以是一种，也可以是几种，主要表现在生长激素和性腺功能减退，其次为甲状腺功能减退。肾上腺皮质功能减退的发生率也较高。各研究报道的发生率差别较大，其原因与诊断标准、研究方法以及相关因素等有关。

目前认为，TBI患者中垂体功能减退的发生率还是相当高的。对TBI慢性期垂体功能的研究有重要意义。德国多中心研究显示，TBI后12个月的随访中，21%的患者垂体功能受损，其中GH缺乏占5%，性腺功能减退占9%，肾上腺皮质功能减退占4%，TSH缺乏占12%。提示大约20%的TBI患者发生垂体功能减退。德国一项针对78例TBI患者的随访研究发现，3个月时，56%的患者存在至少一种垂体轴受损，其中性腺激素缺乏占32%，ACTH缺乏占19%，GH缺乏占9%，TSH缺乏占8%；12个月时，36%患者存在垂体功能受损，其中性腺激素缺乏占21%，ACTH缺乏占9%，GH缺乏占10%，TSH缺乏占3%。研究者建议，TBI后第1年内进行垂体功能检查是必要的。长期随访可发现不同类型的激素水平异常，可作为后续治疗的依据。

2. 发病机制　TBI后垂体功能异常的确切机制尚不清楚。有多种解释，包括垂体、垂体柄或下丘脑核群的直接损伤；脑肿胀、蛛网膜下腔出血、颅内压增高、低血压、低氧血症等造成的垂体间接损伤。虽然众多学者认为TBI后产生的垂体功能异常具有一定的解剖学上的改变，但该病也可能是由于TBI后生理应激、免疫反应或药物干预等引起，并非一定存在解剖或神经化学的障碍。因此，不同程度的TBI都可能会造成不同程度的垂体激素水平变化。

3. 临床表现　垂体前叶功能减退症的临床表现与发病年龄、性别、受累激素类型、受损程度及病变性质有关。通常GH、FSH和LH的缺乏发生最早，其次是ACTH及TSH缺乏。垂体有很大的容量储备，50%的垂体组织破坏后才会出现相应的临床表现，达到75%时才有明显的症状，高于90%时垂体功能严重减退。

(1)垂体前叶功能减退的临床表现

1)从受累靶腺方面：①性腺功能减退，在2例患者中性腺功能受累较早出现。女性患者有产后无乳、闭经、月经减少、性欲减退、毛发脱落。成年男子性欲减退、阳痿、睾丸松软缩小，胡须、腋毛、阴毛稀少。实验室检查：FSH、LH、PRL、E_2、T降低。②甲状腺功能减退，患者可有怕冷、嗜睡、反应迟钝、精神淡漠、少汗、食欲不振、便秘、心率减慢，心电图示低电压、T波低平，实验室检查：FT_3、FT_4降低。TSH升高。③肾上腺皮质功能减退，表现为极度疲乏、软弱无力、食欲不振、恶心呕吐、低血糖、低血压、低钠血症、皮肤色素变浅等。实验室检查：ACTH、COR降低。

2)从受累激素方面：①PRL不足的表现，分娩后乳房不胀，无乳汁分泌。②GH不足的表现：成人表现为易出现低血糖，儿童表现为生长发育迟缓、身材矮小等。③LH/FSH不足的表现，成人表现为闭经、性欲减退、生殖器萎缩等，儿童表现为外生殖器发育不良、第二性征发育不良等。④TSH不足的表现，成人表现为面容衰老、皮肤干燥、表情淡漠、反应迟钝、智力减退、心率缓慢等，儿童表现为生长发育迟缓、智力异常等，在婴幼儿或新生儿可表现为

过期生产、巨大儿、生理性黄疸延迟、少哭、少吃、少动、哭声低弱、体温低、反应差、肌张力低下等。⑤ACTH不足的表现，因主要影响糖皮质激素分泌，可出现虚弱、乏力、食欲减退、恶心、呕吐、体质量下降、血压降低、不耐饥饿、免疫力低下、电解质紊乱等。

(2)垂体后叶功能减退的临床表现：主要包括：抗利尿分泌异常综合征(SIADH)和尿崩症(DI)。SIDAH患者通常在血钠低于125mmol/L时才出现症状，包括恶心、疲劳、肌肉痉挛、精神异常、癫痫发作并最终发展至昏迷状态。临床检查应包括尿液渗透压和血浆渗透压，根据异常的高尿渗透压、低血浆渗透压可诊断。当血钠低于125mmol/L时，SIADH患者可通过限制液体摄入量来纠正体液失衡(500～1000ml/d)，但老年患者需谨慎。呋塞米可作用于钠钾交换机制，用于SIADH的治疗。轻、中、重度脑外伤患者常于伤后10日左右出现尿崩症，其高危因素为面部及基底部的颅骨骨折，甚至可发生在相对轻微的脑外伤中。表现为多饮、多尿(尿量≥4000ml/d)、皮肤干燥、汗液和唾液减少、体重减少、困倦无力。假如患者能摄入水分，可不出现高血钠。脑性盐耗综合征或SIADH均会导致低钠血症。前者体内水钠均丢失，后者体内水潴留导致稀释性低钠血症。

(3)辅助检查：代谢检查：低血糖、糖耐量曲线低平，血钠常偏低，血清氯化物偏低，血钾大多正常。内分泌功能检查：①在垂体-性腺功能检查中血LH、FSH、雌二醇、PRL、睾酮通常低于同年龄段正常水平。②在垂体-甲状腺功能检查中血游离三碘甲状腺原氨酸、游离甲状腺素及TSH均低于同年龄段正常水平。③在垂体-肾上腺皮质功能检查中血皮质醇、ACTH基础值偏低。

影像学检查：垂体磁共振成像可见原发病因的相关影像学改变。有学者发现，80%的TBI患者CT/MRI上有鞍区的异常，具体表现为鞍区变小或空蝶鞍、信号不均、灌注缺乏、神经垂体信号缺失。影像学检查对垂体后叶功能减退的诊断有帮助。

(二)脑外伤后慢性期垂体功能减退的诊断及功能康复

1. TBI后垂体功能减退的诊断　诊断的依据包括：有脑外伤的病史，尤其是中、重型脑外伤，有垂体前叶功能减退的临床表现之一或更多，结合辅助检查，包括内分泌功能及影像学检查结果。TBI慢性期垂体激素缺乏的诊断，目前除了ADH、GH和ACTH缺乏不能单纯依靠基础激素水平外，其他激素缺乏一般通过基础激素水平检测结合临床表现便可诊断。通常胰岛素耐量试验是诊断GH和ACTH缺乏的金标准，但其操作费时、费力，且有一定风险。有研究提出联用甲吡酮试验和IGF-1标准差分作为胰岛素耐量试验的替代方法，简便、经济，但尚需在临床实践中进一步验证。

外周靶腺激素水平和垂体激素水平异常降低，表明垂体功能减退。然而，由于一些激素的脉冲式分泌、昼夜节律性分泌或情境性分泌，所以不能单独依靠基础激素水平进行诊断。ACTH和COR为应激性激素，TBI后二者处于正常范围甚至轻度升高仍可能是激素不足，因此对HPA轴的评估需行刺激试验。ACTH刺激实验是目前评估TBI患者HPA轴的常用方法，其中以250μg ACTH刺激试验最常用。在排除原发性垂体或肾上腺疾病情况下，刺激试验后COR升高<9μg/dl为相对肾上腺皮质功能不全。甲状腺素和性激素的缺乏可通过基础值测定就能确诊。通常血清中游离甲状腺素浓度降低、TSH降低或正常时，可诊断为中枢性甲状腺功能减退症。TBI后性腺轴减退的诊断需基于临床表现和性激素测定。绝经前女性月经过少和男性性欲减退以及血中LH和FSH水平不适当地降低提示继发性性腺功能减退。绝经期或绝经后女性，LH和FSH水平的降低提示中枢性性腺功能减退。儿童性腺功能减退到青春期才开始出现临床症状，通常表现为青春期发育延迟或缺乏发育。

总之，临床需要统一标准及重复性强的PTHP诊断方法，这有利于此病的诊断和患者的长期随访，提高各研究间的可比性，便于对此病更全面、更科学的认识。

2. TBI后垂体功能减退的康复评定　目前认为，TBI患者垂体前叶激素的测定是评估垂体功能最可靠的办法。国内外学者对于进行垂体前叶激素测定的时间尚未能形成一致的观点。大量研究数据表明TBI患者无论是在急性期或是慢性期，都有可能出现垂体功能低下，所以，只要怀疑可能存在垂体功能低下，进行垂体前叶激素水平测定都是可行的，建议对TBI住院患者常规进行激素测定。TBI后3个月激素缺乏的发生率最高，所以建议在伤后3个月至6个月进行垂体功能评价。

有专家指出，中重度脑外伤患者从ICU转出后3～12个月，应进行基线激素的评估。肾上腺功能不全和尿崩症患者会出现相应症状。激素普查应包括上午9时血清皮质醇、FT_3、FT_4、TSH、FSH、LH、男性睾酮和女性雌激素、促泌乳素和IGF-1(胰岛素样生长因子-1)。尿崩症患者还需评估尿比重、尿钠和血浆渗透压。低水平IGF-1可预测生长激素严重缺乏。对TBI患者长期随访，及时发现垂体功能减退并进行有针对性的治疗，可显著提高患者的生存质量。

(三) 脑外伤后慢性期垂体功能减退的康复治疗

随着临床救治和康复水平的提高，垂体功能低下及时有效的治疗变得越来越重要。目前，针对垂体功能减退的临床治疗仍无成熟的规范和指南，虽然有一些成功的经验，但仍需进行大规模的随机对照双盲试验来评估脑外伤激素缺乏的替代的疗效及安全性。

TBI后慢性期垂体功能减退的治疗以靶腺激素替代为主。但有关TBI后垂体功能减退激素替代治疗的资料较少，也缺乏激素替代治疗后效果评价方面的研究。但有一点是肯定的，肾上腺皮质功能低下和甲状腺功能低下一旦诊断明确应立即予以相应激素的替代治疗，减少对生命的威胁。性激素和生长激素的替代治疗要与患者进行沟通并取得同意后实施，性激素的替代治疗可减少骨密度的下降，生长激素缺乏者补充重组人生长激素可促进患者体力和情绪的恢复，减少心血管的发病危险，改善患者的生活质量。激素替代治疗的剂量要个体化，而且需要长期随访，防止激素替代的不足或过量。

对于全垂体功能减退、肾上腺功能减退、甲状腺功能减退和尿崩症的患者，应及时进行激素替代疗法。替代疗法包括肾上腺、甲状腺的替代治疗及抗利尿激素的使用，如果必要还包括性激素和生长激素的替代。具体的治疗原则是先替代肾上腺皮质激素，首选氢化可的松，泼尼松或泼尼松龙次之。一般氢化可的松每日给20～30mg，泼尼松每日5～7.5mg，当遇有感染发热等应激情况，可加大剂量至原剂量的2～3倍，病情稳定后，减至最佳维持剂量并长期替代。在糖皮质激素治疗3～5日后，加用甲状腺激素，每日12.5～50μg，对低体温的患者应用甲状腺激素尤为重要。对有生理需要的患者可补充性激素。青中年患者给予睾酮治疗，年轻女性可建立人工月经周期，以恢复第二性征和性功能。对于身材矮小，生长激素缺乏的患儿，可应用重组人生长激素。对成人垂体功能低下伴生长激素缺乏的治疗并未引起足够重视。近年研究认为，此类患者有必要进行生长激素替代治疗，以增强体质，改善生活质量。

慢性期因垂体功能减退所致的肾上腺皮质功能减退、继发性甲状腺功能减退一旦证实，应该立即进行替代治疗。性激素和GH替代治疗会有积极作用。替代治疗需遵循个体化原则。

（四）脑外伤后慢性期垂体功能减退的疗效与预后

激素的缺乏会影响脑损伤患者的预后，建立一个指南以明确激素替代治疗的指征、时机及方法是很重要的。TBI患者伤后垂体激素的动态变化可以作为判断预后的重要指标，伤后垂体前叶激素水平升高不明显或显著低于正常值，随后呈持续低水平者，多预后不良。伤后垂体前叶激素水平变化明显但能够很快恢复，以及伤后激素水平变化不大者，预后大多良好。急性期应激反应可以导致相应激素水平升高，如果此后应激反应消失，残存的细胞能够发挥代偿功能或是细胞再生，垂体前叶激素分泌功能可逐渐恢复，能避免由于垂体前叶功能低下而引起一系列的不良后果。但垂体前叶激素若呈现持续低水平，则预后不良。

四、小结

脑外伤后慢性期垂体功能减退是TBI的常见并发症，影响患者的预后。其确切机制尚不清楚，临床表现复杂。靶腺激素和垂体激素水平的降低有助于诊断。TBI后慢性期垂体功能减退的治疗以靶腺激素替代为主。其发病机制、危险因素、激素水平测定、康复评定及治疗流程、替代治疗方案、临床随访时间等问题，尚需要基础及临床医学的进一步研究。

（张建宏）

第六节 脑外伤后综合征

一、概述

脑外伤后综合征是一组临床综合征，患者主观症状多，但缺乏客观体征。患者行动能力正常，但由于身体不适造成的心理压力较重，影响工作及生活质量。发病机制尚不明确。康复治疗主要包括药物、心理认知治疗、中医及高压氧治疗等综合措施。

二、病例摘要

患者李××，男，46岁，因头部外伤后头痛6月余于2013年7月22日收入康复科，于2013年8月6日出院。

患者于2013年1月19日中午酒后与人发生争执，被他人推倒，头部先撞在桌角，然后背部着地，当时有短暂意识不清，持续约1分钟后清醒，枕部头皮受伤出血，急送当地增城人民医院就诊，行头颅CT检查，颅内及颅骨均未发现异常。给予清创缝合伤口及对症治疗。住院1周后拆线出院。出院时患者神清，情绪稳定，言语流利，四肢活动正常，大小便自控，日常生活可自理。出院后时有头痛发作，为枕后部搏动性头痛，持续约数小时，发作时间常在下午，严重时会影响工作。曾在当地医院行脑电图检查，结果未发现异常。患者诉伤后情绪不稳，易激惹，经常失眠，工作能力下降。为进一步治疗来我院就诊，收入康复科。

入院诊断：脑外伤后综合征。

诊疗经过：入院后给予心理、认知及运动功能综合评定，结果显示患者存在中度抑郁及轻度焦虑，肢体运动功能正常。治疗上给予对症处理、心理治疗、认知及运动训练指导，给予抗抑郁药物治疗。患者情绪稳定，头痛减轻，未出现失眠。病情稳定后出院。

出院时情况：患者神清，未诉头痛，情绪稳定，四肢活动正常，日常生活自理。

出院诊断：脑外伤后综合征。

出院医嘱：注意休息，按时服药。

三、病例分析

（一）脑外伤后综合征的临床问题

1. 临床表现　脑外伤后综合征的临床特点主要表现为主观症状重而缺乏客观体征。主要的临床症状包括：

（1）头痛：头痛最为多见，以弥漫性头部胀痛及搏动性头痛为主，持久而严重，发作时间不定，部位常在额颞部或枕后部，有时累及整个头部，或头顶压迫感，或呈环形紧箍感。枕后的头痛经常伴有颈部肌肉紧张及疼痛。头痛的发作可因失眠、疲劳、情绪波动而加剧。

（2）头晕：患者感到头部昏沉、思维不够清晰，或是一种混乱迷糊的感觉。有时自认为身体不能保持平衡，常因转动头部或改变体位而加重。

（3）认知障碍：表现为学习、记忆、注意力及计算等能力下降，解决问题的能力，尤其是解决复杂问题的能力下降。

（4）精神心理障碍：患者情绪控制能力下降，易激惹，多伴有失眠。可表现为抑郁及焦虑。

（5）严重患者可伴有癫痫发作。

2. 发病机制　目前脑外伤后综合征的发病机制尚不完全明确。有学者认为是神经源性的，也有认为是器质性的。有学者提出是轻微脑器质性损伤造成，虽无肉眼可见的神经病理改变，显微镜下可见神经组织结构紊乱。大脑皮质神经细胞的生物电活动功能紊乱，导致自主神经功能失调，引起一系列临床症状。人格特征会影响脑外伤后综合征的发展，精神社会因素和认知行为因素会影响患者的症状及病程。

（二）脑外伤后综合征的康复评定

1. 诊断标准　符合以下四条标准：

（1）有明确的脑外伤病史，且急性创伤已恢复。

（2）伴有头痛、头晕、耳鸣、失眠、记忆力减退、多梦、心悸、注意力不集中、恶心及食欲下降等自觉症状，但无确切的神经系统阳性体征。

（3）头颅 CT 及 MRI 检查无异常发现。

（4）脑外伤后 3 个月以上。

脑外伤后综合征的诊断应慎重，首先应排除器质性病变。头部影像学检查及脑电图有助于明确诊断。

2. 心理评定　包括抑郁/焦虑自评量表、汉密尔顿抑郁/焦虑量表、艾森克个性问卷、症状自评量表及神经精神问卷等。

3. 认知评定　常用的认知功能评定包括：简易智能状态检查量表、洛文斯顿作业疗法认知评定成套测验、蒙特利尔认知评估等。

4. 其他评定　包括日常生活、工作能力评定及生活质量评定等。

5. 神经电生理评定　脑外伤后综合征患者的神经电生理评定对诊断及预后判断有一定的价值。评定较多的是脑电图和诱发电位。脑电图一般以轻度异常为主，癫痫样放电检出率低。诱发电位可表现为潜伏期的延长及波幅的下降，一般主波均可引出。

（三）脑外伤后综合征的康复治疗

1. 药物治疗　药物治疗主要选择抗抑郁药物，如氟西汀、帕罗西汀及曲唑酮等。抗焦虑可选用多塞平、氯硝西泮及阿普唑仑等。更年期患者可使用更年康及雌性激素。如果头痛、头晕等症状严重，可给予相应药物对症处理。

2. 心理治疗 脑外伤后心理康复治疗很重要。针对患者的具体情况有针对性地进行病情解释，让患者了解疾病的病因、发展和预后，缓解紧张情绪，消除恐惧感，树立战胜疾病的信心。为患者创造一个良好的生活环境，避免外界的不良刺激。鼓励患者多参加户外活动，锻炼身体，纠正不良习惯和嗜好，主动参与社会交往，尽早回到工作岗位。这样更有益于患者在身体上、精神上和社会适应上的完全康复。

3. 认知治疗 针对认知障碍主要采用作业认知行为治疗，通过认知功能评定，找出认知问题所在，然后有针对性地进行康复训练。随着计算机多媒体和三维技术的进步，其丰富的听觉、视觉刺激和直观、规范的训练方法在脑外伤后认知功能障碍训练方面具有广阔的应用前景。

4. 针灸治疗 针刺可改变大脑皮质神经细胞的兴奋性，纠正抑制性泛化，使可逆性神经细胞复活或使抑制的神经细胞觉醒。针刺可提高皮层细胞的电活动，改善微循环，提高神经细胞的兴奋性，使椎动脉扩张，增加椎动脉血流量。针灸治疗对脑外伤后综合征患者的恢复有一定的帮助。

5. 高压氧治疗 高压氧治疗能改善脑组织缺氧状态，有利于脑细胞生理功能的恢复，可有效地调节和控制皮质下自主神经系统的功能，缓解自主神经紊乱所引起的一系列症状，促进脑外伤后综合征患者的恢复。

(四) 脑外伤后综合征的预后

脑外伤后综合征的发生与脑组织受损的严重程度并无相应的关系。脑外伤后综合征的发生率在文化程度较低及失业人群中较高。患者家属的态度和配合程度影响着患者的情绪及预后。经济状况也是影响预后的主要因素之一。患者的身心因素、社会影响以及生活、工作是否安定均与预后有关。有效解决外界影响因素，对患者的恢复是有帮助的。

四、小结

脑外伤后综合征患者主诉多而体征少，影响工作及生活。治疗主要包括药物、心理治疗、认知治疗、针灸治疗及高压氧治疗等综合措施。有效解决发病相关的外界影响因素，有助于患者的恢复。

(孙嘉利)

第七节 脑外伤后的免疫功能异常

一、概述

脑外伤可引起机体内分泌、代谢等方面的功能紊乱，同时可抑制机体的免疫功能。机体免疫功能受抑程度与脑损伤严重程度有关，脑损伤严重程度越重，免疫功能下降越明显。机体免疫力下降，易发生感染，是值得临床康复重视的问题。

二、病例摘要

患者李××，男，16 岁，因脑外伤后意识不清 5 月余于 2014 年 12 月 5 日入院，于 2014

年12月26日出院。

患者于2014年6月24日骑摩托车时不慎摔倒，头部及身体多处受伤，伤后出现意识不清，被人送往当地医院，查头颅及胸部CT检查，结果示：①脑水肿、脑疝形成。②蛛网膜下腔出血。③右额颞顶部硬膜下出血。④右额叶脑挫裂伤，脑内血肿形成。⑤左额骨骨折，双侧额窦积液；⑥肺挫裂伤、纵隔气肿，双侧微量气胸。急诊行“右侧额颞顶部开颅硬膜下血肿及右额叶脑内血肿清除＋硬脑膜减张力修补＋去骨瓣减压术”。术后给予降颅压、营养神经、抑酸、治疗感染、防癫痫等对症治疗。住院期间因肺部感染，排痰困难，行气管切开术。病情稳定后于2014年8月14日在全麻下行右侧额颞顶颅骨修补术＋脑室腹腔分流术，术程顺利。术后予以止血、预防感染等治疗。患者意识不清无改善，反复出现肺部感染。入院前患者出现发热，仍意识不清。家属为进一步治疗来我院就诊，以特重型颅脑损伤术后及肺部感染收入康复科。

入院后查胸片示：双下肺炎症，双侧少量胸腔积液。胸部CT示：双侧胸腔积液，双肺下叶炎症并左下肺实变不张。免疫方面的检验结果示：$CD3^+$ 51.7%、$CD4^+$ 29.5%和$CD8^+$ 34.8%，$CD4^+/CD8^+$ 0.81。IgG7.56g/L、IgA0.79g/L、IgM1.03g/L。提示机体免疫功能下降。

治疗上予以营养神经、改善微循环、预防癫痫、镇静、降低肌张力、化痰等治疗。予以电动起立床训练、偏瘫肢体综合训练、关节松动训练、低频脉冲电治疗、经颅磁刺激的脑功能循环治疗、超短波短波治疗、紫外线疗法、脑电生物反馈治疗、脑反射治疗、吞咽功能障碍训练、肺功能康复训练、针灸、高压氧等综合康复治疗。患者肺部感染得到控制，住院期间试堵管成功后顺利拔除气管套管。

于2014年12月22日复查免疫方面的检验，结果示：$CD3^+$ 67.5%、$CD4^+$ 38.2%和$CD8^+$ 30.3%，$CD4^+/CD8^+$ 1.17。IgG9.76g/L、IgA1.36g/L、IgM1.32g/L。提示机体细胞及体液免疫功能改善。患者病情稳定后出院，意识状态无明显改善。

三、病例分析

脑外伤后机体细胞和体液免疫会受到抑制，其机制目前尚未完全清楚，考虑与多种因素有关。

(一) 脑外伤后免疫功能异常的临床问题

脑外伤后，患者的细胞免疫和体液免疫会出现降低，机体容易发生感染。有研究发现重型脑外伤患者的$CD3^+$、$CD4^+$明显下降，$CD8^+$明显上升，$CD4^+/CD8^+$比值倒置，且免疫球蛋白水平下降。$CD3^+$是分布于外周血的成熟T细胞，与T细胞的抗原特异性激活途径有关，其下降表示T淋巴细胞免疫功能降低。$CD4^+$ T淋巴细胞是辅助/诱导性T淋巴细胞亚群，在免疫应答中起关键性作用，其减少表示细胞免疫功能及B淋巴细胞产生的免疫球蛋白减少。$CD4^+/CD8^+$值是人体免疫系统内环境稳定重要的指标，如比值降低，可引起机体免疫功能的降低。$CD4^+/CD8^+$值倒置与创伤后前列腺素E_2增加、血清中出现免疫抑制作用的血清因子及脑抗原有关。脑抗原是脑外伤患者血中提取的一种具有免疫活性的物质，可激活T淋巴细胞并促其向$CD8^+$转化。现代免疫学已经证实$CD4^+$诱导细胞毒性T细胞前身的分化成熟，协助B细胞产生抗体，而$CD8^+$通过自身及抑制因子在免疫反应中起负向调节作用，二者均有细胞黏附及信号传导功能。正常情况下处于动态平衡，$CD4^+/CD8^+$值在1.5～2.0，维持着机体免疫功能的自稳状态。

免疫球蛋白和补体是免疫系统中体液免疫的主要成分。脑外伤后体液免疫抑制的可能机制是:①脑外伤后常伴有下丘脑损伤,机体产生激素的能力降低。②内分泌出现紊乱,包括多巴胺及氨基丁酸的降低。③脑外伤后抗体消耗过度及蛋白丢失等因素导致蛋白能力降低。④ 脑外伤后的应激反应及激素水平的紊乱可影响免疫球蛋白的合成,降低体液免疫功能。

脑外伤后免疫功能抑制的原因是多方面的,其中神经内分泌功能紊乱起着重要作用,机体创伤及手术后应激状态和代谢失调加重了免疫功能的异常。另外,脑外伤后体内自由基产生与清除失控也可造成 $CD4^+/CD8^+$ 值失常,导致机体免疫功能的下降。

(二) 脑外伤后免疫功能异常的评定

检测机体细胞及体液免疫项目:T 淋巴细胞亚群检测采用间接免疫荧光法测定 $CD3^+$(成熟全血 T 淋巴细胞)、$CD4^+$(T-辅助/诱导细胞)和 $CD8^+$(T-抑制/杀伤细胞)的百分率。体液免疫测定采用单相免疫扩散法测定血清免疫球蛋白 IgG、IgA 和 IgM。

(三) 脑外伤后免疫功能异常的康复治疗

采用综合康复治疗,在给予神经营养、改善血循环、脱水治疗及防治并发症的同时行康复功能训练,如肢体关节被动运动、促进技术、体位转移、理疗等,清醒患者若存在认知障碍则给予相应治疗。

近年来,脑外伤后的亚低温治疗、谷氨酰胺和精氨酸为主的肠内免疫营养支持、中药黄芪等免疫调理在临床中得到应用,以提高机体的免疫功能。

对脑外伤合并感染的治疗中,一方面既要注意尽量避免应用具有免疫抑制性的药物;另一方面在足量应用敏感抗生素的同时适当应用免疫调节药物以促进机体免疫功能的恢复。免疫球蛋白对治疗脑外伤后的严重感染有较好的疗效,可视情况选择使用。

四、小结

脑外伤可引起机体免疫功能抑制,导致易发感染。重视对免疫功能的改善,可对脑外伤患者的治疗,尤其是感染的控制有帮助。脑外伤后神经内分泌及免疫功能的关系尚需深入研究。

(张建宏)

推 荐 读 物

1. 张通. 神经康复治疗学. 北京:人民卫生出版社,2011.
2. Joel A. DeLisa. DeLisa 物理医学与康复医学理论与实践. 励建安,毕胜,黄晓琳,译. 北京:人民卫生出版社,2013.
3. 廖二元,超楚生. 内分泌学. 北京:人民卫生出版社,2003.
4. 胡峰,张赛. 创伤性脑损伤后垂体前叶功能减退及临床意义. 中华神经外科杂志,2007,23(11):876-877.
5. 江基尧. 现代颅脑损伤学. 第 3 版. 上海:第二军医大学出版社,2010.
6. 吴承远,刘玉光. 临床神经外科学. 北京:人民卫生出版社,2001.
7. 王忠诚. 神经外科学. 武汉:湖北科学技术出版社,2004.
8. 陈慰峰. 医学免疫学. 第 3 版. 北京:人民卫生出版社,2000.
9. 梅杰,张光辉,脑外伤对机体免疫功能的影响. 中国临床神经外科杂志,2005,10(3):237-239.
10. 张建宏,范建中,邓爱文. 颈髓损伤患者免疫功能状态的临床观察. 中国康复理论与实践,2002,8(3):132-135.
11. 吴在德,吴肇汉. 外科学. 北京:人民卫生出版社,2008.

12. 毕胜. 神经康复病例分析. 北京：人民卫生出版社，2014.
13. 狄广福，杨天明，何玉娟. 重型颅脑创伤并发低钠血症的病因及治疗进展. 中国医师进修杂志，2010，11(33)：73-75.
14. 缪鸿石. 康复医学理论与实践. 上海：上海科学技术出版社，2000.
15. 南登崑. 康复医学. 北京：人民卫生出版社，2008.

第七章

神经系统感染性疾病

第一节 脑 膜 炎

一、概述

脑膜炎为中枢神经系统的感染性疾病之一，根据侵犯病原微生物的不同，可分为病毒、细菌、真菌、螺旋体和立克次体等感染性脑膜炎，主要病变部位为软脑膜。近年来，研究证实脑膜炎多由病毒感染所引起。脑膜炎患者急性期以及恢复期可以表现为多种功能障碍，部分患者可遗留各种功能障碍，影响患者的日常生活活动能力及生活质量。很多研究证实如能早期进行规范化康复治疗，可以使脑膜炎患者并发症和后遗的功能障碍减小到最低程度。

二、病例摘要

患儿桑××，男，6岁，因“突发意识不清伴四肢活动不能3小时”于2013年8月13日入住儿科，于2013年8月16日转入ICU，于2013年8月27日转入感染科，于2013年9月11日转入康复科，于2013年10月19日出院。

患儿于2013年8月13日在家中突然出现发热，最高体温为38.5℃，伴有双眼上翻，不伴四肢抽搐、大小便失禁、头晕、头痛及恶心、呕吐等表现。当时送往当地卫生院就诊，给予抗生素应用过程中，患儿再次出现双眼上翻，并伴有肢体抽搐，后意识逐渐丧失，转至当地市人民医院儿科，行腰穿脑脊液检查提示“潘氏试验阳性，白细胞计数 1×10^6/L，氯119.2mmol/L，脑脊液蛋白1639.74mg/L，葡萄糖3.95mmol/L”，考虑为急性脑膜炎，予以吸氧、亚低温治疗、抗感染及抗病毒、脱水降颅压、咪达唑仑止痉等对症支持治疗，患儿病情逐渐加重，转入上级医院ICU继续给予对症支持治疗。病情平稳后，转入感染科继续给予抗感染、止痉、营养支持等对症支持治疗。患儿病程近1个月，低热状态，醒状昏迷，无法交流，经鼻饲进食流质，进食量一般，四肢无主动活动，左侧肢体多关节挛缩畸形，大小便不能自控，小便留置导尿，日常生活完全依赖，为求进一步康复入住我院康复科。家长否认患儿有遗传病史、药物食物过敏史，否认患病前有感冒病史，否认患儿同学身边有类似患者。入康复科时查体：平车推入病房，留置鼻饲管和尿管，意识不清，查体不配合，可自发睁眼，疼痛刺激无反应，无言语表达，GCS评分6分，双侧瞳孔等大等圆，直径约3mm，对光反射灵敏，双眼球不自主运动，眼球震颤阳性，口角无歪斜，颈有抵抗，双肺呼吸音粗，未闻及明显干湿性啰音，心率 90 次/分，律齐，各瓣膜听诊区未闻及病理性杂音，腹软，未触及包块，肝脾肋下未及，左侧上肢屈肌强直，左下肢伸肌强直，左侧踝关节跖屈内翻畸形，双下肢不肿，双肱二、三头肌腱反射和桡骨膜反射可正常引出，左侧膝腱反射未引出，右侧膝腱反射活跃，双侧巴氏征（＋）。康复评定：①Brunnstrom 分期，双侧上肢、双手、双侧下肢为Ⅱ期。②改良 Ashworth 肌张力分级，左侧上肢各肌群为 3 级，左侧下肢各肌群强直挛缩，右侧屈肘肌群肌张力 1＋级，右侧伸肘肌群肌张力 1 级，右下肢伸肌张力 2 级、屈肌张力 1＋级。③平衡功能，卧床，无法独立坐站。④肢体围度测定：尺骨鹰嘴上 10cm：左侧 16.5cm、右侧 16.5cm；尺骨鹰嘴下 10cm：左侧 14.2cm、右侧 14cm；髌上 10cm：左侧 26.5cm、右侧 26.2cm；髌下 10cm：左侧 21.1cm、右侧 20.9cm。⑤ADL 能力，Barthel 指数 0 分，完全依赖他人。辅助检查：2013 年 8 月 17 日当地市人民医院脑脊液检查提示外观无色透明，潘氏试验阳性，白细胞计数 1×10^{6}/L，氯 119.2mmol/L，脑脊液蛋白 1639.74mg/L，葡萄糖 3.95mmol/L。血常规示：白细胞：11×10^{9}/L，中性粒细胞 0.92。

入院诊断：1. 急性脑膜炎；2. 尿路感染。

诊疗经过：患者入康复科前明确诊断后予以抗感染、退热、脱水降颅压、止痉、营养支持等对症支持治疗。入康复科后：①积极完善相关检查，如血常规、生化、尿便常规及心电图等，行康复宣教及康复评定，嘱其家属加强监护，避免患儿摔倒坠床、窒息等意外发生，加强营养，保证大小便通畅。②明确功能受限，低热状态，意识不清，无法交流，吞咽障碍，四肢无主动活动、肌张力增高，左侧肢体多关节挛缩畸形，大小便不能自控，日常生活完全依赖。③明确康复目标，近期目标：预防卧床并发症，促醒，改善患者言语、吞咽、认知及肢体功能。中远期目标：提高日常生活自理能力，回归家庭及社会。④康复治疗，针对患者存在的问题，给予营养神经、促醒、预防癫痫、营养支持等药物应用，并给予视觉、味觉、嗅觉等感觉刺激，给予四肢、骶尾部及膀胱区电刺激，给予认知、言语及吞咽功能训练，给予肢体气压治疗、神经促进技术、体位转移训练、坐位平衡训练、站立平衡训练、步行功能训练、四肢 Motomed 训练等综合康复治疗措施。

出院时情况：生命体征平稳，神清，精神较前好转，偶有烦躁及尖叫，能够完成部分指令动作，理解力较差，可表达简单词语，认知功能减退，饮水无明显呛咳，吞咽功能正常，心肺腹无阳性体征，骶尾部及足跟部无压疮，双下肢不肿，双侧巴氏征（＋），大小便自控。康复评定：①Brunnstrom 分期，四肢均为Ⅴ期。②四肢肌张力正常。③平衡功能，坐位平衡及站立平衡 2 级，可稍辅助下步行，但步速步幅控制较差。④ADL 能力，Barthel 指数 70 分。

出院诊断：急性脑膜炎。

出院医嘱：①建议继续加强康复训练，包括认知功能训练、言语训练、肢体功能训练、日常生活活动能力训练等。②做好并发症预防，加强营养，加强监护，避免摔倒、碰伤等意外；保持大小便通畅及情绪稳定、保持良好睡眠；定期复查血常规、生化、尿常规、头颅 MRI 等。③康复科、儿科、神经科定期门诊随诊。

三、病例分析

（一）脑膜炎的临床问题

1. 脑膜炎的基本概念　病原微生物侵犯中枢神经系统引起的急性或慢性炎症性疾病即为中枢神经系统感染性疾病。侵犯脑膜可导致脑膜炎，其可分为病毒性脑膜炎、细菌性脑

膜炎及新型隐球菌脑膜炎等。

(1)病毒性脑膜炎:是一组由各种病毒感染引起的软脑膜急性炎症性疾病,各种病毒性脑膜炎临床症状极为相似,以发热、头痛和脑膜刺激征为主要表现。本病大多呈良性过程。

(2)细菌感染性脑膜炎:是由各种细菌侵害脑膜所致的炎症性疾病。细菌感染是神经系统常见疾病之一,病原菌常常侵袭力强。化脓性脑膜炎及结核性脑膜炎是细菌性脑膜炎中常见的两种。化脓性脑膜炎是由化脓性细菌感染所致的脑脊膜炎症,是中枢神经系统常见的化脓性感染。通常急性起病,好发于婴幼儿和儿童。结核性脑膜炎是由结核杆菌引起的脑膜和脊膜的非化脓性炎症性疾病,约占神经系统结核的70%。近年来,因结核杆菌的基因突变、抗结核药物研制相对滞后和AIDS患者增多,国内外结核病的发病率及死亡率逐渐增高,最近欧美报道病死率为15%～36%。

(3)新型隐球菌脑膜炎:是中枢神经系统最常见的真菌感染,由新型隐球菌感染引起,其病情重,病死率高。

2. 脑膜炎的发病机制

(1)病毒性脑膜炎:85%～95%病毒性脑膜炎由肠道病毒引起。该病毒属于微小核糖核酸病毒科,包括脊髓灰质炎病毒、柯萨奇病毒A和B、埃可病毒等,其次为流行性腮腺炎、单纯疱疹病毒和腺病毒。

(2)细菌性脑膜炎

1)化脓性脑膜炎:最常见的致病菌为肺炎球菌、脑膜炎双球菌及流感嗜血杆菌B型,这三种细菌引起的脑膜炎占化脓性脑膜炎的80%,其次为金黄色葡萄球菌、链球菌、大肠杆菌、变性杆菌、厌氧杆菌、沙门菌及铜绿假单胞菌等。感染的来源可因心、肺以及其他脏器感染波及脑室和蛛网膜下腔系统,或由颅骨、椎骨和脑实质感染病灶直接蔓延引起,部分也可以通过颅骨、鼻窦或乳突骨折或神经外科手术侵入蛛网膜下隙引起感染。致病细菌经血液循环侵入蛛网膜下隙后,由于脑脊液缺乏有效的免疫防御,细菌大量繁殖,菌壁抗原成分及某些介导炎性反应的细胞因子刺激血管内皮细胞,促使中性粒细胞进入中枢神经系统,诱发一系列软脑膜的炎性病理改变。

2)结核性脑膜炎:结核杆菌经血播散后在软脑膜下种植,形成结核结节,结节破溃后大量结核菌进入蛛网膜下隙引起TBM。

(3)新型隐球菌脑膜炎:新型隐球菌广泛分布于自然界,如水果、奶类、土壤、鸽和其他鸟类的粪便中,为条件致病菌,当宿主的免疫力低下时致病,常见于全身性免疫缺陷性疾病、慢性衰竭性疾病时,如获得性免疫缺陷综合征、淋巴肉瘤等。最初常感染皮肤和黏膜,经上呼吸道侵入体内。

3. 脑膜炎的临床表现

(1)病毒性脑膜炎:本病以夏秋季为高发季节,在热带和亚热带地区可年终发病。儿童多见,成人也患病。多为急性起病,出现病毒感染的全身中毒症状如发热、头痛、畏光、肌痛、恶心、呕吐、食欲减退、腹泻和全身乏力等,并可有脑膜刺激征。病程在儿童常超过1周,成人病程可持续2周或更长时间。临床表现可因患者的年龄、免疫状态和病毒种类及亚型的不同而异,如幼儿可出现发热、呕吐、疱疹等症状,而颈强轻微甚至缺如;非特异性皮疹常见于埃可病毒9型脑膜炎;伴有肌痛和肢体无力多见于柯萨奇B组病毒感染。

(2)细菌性脑膜炎

1)化脓性脑膜炎:各种细菌感染引起的化脓性脑膜炎临床表现类似,表现为:①感染症状：发热、寒战或上呼吸道感染表现等。②脑膜刺激征：表现为颈项强直、Kernig 征和 Brudzinski 征阳性，但新生儿、老年人或昏迷患者脑膜刺激征常常不明显。③颅内压增高：表现为剧烈头痛、呕吐、意识障碍等，有的甚至形成脑疝。④局灶症状：可出现局灶神经功能损害的症状，如偏瘫、失语等。⑤其他症状：部分患者有比较特殊的临床特征，如脑膜炎双球菌、脑膜炎菌血症时出现的皮疹，开始为弥散性红色斑丘疹，迅速转变成皮肤瘀点，主要见于躯干、下肢、黏膜以及结膜。

2）结核性脑膜炎：多起病隐匿，慢性病程，也可急性或亚急性起病，可缺乏结核接触史，病状往往轻重不一，其临床表现一般为：①结核中毒症状，低热、盗汗、食欲减退、乏力、精神不振。②脑膜刺激征和颅内压增高，颅内压多为轻、中度增高，通常持续 1～2 周；早期表现为头痛、呕吐及脑膜刺激征；晚期蛛网膜、脉络丛粘连，呈完全或不完全性梗死性脑积水，颅内压多明显增高，表现为头痛、呕吐和视乳头水肿；严重时常出现脑强直发作或去皮质状态。③脑实质损害，如早期未能及时治疗，发病 4～8 周时常出现脑实质损害症状，如精神萎靡、淡漠、谵妄或妄想，部分性、全身性癫痫发作或癫痫持续状态，昏睡或意识模糊；可呈卒中样发作，出现肢体偏瘫、交叉瘫等。④脑神经损害，颅底炎性渗出物的刺激、粘连、压迫，可致脑神经损害，以动眼神经、展神经、面神经和视神经最易受累，表现视力减退、复视和面神经麻痹等。⑤老年人 TBM 的特点，头痛、呕吐较轻，颅内压增高症状不明显，约半数患者脑脊液改变不典型，但在动脉硬化基础上发生脑梗死的较多。

（3）新型隐球菌脑膜炎：起病隐匿，进展缓慢。早期可有不规则低热或间歇性头痛，后持续并进行性加重；免疫功能低下的患者可呈急性发病，常以发热、头痛、恶心、呕吐为首发症状。神经系统检查多数患者有明显的颈强和 Kernig 征。少数出现精神症状如烦躁不安、人格改变、记忆衰退。大脑、小脑或脑干的大肉芽肿引起肢体瘫痪和共济失调等局灶性体征。大多数患者出现颅内压增高症状和体征，如视乳头水肿及后期视神经萎缩，不同程度的意识障碍，脑室系统梗死出现脑积水。可累及听神经、面神经和动眼神经等，引起脑神经受损的症状。

4. 脑膜炎的诊断

（1）病毒性脑膜炎：主要根据：急性起病的全身感染中毒症状；脑膜刺激征；脑脊液检查：压力正常或增高，白细胞正常或增高，很少达 $1000\times10^6/L$，淋巴细胞轻度、中度增高，蛋白质可轻度增高，糖和氯化物含量正常；除外其他疾病。确诊需脑脊液病原学检查。

（2）细菌性脑膜炎

1）化脓性脑膜炎：主要根据：急性起病的发热、头痛、呕吐症状；脑膜刺激征；血常规：白细胞明显升高，通常为 $(10\sim30)\times10^9/L$，以中性粒细胞为主；脑脊液检查：压力升高、外观浑浊或脓性，中性粒细胞增高，蛋白升高，糖含量下降；MRI 诊断价值高于 CT，早期可正常，随病情进展 MRI 的 T_1 相显示蛛网膜下隙信号不规则强化，T_2 相呈脑膜高信号，后期可显示弥散性脑膜强化、脑水肿等。确诊需病原学证据，包括脑脊液细菌涂片检查出病原菌、血细菌培养阳性等。

2）结核性脑膜：主要根据：结核病病史或接触史，出现头痛、呕吐等症状；脑膜刺激征；脑脊液检查：压力增高可达 $400mmH_2O$ 或以上，外观无色透明或微黄，静置后可有薄膜形成，淋巴细胞显著增多，蛋白增高，糖及氯化物下降，抗酸染色很少为阳性；CT 可显示基底池和皮层脑膜对比增强和脑积水；培养出结核杆菌可确诊。

（3）新型隐球菌脑膜炎：主要根据：慢性消耗性疾病或全身性免疫缺陷性疾病的病史，慢

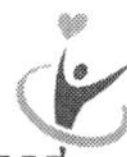

性隐匿病程，临床表现脑膜炎的症状和体征；脑脊液检查：压力常增高，淋巴细胞轻度、中度增多，以淋巴细胞为主，蛋白含量增高，糖含量降低；CT或MRI可帮助诊断脑积水；脑脊液离心沉淀后涂片做墨汁染色检出隐球菌可确诊。

（二）脑膜炎的康复评定

脑膜炎患者常见功能障碍有：意识障碍、运动功能障碍、认知功能障碍、言语功能障碍、吞咽功能障碍、心理行为功能障碍等。脑膜炎的康复评定是针对患者存在功能障碍进行相应的功能评定，以全面了解其功能受损的情况，为康复治疗计划的制订和修订以及评价康复疗效提供依据。

1. 昏迷的评定　脑膜炎患者患者可有意识障碍，表现意识模糊或谵妄，随病情加重可出现嗜睡、昏睡、昏迷或去皮质状态。可采用Glasgow昏迷评分标准（glasgow coma scale，GCS）评价脑膜炎患者的意识障碍程度。

2. 运动功能评定　脑膜炎病程中可表现并可遗留偏瘫和其他类型的肢体瘫痪、肌张力异常、眼肌麻痹、面瘫、多动（震颤、舞蹈样动作、肌阵挛）、共济失调、平衡和协调功能障碍等功能障碍。运动功能障碍主要评定内容为：

（1）偏瘫、四肢瘫：常用的方法有Brunnstrom运动恢复6级分期、Fugl-Meyer运动评定量表。

（2）肌张力异常增高：常用改良Ashworth痉挛评定量表进行评定。

（3）发生肢体挛缩，出现关节活动受限时需进行关节活动度评定。

（4）肢体围度测定：观察患者肢体肿胀及肌肉萎缩情况，可有利于及时发现深静脉血栓，预防肺栓塞。

（5）平衡功能评定。

（6）步态分析：可用足迹分析、足底压力分布或步态分析仪等进行检测。

3. 感知觉评定　包括感觉和知觉，临床上常见的感觉障碍有偏身感觉障碍、交叉感觉障碍等，知觉障碍有失认症、失用症等。

4. 认知功能评定　认知是指大脑处理、储存、回忆和应用信息的能力。脑膜炎患者可能存在不同程度的认证功能障碍，包括觉醒和注意障碍、学习和记忆障碍、计算力障碍及逻辑思维能力减退等。

5. 言语功能评定　脑膜脑炎患者可遗留失语、构音障碍。常采用波士顿失语诊断测验失语症严重程度分级标准、西方失语成套测验及汉语失语检查法进行评定。近年来可通过计算机辅助的语言交流测试分析来判断脑卒中失语症和构音障碍的性质和病理分型，制定治疗程序和措施。

6. 吞咽功能评定　常用的方法有饮水试验和吞咽能力评定。另外还可采用X线透视检查评估吞咽障碍严重程度。

7. 智力、精神、情绪评定。

8. 日常生活活动能力评定。

9. 生活质量评定。

（三）脑膜炎的康复治疗

脑膜炎的康复治疗原则是：早期采取有效措施维持生命体征平稳，消除局部的炎症、水肿，减少脑神经的进一步受损，改善脑局部的血液循环，促进脑部神经功能的改善和恢复，预防并发症；恢复期应综合应用各种有效康复手段，以促进患者功能的最大恢复，提高日常生活活动能力和生活质量，重返社会。

1. 药物治疗

(1)针对病因选择合适的药物

1)病毒性脑膜炎：目前针对肠道病毒感染临床上使用的药物可选择免疫血清球蛋白和抗微小核糖核酸病毒药普来可那立。

2)化脓性脑膜炎：及早使用抗生素，病原菌确定之前使用广谱抗生素，三代头孢、头孢曲松或头孢噻肟常作为首选药物。确定病原菌后，应根据病原菌选择敏感抗生素。肺炎球菌引起的对青霉素敏感者可使用大剂量青霉素，对青霉素耐药者，可选用头孢曲松，必要时可联合使用万古霉素；脑膜炎球菌引起的首选青霉素，耐药者选用第三代头孢菌素，对青霉素过敏者可选用氯霉素；革兰阴性杆菌引起的可使用第三代头孢菌素，常用头孢他啶、头孢曲松、头孢噻肟钠。

3)结核性脑膜炎：应早期给药、合理选药、联合用药和系统治疗，只要患者临床症状、体征及实验室检查高度提示本病，即使脑脊液抗酸染色阴性亦应立即开始抗结核治疗，最有效的联合用药方案有：异烟肼、利福平、吡嗪酰胺或乙胺丁醇、链霉素。儿童因乙胺丁醇的视神经毒性作用、孕妇因链霉素的听神经毒性作用应尽量不用。

4)新型隐球菌性脑膜炎：应抗真菌治疗，可选用两性霉素 B、氟康唑等。

(2)肾上腺皮质激素的应用：可减轻中毒症状、抑制炎症反应及预防和减轻脑水肿，降低颅内压，能促进患者的恢复。

(3)神经营养药物：促脑代谢药物、脑细胞活化剂等的应用。

(4)对症支持治疗：颅内压高者可脱水降颅压治疗(脑疝形成有手术指征需行手术治疗，有脑积水者可行侧脑室分流减压术)；高热患者使用物理降温、药物退热等处理；有癫痫发作者予以积极抗癫痫及预防癫痫治疗；营养支持，维持水、电解质平衡治疗。

(5)免疫治疗：包括干扰素、转移因子等。

2. 早期治疗与昏迷期的治疗　此期的康复目标是：维持生命体征平稳，促进患者意识恢复，防治并发症(如肺部感染、尿路感染、深静脉血栓形成、关节挛缩、压疮、营养不良、肺栓塞等)。除上述药物治疗外，加强护理，特别注意将瘫痪肢体置于良肢位，每 2 小时翻身拍背一次，促进有效排痰，加强呼吸道及大小便管理，应注意患者的全身营养、全面护理。

(1)营养支持治疗：除静脉输注脂肪乳剂、复方氨基酸和血液制品外，昏迷患者鼻饲饮食管理至关重要，大部分昏迷患者通过鼻饲饮食基本可维持患者的每日营养需求，保证每日必需的营养，包括蛋白质(牛奶、鸡蛋等)、能量、脂肪、水、电解质、维生素、微量元素等。

(2)辅助用药：中枢神经系统代谢促进药物、神经营养药物、神经细胞活化剂等应用。

(3)正确体位摆放：头的位置不宜过低，以利于颅内静脉血回流，但注意避免屈颈及躯干屈曲，以免诱发异常肌张力。肢体置于良肢位，预防异常肌张力、肢体屈曲挛缩和足下垂畸形。

(4)肢体被动运动、按摩和关节挤压：肢体被动运动应先从健侧开始，然后参照健侧关节活动范围活动患侧。被动运动应尽早进行，如没有禁忌证每日都要进行。一般按从肢体近端到远端的顺序进行，动作要轻柔缓慢。重点进行肩关节外旋、外展和屈曲，肘关节伸展，腕和手指伸展，髋关节外展、内收和屈曲，膝关节伸展，足背屈和外翻。

(5)多种感觉刺激技术：包括触觉刺激(如冷、热，光滑、粗糙，软、硬等)；听觉刺激(用患者既往熟悉的声音)；视觉刺激(用患者熟悉的物体，在患者睁眼时进行)；味觉和嗅觉刺激

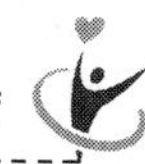

(包括酸、甜、苦、辣等，避免引起呛咳、误吸)；直流电刺激(将电极分别置于脊柱上、下位行脊柱通电疗法，或置于额、枕下行额枕通电疗法)；电兴奋刺激(常用间断感应电和直流电刺激有关穴位、神经兴奋点或头皮上的脑功能定位区)。

(6)其他治疗：空气压力波治疗、功能性电刺激与生物反馈疗法、针灸治疗等。

3. 运动功能康复　脑炎脑膜炎后常见的功能障碍为肢体瘫痪，可出现偏瘫、截瘫、四肢瘫等，表现为肢体感觉运动功能障碍、肌张力异常、平衡协调功能障碍等。偏瘫的运动治疗原则与脑卒中治疗相似。截瘫、四肢瘫，则可参照脊髓损伤的运动治疗原则进行。

4. 感知训练、认知训练、言语障碍的治疗及并发症的防治，可参照脑卒中治疗等相关章节。

(四) 康复结局

影响脑膜炎患者预后的因素较多，常见的因素有：感染的类型及严重程度，中枢神经病理损害的性质、程度及范围，是否及时诊断及时规范治疗，康复治疗护理是否早期介入，并发症的多少以及严重程度、患者年龄及家庭的支持等。轻者未遗留明显功能障碍，重者昏迷甚至死亡。随着医学科学技术的发展，脑膜炎患者多数预后良好，但也有少数患者仍遗留一定程度的功能障碍。因此，早期诊断、早期治疗、早期康复可有效减少脑膜炎所致功能残疾的发生。

四、小结

脑膜炎为各种病原微生物入侵软脑膜所引起的中枢系统感染性疾病，其导致的功能障碍包括认知、言语、吞咽、运动功能、心理精神等多方面障碍，康复评定需针对不同功能障碍进行，且康复评定贯穿治疗始终。进行早期诊断、早期针对病原菌抗感染治疗及早期规范化康复治疗，多数脑膜炎患者预后良好，功能改善明显，遗留的后遗症状较小，但合并认知及精神障碍的患者功能改善相对较差，特别是认知功能及精神症状的恢复。

(范文祥)

第二节　急性脊髓炎

一、概述

急性脊髓炎是指各种感染后引起自身免疫反应所致的急性横贯性脊髓炎性病变，是临床上最常见的一种脊髓炎。以病损平面以下肢体瘫痪、传导束性感觉障碍和尿便障碍为特征。多数患者在出现脊髓症状前1～4周有发热、上呼吸道感染、腹泻等病毒感染症状，推测可能与病毒感染后自身免疫反应有关。患者预后取决于急性脊髓损害程度、病变范围及并发症情况。一般来说，急性非特异性脊髓炎预后良好。经康复治疗70%患者可在3个月内恢复一定的步行能力，少数患者残留严重后遗症，10%左右可能复发或者出现视神经损害而衍化成视神经脊髓炎或多发性硬化。

二、病例摘要

(一) 病例1

患者江××，女，53岁，因突发双下肢无力1个月于2012年2月11日收入神经内科。

患者于1月14日晨起后突感双侧大腿肌肉疼痛，继而出现双下肢乏力，行走不能，无肢体抽搐，到当地医院急诊收入骨科。入院查体时患者尚能屈髋、屈膝，双侧腹股沟以下感觉减退，约2小时内双下肢乏力进展迅速，肌力下降至0级，同时伴有大小便失禁，查头颅CT、脑脊液、胸腰椎MRI未见明显异常。患者于次日1时左右出现双手麻木，予激素治疗后未见减轻，考虑病情进展，予转入ICU，经治疗后双上肢麻木好转，双下肢感觉、运动完全丧失，之后转神经内科继续治疗。于2012年1月17日复查腰椎MRI提示 $T_{10\sim12}$ 椎体水平脊髓异常信号，考虑脊髓缺血与炎症鉴别。头颅MRI未见异常。复查脑脊液示：细胞总数1300个/μl，白细胞数360个/μl，单个核细胞0.70，分叶核细胞0.30，潘氏试验(+-)，蛋白1.03g/L，葡萄糖2.72mmol/L，氯化物126mmol/L，乳酸脱氢酶246U/L，考虑急性脊髓炎；予甲泼尼龙每日500mg，冲击7日；同时予维生素B、改善循环、营养神经等治疗，疗效欠佳，家属为进一步治疗于2012年2月11日收入我院。起病以来，患者精神状态一般，体力情况较差，食欲良好，睡眠一般，体重无明显改变，大小便失禁。入院查体：神志清楚，对答切题，精神良好，被动平卧体位。高级神经功能正常。颅神经检查无异常。感觉系统：脐下2横指水平以下浅、深感觉均消失。运动系统：躯干及四肢肌肉无萎缩，左上肢肌张力增高，右上肢及双下肢肌张力正常。双上肢肌力正常，双下肢肌力0级。浅反射：双侧角膜反射(++)；腹壁反射：上(++)，中(+-)，下(-)；双侧跖反射、肛门反射消失。深反射：双侧肱二头肌腱反射、肱三头肌腱反射、桡骨膜反射亢进，双侧膝反射、跟腱反射消失。病理征：双侧Hoffmann征阴性，Rosolinmo征阳性，双侧Babinski征、Chaddock征阴性。脑膜刺激征阴性。

入院诊断：双下肢无力查因：急性脊髓炎？脊髓血管畸形？

诊疗经过：入院后完善相关检查：尿常规：亚硝酸盐(++)，白细胞(++)，隐血(+/-)，白细胞定量136/μl，细菌定量48 127/μl。D-二聚体7.83mg/L。脑脊液常规：潘氏试验阳性。脑脊液生化：氯119mmol/L，葡萄糖4.1mmol/L，蛋白定量1041mg/L。脑脊液IgG指数：脑脊液白蛋白573mg/L，脑脊液IgG 59.7mg/L。血清部分：白蛋白33.1g/L，免疫球蛋白5.75g/L。胸椎MRI(图7-1)提示 $T_9\sim L_1$ 椎体平面髓内异常信号灶并点片状强化。结合病史考虑脊髓炎。诊断考虑急性脊髓炎并脊髓血管畸形，予激素抑制免疫，神经节苷脂、鼠神经生长因子及甲钴胺营养神经，丹参针改善微循环，于2～16日开始康复理疗及高压氧治疗。患者诉上腹部疼痛，稍腹胀，考虑激素治疗引起胃肠道反应，予以加强护胃。患者出现情绪焦虑，心情低落，予卡马西平止痛及盐酸舍曲林改善情绪。小便失禁，留置尿管，复查尿常规：白细胞(++)，白细胞定量106/μl，细菌定量43300/μl。考虑尿路感染存在，予以抗生素治疗。脑脊液培养结果提示：克氏库克菌，但患者无发热情况，暂不予处理。D-二聚体升

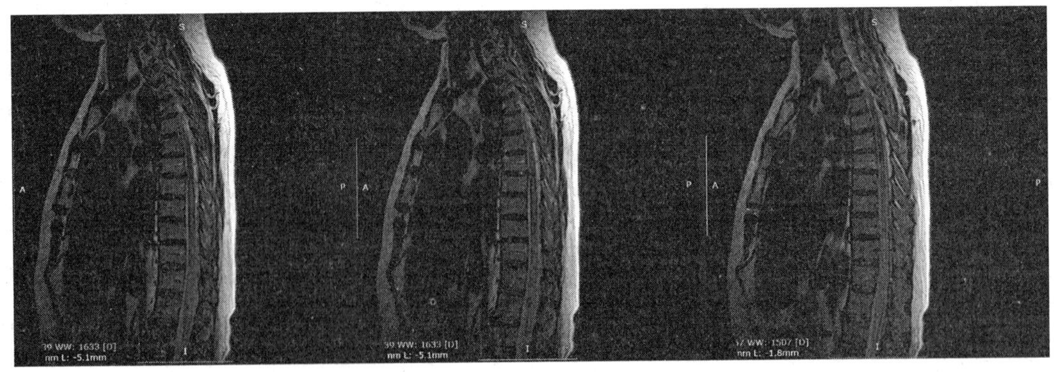

图7-1 胸椎MRI提示 $T_9\sim L_1$ 椎体平面髓内异常信号灶并点片状强化，结合病史考虑脊髓炎

高，且患者存在截瘫，注意预防深静脉血栓发生的风险，予以低分子肝素抗凝预防性治疗，弹力袜帮助下肢静脉回流。康复理疗科会诊后建议：截瘫肢体综合训练，神经肌肉电刺激，起立床训练，肢体正负压，针灸治疗。但患者双下肢截瘫症状未见好转，仍处于脊髓休克期，与家属商量后试用环磷酰胺，患者出现恶心、腹胀，饮食差，予以加强护胃止吐等对症治疗，较前好转。但双下肢仍无改善，患者及家属要求出院，于2012年3月19日出院。

出院时情况：患者双下肢无力，感觉消失，诉双下肢沉重感，无胸部束带感，精神良好，睡眠可，饮食可，大便无异常，留置尿管通畅。查体：神志清楚，对答切题，精神良好，被动平卧体位。高级神经功能正常。颅神经检查无异常。感觉系统：脐下约5cm水平以下浅、深感觉均消失。运动系统：躯干及四肢肌肉无萎缩，双上肢肌张力正常，双下肢肌张力减弱。双上肢肌力正常，双下肢肌力0级。双侧跖反射、肛门反射消失。深反射：双侧肱二头肌腱反射、肱三头肌腱反射、桡骨膜反射正常，双侧膝反射、跟腱反射消失。病理征：双侧Hoffmann阴性，Rosolinmo征阴性，双侧Babinski征、Chaddock征阴性。脑膜刺激征阴性。

出院诊断：1. 急性脊髓炎；2. 脊髓血管畸形；3. 腰椎退行性变；4. 泌尿系统感染。

出院医嘱：嘱患者出院后注意预防长期卧床所导致的并发症，如坠积性肺炎、压疮等。

（二）病例2

患者张××，男，54岁，因双下肢无力伴尿便障碍45日于2014年6月27日收入神经内科。

患者于入院前45日开始逐渐出现双下肢无力并迅速加重，无法行走，伴有双下肢感觉缺失及尿便障碍，无寒战发热、头痛、头晕、恶心、呕吐、肢体抽搐、口角抽搐、意识不清、听力下降、视物模糊、视物重影，在当地医院诊断为急性脊髓炎。给予免疫球蛋白冲击及激素抗炎等治疗，病情略有好转，双下肢能稍稍内收。患者为求进一步诊治而来我院，门诊以脊髓炎收入院。患者精神状态很差，体力情况一般，食欲食量一般，睡眠情况一般，体重变化不详，双下肢肌肉明显萎缩。大便正常，小便正常。入院查体：神志清楚，颅神经检查无异常。双上肢未见异常，$L_{1\sim2}$以下平面浅、深感觉均存在障碍，双下肢肌张力降低，双侧膝反射、跟腱反射未引出。左下肢能稍内收，右下肢只能见肌束活动未能带动肢体活动，双侧巴氏征阴性。脑膜刺激征阴性。

入院诊断：双下肢无力查因：急性脊髓炎？

诊疗经过：入院后完善相关检查：尿常规：亚硝酸盐（++），白细胞（++），隐血（+），白细胞定量97/μl，红细胞65/μl，细菌定量26324/μl。脑脊液常规：白细胞130×10^6/L，潘氏试验阳性。脑脊液生化：氯106.7mmol/L，葡萄糖0.6mmol/L，乳酸0.2mmol/L，蛋白定量70mg/L。脑脊液培养：肺炎克雷伯杆菌肺炎。胸椎MRI（图7-2）提示，T_{11}椎体下缘至L_1椎体上缘水平脊髓内异常信号影，多考虑脊髓炎，具体结合临床。结合病史考虑脊髓炎。给予激素抑制免疫，营养神经，改善微循环，根据药敏结果选用抗生素。患者自觉双下肢力量有所恢复，双下肢能内收，左侧恢复更明显，$L_{1\sim2}$以下平面浅、深感觉均存在障碍，双下肢肌张力减低，左下肢近端肌力2+级，远端0级，右下肢近端肌力2级，远端肌力0级，巴氏征阴性。患者小便失禁，留置尿管，引流通畅。于7月8日出现轻微尿便感觉，复查尿常规未见明显异常，予以拔除尿管。患者于7月12日背部出现沿着神经根分布的小丘疹，伴有剧烈疼痛，考虑带状疱疹，予以抗病毒治疗，局部博泰软膏外用。患者于7月15日发现骶尾部一3cm×5cm大小的压疮，予以输注白蛋白，加强创面换药。复查脑脊液常规：红细胞30×10^6/L，白细胞0/L，潘氏试验阴性。脑脊液生化：氯113.5mmol/L，葡萄糖4.1mmol/L，蛋白定量316mg/L。脑脊液涂片：未见真菌孢子及菌丝，未见细菌，于7月31日停用阿米卡星（丁胺卡那霉素）抗感染治疗。康复理疗科会诊后建议：截瘫肢体综合训练，神经肌肉电刺激，电动起立床训练，肢体正负压，针灸，膀胱区干扰电。患者存在明显的焦虑情绪，予氟西汀抗焦虑治疗。患者自觉病情较前好转，于2014年8月11日出院。

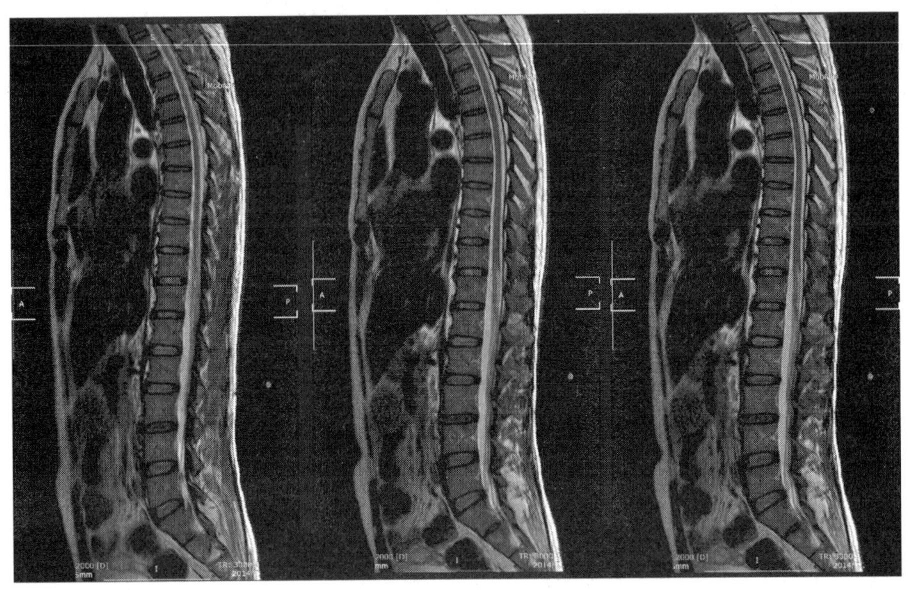

图7-2　MRI提示：T_{11}椎体下缘至L_1椎体上缘水平脊髓内异常信号影，考虑脊髓炎。

出院时情况：患者一般情况良好，双上肢活动良好，左下肢能上抬，右下肢能平移，饮食、睡眠良好。查体：双下肢感觉障碍，感觉障碍在T_{12}平面。鞍区感觉消失。双上肢肌张力正常，双下肢肌张力增高，左下肢肌力近端3-级，远端2-级，右下肢肌力近端2级，远端0级。

出院诊断：急性脊髓炎。

出院医嘱：嘱患者回当地医院继续康复治疗。

三、病例分析

（一）急性脊髓炎的临床问题

急性脊髓炎的临床表现：患者发病前1～2周常有上呼吸道感染、消化道感染症状或预防接种史。外伤、劳累、受凉等为发病诱因。急性起病，起病时有低热，病变部位神经根痛，肢体麻木无力和病变节段束带感，亦有患者无任何其他症状，而突然发生瘫痪。主要表现为运动障碍、感觉障碍、自主神经功能障碍，常伴有不同的并发症，如坠积性肺炎、肢体水肿，皮肤溃烂、泌尿系感染、压疮等，还有因治疗所带来的各种药物副作用，给患者的心理及生活带来巨大的痛苦。如病变节段较高，甚至发生呼吸循环衰竭。40%～60%的患者遗留永久性运动、感觉和（或）括约肌功能障碍，降低了患者的生活质量，给家庭和社会带来沉重的负担。

1. 急性脊髓炎的定义　急性横贯性脊髓炎是一组炎症性脊髓疾患，其脊髓损伤的触发及效应机制尚未清楚。临床上以急性或亚急性脊髓功能紊乱的表现为特点，导致有明确的传导束型感觉障碍及脊髓MRI异常信号的上肢、下肢运动完全丧失，不同程度的膀胱功能紊乱及直肠排空困难或便秘。

2. 特发性急性横贯性脊髓炎的诊断标准

(1)脊髓型感觉、运动或自主神经功能障碍。

(2)双侧的症状或体征(并不需要完全对称)。

(3)确切的感觉平面。

(4)神经影像(MRI或脊髓造影;脊柱CT并不适合)除外髓外压迫性病因。

(5)通过脑脊液淋巴细胞增多、IgG指数增加提示脊髓炎症。如果在症状开始时未达到上述炎症标准,则需在2～7日后,重复MRI和腰椎穿刺结果。

(6)症状开始后4小时至21日进展到高峰。

3. 急性脊髓炎的发病机制　关于急性脊髓炎的发病机制仍未完全明确。1975年亚洲流感流行后,该病发病率一度明显增高,证明本病与病毒感染相关。但尚未直接从病变脊髓或脑脊液中分离出病毒。根据其病前多有上呼吸道感染、腹泻、疫苗接种等病史,目前多数学者倾向于认为本病更可能与病毒感染后所诱导的自身免疫反应有关,而外伤和过度疲劳可能为诱因。

4. 急性脊髓炎的病理　肉眼观察受损节段脊髓肿胀、质地变软、软脊膜充血或有炎性渗出物。切面可见受累脊髓软化、边缘不整、灰白质界限不清。镜下可见软脊膜和脊髓内血管扩张、充血,血管周围炎性细胞浸润,以淋巴细胞和浆细胞为主,有时也可见少量中性粒细胞;灰质内神经细胞肿胀、碎裂,虎斑消失,尼氏体溶解,胞核移位,白质中髓鞘脱失、轴突变性,病灶中可见胶质细胞增生。早期患者病变主要集中在血管周围,有炎细胞渗出和髓鞘脱失,病变严重者有坏死,可融合成片状或空洞,在这个过程中亦可以看到胶质细胞增生,以小胶质细胞增生为多见,若吞噬类脂质则成为格子细胞而散在分布于病灶中。后期病变部位萎缩,并逐渐形成纤维瘢痕,多伴星形胶质细胞增生,脊髓萎缩变细;脊膜多伴原发或继发改变,多表现为血管内皮细胞肿胀,炎细胞渗出,血管通透性增加,后期则可出现血管闭塞。

(二)急性脊髓炎的康复评定

由于脊髓炎的主要病理表现为病变区域神经元坏死、变性、缺失,白质中血管周围髓鞘脱失、炎性细胞渗出、胶质细胞增生等致脊髓功能丧失或减退,所以其评价可参考"脊髓损伤"有关内容。

此外还有运动功能的评定(包括肌力、肌张力)、感觉功能的评定、反射的评定、性功能障碍的评定、日常生活活动能力的评定等,完成康复方案后还有康复疗效评定等,可参考有关章节。

(三)急性脊髓炎的康复治疗

1. 药物治疗　针对病因制定治疗方案,有明确病原感染者,需针对病原用药;大多数急性脊髓炎以炎性脱髓鞘病损为主要病理改变,因此治疗重点在于早期调节免疫,努力减轻脊髓损害,防止并发症,促进功能恢复。常用药包括:皮质类固醇、脱水药、免疫球蛋白、改善血液循环和促进神经营养代谢类药物、抗生素、抗抑郁类药等;对于激素治疗效果差且病情进展的患者可应用血浆置换疗法,该法可以将患者血液中自身抗体和免疫复合物等有害物质分离出来,减轻免疫反应,防止损害进一步加重。但费用昂贵,难以普及使用。

2. 康复治疗

(1)急性期康复

1)保持良好姿势,防止肢体畸形。

2)按时翻身拍背,避免长期卧床。

3)超短波治疗/磁疗等物理因子疗法,可有减轻水肿、改善循环及镇痛等作用。

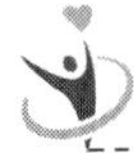

4）其他：排痰拍背、中医针灸、按摩推拿等，以促进肢体功能的恢复并防止肌肉萎缩。

（2）恢复期康复

1）运动疗法：运动疗法不仅能使神经系统功能活动发生短暂的变化，而且还能锻炼和加强大脑皮质的活动能力，使神经系统的兴奋性和反应性都大为改善。运动还可通过挤压肌肉加强静脉回流，防止深静脉血栓的形成，加强肢体消耗及代谢，帮助锻炼患者的心肺功能，预防坠积性肺炎、压疮等并发症。

2）低中频电刺激疗法：其生物学效应主要在于：①镇痛，低频脉冲电流促进组织血液循环，减轻水肿，促进炎症产物的排出，缓解疼痛。②促进局部血液循环，中频电流有明显的促进局部血流和淋巴循环的作用，可使皮肤温度上升，小动脉和毛细血管扩张。③锻炼骨骼肌，预防肌萎缩，提高平滑肌张力，调整自主神经功能。

3）神经刺激疗法：应用低频脉冲电流刺激神经肌肉，促使失神经支配肌肉恢复运动功能，改善肌肉本身的血液循环，减轻肢体肿胀，防止、延缓或减轻失用性肌萎缩和挛缩的发生，抑制肌肉纤维化。

4）防止压疮：由于截瘫患者脊髓损伤截瘫平面以下，皮肤失去知觉，缺少保护性反应，而且皮肤营养失调，持续受压，维持患者皮肤的完整性是康复护理工作的重要内容，主要以预防为主。常用减压用品有气垫床、水床、小枕头等。翻身或转移时应注意避免拖、拉、推、拽，减少摩擦力和剪切力。保持皮肤的干洁，皮肤过干可使用润肤露，贴身衣服柔软无皱褶。

5）肢体加压疗法：是指通过套在肢体上的气囊有规律地充气、排气，对肢体软组织进行加压，从而促进肢体组织间液经静脉和淋巴管向心性回流，达到加速肢体血液循环，有利于消除肢体局部水肿。

6）神经源性膀胱、直肠控制疗法：膀胱训练常与间歇导尿法一起应用，既可以改善逼尿肌-括约肌功能的协调模式，也可以避免膀胱发生痉挛。对于直肠控制障碍的患者，给予直肠训练，可减少家属在照顾上的困扰，改善患者的生活质量。主要康复措施包括肛门牵张技术、饮食结构控制、神经阻滞技术、药物、运动疗法和手法治疗。

7）减重步行训练：减重平板步行训练中来自髋、膝、踝的本体感觉传入脊髓运动区，作用于腰骶运动神经元和中间神经元，当这种影响积累到一定的程度时可被小脑和更高级运动中枢的传出整合系统接收，这些传入有可能扩大皮层和皮层下运动代表区的活动，对皮层代表区产生可塑性作用，反过来又影响脊髓的中枢模式发生器。而脊髓腹侧下行的网状脊髓运动通路对迈步和步行必不可少，这一通路在偏瘫或截瘫患者常保存，所以减重平板步行训练可以刺激潜在的中枢模式发生器，有利于促进步态恢复。

8）心理干预：急性脊髓炎患者由于病情的迅速变化，给患者的心理带来沉重的负担，其心理反应通常经历休克期、否认期、焦虑抑郁期、承认适应期，康复工作者应了解各期的特点，同时应注意，患者各期的发展不是一成不变的，经常会出现反复，医务人员应根据患者情况，采取认知、行为、支持等心理治疗，使患者尽快进入承认适应期。

9）音乐疗法：音乐的生理学作用是音乐通过听觉系统作用于大脑皮质下的非特殊反射系统和脑干网状结构，进而协调大脑皮质各部分功能间的关系，促进身心健康。音乐还有镇痛作用，通过刺激听觉中枢对疼痛有交互抑制作用，同时提高垂体脑啡肽的浓度，从而抑制疼痛。具体方法有歌曲演唱和音乐演奏，使患者在演奏、演唱过程中情绪高涨、心理充实，并逐步建立适应外界环境的能力。音乐在训练中能让患者保持高度的热情，让患者体验成功并在训练中取得正性强化作用。

(3)针灸治疗:祖国医学认为急性脊髓炎归属中医“痿证”范畴。多因正气不足,感受湿热毒邪,耗伤津液,筋脉失于濡养,导致手足痿弱不用。针灸治疗能调节脏腑的功能,调整机体的阴阳平衡,疏通经脉的气血运行,增加筋脉的濡养,使机体得以恢复。

(4)高压氧治疗:目前认为高压氧治疗的早期及超早期介入十分重要。高压氧治疗时间越早,疗程越长,效果越好。

(5)防治各种并发症:包括肢体挛缩、压疮、肺部感染、尿路感染、营养不良及静脉血栓等。

(四)急性脊髓炎的疗效与结局

增强体质,预防上呼吸道感染或其他感染对防治本病意义重大,一旦发病应尽早就诊和治疗,鼓励患者积极配合治疗。急性脊髓炎患者如发病前有发热、腹泻、上呼吸道感染等前驱症状,脊髓损伤局限,无压疮、呼吸系统及泌尿系统感染等严重并发症,治疗及时有效,通常多数在3～6个月可治愈。如脊髓损伤较重,并发症较多,治疗延误,则往往影响病情恢复,或留有不同程度的后遗症。上升性脊髓炎如治疗不力,可于短期内出现呼吸功能衰竭。因此,患者应及时诊治。对本病的诊治专科性较强,应劝患者及其家庭到有条件的神经疾病专科诊治。关于本病与多发性硬化的关系在疾病早期尚难肯定,有少数患者以后确诊为多发性硬化,因此,应长期进行随访观察。

病例1中患者出院时双下肢肌力仍为0级,仍存在小便失禁,但未出现截瘫及激素使用后的并发症。

病例2患者双下肢肌力由0级恢复到2～3级肌力,住院期间出现压疮,大小便失禁情况得到改善。两者发病年龄、发病时间相仿,脑脊液都查出感染源,其康复方案也具有类似性,但脊髓MRI病变范围不一样,两者预后也大相径庭,说明急性脊髓炎患者的恢复如何与病变范围有明显相关性。

四、小结

从神经科学角度分析,上述两个病例中仍存在诊疗上的不足。急性脊髓炎的诊疗中首先要考虑是否为脊髓炎或脊髓病,并应特别注意与继发于结构破坏的脊髓病,如椎间盘突出、病理性骨折等相鉴别。其次需区分炎性和非炎性脊髓病。如果为炎性脊髓病,还需完善视觉诱发电位来鉴别视神经脊髓炎、多发性硬化或急性脱髓鞘性脑脊髓炎。再者,还需考虑是否为特发性急性横贯性脊髓炎,上述两个病例脑脊液均查出病原体,但症状却无明显表现,需考虑有无合并病毒感染,完善血清学病毒抗体等辅助检查,此外还需完善抗核抗体谱等排除自身免疫性疾病存在。从康复医学角度分析,上述两个病例的康复方案仅仅关注住院期间的肢体康复,未完善患者出院后的康复指导。例如,心理疏导、轮椅操纵应用训练、作业训练等。此外,发展社区康复、帮助患者回归家庭与社会,需要不断壮大康复事业,需要政府对医疗体系的支持与投入,给患者创造良好的医疗-就业体系。

(陈银海)

第三节　脑寄生虫病

一、概述

脑寄生虫病是寄生虫侵入脑组织所导致的疾病,不同地域的发病原因及发病率不同。

脑寄生虫病的临床表现复杂，诊断也有一定难度。其中脑囊虫病是中枢神经系统较为常见的寄生虫感染。脑寄生虫病的治疗应在针对寄生虫的类型、病变程度等进行综合评定，确定有针对性及个体化的治疗方案，以取得较好的疗效。

二、病例摘要

患者谢××，女，38 岁，因反复头痛 11 年，伴四肢抽搐 20 余日于 2014 年 10 月 8 日收入康复科，于 2014 年 10 月 22 日出院。

患者缘于 11 年前无明显诱因出现头痛，为双侧颞部钝痛，逐渐扩散至双侧前额部、后枕部，严重时伴恶心、呕吐，每年发作 1～2 次。于 2011 年 4 月 19 日曾到当地医院就诊，检查头颅 MRI 示："双侧额颞顶枕、小脑多发异常信号，病变多位于皮层下白质，病灶周围水肿明显，增强呈环形强化，考虑寄生虫可能性大"。头颅 CT 示："颅内可见多发钙化灶"。于 2011 年 4 月 26 日入我院神经内科，行头颅 MRI 检查（图 7-3）示：右侧额叶、双侧枕叶、右侧小脑半球多发占位性病变，结合临床病史及生化检查，考虑为脑囊虫病。诊断为脑囊虫病。给予吡喹酮驱虫治疗后头痛症状缓解。2011 年 10 月 26 日第二次住院予驱虫治疗，于 2012 年 5 月21 日入院治疗，行头颅 MRI 检查（图 7-4）示：原右侧额顶叶、双侧枕叶、右侧小脑半球多发占位性病变，较前明显缩小，数量较前减少。于 2013 年 7 月 8 日复查头颅 MRI＋增强（图 7-5）示：右侧额叶、左顶叶、双侧枕叶内侧及右侧小脑半球多发小结节影，部分钙化大致同前，符合脑囊虫病改变。患者于近半年来间自觉右中指、环指第二指间关节处间有疼痛发作，伴活动不灵，疼痛可长达 1 月余，多自行缓解。2014 年 9 月 15 日凌晨睡眠中家人发现患者四肢抽搐，呈双上肢屈曲，下肢伸直，颤抖状，双眼向上凝视，口吐白沫，伴意识不清，持续约 2 分钟。意识约 10 分钟后转清，对抽搐当时记忆缺失。无发热、大小便失禁，无肢体麻木、无力，无头晕、头痛、恶心、呕吐，无言语不清、吞咽困难、饮水呛咳，无胸闷、气短。在当地医院就诊，头颅 CT 检查示："颅内多发钙化，考虑脑囊虫钙化可能"，拟诊"继发性癫痫（全面强直-阵挛发作）"。收入院治疗，给予"德巴金 0.5g，1/日"治疗，住院期间再发抽搐 1 次，治疗后好转。出院后继续服用"德巴金"，但 10 日前因全身皮疹自行停药，停服后皮疹逐步消退，未见肢体抽搐。为行进一步检查及驱虫治疗，门诊以"继发性癫痫"收入康复科。

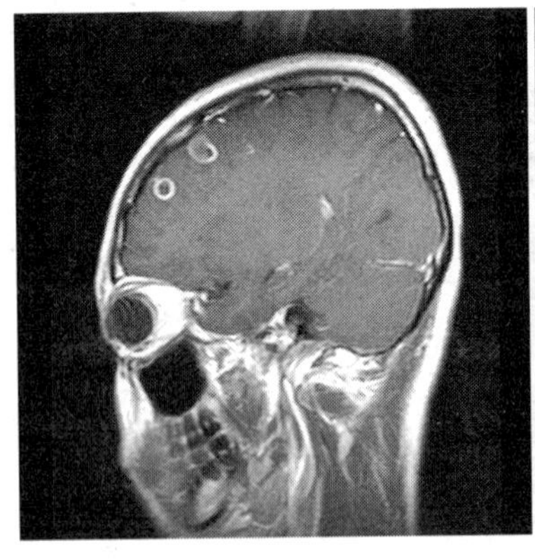
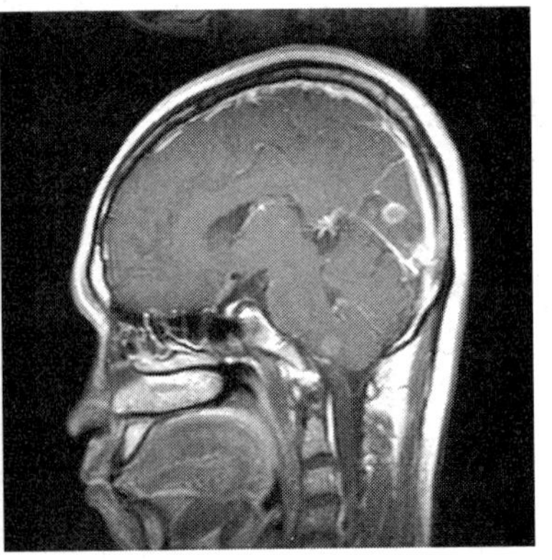

图 7-3　头颅 MRI 检查的时间及结果（2011 年 5 月 13 日）：右侧额叶、双侧枕叶、右侧小脑半球多发占位性病变，结合临床病史及生化检查，考虑为脑囊虫病

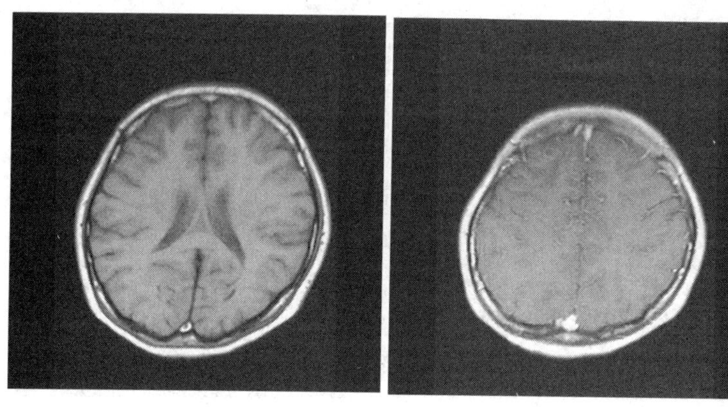

图 7-4 头颅 MRI 检查的时间及结果（2012 年 5 月 25 日）：**原右侧额顶叶、双侧枕叶、右侧小脑半球多发占位性病变，较前明显缩小，数量较前减少**

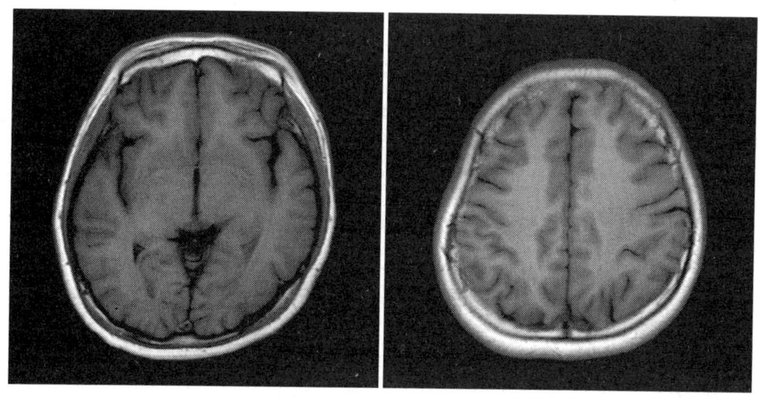

图 7-5 头颅 MRI 检查的时间及结果（2013 年 7 月 8 日）：**右侧额叶、左顶叶、双侧枕叶内侧及右侧小脑半球多发小结节影，部分钙化大致同前，符合脑囊虫病改变**

入院诊断：1. 脑囊虫病；2. 继发性癫痫。

诊疗经过：入院后完善各项检查，脑电图示：正常脑电图；血常规、钾、钠、肝肾功能、心酶、感染二项、凝血等检查基本正常。脑脊液常规、生化结果正常，未查到细菌、真菌。脑脊液寄生虫全套抗体检查：囊虫 IgG 抗体（+）。于 2014 年 10 月 13 日复查头颅 MRI（图 7-6）示：右侧额叶、左顶叶、双侧枕叶内侧及右侧小脑半球多发小结节影部分钙化，大致同前，符合脑囊虫病改变。患者经多次驱虫治疗，但仍有癫痫发作，考虑吡喹酮单药驱虫治疗疗效差，联合应用阿苯达唑 0.4g，2/日。为防治驱虫药应用后赫氏反应及癫痫再发可能，加用激素预防。同时给予补钾、护胃、补钙等支持治疗。患者病情稳定，头痛减轻，未出现癫痫发作。

出院情况：患者一般情况良好，大小便无异常，无头晕、头痛，无恶心、呕吐、肢体抽搐、意识障碍，无发热、咳嗽、咳痰，无腹痛、腹胀。查体：神清，查体配合，言语正常，颅神经查体未见异常，四肢肌力、肌张力正常，无共济失调，无感觉障碍，四肢腱反射（++），未引出病理征，脑膜刺激征阴性。日常生活可自理。

出院诊断：1. 脑囊虫病；2. 继发性癫痫。

出院医嘱：按时服药，逐渐将激素减量。

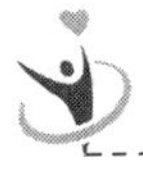

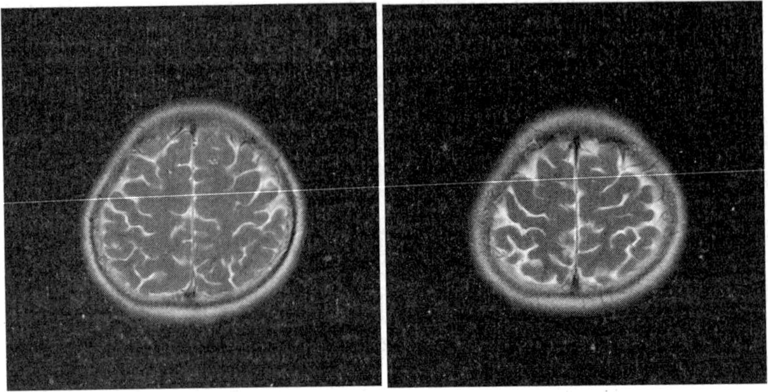

图 7-6　头颅 MRI 检查的时间及结果（2014 年 10 月 13 日）：**右侧额叶、左顶叶、双侧枕叶内侧及右侧小脑半球多发小结节影部分钙化，大致同前，符合脑囊虫病改变**

三、病例分析

（一）脑寄生虫病的临床问题

脑寄生虫病是寄生虫虫体、幼虫或虫卵侵入人体脑组织，通过移行、寄居造成脑组织机械性损伤及免疫病理反应，引起炎症、肉芽肿形成、脑血管或脑脊液循环阻塞等脑病。临床表现为脑膜脑炎、继发性癫痫或颅内高压等，可伴有智力衰退或精神障碍等。脑寄生虫病的临床表现主要取决于虫体的位置、数量、周围组织反应、血液循环及脑脊液循环障碍的程度。脑寄生虫病临床表现复杂，需要对患者采取有针对性的治疗，在确保疗效的基础上，减少相关的副作用。

导致脑寄生虫病的病原体主要包括原虫及蠕虫。蠕虫可分为吸虫、线虫及绦虫等。

（二）脑寄生虫病的基本特征

1. 由病原体引起　发现病原体是诊断的重要依据。

2. 有地方性　由于中间宿主的存在、生态环境、人群生产和生活习惯等原因，常局限于一定地区范围内发生。

3. 免疫病理反应多见　患病后产生特异性抗体，可在血清、脑脊液或其他体液中检出。免疫学检查结果也是诊断的重要依据。

4. 以食源性感染为主　除疟疾由按蚊和输血传播、先天性弓形虫病经胎盘传染、血吸虫病经皮肤接触有尾蚴的疫水感染外，多数脑寄生虫病是由于食源性感染所致。

5. 多继发于原发部位的虫体感染。

（三）脑寄生虫的诊断和鉴别诊断

脑寄生虫病的诊断与其他脑病一样，必须结合中枢神经的解剖结构、功能和流行病学特点。除不同寄生虫脑病相互鉴别外，尚需与原发性癫痫、脑肿瘤、细菌性和病毒性脑炎脑膜炎及脑血管病相鉴别。

脑寄生虫病的诊断要重视以下几点：①寄生虫感染史。②寄生虫的流行区及疫区。③原发部位的虫体感染。④外周血液与脑脊液中，嗜酸性粒细胞增多为蠕虫感染的特征。⑤相关检验及检查。⑥驱虫治疗的效果。

（四）脑寄生虫的致病机制

寄生虫可经血液循环、静脉血管吻合支、淋巴系统、动静脉血管外间隙、椎间孔、眼结膜

及鼻腔黏膜等途径入脑，寄居在脑的任何部位，如细胞内、血管内、脑膜间隙、组织间隙、脑脊液、脑室及椎管内等，由虫体移行、占位、阻塞、增殖造成组织机械性损害及相应变态反应，导致脑组织损伤及全身性症状。

1. 机械性损害

(1)创伤：肺吸虫幼虫进入颅内后，可在脑髓及脊髓组织内移行，造成组织坏死。

(2)压迫：肺吸虫及猪囊尾蚴形成的虫囊及囊肿，血吸虫虫卵形成的肉芽肿，原虫的滋养体在脑组织内形成脓肿或由裂殖子侵入脑部产生孢子虫囊，使局部脑组织受压。

(3)阻塞：蠕虫虫卵及原虫可栓塞脑部小动脉分支或动静脉交界处的微血管，继而引起出血或血管壁周围的炎症反应，使脑组织缺血、缺氧，导致脑细胞的变性或坏死。脑部寄生的成虫可导致颅内高压。

(4)增殖：细胞内寄生的一些原虫，在宿主的神经细胞内，以芽殖法及二分裂法反复增殖，造成这些细胞破坏。

2. 分泌毒素　寄生虫通过分泌毒素可以直接或间接地作用于脑或脊髓。

3. 变态反应　寄生虫的变应原包括虫体与虫体分泌物、代谢产物及酶类等。如包虫囊壁破裂，囊液溢出所致的变态反应可诱发过敏性休克，严重时可导致患者死亡。

(五) 脑寄生虫的治疗原则

根据不同的感染类型进行有针对性的驱虫治疗，同时防治各种并发症，减轻药物的副作用。

(六) 脑囊尾蚴病的病例分析

本例患者为脑囊尾蚴病，即脑囊虫病，是指猪带绦虫的幼虫囊尾蚴寄生于人脑组织内而形成的一种占位性和变态反应性疾病，是中枢神经系统常见的寄生虫感染，约占囊尾蚴病的80%，这与脑组织内的高糖环境及丰富的血管网有关。寄生于脑部的囊尾蚴可单发，也可多发，可寄生于脑实质内，也可寄生于脑室内。脑囊尾蚴病的病理改变复杂多样，这与囊尾蚴寄生于脑部的数量、部位及脑组织反应有关。

人是猪带绦虫的终宿主，人经口感染猪带绦虫卵后，在胃和小肠经消化液作用，六钩蚴脱囊而出，穿破肠壁血管，随血液散布全身，经9～10周发育为囊尾蚴。脑囊尾蚴多寄生在大脑皮质，是引起癫痫发作的主要病因。

1. 脑囊尾蚴病的发病机制　猪囊尾蚴寄生于脑中后，脑组织受到囊尾蚴的机械性刺激和毒素作用，神经细胞变性、坏死，并可累及周围的血管，造成血管内皮增生、管腔变细等。囊尾蚴在组织内作为异体蛋白，其本身及代谢产物也会对机体产生刺激从而引起局部变态反应和全身反应。当囊尾蚴存活时囊内的蛋白不能释放到周围的脑组织内，不引起明显的化学反应。后期虫体死亡液化，囊液混浊，囊尾蚴结节的头节逐渐消失，囊壁破裂、囊内异体蛋白释放到周围脑组织内，导致周围脑组织水肿明显加剧。随着机体对异体蛋白的防御性反应，虫体周围逐渐形成肉芽性保护囊，减慢或阻止了虫体分解产物的释放作用，周围水肿逐渐减轻，囊液吸收后，囊变小或被脑胶质组织所取代而形成纤维结节或钙化。

2. 脑囊尾蚴病的病理分期　1992年国际脑囊虫病研讨会将脑囊尾蚴病分为脑实质型、脑室型和脑膜型。脑实质型是最常见的病理类型，且绝大多数分布在灰质和灰白质交界处，以大脑为多。脑实质型的主要病理改变是囊尾蚴分布弥散，寄生于脑实质内的囊尾蚴为多发。脑室内囊尾蚴多见于第四脑室，侧脑室较为少见。脑室内囊尾蚴直径为10～15mm，可阻塞中脑导水管、造成梗阻性脑积水。脑膜型囊尾蚴多位于外侧裂部，也有在脚间池内，呈类葡萄丛状，大小不一。脑膜型和脑室型囊尾蚴因扩展空间宽广，不容易压迫脑组织，周围无炎性反应。部分患者脑室内有囊尾蚴寄生，同时也可寄生于脑实质内或脑底面，称为混合型。由于囊尾蚴的物理性刺激使局部脑膜或部分脑膜有炎性改变、增厚混浊，脑室内的囊尾蚴可引起局部脉络膜炎，颅底的囊尾蚴可引起蛛网膜炎。

3. 脑囊尾蚴病的康复评定

(1)脑囊尾蚴病的临床表现复杂，以癫痫、头痛为主要症状，可伴有记忆力减退、肢体运动障碍、失语及精神症状等。严重时可引起颅内压增高，甚至意识障碍。

(2)脑囊尾蚴病的诊断依据

1)临床表现：当在皮下触及质地较硬的黄豆粒大小的圆形或椭圆形结节时，应考虑到脑囊尾蚴病的可能。在此病流行区生食猪肉史，出现原因不明的癫痫发作，应考虑脑囊尾蚴病的可能。

2)病理检查：取皮下结节或脑手术组织行病理检查，是确诊脑囊尾蚴病的重要依据。

3)免疫学检查：在囊虫病诊断、鉴别诊断以及疗效判断方面弥补了病原学、流行病学、影像学诊断的不足，为囊虫病的诊断与治疗提供了科学的工具。免疫学检查包括抗体检测、抗原检测及免疫复合物检测。血清是猪囊尾蚴病免疫诊断中最常用的被检材料。脑脊液检测对脑囊尾蚴病有重要意义。间接血凝试验和酶联免疫吸附试验是目前在临床诊断和流行病学调查中应用最广泛的方法。

4)影像学检查：能较客观地反映囊尾蚴在患者神经组织内寄生数量、生存状态和病理改变。头颅 CT 及 MRI 可提供囊虫病客观病变和炎症反应程度。

(3)脑囊尾蚴病的诊断标准

1)有脑部病状和体征，如癫痫发作、颅内压增高、精神障碍等，并排除其他原因造成的脑损害。

2)脑、眼及皮下结节活检证实为囊尾蚴病。

3)血和(或)脑脊液免疫试验阳性。

4)有排猪带绦虫节片史或常规驱绦虫时排出绦虫。

5)头部 CT 或 MRI 见猪脑囊尾蚴病变。

4. 脑囊尾蚴病的康复治疗　脑囊尾蚴病的治疗要有针对性。在治疗脑囊尾蚴病时需要考虑两个主要因素：一是由寄生虫自身引发的各种症状，如神经功能障碍及脑积水等；二是由于寄生虫的存在或破坏所引发的各种炎症反应和后遗症，如蛛网膜炎等。因此，根据患者不同的情况应该采用不同的治疗策略。患者的临床症状、囊虫病灶的数量、位置以及炎症反应的强度都必须在治疗前加以考虑。

常用的药物包括以下几种。

(1)吡喹酮：是一种广谱驱虫药，是治疗囊虫病的主要药物之一。在施用吡喹酮治疗后，由于囊尾蚴被破坏而释放的潜在抗原会引起炎症反应和病灶周围水肿等并发症，因此要针对出现的情况采取有效的策略。

(2)阿苯达唑(丙硫咪唑)：是一种广谱抗蠕虫药物。阿苯达唑在治疗脑实质囊虫中要优于吡喹酮，且阿苯达唑可通过血脑屏障直接渗透到脑脊液中，杀死蛛网膜下隙和脑室内的囊虫。

(3)抗炎症药物：糖皮质类激素药物是广泛使用的一类药物。

对于药物治疗失败的患者，如果是因为蛛网膜下隙型神经囊虫病或脑室型神经囊虫病

继发的脑积水，则需要采用外科脑室-腹腔分流术。而对蛛网膜下隙型神经囊虫病或脑室型神经囊虫病的外科手术治疗，其方法也随着脑室镜的广泛应用而不断改进。

四、小结

脑寄生虫病分布在世界各地，较常见的是脑囊尾蚴病。脑囊尾蚴病的临床表现复杂，诊断主要依据临床表现、病理检查、免疫学检查及影像学检查等。脑囊尾蚴病的治疗要有针对性，应根据患者不同的情况采用不同的治疗策略。

（张建宏）

第四节　艾滋病性神经损害

一、概述

艾滋病(acquired immunodeficiency syndrome，AIDS)又称获得性免疫缺陷综合征，是由人类免疫缺陷病毒(HIV)引起的具有传染性的疾病。HIV 是嗜神经性病毒，在疾病的早期就可侵犯神经系统。AIDS 的中枢神经系统表现主要是 HIV 直接侵犯造成的，同时，HIV 感染后人体免疫机制受抑制或免疫缺陷后造成病毒、细菌、真菌等易感染或产生继发性肿瘤，以上两种原因合并在一起则更容易罹患神经系统的损害，引起相应的功能障碍，在临床中应引起重视。

二、病例摘要

患者女性，20 岁，非洲某国公民。因"突发左侧肢体无力 3 周"来非洲某医院的中国援非军医组就诊。3 周前无明显诱因出现上述症状，以小肌群为主，肌力时好时坏，好时左上肢可持物，可扶墙行走，严重时卧床不能起坐。伴全身不适、厌食和体重减轻等，无神志不清、四肢抽搐等症状。大便每日 1～2 次，黄色稀便，无脓血，无腹痛和恶心、呕吐，无咳嗽、咳痰和咯血等。3 周前曾有发热病史，病因不明，最高体温 38.2℃，入院时已恢复正常。患者无高血压、冠心病、糖尿病等病史，无头部外伤史，无输血史，有多个性伴侣，性交时无保护措施。

查体：体温 37℃，脉搏 88 次/分钟，呼吸 20 次/分，血压 120/60mmHg。一般情况尚可，全身皮肤无黄染、紫癜、皮疹。表浅淋巴结未触及。头颅无畸形，外耳道无分泌物，乳突无压痛。鼻腔通畅，鼻窦无压痛。牙龈无出血，扁桃体不大，咽部无充血。颈软，无颈静脉怒张，未闻血管杂音，气管居中，甲状腺不大。胸部无畸形，呼吸运动对称，呼吸音清晰，未闻及干湿啰音。心率 88 次/分，律齐，各瓣音区未闻杂音。腹平软，无压痛及反跳痛，无包块，肝、脾未触及，肝上界右锁骨中线第 5 肋间，肝、脾区无叩击痛，腹部无移动性浊音，肠鸣音活跃。外生殖器及肛门未查。脊柱无畸形，无压痛、叩击痛。肋脊角无叩击痛。四肢无畸形，关节无红肿及运动障碍。专科情况：神志清楚，言语清晰，认知力初测正常，眼球各方向运动正常，无复视，瞳孔同大等圆，直径 2.5mm，对光反射存在。颅神经检查无特殊，四肢肌张力正常，肌力右上肢 5 级，右下肢 4～5 级，左上肢肌力 4 级，左下肢 1～2 级(图 7-7，图 7-8)。左半身浅、深感觉减退，左侧腱反射较右侧活跃。双侧病理征阴性，脑膜刺激征阴性，膀胱括约肌功能无障碍。

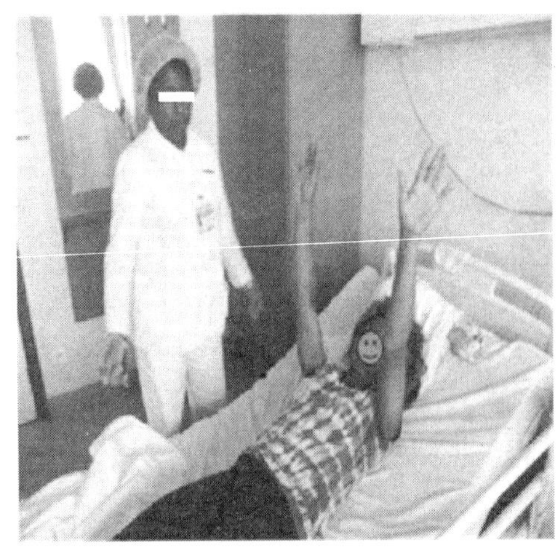
图 7-7　患者双上肢肌力尚可

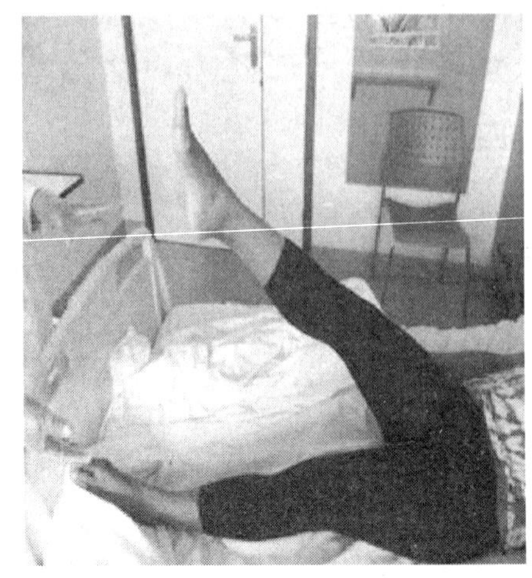
图 7-8　患者左下肢肌力差，右下肢肌力可

辅助检查：血常规血红蛋白 95g/L，白细胞 3.6×10^9/L，中性粒细胞 0.70，血小板 78×10^9g/L；血清抗 HIV(＋)。头颅 CT 未见明显异常，MRI 提示双侧大脑皮质、基底节、丘脑等多灶性高信号影。其余资料欠缺。

医院给予药物和对症处理，患者病情稳定后由中国援非医疗队给予运动疗法（被动运动、助力运动和抗阻运动等）及 ADL 训练，1 周后，患者双上肢肌力恢复至 5 级，左下肢肌力恢复至 3＋级，可下地行走（图 7-9），出院。随访未完成。

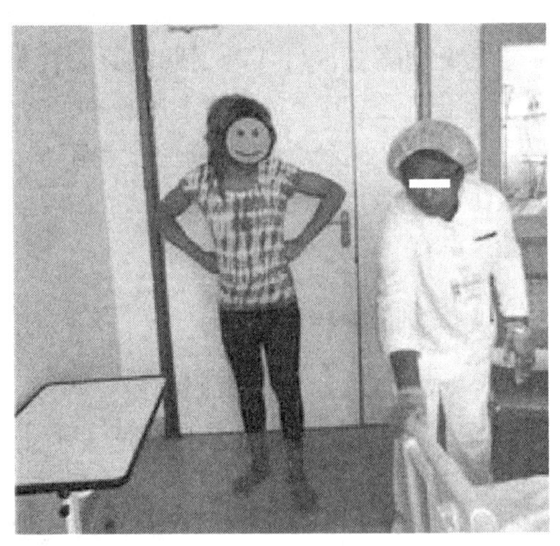
图 7-9　出院时，患者可平地行走

三、病例分析

（一）艾滋病的流行病学

艾滋病病毒已经成为全球主要公共卫生问题之一，至今已造成 3600 多万人死亡。2012 年，约有 3530 万人携带艾滋病病毒。撒哈拉以南非洲地区受到的影响最重，所有艾滋病病毒携带者中有 69%的人生活在这一地区，每 20 位成年人中几乎就有 1 人携带艾滋病病毒。

艾滋病病毒具有嗜神经的特点，可依靠突变而获得亲神经的特异性变种，HIV 可在中枢神经系统内长期存活，并直接感染而造成许多损害。HIV 感染可以累及全身各器官和组织，其中 10%～20%的 AIDS 患者首发症状为神经系统损害，30%～40%的患者随病情进展而出现中枢神经系统症状，AIDS 死亡者尸检中 90%以上有神经病理异常即使对于没有神经系统异常主诉者，经过详细的神经系统检查也常能发现 HIV 感染者中枢或周围神经功能异常的证据。

在非洲，艾滋病所致的中枢神经损害排在脑卒中、颅脑损伤之后，居于第 3 位，是临床常见的病症。在我国康复医学科的日常诊疗中，尽管艾滋病的神经损伤并不多见，但临床思维

上要考虑到艾滋病的可能。特别是在临床特点中捕捉到艾滋病所致的神经损伤的蛛丝马迹，为下一步正确的诊治打下基础。

本例艾滋病性神经损害的患者具有如下特点：①青年女性，生活在艾滋病高发地区。②瘫痪前多有慢性发热史，有多个性伴侣。③病程3周，以肢体瘫痪为主要症状，瘫痪程度不重，但受累肌群多，且神经定位的特点不明显。④患者无明确脑卒中的危险因素，也无脑外伤病史，症状体征不能用脑卒中或脑外伤来解释。⑤肌力变化快，好转和恶化在1周内。⑥辅助检查，血清抗HIV(＋)，头颅MRI呈多灶性特征。这些特点在艾滋病所致神经损害的病例中具有一定共性，掌握这些特点，即使没有血清学检查结果，我们在疾病的诊治中，也要考虑到艾滋病性神经损害的可能，在临床思维中充分注意这些线索。

(二) 艾滋病病毒

HIV是反转录病毒科慢病毒亚科中的一种，包括HIV-1和HIV-2两种，HIV-1的毒性与致病性均较HIV-2为强，是主要的病原微生物。目前，HIV-2感染主要限于西非一些国家的AIDS患者，而且引发AIDS的机制仍然不清楚，HIV-1病毒本身和其代谢产物均具有直接的致病作用，HIV-1活性的主要特点是将染色体组的RNA反转录成双链DNA，然后移入宿主细胞核内，通过整合酶将它整合入宿主染色体中成为长久的构筑，机体无法将其清除，它可以没有活动保持静止，也可具有较高的基因表达性能而积极参与病毒生产。AIDS的特征性的病理生理变化是重度的免疫功能缺陷，HIV-1通过其膜上的一种糖蛋白gp120与CD4阳性的细胞结合，CD4是gp120的受体，在人类CD4阳性的细胞主要为辅助性T细胞(Th)，HIV-1进入该种细胞后，随着病毒的不断复制，通过细胞凋亡机制使之破坏，导致体内Th/Ts比例倒置，造成严重的免疫缺陷，使机体对许多机会性感染和某些肿瘤的易患性增加，最终导致患者死亡。

(三) AIDS的神经损害

AIDS的神经损害可分为原发性或继发性两种。

1. 原发性神经损害　原发性神经疾病HIV所引起的中枢神经系统可以是炎症性的，脱髓鞘性的或退行性的，其中有几种被认为是AIDS的确定性病变。

(1)HIV性脑膜(脑)炎：见于AIDS早期为多，也见于晚期，患者的主要症状为头痛，怕光，恶心，呕吐，发热，咽痛，食欲不振，腹泻等，有的尚可有明显的脑炎症状，如抽搐，失语等，常有全身强直-阵挛发作，脑脊液中可有淋巴细胞增多，蛋白质增高，糖正常，脑电图显示弥漫性异常，有的患者可有脑神经麻痹，最多见的为面神经，其次为三叉神经或听神经。

(2)AIDS痴呆综合征：以前又称为亚急性或慢性HIV脑炎，在临床上最常见，一般发生于本病晚期，主要表现为进行性认知功能减退，注意力不集中，记忆力减退，时间及空间定向障碍，运动功能减弱，行为异常，由于共济失调及震颤使步履困难，书写不能，平衡功能不良等，如脊髓受累时，可出现肌张力增高，腱反射亢进，感觉障碍，晚期可出现大小便失控，行为改变如淡漠，缺乏兴趣，消沉，缄默等，随着病情发展，患者逐步向植物性生存方向发展。本综合征无特殊诊断标准，对患者轻微的认知力减弱能较早察觉很重要，头部CT和MAI检查常见脑萎缩，脑脊液中查到HIV可确诊，本综合征无特效治疗。

(3)急性肉芽肿性脑血管炎：广泛的大脑前、中、后动脉及其近端分支呈肉芽肿炎症改变，引起多数脑梗死灶，涉及基底节、内囊、皮质下白质、顶叶及枕叶皮层以及脑桥被盖部，临床症状有高热，精神症状，阵发性意识障碍及相应的局灶症状，CT显示有进行性脑萎缩及多发性低密度病灶，脑脊液和脑活检HTLV-Ⅲ培养阳性，但是血培养和3次血清HTLV-Ⅲ抗体阴性，提示感染只限于中枢神经系统。

(4)脑血管意外：10%～20%的 AIDS 患者可有脑血管意外，最多见的是多发性局灶性缺血性脑梗死，也可表现为出血性脑梗死、肿瘤内出血、短暂性脑缺血发作及硬脑膜外、硬脑膜下血肿、蛛网膜下腔出血、脑出血等。

(5)空泡性脊髓病：可单独发生也可与 AIDS 痴呆综合征合并发生，特点是脊髓白质发现空泡，主要侵及侧索及后索，以胸髓为最明显，表现为类似亚急性联合变性，为进行性痉挛性截瘫，共济失调和尿失禁，部分患者在脑部亦有空泡样改变，临床上有进行性痴呆表现。

(6)周围神经病：AIDS 中约 15%合并有周围神经损害，常表现为远端对称性感觉运动性神经病，可有痛性感觉异常，也有表现为慢性吉兰-巴雷型神经病者，部分病例伴亚急性脑病，脑脊液正常或蛋白增高，肌电图显示肢端感觉运动神经病，以脱髓鞘为主者，有轻度神经传导速度减慢。

2. 继发于 AIDS 的中枢神经系统机会性感染　中枢神经系统是除肺以外的第 2 个易受条件感染侵犯的器官。

(1)脑弓形虫病：弓形虫是细胞内的原虫，可以造成中枢神经系统的多灶性，散在的坏死和炎性脓肿，基底节处多见，表现为低热，意识状态改变，抽搐和局限性体征，但是症状和体征不典型，须与其他颅内占位性病变和淋巴瘤鉴别，影像学发现增强的多发性环状病灶，周围有水肿和占位效应，基底节受累最常见，血清学诊断常无特异性，但是滴度<1∶4 时应考虑其他诊断，MRI 最敏感，但不能用以鉴别诊断，脑组织活检可迅速确诊。

(2)巨细胞性脑炎和视网膜炎：发病率不确定，在临床表现上可与 HIV 脑炎混淆，但病情进展快，出现明显的脑室周围炎或在巨细胞病毒性视网膜炎和全身播散性感染的条件下出现脑炎症状时应考虑，病理改变程度不一，从只有少量巨细胞病毒包涵体到明显的脑炎和脑膜脑炎，活检能够发现脑内有病毒存在的证据，但很少能分离出，脑脊液培养也常阴性，影像学检查显示脑室周围白质的异常，增强扫描可显示皮质及皮质下病灶，巨细胞性视网膜炎是 AIDS 患者常见的眼科感染，20%出现出血性视网膜炎，60%为双侧性，不经治疗可导致失明。

(3)新隐球菌脑膜炎：该菌经肺进入全身，最后到达脑部，临床表现为进行性头痛加重及意识障碍，伴发热和癫痫大发作，颈强直不常见，脑脊液细胞常不增高，CT 所见为非特异性，轻至中度脑室扩张，无脑膜增强，有时可见脑萎缩，肉芽肿或脓肿的影像，诊断依靠脑脊液墨汁染色找到病原菌，如不治疗可在数周内死亡，如能早期诊断，可用两性霉素 B 和 5-氟胞嘧啶联合治疗。

(4)细菌感染：以分枝杆菌感染较多见，现已认识到，结核病是血清 HIV-1 阳性患者最常见的机会性感染，在合并感染 HIV 和结核的患者，其临床表现异常，结核进展加快，但肺结核常无痰，由于反应能力减弱，HIV 患者对结核菌素试验无反应者明显增加，其肺外结核类型与一般结核患者不同，以淋巴结肿大及粟粒性结核最常见。

3. 继发于 AIDS 的中枢神经系统肿瘤

(1)原发性中枢神经系统淋巴瘤：原发性中枢神经系统恶性淋巴瘤极为少见，而 AIDS 患者却高达 2%。临床表现多为亚急性起病，有精神状态改变，头痛，意识模糊，视觉障碍，局灶性神经功能障碍等，脑膜转移者可有脑神经损害以多发性神经根损害等，CT 显示脑深部，脑室周围有间质性结节或环形增强病变，与其他肿瘤或感染难以鉴别，侵及脑膜者可有脑膜增厚及增强，通常需要脑活检确诊。

(2)Kaposi 肉瘤：为 AIDS 患者最常见的恶性肿瘤，但是中枢神经系统很少发生，中枢神经系统受累时多已合并其他内脏受累及肺部广泛转移，临床上可有局灶症状，CT 有局灶性损害，而且易合并中枢神经系统感染。

在临床工作中，对原因不明的脑炎、脊髓、神经和肌肉等疾病，应详细询问病史，考虑有否艾滋病的可能性。完善 HIV 抗体的检测，HIV 感染后最早表达 p24 抗原，持续数周后逐渐消失，但逐渐出现针对 p24 和 gp41 等病毒表面蛋白的抗体，当检查到抗体时即可认为有病毒存在。在影像学检查方面，通过 CT 检查发现艾滋病患者约 35%有单纯性脑萎缩，25%有局灶性脑损害。MRI 对早期脑部病变更敏感，MRI 可能提示更多的病灶，弓形虫病一般为双侧多发颅内异常，若 MRI 只显示单一病灶时可除外该病。

(四) AIDS 诊断标准

1990 年我国卫生部的诊断标准为：

1. HIV 感染者　受检血清经过初筛试验，如免疫酶法或间接免疫荧光试验等方法检出阳性，再经过 Western blot 等方法复核确诊。

2. 确诊病例

(1)HIV 抗体阳性，又具有下述任何一项者，可为实验确诊的艾滋病患者：①近期(3～6 个月)体重减轻 10%以上，且持续发热 38℃以上至少 1 个月。②近期(3～6 个月)体重减轻 10%以上，且持续腹泻(每日达 3～5 次)1 个月以上。③卡氏肺囊虫肺炎、卡波西肉瘤。④明显的真菌或其他条件致病菌感染。

(2)如抗体阳性者体重减轻，发热，腹泻症状接近上述第一项标准且具有以下一项时，可为实验确诊的艾滋病患者：①$CD4^+/CD8^+$ 淋巴细胞计数比值＜1，$CD4^+$ 细胞计数下降。②淋巴结肿大。③明显的中枢神经系统占位性病变的症状和体征，出现明显痴呆，辨别能力丧失，或运动神经功能障碍。

(五) AIDS 的预防

艾滋病防治的关键在于预防，一旦感染则后果严重，因此应注意切断 3 条主要传播途径，即性接触传播、经血液传播和母婴传播。主要措施如下：

1. 使用安全套　男用乳胶安全套对艾滋病病毒及其他性传播感染的防护率达 85%以上。

2. 艾滋病病毒和性传播感染的检测和咨询。

3. 自愿性医学男性包皮环切术。

4. 以反转录病毒药物为基础的预防　近期一项实验已经证实，当艾滋病病毒阳性者坚持采用有效的抗反转录病毒药物治疗时，将病毒传给其没有受到感染的性伙伴的危险性可降低 96%。暴露后预防系指在暴露于艾滋病病毒后最初 72 小时内立即使用抗反转录病毒药物，以防感染。通常还建议在工作场所被针具刺伤的卫生保健工作者采取这一预防措施。暴露后预防包括咨询、急救护理和艾滋病病毒检测，并根据风险水平提供 28 日抗反转录病毒药物疗程以及后续护理。

5. 注射毒品者的预防措施　每次注射都应使用无菌的包括针头和注射器在内的注射设备，以防感染艾滋病病毒。

6. 消除艾滋病病毒母婴传播。

7. 药物防治　目前尚未发现能够治愈 HIV 感染的特异性的治疗药物。主要针对 HIV 感染、复制、结合 T 辅助细胞和引起其死亡的各个环节的不同机制来进行治疗和预防。主要药物有以下几种。

(1)齐多夫定(AZT):可以减少血浆中的 HIV-1 的 p24 抗原,使 CD4 细胞短暂增加,延长患者的生存期,早期应用可减少痴呆的发生。应用指征是:HIV/AIDS 患者的 CD4<500×10^9/L 时,剂量是 300～600mg/d。主要不良反应为白细胞和中性粒细胞减少、贫血和肌炎等。

(2)双脱氧肌苷(ddI):减少 HIV-1 的 p24 抗原,增加 CD4 细胞数,可持久增加白细胞和中性粒细胞。应用指征为:对齐多夫定(AZT)不能耐受或治疗后病情加重者,发生耐药较齐多夫定(AZT)少,剂量为 250mg,2 次/日。不良反应为胰腺炎和周围神经炎,后者停药后可逆转。

(3)地丹诺辛(ddC):活性与齐多夫定(AZT)和双脱氧肌苷(ddI)相似,但疗效较齐多夫定(AZT)差,应用指征为对齐多夫定(AZT)和 ddI 耐药的患者,可和齐多夫定(AZT)联合应用,剂量为 0.75mg,2～3 次/日。不良反应为周围神经炎,与剂量有关,停药后可逆转。上述药物单独应用容易产生耐药性,联合应用可减少剂量,不良反应也降低,且有协同抗病毒的作用。目前倾向于齐多夫定(AZT)加双脱氧肌苷(ddI)或 ddC 治疗。

(4)齐多夫定:本药是胸腺嘧啶核苷的同类药物,进行长期小剂量治疗可以减少感染和神经系统的并发症,增加 CD4 T 淋巴细胞的数量,减少血液中 HIV-1 抗原的增加。

(六) 康复问题

目前暂无循证医学专门针对艾滋病性神经损伤的康复治疗效果进行分析,现行的康复治疗以经验治疗为主,通常的做法是,针对具体功能障碍进行康复评定,再制定康复方案,往往以运动功能的康复为主线进行治疗。治疗师应做好个人防护。

四、小结

艾滋病病毒具有嗜神经的特点,10%～20%的 AIDS 患者首发症状为神经系统损害,30%～40%的患者随病情进展而出现中枢神经系统症状。

在我国康复医学科的日常诊疗中,尽管艾滋病的神经损伤并不多见,但临床思维上要考虑到艾滋病的可能。对原因不明的脑炎、脊髓、神经和肌肉等疾病,应详细询问病史,以下临床特点提示艾滋病神经损伤的线索:青年人,生活在艾滋病高发地区;病前有慢性发热史,性生活不洁或混乱;以肢体瘫痪为主要症状,瘫痪程度不重,但受累肌群多,且神经定位的特点不明显;患者无明确脑卒中的危险因素,也无脑外伤病史,症状体征不能用脑卒中或脑外伤来解释;肌力变化快,好转和恶化在 1 周内;辅助检查:头颅 MRI 呈多灶性特征。必要时完善 HIV 抗体的检测。

艾滋病性神经损害以预防为主,药物治疗为辅,康复治疗以经验性方法为主,针对具体功能障碍进行康复评定,再制定康复方案,往往以运动功能的康复为主线。治疗师应做好个人防护。被针具刺伤的卫生保健工作者在最初 72 小时内立即使用抗反转录病毒药物,以防感染。

(张善纲)

推荐读物

1. 倪朝民. 神经康复学. 北京:人民卫生出版社,2008.
2. 缪鸿石. 康复医学理论与实践. 上海:上海科学技术出版社,2000.
3. 卓大宏. 中国康复医学. 北京:华夏出版社,2003.

4. 范振华，周士坊. 实用康复医学. 南京：东南大学出版社，1998.
5. 王拥军. 神经内科学高级教程. 北京：人民军医出版社，2012.
6. 董为伟. 神经系统疾病治疗学. 北京：科学技术出版社，2007.
7. 冯晓东，马高峰. 实用康复治疗学. 北京：人民军医出版社，2012.
8. 沈一平. 寄生虫与临床. 北京：人民军医出版社，2007.
9. 南喜文. 脑囊虫病 MRI 诊断. 医学影像杂志，1999，3(1)：5-11.
10. 詹希美. 人体寄生虫学. 北京：人民卫生出版社，2005.
11. 中华人民共和国卫生和计划生育委员会：《医务人员艾滋病病毒职业暴露防护工作指导原则(试行)》(卫医发[2004]108号). http://www.nhfpc.gov.cn/yzygj/s3593/200804/156e55df4e4b47f9973d7cb4bb47f76f.shtml.

第八章

神经系统变性与脱髓鞘疾病

第一节　帕金森病

一、概述

帕金森病(parkinson disease,PD)是一种中老年人常见的神经系统慢性疾病,其主要的临床表现有静止性震颤、肌强直、运动迟缓和姿势平衡障碍。随着病程的进展,其临床症状进行性加重,严重危害了患者的身心健康。我国65岁以上人群患病率为1700/10万,患病率随年龄增加而增高,男性稍高于女性。目前尚无治愈该病的有效方法。大量证据显示康复治疗对大脑有保护作用。康复治疗可延缓老年人的智力减退,可以促进脑功能的重塑。通过康复训练可使帕金森病患者肢体运动功能得到改善和恢复,延缓疾病的进展。

二、病例摘要

患者胡××,男,63岁,因左侧肢体震颤、僵硬3年,伴右侧肢体震颤1年于2012年9月26日入院。

患者于入院前3年无明显诱因出现左上肢不自主震颤,多于静止时出现,紧张、激动时加重,平静放松后减轻,入睡后消失;伴左上肢活动不灵活、僵硬。症状逐渐加重并波及左下肢。1年前患者右侧肢体亦出现相同症状,并有行走笨拙、缓慢,步伐逐渐变小、变慢,起床迈步转身费力,呈弯腰驼背姿势,两侧症状不对称。伴吞咽困难、饮水呛咳、平衡障碍、面容呆板,无头晕、头痛。口服多巴丝肼(美多芭)后肢体震颤症状有缓解,但因治疗过程中药效明显减退故予加量,但出现肢体不自主扭动。目前口服"多巴丝肼"250mg,3次/日,一日之中症状波动明显。发病以来便秘明显,睡眠差。

体格检查:神志清楚,屈曲体态,慌张步态,面具脸,流涎较多。双侧眼球各方向运动自如。双侧鼻唇沟对称,伸舌居中。四肢肌张力呈铅管样增高,肌力5级。双侧肢体静止性震颤。双侧腱反射对称,双侧Hoffmann征、Babinski征阴性。指鼻试验稳准,小写征明显。

诊疗经过:入院后完善头部MRI平扫加FLAIR未见明显异常。

入院康复评定概要:①改良Webster评分,25分,提示为重症患者。②UPDRS评分,98分,

提示 PD 症状较重。③修订 Hoehn 和 Yahr 分期，3 期。④Schwab 和 England 日常生活活动量表分级，60%，依赖性很强。⑤Barthel 指数 50 分，需要较大帮助。短期康复治疗目标：改善关节活动度、预防进行性加重；改善患者躯干肌肉的运动、姿势控制、平衡、协调能力和手的灵活性；增强安全意识，防止跌倒造成的继发性损伤。

综合康复治疗：①相关知识宣教。②药物治疗，多巴丝肼、营养神经、改善脑循环。③主动性放松训练。④双侧肢体的主动、被动训练，躯干训练-桥式运动，关节活动度训练-四点位支持训练，平衡、站立、行走训练。⑤ADL 训练。⑥吞咽功能训练。⑦神经肌肉电刺激、肌电生物反馈、热疗、针灸、面部拔罐。⑧心理治疗。⑨防止过度疲劳、肌力下降，预防关节关节挛缩等。⑩合理膳食。

出院时情况：经过 2 个月的治疗，患者双侧肢体运动功能障碍较前明显改善，能够基本完成基础性日常生活活动。流涎较前好转，吞咽功能有所改善。①改良 Webster 评分，19 分，提示为中等程度患者。②UPDRS 评分，87 分，提示 PD 症状较入院时有所改善。③修订 Hoehn 和 Yahr 分期，2.5 期。④Schwab 和 England 日常生活活动量表分级，70%，不能完全独立，做某些家务较困难，需 3～4 倍的时间，做家务需用 1 日的大部分时间。⑤Barthel 指数 75 分，基本完成基础性日常生活活动。

三、病例分析

（一）帕金森病的临床问题

帕金森病属锥体外系疾病（图 8-1），是一种常见的神经系统退变性疾病，是中老年人常见的致残性疾病之一。其主要的病理变化是在基底核（图 8-2）。

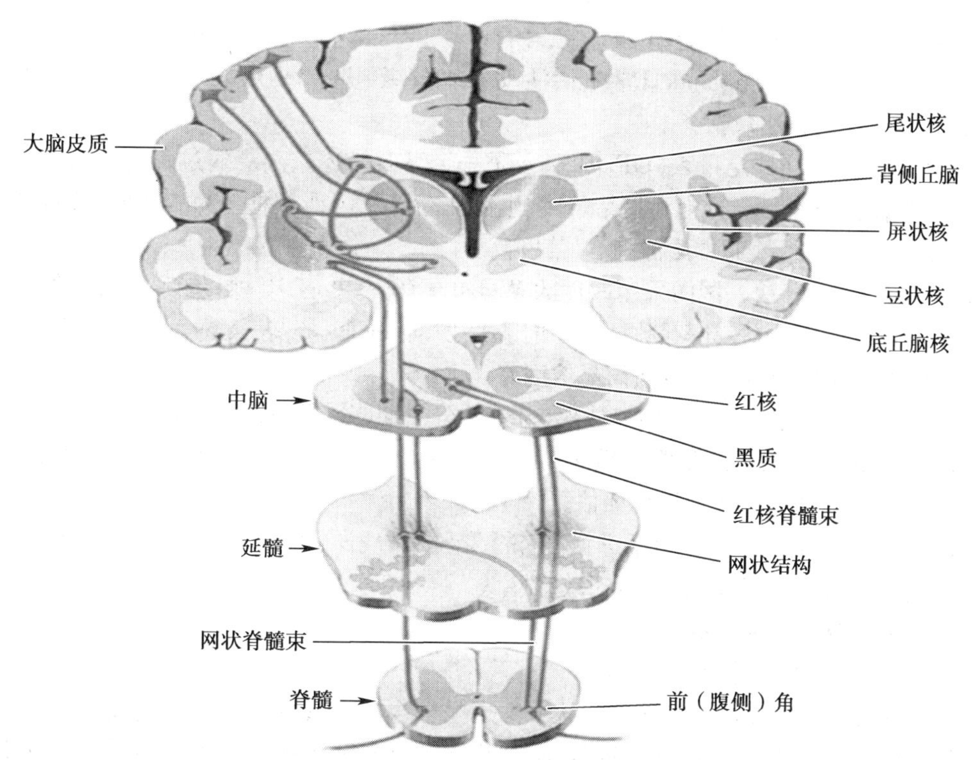

图 8-1　锥体外系诸核的联系及巡回通路

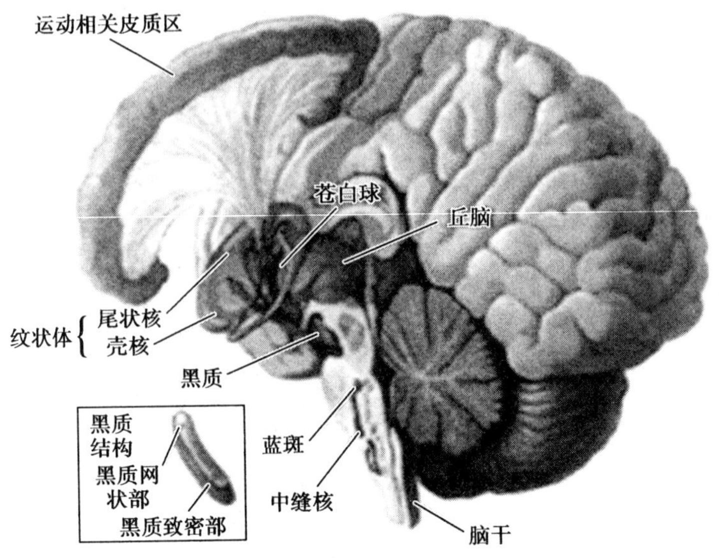

图 8-2　基底核

帕金森病的主要病理改变是由于黑质多巴胺能神经元坏死、凋亡导致的细胞数目减少，使黑质-纹状体通路中多巴胺的释放减少。增强多巴胺效应及对抗胆碱能效应的药物具有抗 PD 作用。在药物治疗的同时，配合康复治疗，对防治 PD 的继发性功能障碍效果显著。

(二) 帕金森病的康复评定

帕金森病分级量表一般从帕金森病的症状、体征和每日生活功能来评估。目前比较常用的分级方法包括：统一帕金森病评定量表(UPDRS)、Webster 评分法、修订 Hoehn 和 Yahr 分期、Schwab 和 England 日常生活活动量表分级、Barthel 指数评分法。本例患者康复评定选取的评定方法包括：

1. 统一帕金森病评定量表(UPDRS)　是一个纵向描述帕金森病过程的分级方法。它由三部分组成：心理状态、行为和情绪；日常生活活动以及运动。总分为 199 分(分数越高表示患者 PD 症状越重)。此方法详细、可信度高。

2. Webster 评分法　国内采用改良的 Webster 评分，共有 10 项，包括上肢运动障碍、面容、起坐障碍、言语、步态、自我照顾、行走时上肢摆动、强直、姿势、震颤。每一症状分 4 级，评分越高，患者病情越重。此方法简易信度好。

3. 修订 Hoehn 和 Yahr 分期　残疾评估，共分 5 期，分期越高，患者病情越重。

4. Schwab 和 England 日常生活活动量表分级　采用百分比评分法，分数越低、病情越重。此量表操作简单，患者可自行评估。

5. Barthel 指数评分法　包括进食、梳洗、穿脱衣、洗澡、如厕等。应用广泛，可信度高，不足之处在于对高水平的功能性活动敏感性低。

(三) 帕金森病的康复治疗

帕金森病的康复治疗是综合性的。

1. 药物治疗　治疗帕金森病的传统方法也是至今最有效的方法是用药物改善症状，延缓残疾发生，但如何选择抗帕金森病药，何时开始治疗以及用药方法均有不同观点和做法。不同个体对各种 PD 药物的反应不同，应个体化，从最小药量开始逐渐趋于一个合适剂量。

2. 综合康复治疗 综合康复治疗在PD中起到积极作用,可尽量控制或减轻症状,积极加强运动功能训练,尽力改善运动、平衡功能及日常生活活动能力,延长寿命、提高生活质量。方法包括:

(1)主动性放松训练:有助于减轻焦虑,方法包括仰卧位下的松弛运动、侧卧位下的松弛运动。治疗时应注意:①开始时要缓慢,转动时要有节奏。②从被动转动到主动转动。③从小范围转动到全范围转动。④转动时使患者没有牵拉的感觉,而只有松弛的感觉。

(2)放松的呼吸训练:在灯光较暗的安静场所,让患者微闭眼睛,全身尽可能地放松,然后进行缓慢的腹式呼吸运动。

(3)关节活动度训练:一般采取主动或被动的训练方法。关节活动训练过程中应注意的事项:①避免过度牵拉及出现疼痛。②注意骨质疏松的可能,防止造成骨折。③关节活动度训练应与躯干及肩、骨盆训练结合起来,强调整体运动功能模式。目的是增加患者的伸肌活动范围,牵引强直的屈肌,预防关节挛缩。本体感觉神经肌肉促进技术(PNF)、持续被动牵引法都可取得较好效果。

(4)躯干训练-桥式运动。

(5)关节活动度训练-四点位支持训练。

(6)平衡训练:坐位、跪位、站立位下分别进行重心前后、左右、侧方移动。

(7)下肢训练:屈髋屈膝运动、直腿抬高运动、下蹲运动、踢腿运动。

(8)行走训练:起步时先足跟着地再足尖着地,跨步要尽量慢,两上肢尽量在行走时做前后摆动。

(9)日常生活活动能力训练:手指抓放训练、手指对指训练、手精细动作训练等。

(10)面部训练:面部肌肉锻炼,如皱眉、鼓腮、露齿和吹哨练习等。

(11)吞咽功能训练:包括直接和间接两种训练方法。直接训练是进食同时并用体位、食物形态等代偿方法进行训练。间接训练包括呼吸训练、颈部训练、唇部训练、舌肌和咀嚼肌训练等。同时配合冰疗、吞咽电刺激治疗仪治疗。

(12)神经肌肉电刺激、肌电生物反馈、热疗、面部拔罐、针灸。

(13)合理膳食:选择易咀嚼、易吞咽、高营养、高纤维素的食物。

(四)帕金森病的疗效与结局

帕金森病是慢性进展性疾病,药物治疗仍是PD首选的治疗手段,药物可以延缓疾病的进展、控制症状,应在不同阶段、针对不同个体,对PD患者提供药物治疗。康复治疗可以推迟PD患者用药时间或减少用药量。经综合康复治疗后,PD患者功能得到改善,自理能力得到提高,同时缓解患者焦虑、恐惧等心理问题,改善患者认知功能障碍。

四、小结

帕金森病为神经系统慢性疾病,其主要的临床表现有静止性震颤、肌强直、运动迟缓和姿势平衡障碍。经过康复评定可为个体化康复治疗方案提供依据。经综合性的康复治疗,可以提高患者的生存质量,早日回归家庭、回归社会。

(许 卓)

第二节　阿尔茨海默病

一、概述

阿尔茨海默病(Alzheimer's disease,AD)是一种原因未明的、慢性进行性神经系统变性疾病。AD起病隐袭,不能治愈。临床上以记忆障碍、失语、失用、失认、视空间能力损害、抽象思维和计算力损害、人格和行为改变为特征,造成生活自理能力的障碍和精神行为的异常,表现为缓慢进行性加重的痴呆。病理改变主要累及前脑、基底、海马和大脑皮质,以神经元丧失、老年斑、神经纤维缠结等为特征。随着人口老龄化,AD的患病率逐渐增高,65岁以上老年人患病率达5%～10%。我国有AD患者600万,平均每年还有近40万新发病例。AD是导致老年人残障的主要原因,也是继心血管病、肿瘤、脑卒中后第4位引起成人死亡的原因。

二、病例摘要

患者陈××,男,85岁,因反应迟钝8年,加重伴大小便失禁1个月于2013年8月28日入院,于2013年9月12日出院。

患者于8年前无明显诱因逐渐出现反应迟钝,记忆力下降,经常忘记刚刚说过的话或做过的事,讲话断断续续,有时自言自语,注意力涣散。经常外出后不知道回家的路,最终被家人找回。近来有时不能认识亲属及邻居,很少外出,表情淡漠,长时间独坐或卧床,与家人很少主动交流,不能独立进食、穿衣,日常生活不能自理,近1个月来出现大小便失禁。

入院查体:体温36.5℃,脉搏70次/分,呼吸18次/分,血压128/65mmHg。意识清楚,表情淡漠,情绪稳定。可理解简单的言语指令,能简单对答,多以单音或短句。智能明显减退。定向力、记忆力、计算力明显下降。MMSE得分5分。颅神经检查无异常,四肢肌力、肌张力正常,共济运动灵活性及协调性下降,双侧病理征阴性。脑膜刺激征阴性。患者不能独立进食,可在扶持下缓慢步行,不能独立穿衣及洗漱,大小便失禁。2013年7月30日在广东医学院第一附属医院行头颅CT检查示:脑白质变性、脑萎缩。

病情特点:老年男性,以反应迟钝、智能减退为主要表现。慢性病程,逐渐进展,伴情感淡漠,大小便失禁。无人格障碍,不伴肢体震颤、偏瘫等。MMSE得分5分。头颅CT示:脑白质变性、脑萎缩。

入院诊断:阿尔茨海默病。

诊疗经过:入院后完善检查,包括三大常规、凝血功能、肝肾功能、电解质、术前四项等;心电图、胸片等检查;行TCD、颈部血管彩超等检查;行头颅CT检查(图8-3)示:左侧额叶及双侧侧脑室旁及白质区多发性腔隙性脑梗死;老年性脑萎缩,以双侧额叶为著。治疗上针对患者的功能障碍,安排PT、OT及ST训练,给予进食指导及大小便功能训练,以改善患者日常生活能力及认知功能。药物治疗包括:美金刚改善认知功能;前列地尔注射液、克林奥等改善循环治疗;奥拉西坦营养神经治疗;抗血小板、降脂治疗。防治各种并发症,包括深静脉血栓、肺部感染、压疮等。

入院后头颅CT检查(2013年9月2日)如图8-3。

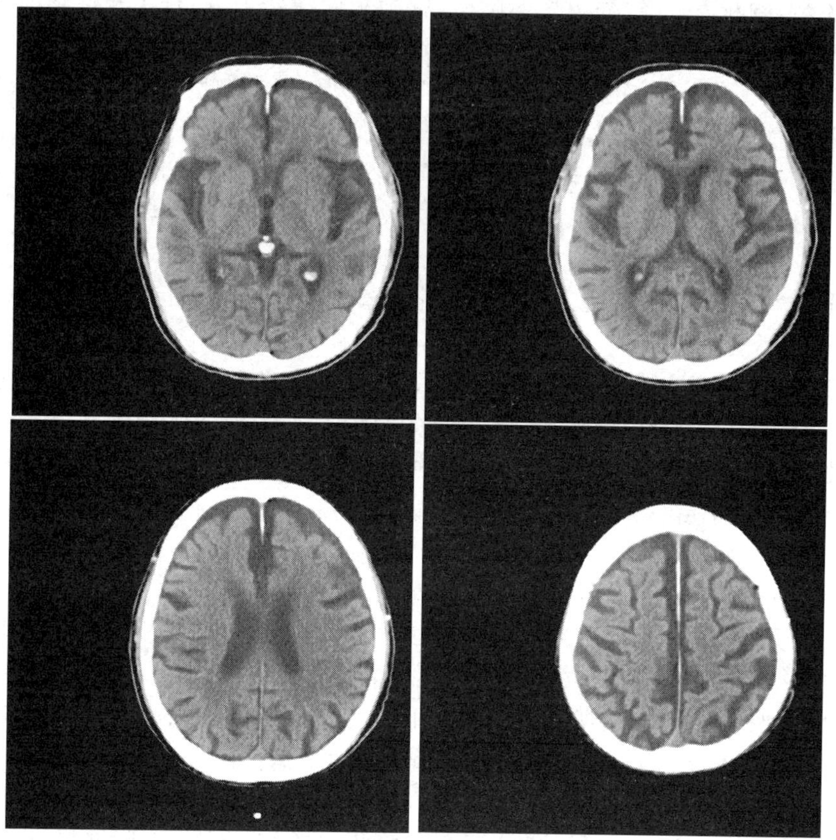

图 8-3 图像显示：双侧大脑皮质萎缩，脑回变窄，脑沟增宽；左侧额叶及双侧侧脑室旁白质区内可见多发片状、类圆形稍低密度影，边界部分模糊，周围无低密度水肿影。扫描结果：左侧额叶及双侧侧脑室旁白质区多发性腔隙性脑梗死；老年性脑萎缩，以双侧额叶为著

出院时患者病情稳定，大小便控制能力改善，MMSE 评分仍为 5 分。未出现并发症。出院带药：美金刚、奥拉西坦、阿司匹林肠溶片。

三、病例分析

1906 年，巴伐利亚精神病学家 Alois Alzheimer 首次描述了随后以其名字命名的一种神经退行性综合征的病理特征。临床上，主要表现为隐袭性起病，缓慢进行性加重的痴呆。病理上，主要以神经元丧失、老年斑、神经原纤维缠结、细胞外淀粉样蛋白沉积为特征。病因上，可由 1、14、19 和 21 号染色体或其他可能因子突变所致，为多源性。

（一）AD 的临床问题

临床上，起病隐袭，以记忆减退和其他认知功能障碍为特征，常伴日常生活能力受损和精神行为改变。AD 是一种综合征，是在意识清醒的情况下全面持续的智能障碍，是获得性进行性认知功能障碍综合征，表现为记忆、言语及视空间功能障碍，人格异常及分析、解决问题能力的降低，常伴行为和感觉异常，导致日常生活、社会交往及工作能力明显减退。是造成 60 岁以上老年人残障的主要原因之一。

1. 临床表现　AD 早期的症状包括：记忆障碍，不能完成熟悉的任务，语言障碍，对时间、地点搞不清，判断力下降，抽象思维障碍，常把东西放错地方，行为及情绪改变，性格改变，缺乏主动性。本病按照病情的发展，可大致分为三个阶段：

第一阶段，健忘期：突出的表现是记忆力明显减退，以近记忆丧失为主。思维、判断能力、视空间辨别能力、计算能力等也有所降低。

第二阶段，混乱期：除第一阶段的症状加重外，表现为视空间辨认功能障碍明显加重，很容易迷路。有时会自言自语，但无法与他人正常交流，也可有局灶性症状，如失语、失认及失用等。

第三阶段，极度痴呆期：呈现出大脑功能全面衰退状态，严重痴呆，卧床不起，生活不能自理，可出现大小便失禁。

本例患者主要表现为第二阶段和第三阶段的特点，如迷路、有时不能认识亲属及邻居，很少外出，表情淡漠，长时间独坐或卧床，与家人很少主动交流，不能独立进食、穿衣，日常生活不能自理，出现大小便失禁，是AD中晚期的表现。

2. AD所致的功能障碍　主要包括认知功能损害、神经精神损害、继发性损害及ADL功能减退等。

(1)认知功能损害：记忆障碍是AD患者最早出现的症状，早期主要是近事遗忘，以后发展为远期记忆受损。语言障碍主要表现是语言内容空洞、重复和累赘。视觉空间感知障碍表现为对空间结构的辨别障碍。失认症，主要包括视觉失认、听觉失认、体感觉失认等。失用症，可表现为观念性失用症、观念运动性失用症、运动性失用症等。执行功能障碍主要表现为日常生活和学习能力下降，组织、计划和管理能力减退。

(2)神经精神损害：可伴有神经系统症状和体征，主要包括：额叶释放现象、锥体外系症状及体征、顶叶症状和体征。AD的行为和精神症状包括：激越、激惹、脱抑制、幻觉、妄想、焦虑、淡漠和欣快等。

(3)继发性功能损害：包括肌力减退和肌肉萎缩、关节活动范围受限、挛缩、平衡功能减退和跌倒、步行能力减退、全身耐力减退、吞咽及消化能力下降引起的营养不良、感染、压疮、肢体肿胀及血栓形成，骨、关节损伤及意外等。

(4)ADL功能的减退：早期AD患者日常生活功能一般不会受影响，但随着认知功能的下降，ADL能力减退，包括吞咽、大小便控制、穿衣、洗漱等方面。最终会出现全面功能下降而呈现木僵状态，完全依赖他人的照料。

3. 病因和发病机制　AD的病因不明，近年国外大量研究的重点集中在遗传学、免疫学、病毒感染、金属离子、一氧化氮、褪黑素、雌激素、脑外伤、衰老等方面。此外，许多因素被发现与该病发生有关。神经药理学研究证实AD患者的大脑皮质和海马部位乙酰胆碱转移酶活性降低，直接影响了乙酰胆碱的合成。随着研究的深入，越来越多的证据表明AD不是单一因素所致，而是由不同的致病因素综合作用引起的。

4. 病理　研究发现AD的病理改变主要累及前脑、基底、海马和大脑皮质，可见弥漫性脑萎缩，以大脑额叶、顶叶、颞叶前部、中部及海马区的萎缩最明显，可出现脑沟增宽、脑裂增大、脑回变窄、脑室扩大。镜检发现神经元内出现大量的双股螺旋细丝、神经元减少、神经元胞质内出现神经纤维缠结，细胞外间隙出现的β-淀粉样肽沉积(即老年斑)、颗粒空泡变性、淀粉样血管病显著多于健康人，同时可见小胶质细胞激活，以及神经元及突触丢失。

（二）AD 的康复评定

1. AD 的临床影像学表现　头颅 MRI 和 CT 是 AD 患者常规进行的检查项目。可显示脑沟及脑裂增宽、加深、海马萎缩、脑回变薄、脑室扩大等弥漫性脑萎缩征象，见图 8-4。

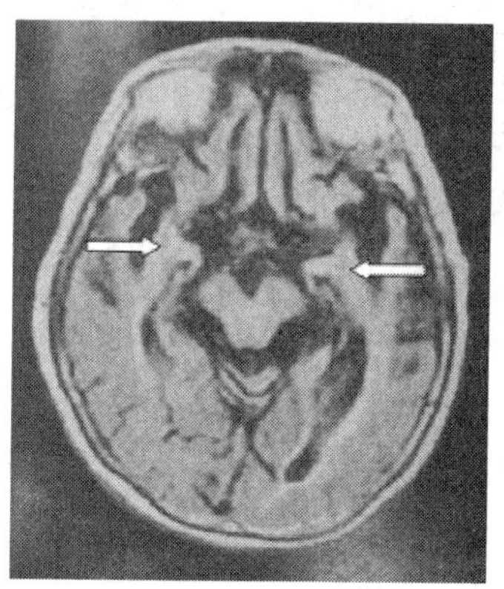
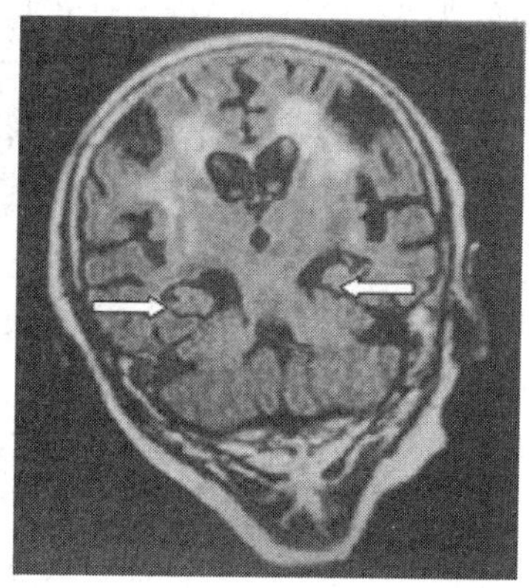

图 8-4　头颅 MRI 显示脑沟及脑裂增宽、加深、海马萎缩（箭头所指）、**脑回变薄、脑室扩大等弥漫性脑萎缩征象**

SPECT 或 PET 显示脑血流、脑代谢情况与 AD 严重程度相关，对 AD 诊断的敏感性优于 CT 和 MRI。AD 患者的 PET 显像呈现特征性皮质代谢降低，表现为双侧楔前叶、后扣带回、顶叶下部、颞叶后外侧、海马和颞叶内侧葡萄糖代谢水平降低，而且降低程度和范围与临床症状与体征的严重程度相关。功能性磁共振对早期 AD 的诊断及定位分析有帮助。

2. AD 的认知功能评定

（1）简易智能状态检查量表（MMSE）：简单易行，国内外广泛应用，是痴呆筛查量表。

（2）洛文斯顿作业疗法认知评定成套测验（loewenstein occupational therapy cognition assessment battery，LOTCA）：最初是用于脑外伤后认知功能的评定，由于其操作简便、应用方便、结果可靠，且通过了效度和信度检验，很快在中枢神经系统病变的认知评定中得到使用和推广。此量表包括 6 个方面 26 项条目，即定向、视知觉、空间知觉、动作运用、视运动组织、思维运作，总分 115 分，可较为全面地评定认知功能。

（3）蒙特利尔认知评估（montreal cognitive assessment，MoCA）：包括注意力、执行功能、记忆力、语言、视空间结构技能、抽象思维、计算力和定向力等认知领域，旨在复查轻度认知功能障碍的患者。国外研究表明，此方法评定 AD 的敏感度优于 MMSE，但在国内应用较少。

（4）临床痴呆量表（clinical dementia rating scale，CDR）：是目前常用的对痴呆程度进行评定的量表。根据记忆力、定向力、判断及解决问题能力、社会活动能力、家庭生活及爱好和个人自理能力六个方面进行综合判断。

（5）阿尔茨海默病评定量表认知部分（Alzheimer's disease assessment scale cognitive，ADAS-Cog）：是此评定适用于轻中度 AD 的疗效评估，由 12 个条目组成，包括词语回忆、命名、执行口头命令、结构性练习、意向性练习、定向力、词语辨认、回忆测验指令、口头语言能力、找词困难、口头语言理解能力及注意力。得分范围：0～75 分，得分越高，提示认知功能损害越严重。

3. AD 的其他相关评定　AD 患者可涉及心理精神方面的问题，相关评定包括：康奈尔痴呆抑郁量表、汉密尔顿抑郁/焦虑量表、Zarit 护理负担量表及神经精神问卷等。Barthel 指数是评定日常生活能力最常用的方法。

4. AD的诊断　AD起病隐袭、病程漫长、病情发展呈渐进性。在西欧，从出现临床症状到明确诊断所需的时间为6～10年。AD的诊断要综合病史、体检、危险因素、神经心理学量表测定、神经影像学检查、其他辅助检查等各方面。遵循临床症状符合痴呆的诊断标准和病情发展符合AD特有模式的两项要求。2011年，美国阿尔茨海默病学会根据疾病发生过程，将AD分为无症状临床前期及AD所致轻度认知损害期和痴呆期共3个阶段，并制定了后两个阶段的新的诊断标准，包括核心临床诊断标准和临床研究诊断标准。在新的标准中，增加了脑脊液生物学标志检测、PET显像、淀粉样蛋白PET显像和结构性MRI等辅助检查项目。

（三）AD的康复治疗

AD康复治疗的目的是改善和延缓患者认知功能、日常生活能力及肢体功能下降的进展。

1. 认知功能训练　由于AD发展阶段及类型不同，认知功能损害程度不同，患者的年龄及文化程度的差异，认知功能训练强调个体化。认知康复的原则是将PT、OT、ST与认知训练相结合，有针对性的治疗。具体针对定向能力、注意力、失认症、失用症、计算力及解决问题能力等进行训练。

2. 运动疗法　体力活动及有氧运动对于改善AD患者的认知功能尚有争议，但动物实验证明运动训练可使脑梗死鼠海马神经元生成数量级增多、树突棘突量增加。运动训练内容包括：肌力及耐力训练、改善关节活动范围训练、平衡及步行训练、运动控制训练等。运动疗法的学习过程是一种简单、有效的认识过程，对老年人的手足协调性、平衡能力、注意力的集中、记忆力及执行能力均有一定的维持和促进作用。

3. 作业疗法　针对AD患者的OT干预主要包括功能性活动、环境改造和辅助技术。ADL训练主要包括躯体处理能力训练和使用日常工具的基本能力训练等。

4. 药物治疗

(1)改善胆碱能神经传递药物：目前AD的一线治疗药物主要是改善胆碱系统功能。乙酰胆碱酯酶抑制剂是常用的药物，对早期患者有一定疗效。长效可逆非竞争性AChE抑制剂有多奈哌齐、氢溴酸加兰他敏、利斯的明及石杉碱甲等。

(2)谷氨酸盐NMDA受体拮抗剂：盐酸美金刚是首个非AChE抑制剂类AD治疗药，它是一种非竞争性的N-甲基-D-天冬氨酸受体拮抗剂，可抑制大脑中兴奋性神经递质谷氨酸盐的活性，减少细胞内Ca^{2+}超载，增强乙酰胆碱通道，发挥治疗AD的效果。该药也可与多奈哌齐联合使用，从而增加对中晚期AD患者疗效。美金刚用药强调个体化及低剂量开始。

(3)神经生长因子(NGF)：是第一个被发现，也是在神经元的发育、轴突的生化、递质的合成和细胞凋亡等阶段均起重要作用的一种神经营养因子。NGF可在一定程度上干预AD的发展进程，其作用机制可能有：①改善胆碱能神经元的生存能力。②阻碍β淀粉样蛋白(Aβ)在海马沉积，降低Aβ的神经毒性。③改善AD记忆障碍。④促进神经细胞分化发育。⑤诱导异常神经细胞凋亡。

(4)其他的药物包括：钙离子拮抗剂、胆碱能受体激动剂、谷氨酸受体阻断剂、促代谢药物、雌激素和益智类中药等。轻、中度AD患者可以选用尼麦角林、尼莫地平、吡拉西坦或奥拉西坦、维生素E等作为胆碱酯酶抑制剂、兴奋性氨基酸受体拮抗剂的协同治疗药物。

虽然治疗 AD 的方法日趋增多，但是 AD 的发病机制尚未清楚，且还没有非常理想的 AD 模型，对 AD 治疗的研究尚任重道远。

(四) AD 的疗效与结局

在 AD 的治疗研究中，认知训练可提高 AD 患者语言处理能力及其他认知功能，改善日常生活活动能力和生活质量。运动疗法对 AD 患者的额叶功能、认知水平、姿势控制等有一定的帮助。文献报道，AD 自发病至病死的中位生存期为 3.30～11.70 年。药物治疗和认知训练相结合能够更好地改善症状发展，病程为 6～12 年。最后患者常因肺炎、泌尿系感染、压疮、骨折等继发疾病或衰竭而死亡。

四、小结

AD 是一种原因、发病机制未明的慢性进行性神经系统变性疾病。起病隐袭、病程漫长、诊断过程复杂、缺乏有效治疗手段。但随着诊断水平、评定方法的进步，AD 的早期诊断为其治疗创造了更为良好的条件。康复治疗方法及基础和临床研究的深入为 AD 的治疗前景带来新的希望。

(张建宏)

第三节 多系统萎缩

一、概述

多系统萎缩(multiple system atrophy，MSA)是一组成年期发病、散发性的神经系统变性疾病，临床表现为进行性小脑性共济失调、帕金森综合征和自主神经功能障碍等症状。MSA 的病因及发病机制目前不详，其病理学标志为神经胶质细胞胞质内的嗜酸性包涵体，该包涵体的核心成分为 α-突触核蛋白，故多系统萎缩也被认为是突触核蛋白病的一种。流行病学调查显示 50 岁以上人群中 MSA 的年发病约为 3/10 万，患病率为(1.9～4.9)/10 万，无明显性别差异，平均起病年龄为 60±9 岁(34～83 岁)。既往 MSA 包括 Shy-Drager 综合征、纹状体黑质变性和橄榄脑桥小脑萎缩，目前则主要分为两种临床亚型，分别是以帕金森综合征为突出表现的 MSA-P 型和以小脑性共济失调为突出表现的 MSA-C 型。因 MSA 病程缓慢迁延，且缺乏有效的病因治疗，故康复治疗在 MSA 中的价值应被充分认识并贯穿整个病程始终。

二、病例摘要

患者张××，男，59 岁，退休干部，因进行性行动迟缓笨拙 1 年余，反复头晕发作 2 周于 2011 年 3 月 4 日入神经内科，于 2011 年 3 月 8 日转康复科，于 2011 年 4 月 2 日出院。

患者于 2010 年 1 月下旬觉手脚僵硬不灵活，因考虑为天气较冷所致故未引起重视，但到该年 4 月天气转暖后患者仍觉四肢活动时“不听使唤”，以左侧更为明显，家人亦发现患者行走速度缓慢，表情减少，于社区医院就诊给予“补钙、通经活络”等药物口服治疗后症状无缓解。同年 8 月患者自觉行动迟缓笨拙进一步加重，表现为“想快却快不起来”，并因骑自行车时手脚不能及时反应调整而反复摔倒 3 次，同时偶有左手抖动发作。于该市第一人民医院就诊，行头颅 CT“未见颅内异常改变”，诊断考虑“帕金森病”并给予“多巴丝肼”口服，但症状仍缓慢进行性加重，至 2011 年 2 月下旬，患者病情明显加重，表现为行走时易跌倒、无法扣纽扣和系鞋带、说话含糊不清，偶有饮水呛咳，并反复在起床时突发短暂的头晕，病程中患者无明显理解力及记忆力下降、无视物改变、吞咽困难、胸闷、心慌、腹痛、腹泻及感觉异常。另外，患者诉已存在勃起功能障碍约 2 年余，频繁便秘。家族中无类似病史。于 2011 年 3 月 4 日就诊我院。

神经系统查体：神志清楚，面具脸，言语含混，理解力及记忆力粗查正常，双眼各方向活动自如，未见眼震，双侧瞳孔等大同圆，对光反射稍迟钝，双侧额纹及鼻唇沟对称，示齿时口角无歪斜，咽反射减弱，伸舌居中，无舌肌震颤及萎缩。四肢肌张力增高，肌力 4 级，深浅感觉正常存在，双上肢及左下肢腱反射活跃，双侧掌颏反射阳性，双侧 Hoffmann 征及 Babinski 征阳性，双侧指鼻试验及跟膝胫试验欠稳准，Romberg 征阳性。卧位血压 115/70mmHg，立位血压 70/45mmHg。于当日收入神经内科住院检查治疗。

入院诊断：行动迟缓原因待查：多系统萎缩？

诊治经过：入院后行血常规、电解质、肝肾功能、血脂、血糖、肿瘤标志物、血清维生素 B_{12} 等实验室检查未见异常。腰椎穿刺示脑脊液压力及常规、生化各项指标正常。头颅 MRI 扫描（图 8-5、图 8-6）示双侧小脑半球及蚓部、脑干萎缩明显，第四脑室、脑桥小脑脚池扩大，横断位 T_2 像示脑桥“十字征”。听觉诱发电位示Ⅱ、Ⅲ、Ⅴ波幅降低，Ⅰ～Ⅲ峰间潜伏期延长。肛门括约肌肌电图示 MUP 时限延长、多项波比例增高。脑电图、动态心电图及心脏彩超未见异常。

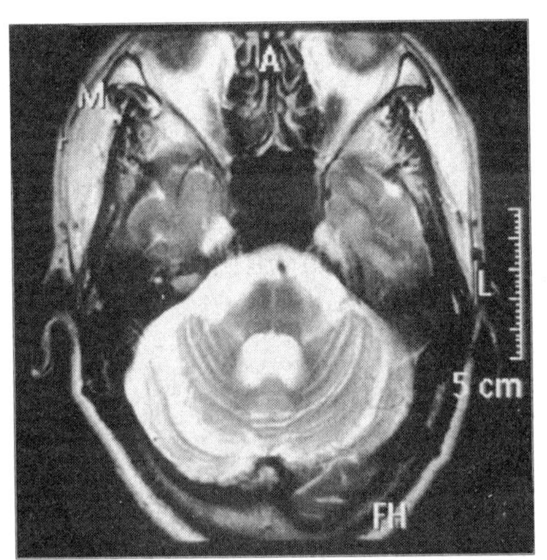

图 8-5　2011 年 3 月 4 日头颅 MRI 横断位 T_2 像可见脑桥“十”字状长 T_2 信号，即“十字征”

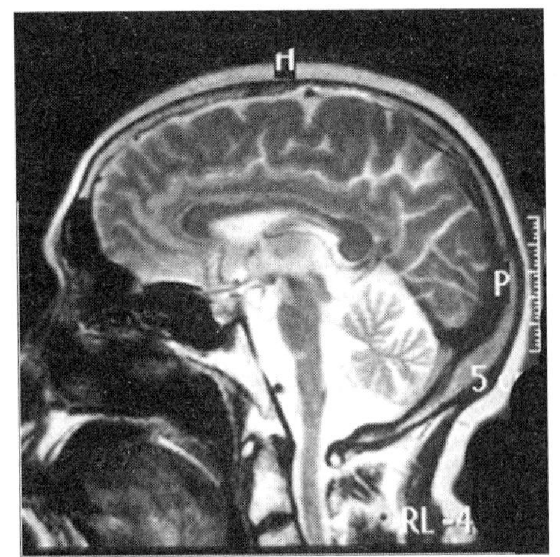

图 8-6　2012 年 10 月 19 日随访头颅 MRI 矢状位 T_2 像示小脑半球、脑干萎缩明显，第四脑室、脑桥小脑脚池扩大

康复评定：多系统萎缩评定量表（UMSARS）第一部分（病史回顾）得分 29 分，第二部分（运动功能）得分 33 分，第四部分（整体状态）得分 4 分。简明精神状态检查（MMSE）得分 26 分，匹兹堡睡眠质量指数（PSQI）得分 15 分，焦虑自评量表（SAS）标准分 56 分，抑郁自评量表（SDS）标准分 62 分。

康复治疗：①穿弹力袜减少直立时双下肢静脉血液容量，以防治直立性低血压导致的头晕症状。②针对患者已出现的言语不清和有可能出现的严重吞咽障碍进行发音训练和吞咽训练。③通过离子导入、中药浴及针灸缓解增高的肌张力。④通过抓放训练及精细动作训练来提高手指手掌活动的准确性和协调性，系统学习穿衣脱衣、个人卫生维护、进食及转移

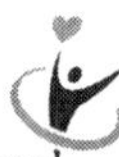

训练内容，以提高患者日常生活能力。⑤通过坐位、站位平衡训练及步态训练改善患者活动能力，教会患者使用助行器以防止其因步态不稳而导致的意外跌倒。⑥采取认知、放松、倾诉等方法并辅以5-羟色胺再摄取抑制剂及苯二氮䓬类药物，缓解患者因功能障碍产生焦虑抑郁情绪和睡眠障碍。

出院时情况经25日的康复治疗，生命体征稳定，站立时头晕发作频率及程度明显减少，言语清晰度稍有改善，吞咽正常，行走时步态稳定性较入院前有所增强，在少量帮助情况下可完成进食、穿衣、如厕等日常生活活动，焦虑抑郁情绪有所缓解。患者病情改善，于2013年4月2日出院。

出院诊断：多系统萎缩（MSA-P）。

出院医嘱：①盐酸帕罗西汀片 20mg 口服 1/日。②遵训练处方继续院外康复治疗。③1个月后随访行康复评定。

三、病例分析

（一）多系统萎缩的临床问题

1. 临床表现

（1）自主神经功能障碍常为首发症状，也是最常见的症状之一。常见的临床表现有：尿失禁、尿频和尿潴留、男性勃起功能障碍、直立性低血压、吞咽困难、瞳孔大小不等和霍纳综合征、哮喘、呼吸暂停以及呼吸困难。手凉和斑纹是特征性自主神经功能障碍表现。男性最早出现的症状往往是勃起功能障碍，而女性则常为尿失禁。

（2）帕金森综合征是MSA-P亚型的突出表现，也是其他亚型的常见症状之一。MSA帕金森综合征的特点主要表现为运动迟缓、肌强直与震颤，多为双侧同时受累，但一般轻重不一。抗胆碱能药物可缓解部分症状，对左旋多巴治疗反应不佳，约1/3患者有效，但维持时间较短，并可出现异动症等不良反应。

（3）小脑性共济失调是MSA-C亚型的突出，也是其他MSA亚型的常见症状之一。临床上表现为进行性步态和肢体共济失调，从下肢开始，下肢的表现常较上肢更为突出，同时存在明显的构音障碍和眼球震颤等其他小脑共济失调症状。查体时可发现下肢受累较重的小脑病损体征，当合并皮质脊髓束症状时易掩盖小脑体征的发现。

（4）其他

1）约20%的患者可出现轻度认知功能损害。

2）常合并抑郁、睡眠障碍、幻觉和不宁腿综合征等。

3）其他锥体外系症状：如肌张力障碍、腭阵挛和肌阵挛等，面部和手刺激敏感的肌阵挛是MSA的特征性表现。

4）部分患者可出现肌肉萎缩，后期出现肌张力增高，腱反射亢进和巴宾斯基征，视神经萎缩。少数患者有眼肌麻痹、眼球向上或向下凝视麻痹。

2. 辅助检查

（1）实验室指标：目前无特异性实验室指标可以协助诊断。

（2）影像学检查：病程中晚期可见双侧小脑半球、延髓腹侧面、脑桥小脑有明显萎缩，第四脑室、脑桥小脑脚池扩大。部分患者可于MRI T_2加权像发现壳核背外侧缘条状弧形高信号，亦可于脑桥基底部发现“十”字形高信号。

（3）电生理检查：肛门括约肌肌电图往往出现程度不同的神经源性损害，如此项检查正常有助于排除 MSA。

3. 临床诊断　根据成年期缓慢起病、无家族史、临床表现为逐渐进展的自主神经功能障碍、帕金森综合征和小脑性共济失调等症状及体征，应考虑本病。临床诊断可参照 2008 年修订的 Gilman 诊断标准。MSA-P 应与血管性帕金森综合征、进行性核上性麻痹、皮质基底核变性、路易体痴呆等病相鉴别，MSA-C 则应与多种遗传性和非遗传性小脑性共济失调相鉴别。

4. 临床治疗

(1)药物治疗：目前尚无文献报道有药物可进行病因治疗或延缓病程，故药物治疗的主要目的是针对自主神经障碍和帕金森综合征进行对症治疗。

1)直立性低血压：血管 α 受体激动剂：盐酸米多君，能迅速升高血压，但因其可导致卧位高血压，故忌睡前服用；9-α 氟氢可的松也有改善低血压的效果。

2)排尿功能障碍：曲司氯铵、奥昔布宁、托特罗定能改善早期出现的逼尿肌痉挛症状。

3)帕金森综合征：左旋多巴对少数患者有效，多巴胺受体激动剂无显著疗效；帕罗西汀可能有助于改善患者的运动功能。

4)肌张力障碍：可选用肉毒杆菌毒素进行局部注射。

(2)双侧丘脑底核高频刺激对部分 MSA-P 亚型患者的症状缓解可能有效。

(二) 多系统萎缩的康复评定

因多系统萎缩累及多处神经系统且临床表现多样，加之绝大多数患者病程缓慢迁延，故康复评定应注意对其状况做全面综合的评估，以确定其现有的各种功能障碍，从而指导患者进行有效的康复治疗。

统一多系统萎缩评估量表(unified multiple system atrophy rating scale，UMSARS)由欧洲多系统萎缩研究组在 2004 年建立公布。该量表较为全面，评定条目多，比较精细，是目前多系统萎缩临床研究和康复评定中应用最为广泛的一种量表。其内容包括病史回复、运动功能、自主神经功能、整体状态四个部分。前两个部分每项分值 0～4 分，0 分正常，4 分最严重，评分越高说明功能障碍程度越重。

需强调的是，除在统一多系统萎缩评估量表中涉及的评定内容外，多系统萎缩患者常合并轻度认知功能受损、睡眠障碍与心理状态异常，也应及时使用相关筛查量表进行客观评估，如多系统萎缩患者相关功能筛查量表等。

(三) 多系统萎缩的康复治疗

对于 MSA 而言，综合的康复治疗虽不能改变疾病本身的进程与结局，但可以改善日常生活活动能力、减轻功能障碍程度，提高生活质量并延长生活自理的时间。在整个康复治疗的过程中应注意以下几点：各种康复方法对 MSA 患者功能障碍的效果需经长期的、规范的实施方可获益，因此需要患者及家属的主动参与和积极配合；康复训练需循序渐进、避免疲劳；因 MSA 存在多种潜在意外伤害可能，故康复治疗中要加强对患者的保护，并注意观察患者的生命体征，根据患者的状态及时调整康复方案；MSA 患者的认知障碍和心理问题可影响康复训练效果，应密切观察，积极治疗及适当疏导。

1. 物理因子治疗　对于 MSA 患者而言，各种物理因子治疗如水疗、热疗、离子导入治疗、神经肌肉电刺激及肌电生物反馈等治疗均有松弛肌肉、缓解肌强直的效果，并有促进肢体血液循环和肌力恢复的作用。

2. 运动治疗　MSA 的运动治疗主要围绕缓解患者肌张力增高、运动迟缓、步态失常及

可能出现的肢体震颤而进行。可进行面肌训练、呼吸肌功能训练、维持和改善关节活动度、平衡训练、协调训练及步态训练。

3. 作业治疗 MSA 作业治疗重点应放在手部训练，可应用旋前、旋后训练，抓放训练及精细动作训练来提高手指及手掌活动的准确性和协调性。MSA 患者日常生活能力受损是广泛而严重的，为提高患者的日常生活自理能力，患者应尽早开始学习穿衣脱衣、个人卫生维护、如厕、进食及转移训练。

4. 发音及吞咽训练 MSA 患者可因口舌及咽喉部肌肉的肌张力改变及协调性降低而导致严重的构音障碍与吞咽困难。发音训练应包括呼吸训练、放松训练、构音障碍训练、克服鼻音化训练及韵律训练等。吞咽训练则应包括口舌的灵活性训练、口舌肌力训练、头颈肩关节活动范围训练及口咽腔运动体操。

5. 认知训练部分 MSA 患者在病程的迁延中可合并不同程度的认知功能损害，但绝大多数的认知损害以轻度认知功能受损为主。因认知损害不仅本身可以严重降低患者生活质量，还可严重影响康复训练的完成和效果，故应在 MSA 病程中加以识别并及时处理。可采用视觉记忆训练、地图作业训练、积木排列训练等方法改善记忆认知；采用信息获取训练、排列数字、顺序提取训练等方法提高患者的分析、比较、抽象及推理能力。

6. 心理治疗 MSA 患者常因活动能力下降和各种功能障碍产生抑郁情绪和依赖倾向。可采用认知疗法，向患者讲解疾病的相关知识，让他们了解自己的病情，正确对待疾病，促进患者对现实状况的适应，坦然面对疾病，积极配合治疗，坚持功能训练，最大限度地争取生活自理。放松疗法可消除患者在漫长治疗过程中产生的疑虑、减轻心理压力，缓解紧张和焦虑情绪。团体交流可在患者出现消极、悲观和绝望感时，让患者相互倾诉，并对其在治疗中取得的成绩给予肯定和鼓励，帮助其宣泄内心的痛苦。

7. 传统康复治疗 中国传统医学在 MSA 的康复治疗中也可发挥一定的治疗作用。从中医角度分析，MSA 属于中医的“痿症”“虚劳”范畴，系五脏亏虚，气血阴阳不能上荣于脑，而病变脏腑尤以肝脾肾三脏最为突出，故治疗上针灸与中药的取穴、用方多以益脑添髓、滋补肝肾为基础加减。

8. 器具及辅助装置 穿戴弹力袜可有效防治直立性低血压，穿衣困难可借助穿衣辅助器，助行器的使用可有效防止跌倒，卫生间尽量减少通行障碍，墙壁上安装把手。

(四) 多系统萎缩的疗效与结局

MSA 的患者绝大多数预后不良，带病生存时限因个体素质、医疗条件、合并其他疾病及受照料质量等因素差异较大，国外文献报道 MSA 从首发症状出现到死亡平均时间为 7～9 年；亦有文献报道 MSA 从起病到需要协助行走、坐轮椅、卧床不起和死亡的平均间隔时间分别为 3 年、5 年、8 年和 9 年。同时有研究显示，MSA 患者的自主神经系统损害越重，对黑质纹状体系统的损害越轻，其预后越差。

四、小结

MSA 为一种神经系统慢性变性疾病，其病变部位主要涉及小脑脑干、黑质-纹状体及自主神经系统，并因此产生以小脑性共济失调、帕金森综合征和自主神经功能失调为主多种症状组合，因目前尚无有效的病因治疗故预后不佳。合理实施各种康复治疗可使 MSA 患者减轻功能障碍程度，提高生活质量并延长生活自理时间，但临床实际中 MSA 患者多缺乏长期规范康复治疗的勇气和耐心，本病例中患者坚持实施各种康复处方并从中获益，成功减轻了生活依赖程度，并推迟了各种并发症的产生。目前针对MSA患者各种康复方法的细节讨论和前瞻观察还很缺乏，应深入研究并早日反馈临床。

（郁　可）

第四节　多发性硬化

一、概述

多发性硬化（multiple sclerosis，MS）是一种免疫介导的中枢神经系统慢炎性脱髓鞘疾病，临床上以空间的多发性（中枢神经系统白质散在分布的多病灶）与时间的多发性（病程中的缓解复发）为主要特点，主要累及部位为脑室周围白质、视神经、脊髓、脑干和小脑。MS的确切病因及发病机制迄今不明，可能是遗传易感个体与环境因素作用而发生的自身免疫过程。MS的特征性病理改变是中枢神经系统白质内多发性脱髓鞘斑块，多位于侧脑室周围，伴反应性胶质增生，也可有轴突损伤。流行病学调查显示MS发病率有随纬度增高而增加的趋势，即离赤道越远的地区发病率越高，该病发病高峰年龄为20～40岁，男女患病比例约为1∶2。在美国北部、加拿大、北欧及澳洲南部等高纬度地区，MS患病率为40/10万或更高，赤道区域国家发病率则小于1/10万，亚洲国家发病率较低，约5/10万。我国属MS低发病区，与日本相似。因MS每次复发均可残留部分症状和体征，逐渐累积则形成了不同类型程度的功能障碍，故早期的康复介入可对缓解MS症状、降低复发率、减少或延迟各种功能障碍的发生、提高患者长期生活质量有十分重要的作用。

二、病例摘要

患者李××，女，48岁，农民，因肢体无力麻木6月余，反应迟钝3周于2011年5月14日入神经内科，2011年5月25日转康复科，2011年6月20日出院。

患者于2010年12月上旬感四肢无力，表现为“拿东西时左右摇晃”“行走时欠稳准”，未及时就医，约10日后患者双侧手脚出现麻木刺痛感，以右侧更为明显，约1周后患者感右侧躯干麻木瘙痒及左侧面部烧灼感，严重影响夜间睡眠，遂于当地医院就诊，行头颅MRI扫描“未见颅内异常信号”，颈椎MRI扫描T_2像示“延髓、颈段及上胸段脊髓内多发散在斑片状高信号影”，诊断考虑为“脱髓鞘病（脑干及脊髓）”。给予甲泼尼龙静脉滴注1周后患者症状明显缓解，改为泼尼松口服后出院。出院后患者日常生活完全自理，可作较长距离的步行，但肢体无力麻木感仍持续存在，亦未进行影像学复查及进一步治疗。约3周前，家属发现患者精神萎靡，睡眠时间增多，且反应迟钝，言语明显减少，并逐渐发展至不能与家人进行正常交流，似“听不懂家人说话”，有时反复说同样的话、重复做同样的动作，遂于今日就诊我院，病程中患者无意识丧失、头痛、眩晕、视力下降、耳鸣、呃逆及大小便功能障碍。

体格检查：神志清楚，表情呆滞，回答基本切题，定向力、理解力尚可，能配合查体。双眼各方向活动自如，未见眼震，双侧瞳孔等大同圆，对光反射灵敏，双侧额纹及鼻唇沟对称，示齿时口角无歪斜，咽反射存在，伸舌居中。四肢肌张力正常，左侧肢体肌力5级，右侧肢体肌力4^-级，右侧肢体痛觉减退，余感觉检查不能配合。左侧肢体腱反射（++），右侧肢体腱反射（+++），右侧Hoffmann征（+），双侧Babinski征（+）。行头颅MRI扫描示双侧侧脑室周围及半卵圆中心多发大小不等的类圆形长T_1长T_2信号。

入院诊断：认知功能受损原因待查：多发性硬化？

诊疗经过：入院后行血常规、电解质、肝肾功能、血脂、血糖、肿瘤标志物、红细胞沉降率、甲状腺功能、抗 ds-DNA 抗体、抗 Sm 抗体等实验室检查未见异常。腰椎穿刺示脑脊液有核细胞计数 13×10^6/L，蛋白 0.61g/L、葡萄糖及氯化物含量正常，IgG 寡克隆带（+）。脑电图未见异常。视觉诱发电位（VEP）示双侧 P100 潜伏期延长，体感诱发电位（SEP）左下肢 P38 波潜伏期延长，听觉诱发电位（BAEP）未见异常。结合患者症状、体征及 MRI 表现（图 8-7），临床诊断为：多发性硬化。药物上给予皮质类固醇冲击治疗，用法为甲强龙 1000mg 静滴，每日 1 次，连用 3 日改为 500mg 静滴，每日 1 次，3 日后改为泼尼松口服，逐渐减量；同时予以补充维生素 B 族及神经营养治疗。入院 10 日后患者精神状态明显好转，可与家人进行简单交流并配合治疗，遂转入康复科继续治疗。

入院康复评定：多发性硬化功能系统量表（FS）评定 13 分，Kurtzke 残疾状况扩展性评估量表（EDSS）评定 5 分，简易精神状态量表（MMSE）评定 16 分，Barthel 指数评定 60 分。

综合康复治疗：①针对患者认知功能障碍较为突出的特点，给予认知强化训练，采用地图作业、删除作业、分类作业、时间感训练及数目测序等方法突出强调记忆力及注意力的改善。②在避免肌疲劳的强度下对其右侧肢体进行抗阻训练，以争取最大肌力恢复，并增强身体的灵活性和耐力。③在进行肌力训练时注意结合功能性活动和日常生活活动训练。如上肢练习洗脸、梳头、穿衣、开门等动作，下肢练习坐马桶、登台阶动作等，治疗中不断增加训练的难度。④采用直流电药物离子导入、按摩、针灸等方法改善患者肢体感觉异常。

出院时情况：经 3 周余的康复治疗，患者病情明显好转，生命体征平稳，认知功能显著改善（MMSE 评定 22 分），右侧肢体肌力恢复至 5^- 级，右侧肢体感觉异常明显减轻（FS 评定 6 分），可独立长时间行走（EDSS 评定 3 分），可基本独立完成进食、洗漱、穿衣、如厕等大部分日常生活活动（BI 评定 80 分）。于 2011 年 6 月 20 日出院。

出院诊断：多发性硬化。

出院医嘱：①甲钴胺 500μg，口服，3 次/日。②遵训练处方继续院外康复治疗。③1 个月后随访行康复评定。

患者头颅 MRI 检查（2011 年 5 月 14 日）如图 8-7。

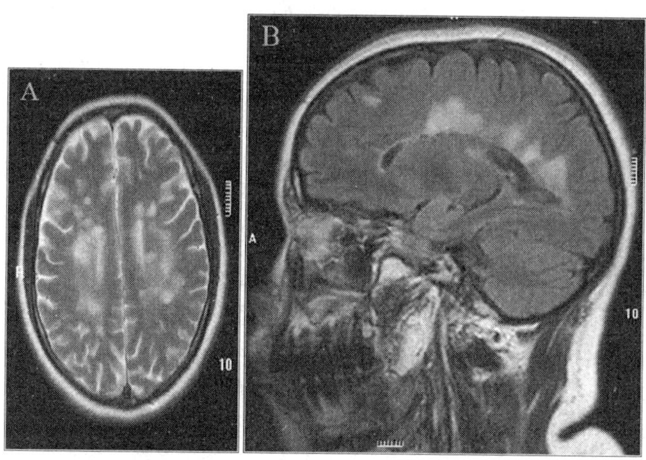

图8-7 A 图为 MRI 横断位 T_2 像示双侧侧脑室周围多发大小不等的类圆形长 T_2 信号；B 图为 MRI 矢状位 Flair 像示类圆形或条形高信号病灶与侧脑室长轴垂直，即 Dawson 手指征

三、病例分析

(一) 多发性硬化的临床问题

1. 临床表现　MS患者绝大多数为亚急性起病，并在临床上表现为空间和时间上的多发性，即病变部位的多发与缓解-复发的病程。由于在该病中大脑、脑干、小脑和脊髓可同时或相继受累，故其临床神经系统症状和体征多种多样，主要表现如下：

(1)肢体无力：最多见，约50%的患者首发症状包括一个或多个肢体无力，多为不对称性痉挛性瘫痪。腱反射早期正常，以后可逐渐发展为亢进，并出现病理反射阳性。

(2)感觉异常：肢体、躯干或面部可出现针刺麻木感、蚁走感及烧灼样疼痛。

(3)眼部症状：常表现为急性视神经炎，多为急性起病的单眼视力下降，可出现眼肌麻痹、复视、眼球震颤和一个半综合征。

(4)共济失调：30%～40%的患者有不同程度的共济运动障碍，Charcot三主征(眼震、意向性震颤和吟诗样语言)仅见于部分晚期多发性硬化患者。

(5)发作性症状：是指持续时间短暂、可被特殊因素诱发的感觉或运动异常，为MS较特征性的症状之一。常见的发作性症状有强直痉挛、感觉异常、构音障碍、共济失调、癫痫和疼痛不适等。

(6)精神症状：为MS常见症状，多表现为抑郁、易怒和脾气暴躁，亦可出现记忆力减退、注意力损害等认知功能障碍。

(7)其他症状：可有自主神经功能障碍表现，如尿频、尿急、尿潴留、尿失禁与性功能障碍等，尚可伴有周围神经损害表现。

2. 辅助检查

(1)脑脊液检查：脑脊液细胞数与蛋白量可正常或轻度升高。IgG指数升高与IgG寡克隆带阳性提示IgG鞘内合成增加，可为MS临床诊断提供重要依据。

(2)诱发电位：包括视觉诱发电位(VEP)、脑干听觉诱发电位(BAEP)和体感诱发电位(SEP)等，50%～90%的MS患者可有一项或多项异常。

(3)影像学检查：MRI是诊断MS最有效的辅助诊断，阳性率高达62%～94%。特征性表现为白质内多发长T_1、长T_2信号，颅内病灶主要分布于脑室周围、胼胝体、脑干和小脑，少数在灰白质交界处，侧脑室旁病灶呈椭圆形或线条形，与脑室长轴垂直，称为Dawson手指征。脊髓内病灶多见于颈胸段，形态可呈小点状、斑块形或类圆形，部分病灶可融合，脊髓肿胀不明显。

3. 临床分型　美国多发性硬化学会1996年根据病程将该病分为4型(表8-1)，该分型与多发性硬化的治疗决策及判断预后相关。

表8-1　多发性硬化的临床分型

临床分型	临床特点
复发缓解型 (relapsing-remitting，RR)	最常见，80%～85%的MS患者最初表现为复发缓解病程，以神经系统急性加重，伴完全或不完全缓解为特征
继发进展型 (secondary-progressive，SP)	大约50%的RR型患者在发病约10年后，残疾持续进展，伴或不伴复发，不完全缓解

续表

临床分型	临床特点
原发进展型 (primary-progressive，PP)	约占 10%，发病时残疾持续进展，且持续至少 1 年，无复发
进展复发型 (progessive-relapsing，PR)	约占 5%，发病时残疾持续进展，伴有复发和不完全缓解

注：复发型 MS(relapsing MS)包括 RR 型、PR 型及伴有复发的 SP 型 MS。

4. 临床诊断　MS 的诊断应基于：①从病史和神经系统检查，表明中枢神经系统白质内同时存在着两处以上的病灶。②起病年龄在 10～50 岁。③有缓解与复发交替的病史，每次发作持续 24 小时以上，或呈缓慢进展方式而病程至少 1 年以上。④可排除其他病因。具体标准可参考 2010 年修订的 McDonald 诊断标准。此外，MS 应注意与播散性脑脊髓炎、视神经脊髓炎、桥本脑病、神经白塞病、神经系统结节病、狼疮脑病相鉴别。

5. 临床治疗

(1)急性发作期治疗：大剂量甲泼尼龙冲击治疗是 MS 急性发作期的首选治疗方案，短期内能促进急性发病 MS 患者的神经功能恢复。治疗原则为大剂量、短疗程，不主张小剂量长时间应用。对于激素使用无效或禁忌者，可试用血浆置换或静脉注射大剂量免疫球蛋白治疗。

(2)缓解期治疗：亦称为疾病调节治疗，该治疗主要针对复发型 MS，旨在抑制和调节免疫，达到控制症状，减少复发的目的。一线药物主要为 β-干扰素 (interferon-β，IFN-β)和醋酸格拉默，二线药物包括那他珠单抗和米托蒽醌。芬戈莫德和特立氟胺是目前被美国 FDA 批准用于复发型 MS 的两种口服药物，其他药物包括硫唑嘌呤和静脉注射人免疫球蛋白。

(3)对症治疗：疲劳常用治疗药物有金刚烷胺及莫达非尼，行走困难可试用达方吡啶。对于急性疼痛卡马西平或苯妥英钠可能有效，度洛西汀和普瑞巴林对神经病理性疼痛可能有效，而对于痉挛性疼痛则可选用巴氯芬或替扎尼定治疗。加巴喷丁和阿米替林可能对感觉异常如烧灼感、紧束感、瘙痒感等有缓解作用。

(二) 多发性硬化的功能评定

多发性硬化的临床过程具有复杂性、多变性、长期性、进展性和不可预知性等特点，因此对 MS 患者每个阶段的功能水平、残疾情况及干预效果做出客观准确而又全面有效的评定是重要而困难的。

多发性硬化影响量表(multiple sclerosis impact scale，MSIS-29)是由英国大不列颠和北爱尔兰多发性硬化委员会支持、多学科专家联合研究开发一个专门针对多发性硬化进行功能评估的工具，具有较高的效度、信度、科学性和内部一致性，可从 MS 患者主观感受直接了解和判断各种治疗与康复手段的干预效果。本量表共由 29 个问题组成，其中 20 个问题是针对患者躯体功能状况的调查；9 个问题是对其心理影响情况的调查。每个问题都根据疾病最近 2 周内对患者的影响情况划分为 5 级。

在客观评估方面，Kurtzke 残疾状况扩展性评估量表(Kurtzke expanded disability status scale，EDSS)是目前临床最普遍应用的多发性硬化治疗效果标准化评定工具。它首先采用功能系统量表 (functional systems，FS)对 8 个神经功能系统进行评价，分值从正常(0 分)到最严重缺损(5～6 分)变化不等。此后对 MS 患者整体功能状态进行进一步评估，分值从0～10分逐步划分患者功能残疾等级。

此外，尚有多发性硬化功能组合评估量表（multiple sclerosis functional composite，MSFC）、多发性硬化生活质量评估量表（multiple sclerosis quality of life inventory，MSQLI）及多发性硬化步行量表（multiple sclerosis walking scale，MSWS）等工具可对MS进行针对性评定。

（三）多发性硬化的康复治疗

对于MS患者来说，尽管药物治疗的进展已使MS预后有了很大的突破和改观，但残留的神经功能缺损依然是影响该病患者生活质量的主要因素。因此，在MS的临床干预中，规范、严格的早期物理治疗及功能训练，应如同脑血管病康复治疗一样受到重视和遵守。绝大多数MS病程可分为四期，即诊断期、轻度功能障碍期、中度功能障碍期和严重功能障碍期。在早期阶段，即诊断期和轻度功能障碍期，这个阶段的患者日常生活基本正常、活动受限较少，故介入手段应以康复教育为主，避免复发可能的诱发因素。对中等功能障碍期的患者，有效合理的康复训练将可最大限度延缓患者的功能残疾，而对于严重功能障碍期的患者，器具及康复工程的代偿与支持则可在一定程度上改善患者的生活质量。

1. 物理因子治疗　利用各种物理因子康复方法可有效缓解MS患者多种突出的临床症状。合理选用电疗、光疗、磁疗及水疗各种处方不仅可对MS患者的疼痛、痉挛及感觉异常进行对症干预，还可作为其他康复方法的铺垫治疗和辅助手段。如温水浸浴和局部振动可使痉挛肌肉有一过性放松，也可缓解疼痛，在运动疗法之前可以显著增加其效果；电刺激配合肉毒杆菌毒素缓解痉挛可能比单用肉毒杆菌毒素更为有效。

2. 运动治疗　既往曾认为MS患者不宜参加运动，因为运动会使体温增高加剧病情恶化，且避免运动可保存能量从而减少MS患者的疲乏感。然而近年来大量文献报道合理的运动训练可对MS患者带来有益的效果。研究表明牵伸运动、有氧耐力训练及平衡和姿势控制训练不仅可以提高患者的运动能力，还可改善乏力及消沉状态，减少摔倒的恐惧。另有研究显示，渐进抗阻训练可通过提高肌肉力量和功能性的能力从而帮助患者缓解疲劳、改善情绪与提高生存质量。

3. 作业治疗　MS患者作业治疗内容不仅应包括对功能性作业治疗，如进食、穿衣、转移、个人清洁卫生、如厕、洗澡等日常生活能力训练，还应包括职业作业治疗，因为大多数MS患者在病程中早期缓解阶段其日常生活基本自理，活动受限较少，回归社区活动与参与社会工作不仅可帮助患者保持积极的心态，还对促进神经功能恢复、重新进入社会角色、提高生活质量意义重大。

4. 特殊训练　节能训练是一种常见的用于帮助慢性疾病患者改善疲劳的治疗方法。该训练的定义是通过系统分析所有相关环境中的日常工作、家庭和娱乐活动，辨别和改善活动模式，来减轻疲劳。常见的节能训练策略主要包括分析和调整活动方式来减少能量消耗；平衡工作和休息，把部分活动委托给他人；有效利用体力、改善工作环境；使用辅助技术来保存体能。

5. 康复教育　通过正确的谈话技巧使MS患者正确认识疾病，认识自我，了解多发性硬化的演变过程，知晓每一次发作均可能导致病情的恶化及功能障碍的加重，故预防复发尤为重要。指导患者注意预防感染，避免过度疲劳、精神紧张、疫苗接种及妊娠分娩等促发因素。饮食上强调低脂、优质蛋白与高维生素，避免不易消化及刺激性食物。教育患者早期积极配合各种康复治疗，调整心态，用于克服生理和心理上的各种困难，多参与各种社交活动。

6. 传统康复治疗　中医在MS康复治疗上的价值应被充分重视。MS在中医上属于风痱、痿症范畴，是由脾肾亏虚所致，故汤剂调方应以活血化瘀、清热化湿为主。针灸则可通过细胞因子、神经活性物质等多个环节对MS患者体液免疫与细胞免疫系统起调节作用，其特点具有双向性、整体性。针灸刺激穴位后，局部神经和感受器可将其信息传入中枢神经系统，引起中枢释放递质，分泌细胞因子等一系列变化，实现调控机体免疫系统的功能。此外，推拿与刮痧技术已被较多应用于缓解MS患者的疲乏。

7. 器具及辅助装置　约一半以上的MS患者到晚期需要使用助行器及轮椅，使用助行器及轮椅可以减轻患者的疲劳，使患者的日常活动更加安全，另外还可以增加患者的日常生活活动范围，从而减少对他人的依赖。但应注意轮椅适用于不能进行长距离行走的患者及活动困难的患者，反之如果过度依赖轮椅，将会提前或加速患者丧失其行走功能。

（四）多发性硬化的疗效与结局

MS因临床分型、复发的频率和严重程度等因素致使预后差异较大。约半数患者发病后10年只遗留轻度或中度功能障碍，病后存活期可达20～30年，但少数患者可于数年内死亡。一项随访研究提示EDSS评分<3分的患者中，10年后有83%可在没有辅助的情况下独立行走，3～5分的患者中10年后需要拐杖辅助的占51%，而6～7分的患者中10年后51%需要借助轮椅活动，甚至更差。提示预后良好的因素包括女性、高加索人、40岁以前发病、单病灶起病、临床表现视觉或感觉障碍、最初2～5年的低复发率等，而出现锥体系或小脑功能障碍以及原发进展型的MS预后较差。

四、小结

多发性硬化为一种免疫介导的中枢神经系统慢炎性脱髓鞘疾病，临床上主要累及部位为脑室周围白质、视神经、脊髓、脑干和小脑。因MS具有空间上和时间上多发的特点，每次复发后其整体功能状况即可发生变化，故应注意进行多次和反复的康复评定确定其目前功能状态。尽管激素冲击治疗与β-干扰素的应用使得大多数MS患者可以长期生存，但患者进入病程晚期几乎均遗留严重的功能障碍。MS的康复治疗应以功能需要为中心循序展开，采取各种有效措施减轻原发症状，预防继发症状，减少或延缓残疾的发生，全面提高患者生存质量。

（郁　可）

第五节　吉兰-巴雷综合征

一、概述

吉兰-巴雷综合征（guillain-barré syndrome，GBS）是一种以多发神经根及周围神经损害为突出表现的自身免疫介导性疾病。GBS确切病因不明，临床和流行病学资料显示其可能与空肠弯曲菌感染有关，而分子模拟则是目前被认为是其最可能的发病机制。GBS主要病理改变为周围神经组织小血管周围淋巴细胞、巨噬细胞浸润，神经纤维脱髓鞘，严重时可继发轴突变性。国外流行病学调查显示世界范围内GBS的年发病率为（0.6～4）/10万，欧洲人群年发病率为（1.2～1.9）/10万，任何年龄均可发病，但30～50岁为发病高峰，男性发病率约为女性的1.5倍。在我国江苏省进行的一项流行病学调查中显示中国人群GBS年发病率约为 0.59/10 万。GBS 存在多种亚型，其中急性炎症性脱髓鞘性多发性神经病(acute inflammatory demyelinating polyneuropathies，AIDP)是其主要存在形式，占 85%～90%，故本节 GBS 的内容介绍主要是针对 AIDP 而言。尽管大多数 GBS 患者均有望获得完全恢复，但仍有少部分患者会遗留严重的残疾或因并发症死亡，而大量研究证实合理强化康复治疗可明显改善 GBS 患者功能预后，故康复治疗在 GBS 恢复中的重要性应被充分认识。

二、病例摘要

患者毛××，女，32 岁，已婚，公司职员，因感冒后进行性四肢无力 1 周于 2012 年 9 月 12 日入神经内科治疗，2012 年 9 月 26 日转康复科治疗，2012 年 10 月 11 日出院。

患者缘于 2012 年 9 月 4 日晨起后出现鼻塞、打喷嚏等感冒症状，未予特殊处理。次日晨起后患者感行走时双下肢乏力，以上楼梯及下蹲时明显，因不影响日常生活而未引起重视。此后 1 周患者自觉双下肢无力感逐渐加重，且双手亦出现无力症状，表现为持物不稳、书写费力，并有持续约数分钟的手指及脚趾麻木刺痛感发作，病程中无发热头痛、视物双影、言语不清、呼吸困难及尿便障碍。2012 年 9 月 10 日在当地社区医院查血钾正常(4.2mmol/L)，给予补液对症治疗后症状仍持续加重。2012 年 9 月 12 日晨起后患者已无法独立站起，双手上抬不能，故就诊于我院。

体格检查：双上肢肌力 3^{+} 级，双下肢肌力 2^{+} 级，四肢腱反射均无法引出，行电生理检查示双上肢 F 波出现率降低，潜伏期延长，双下肢 H 反射消失。

入院诊断：四肢无力原因待查：吉兰-巴雷综合征？

诊治经过：入院后行血常规、电解质、肝肾功能、凝血功能、血脂、血糖、抗“O”、类风湿因子、自身免疫抗体、甲状腺功能、血清维生素 B_{12} 等实验室检查未见异常。神经电生理检查示双侧尺神经、桡神经、正中神经及双侧胫神经、腓总神经运动神经传导速度减慢、潜伏期延长，部分波幅下降。腰椎穿刺示脑脊液有核细胞计数 0×10^{6}/L，蛋白 3.12g/L，葡萄糖及氯化物含量正常。

药物治疗：予静脉注射免疫球蛋白，用法为 0.4g/(kg·d)，每日 1 次，连用 5 日，同时予以大剂量补充维生素 B 族及神经营养治疗。

神经内科综合康复治疗：①因患者病情仍呈进行加重，此后无力症状有可能波及至呼吸肌，故在严密检测患者呼吸功能(包括电子血氧饱和度检测及血气分析)的同时，即开始行呼吸功能训练。②采用低频脉冲电刺激(即电体操疗法)使瘫痪肌群产生节律性收缩，以延缓或减轻肌萎缩的发生。③卧位及坐位下的关节被动运动，可增强肢体的血液循环，减轻水肿并预防关节挛缩。

入院后第 1 周末患者肢体肌力下降至双上肢 2 级，双下肢 1 级，但未出现眼肌、面肌及呼吸肌麻痹表现，亦无肺部感染、深静脉血栓、压疮等并发症发生，入院后第 2 周患者病情趋于稳定，四肢肌力开始恢复，遂于 2012 年 9 月 26 日转康复科继续治疗。

入科时康复评定情况：运动功能 medical research council 评定总分 29 分，吉兰-巴雷综合征残疾量表评分 4 分。

康复科综合康复治疗：①肌力训练由肢体的被动运动过渡到助力运动与主动运动，最后逐渐升级至抗阻运动。②通过作业治疗进行肢体协调性和平衡性训练，并根据患者肌力恢复情况进行进食、穿衣、如厕及步态训练。③选穴针刺治疗。

出院时情况：经 2 周的康复治疗，患者病情明显好转，生命体征平稳，言语清晰，吞咽正

常，四肢肌力约 4 级，运动功能 Medical Research Council 评定总分 46 分，吉兰-巴雷综合征残疾量表评分 2 分，可独立站立行走，但步态欠稳，可在少量帮助下完成进食、洗漱、穿衣、如厕等大部分日常生活活动。于 2012 年 10 月 11 日出院。

出院诊断：吉兰-巴雷综合征。

出院医嘱：①甲钴胺 500μg 口服 3/日；②遵训练处方继续院外康复治疗。③1 个月后随访行康复评定及神经电生理复查。

三、病例分析

(一) 吉兰-巴雷综合征的临床问题

1. 临床表现

(1)病前 1～3 周常有呼吸道或胃肠道感染症状或疫苗接种史。

(2)急性起病，病情多在 2 周左右达到高峰。多为单相病程，病程中可有短暂波动。

(3)首发症状多为肢体对称性迟缓性肌无力，自远端向近端发展或自近端向远端加重，常由双下肢开始逐渐累及躯干肌和脑神经。严重病例可累及肋间肌和膈肌导致呼吸麻痹。四肢腱反射常减弱。

(4)发病时患者多有肢体感觉异常如烧灼感、麻木、刺痛和不适感，可先于或与运动症状同时出现。感觉缺失相对较轻，呈手套-袜套样分布。少数患者肌肉可有压痛，偶可出现 Kernig 征或 Lasegue 征等神经根刺激症状。

(5)脑神经受累以双侧面神经麻痹最常见，其次为舌咽神经、迷走神经，其他脑神经麻痹较少见，部分患者以脑神经损害为首发临床表现。

(6)部分患者可出现自主神经功能障碍，表现为皮肤潮红、出汗增多、心动过速、心律失常、直立性低血压及尿便障碍等。

2. 辅助检查

(1)脑脊液检查：脑脊液蛋白-细胞分离是 GBS 的特征性表现，多数患者在发病数日内蛋白含量正常，但在起病 2～4 周内出现蛋白不同程度的升高，但较少不超过 1.0g/L，糖和氯化物正常，白细胞数则小于 $10 \times 10^6/L$。

(2)神经电生理：神经传导速度检查早期可发现 F 波或 H 反射延迟或消失，晚期可见神经传导速度减慢，运动潜伏期延长，如出现波幅明显下降则提示轴索受损。

3. 临床诊断　根据患者急性或亚急性起病，病前 1～4 周有感染史，四肢对称性迟缓性瘫痪，伴或不伴有末梢性感觉障碍与脑神经受累，脑脊液提示蛋白-细胞分离，肌电图早期 F 波或 H 反射延迟，可以诊断。

4. 临床治疗

(1)药物治疗：免疫球蛋白静脉注射(IVIG)对 GBS 有确切的临床治疗作用，成人剂量为 0.4g/(kg·d)，连用 5 日。

(2)血浆置换(PE)：可直接去除血浆中的致病因子如抗体，与 IVIG 一起成为 GBS 的一线治疗方法，但两者联合使用并不增加疗效。每次交换量为 30～50ml/kg，在 1～2 周内进行 3～5 次。

(二) 吉兰-巴雷综合征的康复评定

1. 运动功能评定　运动能力受损往往是 GBS 最早出现及最为突出的功能障碍，对 GBS 患者运动功能的评定除关节活动度测量、肢体周径测量外，肌肉力量的评定是重点，由于

GBS 引起的肌肉麻痹为一组肌群，故采用手法肌力检查(manual muscle testing，MMT)评估单一肌肉是不够精准的，可采用 medical research council 总分评定(见表 8-2)。该评分仍将肌力划分为 0～5 级，但评定范围包括双侧的肩外展肌、肘屈肌、腕伸肌、髋屈肌、膝伸肌和足背屈肌共 12 个部位，故评分范围为 0～60 分。

表 8-2 medical research council 总分评定

评分	评定标准
0	肌肉无收缩
1	可见肌肉收缩但肢体无法运动
2	肢体可活动，但无法对抗重力
3	肢体可活动，并可在整个范围内对抗重力
4	肢体可活动，并可对抗重力和阻力
5	完全正常

2. 感觉功能评定 GBS 患者可合并多种感觉异常，故评定时应注意客观全面，评定内容包括浅感觉(触觉、痛觉、温觉)、深感觉(位置觉、运动觉、振动觉)及复合感觉(两点辨别觉、图形觉、实体觉)等。标准可参考由英国医学研究会提出感觉功能恢复等级评定表(表 8-3)。

表 8-3 感觉功能恢复等级评定表

等级	评定标准
0 级	感觉无恢复
1 级	深感觉恢复
2 级	浅感觉部分恢复
3 级	痛觉与触觉恢复且感觉过敏消失
4 级	除上述恢复感觉，两点辨别觉部分恢复
5 级	完全恢复

3. 整体功能状态评定 吉兰-巴雷综合征残疾评分量表(GBS disability score)是目前应用最为广泛的用于 GBS 整体功能评价的一种测量工具(表 8-4)。该量表分为 0～6 级，并对 GBS 起病后半年时功能结局有一定预测作用。此外，还可使用日常生活能力评分量表(barthel index，BI)、疾病影响状况调查(sickness impact profile，SIP)、功能综合评定量表(functional comprehensive assessment，FCA)对 GBS 患者整体功能进行评定。

表 8-4 吉兰-巴雷综合征残疾评分量表

分级	评定标准
0	健康
1	症状轻微，有跑动能力
2	无须帮助可行走 10m，但无法跑动
3	在帮助情况下可步行 10m
4	需坐轮椅或卧床
5	一日中部分时间需要呼吸机辅助呼吸
6	死亡

4. 其他评定　GBS患者常合并疼痛、疲劳等症状，在临床和康复中也应予以重视。疼痛可用视觉疼痛评分表（visual analogue scale，VAS）予以评估，疲劳则可采用疲劳程度量表（fatigue severity scale，FSS）进行评分。

（三）吉兰-巴雷综合征的康复治疗

由于GBS在病程的各个阶段呈现出不同症状表现与功能障碍，故GBS的康复治疗可大致分为早、中、晚三期予以实施。早期康复目标主要为改善呼吸功能、消除可能出现的疼痛、减轻肌肉萎缩、预防因卧床可能导致的坠积性肺炎、深静脉血栓、压疮等并发症。中期目标主要是综合运用各种康复手段促进损伤神经的恢复与再生，同时通过康复训练逐渐恢复患者的基本活动能力。晚期则主要针对患者不能完全恢复的肢体，使用康复工程和各种矫形器具最大限度的恢复患者日常生活能力与社会功能，同时注意心理康复。

1. 物理因子治疗　合理选用各种物理刺激因子或生物反馈治疗可以消除神经根炎性水肿、延缓肌肉萎缩、促进神经功能恢复、缓解疼痛及预防各种并发症。如选用低频脉冲电刺激可迫使瘫痪肌肉被动收缩，经皮电神经刺激（transcutaneous electric nerve stimulation，TENS）、调制中频、干扰电流则可用于疼痛缓解，而早期应用超短波、微波和红外线等温热治疗不仅能有效预防各种并发症，还有利于促进神经炎性水肿的消除。

2. 特殊功能训练

（1）呼吸功能训练：必须强调，GBS诊断一经确立，患者即应在专业指导下开始呼吸功能训练，以对在此后病程中可能出现的呼吸肌无力或瘫痪做准备。主要训练内容应包括：胸部扩张练习、呼吸肌群柔韧性训练、主动腹式呼吸、缩唇呼吸及躯体屈曲时呼气、伸展时吸气训练。同时应教会患者进行有效咳痰及配合体位排痰的方法。

（2）感觉训练：应根据患者不同感觉障碍类型提供相应的感知刺激机会，强度应遵循从小到大，逐渐适应的原则，训练顺序则先进行触觉训练，再逐步到振动觉、实体觉等复合感觉上来。对存在感觉过敏的患者可试用范围和强度两个方面的脱敏训练。

（3）其他：部分GBS患者可因颅神经受损出现吞咽、语言障碍，应根据实际的评定情况相应进行吞咽训练、语言训练等。

3. 运动治疗

（1）关节活动度训练：GBS患者会于病程中出现长时间的运动能力下降或丧失，如无适时规律的关节活动则极易导致关节的肿胀疼痛和活动度减少，严重则出现关节挛缩。起病后即应开始全关节活动范围各轴向的被动运动，但需注意动作轻柔，并从近端关节开始，同时强调正确的良肢位摆放和定期翻身。

（2）肌力训练：在GBS早期，应利用患者尚存的肌力进行康复训练，对受累肌肉进行被动运动，诱发主动肌力运动，此期患者呼吸储备功能尚未完全恢复，肌力相对低下，容易产生疲劳，对训练引起的过劳性无力特别敏感，并会引发心理问题，因此要特别注意运动处方的设计，严格按循序渐进的原则，由助力运动过渡到主动运动。当肢体肌力恢复到3～4级时则可开始进行抗阻练习，如开始等张、等长肌肉收缩训练等内容，以争取肌力的最大恢复，同时还应加入对肢体协调性和平衡性的专门训练，但训练时仍应注意适量原则，根据患者肌力和耐受性逐步增加活动阻力。

4. 作业治疗　GBS患者作业治疗的目的是帮助患者在日常生活的各个方面都恢复到其功能和独立的最高水平，提高生活质量，尽早回归家庭和社会。当患者主动活动能力增加时，应尽早开始日常生活能力训练，如翻身、坐起、进食、穿衣、如厕、使用轮椅等，通过这些作业训练不仅可以提高患者生活自理能力，还可增加身体两侧的协调性和整合性。

5. 心理治疗　因GBS呈急性或亚急性起病，患者从一个生活完全自理的健康状态在数日内变成卧床不起的瘫痪状态，经常导致患者存在多种心理问题。故对GBS患者应定期给予心理评估，并针对性地开展心理治疗，常用的治疗方法有支持性心理治疗、认知疗法、行为疗法、松弛训练、生物反馈疗法等。

6. 传统康复治疗　有研究显示中药与针灸对GBS患者康复具有一定治疗价值。该病在中医上属“痿证”范畴，机制为肾精不足，元气虚损，毒滞经络，经络痹阻，神经失用。治疗上当虚实同治，填精益髓补肾治其本，通达经络以治其标。

7. 器具及辅助装置　GBS患者由于肢体长时间的迟缓性瘫痪，极易出现肌肉、肌腱和关节的挛缩变形。防止挛缩最好的方法是利用支具和矫形器将关节固定于最有利于日常生活的功能位。康复机器人能模拟康复治疗师直接对患者进行康复训练，可以对患者进行非常轻柔的关节被动活动，从而促进神经功能重建、帮助患者恢复运动能力，并具有安全、定量、有效、可重复等特点。

（四）吉兰-巴雷综合征的疗效与结局

本病因具有自限性，故GBS临床症状多于起病4周后停止进展并开始恢复，多数患者在2个月至1年内日常生活能力基本恢复正常，但仍有约20%的患者遗留较严重的功能残疾，最常见遗留的症状为肌力下降、感觉异常、疲劳和疼痛，许多患者须被迫改变原有的生活方式、工作和社交活动。GBS病死率约为5%，多数死亡发生在发病的30日之后的恢复期内，死亡主要原因为呼吸衰竭、感染、低血压、严重心律失常等并发症。研究表明，60岁以上、空肠弯曲菌感染证据、病情进展迅速、存在自主神经功能障碍、运动神经波幅降低及需辅助呼吸是预后不良的危险因素。

四、小结

GBS为一种急性周围神经脱髓鞘疾病，其病变部位主要涉及神经根、周围神经及颅神经，临床主要表现为一定时相的对称性弛缓性肢体瘫痪，因目前静脉免疫球蛋白及血浆置换的逐步推广，多数GBS患者预后较好，但仍有部分患者遗留严重功能障碍。尽早开始有效康复治疗可大大改善GBS患者功能预后，提高病后生活质量。临床康复过程中应根据病程中不同阶段针对性进行康复治疗。需引起关注的是，GBS患者远期生活质量日益受到重视，有随访文献表明报道GBS患者病后数年后其生活工作状况仍受影响，如何实现远期满意康复值得深入研究。

（郁　可）

第六节　运动神经元病

一、概述

运动神经元病（motor neuron disease，MND）是一组病因未明的选择性侵犯脊髓前角细胞、脑干运动神经元、皮层锥体细胞及锥体束的慢性进行性神经变性疾病。其发病率较低（4～6/）10万，康复门诊中不常见，极易漏诊、误诊。由于多数患者于出现症状后3～5年死亡，因此，该病的患病率与发病率较为接近。运动神经元病病因尚不清楚，一般认为是随着

年龄增长，由遗传易感个体暴露于不利环境所造成的，即遗传因素和环境因素共同导致了运动神经元病的发生。

二、病例摘要

患者陈××，女，62岁，因言语含糊5年、双上肢乏力2年于2014年2月入院。

患者于2009年无明显诱因开始出现言语含糊，当时未予重视。2012年开始出现右上肢乏力，下半年出现左上肢无力，逐渐加重，现抬举费力，伴饮水呛咳，时有肌肉跳动感，无头晕、头痛、意识障碍、肢体麻木及抽搐、大小便失禁等不适，曾在外院诊断为颈椎病，给予针灸、理疗等治疗，但效果欠佳。

体格检查：神志清醒。言语含糊；定向力大致正常；记忆力大致正常；双侧瞳孔等大等圆，直径3mm，光反射灵敏，眼底未查；双眼位置居中，各项运动无受限；无复视，无眼震。左侧面部感觉减退，双侧角膜反射灵敏，双侧咀嚼肌有力，张口下颌无偏斜，双侧额纹对称，双侧闭目有力，双侧鼻唇沟对称，眼裂左侧1cm，右侧1cm，口角无偏斜，发音无嘶哑，吞咽反呛，咽反射存在，伸舌居中。双侧骨间肌、鱼际肌萎缩，无不自主运动。双侧肌张力正常。双上肢肌力5-级，双下肢肌力5级，右手对指力弱。双侧指鼻试验稳准。左上肢浅感觉减退，双侧深感觉无减退。左侧肱二头肌反射(+++)，双侧膝腱反射(++++)，右侧Hoffmann征阳性，双侧Babinski征阳性，颈软。

初步诊断：1. 运动神经元病？2. 颈椎病。

诊疗经过：入院后完善相关检查，血常规、凝血功能正常。大便常规+隐血示隐血实验(OB)弱阳性。尿常规示白细胞27.4/μl、红细胞28.5/μl、上皮细胞18.2/μl、草酸钙结晶++/HP、结晶阳性，血生化示尿素7.06mmol/L、总胆固醇7.76mmol/L、低密度脂蛋白4.56mmol/L。肝功能、肌酐、尿酸、电解质、血糖正常。甲胎蛋白、CA125、CA199、癌胚抗原正常。红细胞沉降率正常。叶酸正常，血清维生素B_{12}为1476pmol/L。心电图正常。胸片提示：右上肺陈旧性结核可能；心影大；右锁骨远端见结节样稍高密度影，请结合临床。腹部彩超：肝胆胰脾声像图未见明显异常。磁共振提示：右侧额叶、两侧侧脑室旁见小斑片状稍长T_2信号影(FLAIR呈高信号)。脑室稍扩大，脑沟、裂增宽加深；中线结构居中。左侧蝶窦黏膜增厚、水肿，窦腔见长T_2信号影填充。颈椎曲度稍直，C_3～C_5椎体对位不良；C_3～C_7椎体角缘骨质增生，诸颈椎间盘脱水变性、信号减低。C_3～C_6椎间盘轻度膨出，C_3～C_7椎间黄韧带稍肥厚，硬膜囊前后壁多处受压管壁；$C_{5/6}$水平椎管略窄，颈髓信号无明显异常。

肌电图及诱发电位提示：①左右两侧大脑半球SEP正常。②广泛神经源性病损肌电图改变。③右正中运动神经远端潜伏期延长，传导速度减慢。④右正中感觉神经潜伏期延长，传导速度减慢。⑤右正中、尺神经F波轻度异常。印象：考虑广泛性脊髓前角病变合并右侧腕管综合征，请结合临床，定期复查。

给予营养神经治疗，适当的运动疗法(主动助力运动等)、配合低中频电疗等。

出院时情况：患者病情改善不明显，要求出院。

三、病例分析

(一) 本病例的诊断依据

患者病史特点为：①62岁女性，慢性病程。②因言语含糊5年、双上肢乏力2年入院。③有颅神经和脊神经受损的症状体征。④辅助检查有颈椎病的表现，肢体无力更为突出。⑤病情进行性加重，理疗等措施效果差。诊断：定位：运动神经元，患者言语含糊、饮水呛咳、舌肌萎缩及肌束震颤，咽反射亢进，定位于皮质脑干束、舌下神经核，双手骨间肌及鱼际肌萎缩，定位于颈髓前角运动神经元，右侧 Hoffmann 征阳性，双下肢腱反射（＋＋＋＋），双下肢 Babinski 征阳性，定位于锥体束。定性：患者慢性病程，逐渐加重，既往史无特殊，头颅＋颈椎 MRI 未见出血、占位性疾病，无发热等，血常规正常，故考虑为神经变性疾病。

诊断：运动神经元病：肌萎缩侧索硬化。

（二）MND 的鉴别诊断

1. 脊髓空洞症　起病隐匿、病程长，早期症状多见于下颈及上胸段脊髓，可延至脊髓，典型表现为病损节段支配区皮肤分离性感觉障碍，病变节段支配区肌萎缩，磁共振可见脊髓内长条形空洞。

2. 副肿瘤综合征　亚急性运动神经元病，主要侵及脊髓前角细胞和延髓运动神经核，表现为非炎性退行性变，临床表现为亚急性进行性下运动神经元受损的症状，如双下肢无力，肌萎缩，上肢和脑神经受损较少，但也可见到上运动神经元受损的表现，类似运动神经元病。

3. 脑干肿瘤　患者言语含糊、吞咽呛咳，病程长，脑干肿瘤可引起，头颅 MRI 有助鉴别。

4. 颈椎病　MND 与脊髓型颈椎病在主要临床表现存在差异。MND 肌无力及肌萎缩的特点更加突出，常合并颅神经症状，肌电图多异常。而颈椎病以颈肩疼痛为主要表现，影像学检查阳性率高。MND 是一组病因不明的选择性侵犯脊髓前角细胞、脑干后组运动神经元、皮质椎体细胞及椎体束的慢性进行性变性疾病，临床上兼有上和（或）下运动神经元受损的体征，表现为肌无力、肌萎缩和锥体束征的不同组合，感觉和括约肌一般不受影响。颈椎病基本病理变化是由颈椎间盘退行性变或突出及其继发的骨、关节、软组织增生性改变造成的脊髓、神经根、血管压迫所致。其临床类型有局部型、神经根型、脊髓型、椎动脉型、交感神经型、混合型和其他型（主要是食管受压型）。脊髓型颈椎病在国外属于颈脊髓病的范畴，表现复杂预后严重，需要及时有效的处理，而 MND 目前尚无有效的治疗方法，因此二者的鉴别十分重要。

（三）MND 的康复结局

第十三届国际肌萎缩侧索硬化症/运动神经元病（ALS/MND）专题研讨会虽就 MND 的动物模型研究、基因研究进展、细胞死亡机制、细胞生物学和病理、神经保护和修复机制等基础研究、临床诊断和诊断技术方面的进展及治疗前景（包括新药验证）等进行了交流和讨论，但有效的治疗方法不多，预后欠佳。

四、小结

MND 康复的关键是要明确临床诊断，在康复过程中，主要是根据康复评定的结果，确定针对性的康复治疗方案。进行康复宣教，使患者和（或）其家属理解本病的性质及其临床转归，通过团队工作模式，使患者在有限的生存期内，获得最优质的生活质量。

（张善纲）

推荐读物

1. 中华医学会神经病学分会帕金森病及运动障碍学组. 中国帕金森病治疗指南(第3版). 中华神经科杂志，2014,47(6):428-433.
2. 贾建平. 神经病学. 北京:人民卫生出版社,2013.
3. 张通. 神经康复治疗学,北京:人民卫生出版社,2011.
4. 高国栋. 帕金森病诊疗关键. 南京:江苏科学技术出版社,2004.
5. 张葆樽. 神经系统疾病定位诊断. 北京:人民卫生出版社,2006.
6. 王茂斌. 康复医学. 北京:人民卫生出版社,2009.
7. 倪嘉赞,陈平,刘琼. 阿尔茨海默病的防治策略研究进展. 深圳大学学报理工版,2013,30(4):332-345.
8. Stefanova N,Bücke P,Duerr S,et al. Multiple system atrophy:an update. Lancet Neurol. 2009,8(12):1172-1178.
9. Wenning GK,Stefanova N. Recent developments in multiple system atrophy. J Neurol. 2009,256(11):1791-1808.
10. Gilman S,Wenning GK,Low PA,et al. Second consensus statement on the diagnosis of multiple system atrophy. Neurology,2008,71(9):670-676.
11. Wenning GK,Tison F,Seppi K,et al. Development and validation of the Unified Multiple System Atrophy Rating Scale (UMSARS). Mov Disord,2004, 19(12):1391-1402.
12. Jain S,Dawson J,Quinn NP,et al. Occupational Therapy in Multiple System Atrophy:A Pilot Randomized Controlled Trial. Mov Disord. 2004,19(11):1360-1364.
13. Cohen JA,Reingold SC,Polman CH,et al. Disability outcome measures in multiple sclerosis clinical trials:current status and future prospects. Lancet Neurol. 2012,11(5):467-476.
14. Momsen AM,Rasmussen JO,Nielsen CV,et al. Multidisciplinary team care in rehabilitation:an overview of reviews. J Rehabil Med. 2012,44(11):901-912.
15. Gallien P,Nicolas B,Robineau S,et al. Physical training and multiple sclerosis. Ann Readapt Med Phys. 2007,50(6):373-376.
16. Demaille-Wlodyka S,Donze C,Givron P,et al. Ann Phys Rehabil Med. Self care programs and multiple sclerosis:physical therapeutics treatment-literature review. Am Phys Rehabil Med. 2011, 54(2):109-128.
17. Conway D,Cohen JA. Combination therapy in multiple sclerosis. Lancet Neurol. 2010,9(3):299-308.
18. Yuki N,Hartung HP. Guillain-Barré Syndrome. N Engl J Med. 2012,366(24):2294-2304.
19. Khan F. Rehabilitation in Guillain-Barré syndrome. Aust Fam Physician. 2004,33(12):1013-1017.
20. Khan F,Amatya B. Rehabilitation interventions in patients with acute demyelinating inflammatory polyneuropathy:a systematic review. Eur J Phys Rehabil Med. 2012,48(3):507-522.
21. Davidson I,Wilson C,Walton T,et al. Physiotherapy and Guillain-Barré syndrome:results of a national survey. Physiotherapy. 2009,95(3):157-163.
22. Forsberg A,Press R,Holmqvist LW. Residual disability 10 years after falling ill in Guillain-Barré syndrome:A prospective follow-up study. J Neurol Sci. 2012,317(1-2):74-79.
23. Brooks BR. El Escorial World Federation of Neurology criteria for the diagnosis of amyotrophic lateral sclerosis. Subcommittee on Motor Neuron Diseases/Amyotrophic Lateral Sclerosis of the World Federation of Neurology Research Group on Neuromuscular Diseases and the El Escorial "Clinical limits of amyotrophic lateral sclerosis" workshop contributors. J Neurol Sci,1994, 124:96-107.
24. 孙宇,陈琪福. 第二届颈椎病专题座谈会纪要. 中华外科杂志,1993,31(8):472-476.

25. Baron EM, Young WF. Cervical spondylotic myelopathy: a brief review of its pathophysiology, clinical course, and diagnosis. Neurosurgery, 2007, 60: s 35-s41.

26. 崔丽英. 第十三届国际肌萎缩侧索硬化症/运动神经元病专题研讨会纪要. 中华神经科杂志, 2003, 36: 393-394.

27. Jankowitz BT, Gerszten PC. Decompression for cervical myelopathy. Spine J, 2006, 6: 317s-322s.

第九章

发作性疾病

第一节 癫　　痫

一、概述

癫痫是常见病、多发病，它是多种病因引起的综合征。其发病机制复杂，临床表现多样，涉及感觉、运动、意识、精神、行为、自主神经功能障碍或兼有之，并出现神经生物学、认知、心理学以及社会等方面的后果。根据世界卫生组织报道，癫痫的患病率在不同经济水平国家为11.2‰～5.0‰。我国各地癫痫患病率差异较大，在0.48‰～8.51‰。癫痫治疗的目标是完全控制发作、提高生活质量、无严重的药物不良反应。癫痫的发病率逐年上升，部分患者存在诊断不明确或治疗不规范的现象，临床医师判断癫痫患者是否治愈和康复，往往以癫痫发作是否控制作为观察指标，忽视了患者的生活质量问题。癫痫患者在躯体方面除癫痫发作外，常伴有头痛、头昏、心悸、气促、手颤、乏力等；在精神心理方面主要表现为负性情绪、羞耻感、罪恶感、紧张、焦虑、自我评价低、认知功能障碍、对疗效不满意等；在社会方面主要表现为升学、就业、婚姻、社会交往困难、与他人关系不融洽、社会经济收入偏低等。这些方面会不同程度地影响到患者的生活质量及社会参与，值得重视。

二、病例摘要

患者张××，女，44岁，因发作性抽搐3年，记忆力减退、性格改变3个月于2014年5月15日收入康复科。

患者于2011年4月22日劳累后出现短暂性腹部不适，随后出现一过性的记忆丧失，持续1～2分钟后缓解，有咂嘴动作。以后平均每月发作2次左右，持续2年，于当地医院检查脑电图：过度通气过程中，额颞部阵发中波幅5～6Hz θ波活动，偶见1次中波幅尖样波。给予卡马西平片200mg，1次/日，口服。患者未规律服药，2013年4月19日晚间，患者在睡眠时突然大叫一声，随后出现抽搐，表现为意识丧失，双眼上翻，双上肢屈曲抖动，双下肢伸直，无尿失禁及舌咬伤，持续3～5分钟后抽搐停止，遗留有10余分钟意识蒙眬，随后意识转清。间隔2小时及5小时后分别又出现发作性抽搐2次，发作时表现及持续时间同首次发作。就诊于当地医院，行头部CT、血常规、血生化、肝功能、肾功能、血糖、血脂、离子等检查无异常，并给予“安定”治疗。头部MRI(图9-1)：①脑内多发点状缺血灶。②双侧筛窦、上颌窦少许炎症。24 小时动态脑电图结果示(图 9-2)：睡眠期双侧颞区见大量中幅尖慢波、棘慢波，左右不同步对称，异常脑电图，结合临床考虑部分性癫痫可能性大。给予丙戊酸钠缓释片500mg，1 次/日，口服。服药后发作频率较前明显减少。出院后 2 个月未发作。患者由于个人原因，自行停用丙戊酸钠缓释片，改用复方苯巴比妥溴化钠片，1 片，3 次/日，口服，规律服用。2014 年 5 月间，在一次劳累后睡眠中发作 1 次，表现为意识丧失，双眼上翻，双上肢屈曲抖动，双下肢伸直，持续 3～5 分钟后抽搐停止，遗留有 10 余分钟意识蒙眬，随后意识转清。近 3 个月，患者记忆力明显下降，不能记住近期发生的事、见过的人，做事情丢三落四，对上学时的人和事的回忆有错误、缺失，心情低落，对工作、生活失去兴趣，不愿与人交流，生活能力下降，对子女不关心，性格偏激，易激惹，入睡困难，早醒，食欲减退，月经紊乱，小便频，夜尿多，大便干燥，体重减轻。

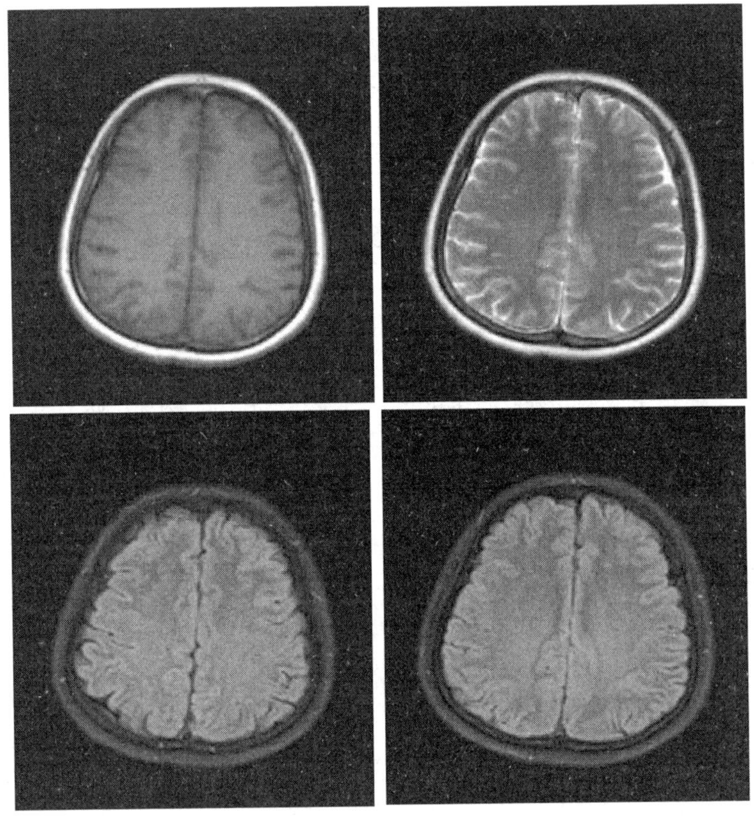

图 9-1　头颅 MRI 检查结果(2012 年 2 月 19 日)：**双侧额叶、顶叶可见斑点状等 T_1 长 T_2 异常信号，FLAIR 呈高信号，边界模糊**

入院诊断：癫痫。

诊疗经过：①药物治疗，逐渐停用复方苯巴比妥溴化钠片，给予奥卡西平片，维持量300mg，2 次/日，口服；舍曲林片 50mg，1 次/日，口服。②康复评定及治疗，第 1 周康复评定：成年癫痫患者生活质量量表(QOLIE-31)40.20 分；Hamilton 汉密尔顿抑郁量表(HAMD)33 分；Hamilton 汉密尔顿焦虑量表(HAMA)14 分；蒙特利尔认知评估量表(MoCA)15 分。与患者、家属建立良好的沟通，交代病情，进行相关宣教，使患者适应医院环境，消除抵触情绪，配合治疗，明确此期间家属的任务。第 2 周开始：针刺，日 1 次；低频重复经颅磁刺激，每日 1 次，每周 5 次；认知行为疗法，每日 1 次；认知训练，每日 2 次，音乐运动疗

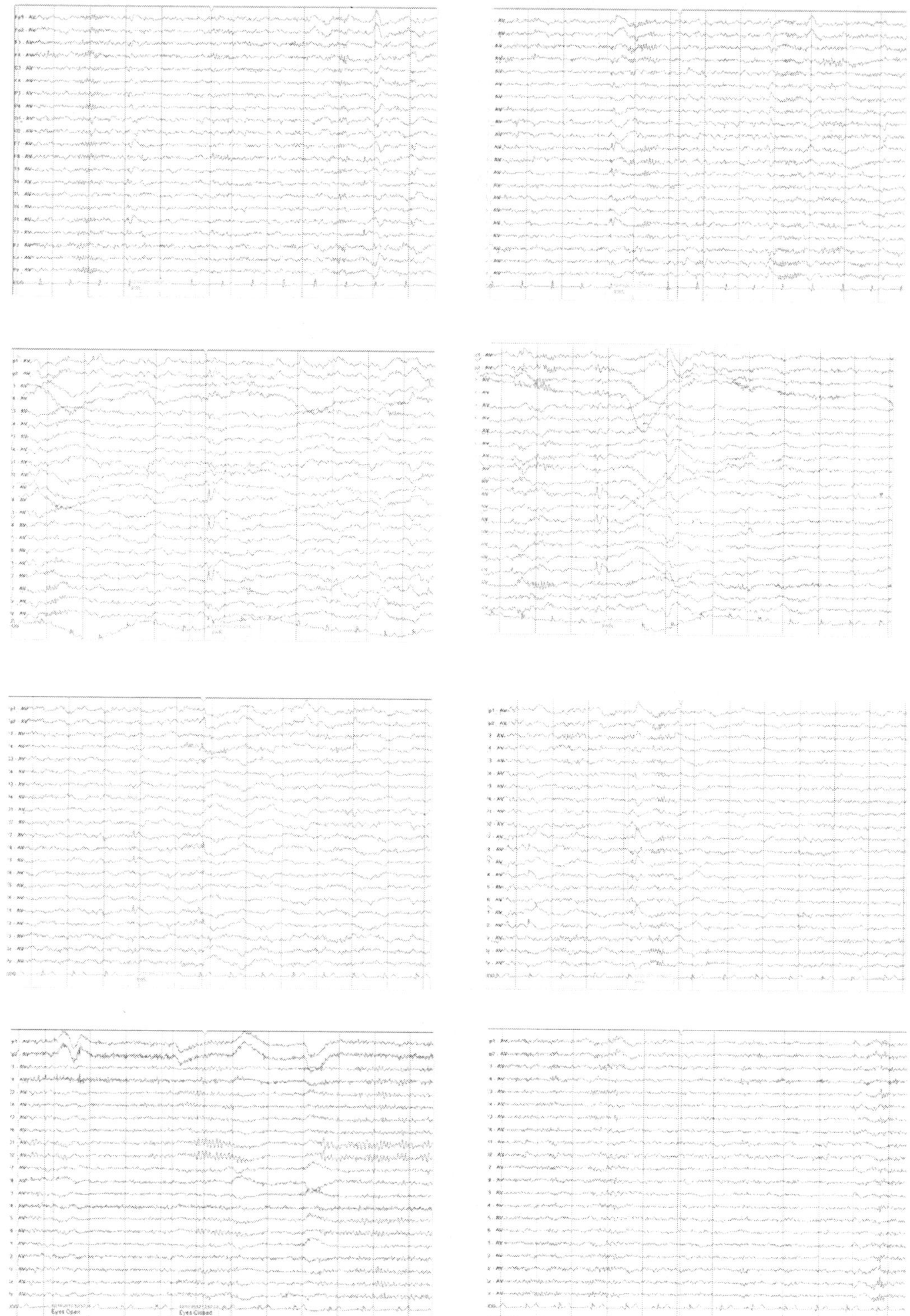

图 9-2　24 小时长程脑电图检查结果(2012 年 12 月 20 日):睡眠期双侧颞区见大量中幅尖慢波、棘慢波,左右不同步对称,异常脑电图

法，每日1次。③第2个月开始，社会康复，给予职业训练，每日2次，根据患者能力、爱好，给予养花、插花及花艺训练。患者病情稳定，于2014年8月20日出院。

出院时情况：患者记忆力较前加强，能够独立积极处理生活事宜，能独立操持家务，性格较前开朗，愿意与人沟通，能够关心家人，睡眠明显改善，食欲正常，月经正常，大小便正常，体重较前无明显变化，住院期间未出现癫痫发作。成年癫痫患者生活质量量表(QOLIE-31)73.58分；Hamilton汉密尔顿抑郁量表(HAMD)8分；Hamilton汉密尔顿焦虑量表(HAMA)5分；蒙特利尔认知评估量表(MoCA)25分。

出院诊断：癫痫。

出院医嘱：继续服用奥卡西平片、舍曲林片，2个月后复查明确是否调整药物治疗。避开容易诱发发作的因素，避免过度疲劳，保证充足的睡眠。不喝酒，不暴饮暴食。外出时，确保带足够量的抗癫痫药物，保证能及时与亲戚、朋友、或邻居取得联系。保持乐观态度，不要让癫痫过分限制自己的生活。避免驾驶、潜水、高空作业、水面作业、照顾婴幼儿、导游、接触没有防护设备的机器设备、近距离接触交通车辆、接触化学物质、易燃物质和高温物体、操作易损坏设备。无癫痫发作3～6个月后复查，有癫痫发作随时就诊。

随访：出院1个月后患者未出现癫痫发作，能够主动规律用药，有时有困倦感，能够正常与人交流，性格较前开朗，能够关心家人，生活自理，在鲜花店帮工，有固定的晨练时间及同伴。

三、病例分析

(一) 癫痫的临床问题

1. 癫痫的诊断

(1)患者反复出现短暂性腹部不适，随后出现一过性的记忆丧失，持续1～2分钟后缓解，有咂嘴动作，此症状维持2年后又出现多次意识丧失，双眼上翻，双上肢屈曲抖动，双下肢伸直，持续3～5分钟后抽搐停止，遗留有10余分钟意识蒙眬，随后意识转清，符合癫痫的定义。癫痫是一组由已知或未知病因所引起，脑部神经元高度同步化，常有自限性的异常放电所导致的综合征。以反复、发作性、短暂性、通常为刻板性的中枢神经系统功能失常为特征。发作可表现为感觉、运动、意识、精神、行为、自主神经功能障碍或兼有之。

(2)本例患者发作有先兆，有意识障碍，有自动症，结合脑电图，睡眠期双侧颞区见大量中幅尖慢波、棘慢波，左右不同步对称，考虑该患者发作类型为复杂部分性发作。癫痫发作的分类：发作起始症状及脑电图改变提示"大脑半球某部分神经元首先受累"的发作则称为部分性/局灶性发作；如果提示"双侧大脑半球同时受累"的发作则称为全面性发作。由于资料不充足或不完整而不能分类，或在目前分类标准中无法归类的发作划归为不能分类的发作。本例患者根据发作时表现及脑电图提示为部分性发作。部分性发作根据发作时有无意识的改变而分为简单部分性发作(无意识障碍)和复杂部分性发作(有意识障碍)，二者都可以继发全面性发作。复杂部分性发作在发作时伴有不同程度的意识障碍，同时有多种简单部分性发作的内容，往往有自主神经症状和精神症状发作。EEG可记录到单侧或双侧不同步的异常放电，通常位于颞区或额区。发作间歇期可见单侧或双侧颞区或额颞区癫痫样放电。复杂部分性发作大多起源于颞叶内侧或者边缘系统，但也可以起源于其他部位如额叶。表现为意识障碍和自动症。部分性发作继发全面性发作仍属于部分性发作的范畴，其与全面性发作在病因、治疗方法及预后等方面明显不同。该患者符合复杂部分性发作特点。

（3）根据患者先兆症状、意识改变、自动症、脑电图结果，以癫痫综合征分类，该患者为颞叶癫痫。颞叶癫痫是指发作起源于颞叶的癫痫类型，是最常见的癫痫综合征之一，主要见于成年人和青少年，成年人的病例中占60%～70%。部分患者有热性惊厥的病史。具体可以分为内侧颞叶癫痫和外侧颞叶癫痫，绝大多数此型癫痫为前者。发作类型包括以自主神经症状、特殊感觉症状以及精神症状等为特点的简单部分性发作、多伴有自动症的复杂部分性发作等。部分患者对于药物的反应性欠佳，需要接受手术治疗。EEG显示颞区的癫痫样放电。该患者MRI检查仅提示双侧额叶、顶叶缺血灶，未见颞叶明显病变，曾建议患者行3.0T头部MRI检查以明确，但患者拒绝。脑电图改变支持颞叶癫痫。

（4）病因诊断，该患者足月出生、顺产、无窒息、无产伤，母亲在妊娠期间无患病，生长发育正常，无热性惊厥史，无家族史，10年前有过头部外伤史，当时检查无异常，诊断为脑震荡，无后遗症。结合患者MRI、脑电图考虑患者为隐源性癫痫，即尽管临床的某些特征提示为症状性的，但是目前的手段难以寻找到病因。

（5）损伤，损伤的分类将根据世界卫生组织（WHO）ICIDH-2功能和残障的国际分类标准制定。本病例从患者生活质量方面探讨癫痫的障碍及康复。

2. 癫痫患者的生活质量　这与癫痫本身、抗癫痫药物、精神心理社会因素、认知功能有关。

本例患者近3个月记忆力明显下降，不能记住近期发生的事、见过的人，做事丢三落四，对上学时的人和事的回忆有错误、缺失，心情低落，对工作、生活失去兴趣，不愿与人交流，生活能力下降，对子女不关心，想问题偏激，易激惹，入睡困难，早醒，食欲减退，月经紊乱，尿频，夜尿多，大便干燥，体重减轻，上述症状严重影响患者生活质量。

癫痫患者认知功能损害主要表现为感知受损、注意力下降、记忆障碍、抽象概括、思维推理、计划判断、计算能力、词汇表达能力减退，它是多种因素相互作用的结果。①疾病因素：癫痫发作对认知功能可造成严重损害，成人主要表现为词语理解及表达能力、抽象思维、逻辑推理、计算能力、组织分析能力减退；儿童则以长时记忆、想象推理、联想概括、学习能力、判断能力下降、智商低于正常儿童。癫痫发病越早、发作的频率越高、发作持续时间越长、发作程度越严重、对认知功能的影响越显著。枕叶癫痫主要表现为注意力、记忆力下降；额叶癫痫主要为执行功能减退和运动不协调，其认知损害较颞叶癫痫略重；颞叶癫痫以近、远记忆障碍为主。左半球病变倾向于词语功能下降；右半球病变则表现非言语能力下降。失神发作、肌阵挛性癫痫则少有智力损害。亚临床型发作可使阅读的精确性和短时记忆能力下降。②治疗因素：抗癫痫药物苯二氮䓬类可引起注意和短期记忆障碍，苯巴比妥类主要影响认知速度和记忆功能。停药后即可恢复。苯妥英钠使注意力下降，卡马西平、丙戊酸钠对认知损害较少。新型AEDs对认知功能影响较小。多药联合使用，高剂量给药，血药浓度过高，将增加认知功能损害的危险性。颞叶手术治疗后，可能出现认知功能损害。③心理因素：焦虑、抑郁、思维障碍均可影响认知功能。④社会因素：家庭经济状况、受教育程度、家庭关爱、社会支持，对癫痫患者的认知功能亦有影响。社会偏见、歧视，可加重认知功能损害。

本例为患者复杂部分性发作，额、颞区异常放电，颞区更明显，治疗过程中不规律用药，伴有抑郁、焦虑，初中文化，与家人、邻里相处困难，这些均对患者的认知功能造成不利影响。

癫痫患者的精神行为障碍，多表现为抑郁、焦虑和其他情绪的改变，如癫痫人格、精神分裂症样精神病、神经症、智能衰退等。认知水平正常的癫痫患者精神心理方面的问题更为突出。抑郁是癫痫患者最常见的并发症，使癫痫患者的自杀率明显增加。癫痫人格主要表现为固执、激惹、情绪暴发、行为迟缓及自我为中心等，约50%的人格改变见于颞叶癫痫患者。本例患者抑郁问题较为突出，患者对发作的恐惧、对抗癫痫药物副作用的担忧以及工作和生活能力的下降，都对其产生巨大的心理负担。患者自我封闭，造成社会适应能力下降。癫痫病灶位于左侧大脑半球、颞叶癫痫或额叶癫痫、复杂部分性发作、发作频率高、部分抗癫痫药物（氨己烯酸、托吡酯、替加宾和苯巴比妥）、癫痫手术（如颞叶切除术）、精神病家族史、社会支持差等因素是癫痫患者伴发抑郁的重要因素。癫痫伴发的抑郁以发作间歇期抑郁最多见。

本例患者抑郁问题表现突出，同时伴有轻度焦虑、人格改变，与其发作类型、病灶部位、抗癫痫药物、家庭、社会功能减退有关。

(二) 癫痫的康复评定

癫痫的评定包括两个方面：一是与生活质量有关，通过各种量表；二是与癫痫本身有关，主要通过神经电生理、影像学等检查。

1. 癫痫的生活质量量表主要分四类

(1)综合性量：对生活质量的各方面作一般性总结和评价。

(2)适用于各类疾病的通用量表。

(3)癫痫患者专用量表。

(4)评价成本/效益方面的实用量表。临床中常用的与癫痫有关的量表主要有：癫痫患者生活质量量表（QOLIE）、华盛顿癫痫社会心理调查表（WPSI）、利物浦评价组合量表（livepool assessment battery）、癫痫患者外科调查量表（ESI-55）、美国癫痫基金会关注指数（EFAconcernindex）。然而，目前尚缺乏可适用于不同发作类型、不同年龄、不同文化程度的癫痫患者生活质量量表。临床上根据每例患者病情特点、医师对量表的掌握程度选取适合的量表。根据本例患者生活质量下降、认知障碍、抑郁、焦虑、轻度人格障碍，评定选取了成年癫痫患者生活质量量表（QOLIE-31）、蒙特利尔认知评估量表（MoCA）、Hamilton汉密尔顿抑郁量表（HAMD）、Hamilton汉密尔顿焦虑量表（HAMA）。

2. 神经电生理检查　由于癫痫发作的病理生理基础是大脑神经元的异常放电，因此脑电图（EEG）是癫痫患者最主要的辅助检查。

EEG发现的癫痫样放电，在临床资料提示癫痫的情况下，支持癫痫的诊断；它能够较好地反映异常放电的起源和传播，有助于癫痫发作类型和癫痫综合征类型的诊断，有助于评价首次出现癫痫发作以后的再次出现癫痫发作的可能性，有助于判断治疗反应，作为减药、停药的参考。除常规EEG检查以外，目前临床上还有动态EEG、录像EEG、多导睡眠EEG、定量EEG，从不同角度发现癫痫患者的放电异常。

3. 影像学检查　目前应用于癫痫领域的影像学检查越来越多，有些如病因学诊断、术前评估等，仅仅针对特殊目的，而并非常规，临床工作中应根据不同要求和现实条件选择相应检查，如CT、MRI、SPECT、PET、MRS及fMRI等。

(三) 癫痫的康复治疗

癫痫的康复治疗主要分两个方面：①针对癫痫本身的病因治疗、药物治疗、手术治疗。②影响患者生活质量，认知、精神心理、社会功能异常相关因素的治疗。

1. 病因的治疗　对癫痫病因的寻找是癫痫诊断中的重要步骤，其对于选择治疗、判断预后有帮助。明确病因后，采取相应的治疗措施。

颞叶癫痫是一组部分症状性癫痫。根据病理学改变，将颞叶癫痫大致分为三大类：①颞叶内侧癫痫，又称为内侧颞叶硬化或 Ammon 角硬化，婴幼儿时期的各种损伤（外伤、惊厥、高热痉挛等）是海马硬化形成的因素之一，同时在缺血缺氧、炎症反应、血管病变等情况下也可出现，因此它不是颞叶癫痫的特异性改变。②病灶相关性癫痫，主要病理改变为脑肿瘤、神经组织畸形、脑血管畸形、脑外伤、炎症、寄生虫、遗传代谢疾病、药物及毒物等均可导致癫痫发作。③隐源性癫痫，病史及相应的检查手段未发现致病原因的颞叶症状性癫痫为隐源性癫痫。随着影像学技术的发展，此部分患者的比率在逐渐减少。

2. 药物治疗　目前癫痫的治疗方法仍然以药物为主，药物治疗的目标是在无明显的副作用情况下，完全控制临床发作，使患者保持或恢复其原有的生理、心理状态和生活工作能力。根据发作类型和综合征分类选择药物是癫痫治疗的基本原则。同时还需要考虑禁忌证、可能的副作用、达到治疗剂量的时间、服药次数及恰当的剂型、特殊治疗人群（如育龄期妇女、儿童、老人等）的需要、药物之间的相互作用以及药物来源和费用等。

3. 手术治疗　癫痫外科治疗主要是针对难治性癫痫人群，采用外科手术的方法，以改善或者控制癫痫发作为目的的干预手段。严格掌握癫痫外科手术适应证是手术成功的保证。适应证主要有以下四个方面：药物难治性癫痫、继发性癫痫、特殊类型的癫痫综合征。癫痫外科手术必须经过严格的术前评估，评估的程序和结果是手术成功与否的关键。

4. 针对患者的生活质量问题，我们给予了以下几方面康复治疗：

(1)认知行为疗法：改变癫痫患者思维和行为来改变不良认知，消除不良情绪和行为。

(2)认知训练：重点在注意力、记忆力、执行能力三方面进行了训练，职业训练中我们为患者选取了插花、养花、花艺训练。

(3)音乐运动疗法：综合应用音乐疗法与运动疗法两种治疗手段，对患者心理及生理起到良好的调节作用。

(4)重复低频经颅磁刺激：降低皮层兴奋性、抑制皮质神经元的异常放电。

(5)针刺：穴位选取：外关、足临泣、风池、大椎、本神、神庭、四神聪、中脘、丰隆、膻中、鸠尾。

(6)社会康复：与患者、家属建立起良好的沟通，反复宣教，同时让家属与亲友、邻里进行沟通，消除误解。出院后患者得到了一份鲜花店帮工的职位，大大提高了患者生活积极性。

（四）癫痫的疗效与结局

多数癫痫患者在首次发作后最初几周或几个月内再发，首次发作后再发最常见于 6 个月内，长时间未再发，则其再发危险率降低。大部分患者发作缓解出现在治疗的最初 2～5 年，随着时间的推移，缓解的可能性逐渐降低。70%～80%的癫痫患者经药物治疗后，发作可得到控制。一般情况下，发作完全缓解 2～4 年后，可以考虑停药，停药后大部分的患者可获终身缓解。但部分患者可能会复发。部分慢性癫痫患者可通过应用新型抗癫痫药物或外科手术干预，从而改善预后。部分性发作或具有多种发作类型、开始治疗前频繁癫痫发作、合并神经系统缺陷和（或）精神发育迟滞、有家族史以及围生期损伤史等情况，均提示预后较差。

四、小结

癫痫是一种以致残率高、病程长、临床反复发作为特点，严重威胁患者身心健康的疾病。

它的发病机制是脑部神经元异常高度同步化放电。根据患者病史、临床表现、脑电图检查、影像学检查等得出癫痫的诊断，癫痫的确诊和发作类型的准确判断是正确治疗、合理用药以及预后判断的先决条件。癫痫的治疗不仅以控制发作为目的，而同时以提高患者的生活质量为终点。癫痫患者往往存在认知、心理、精神异常、社会功能减退，根据患者特点，选用适宜的评价方法，针对性地给予康复训练，如认知训练、认知行为疗法、音乐运动疗法、经颅磁刺激、针刺、社会康复等。患者最终能够面对现实；能够自我管理；能够正常生活是我们康复的最终目的。

（刘秀丽　田　洋）

第二节　头　痛

一、概述

头痛是临床常见的症状。通常将局限于头颅上半部，包括眉弓、耳轮上缘和枕外隆突连线以上部位的疼痛统称为头痛。本文病例为颈源性头痛，该病由颈部软组织病损所引起的以单纯、慢性头部疼痛为主要表现的综合征，表现为牵涉性的头痛。1991 年，Sjaastad 首次提出颈源性头痛的概念。1995 年，Bogduk 指出颈椎退行性变和肌肉痉挛是颈源性头痛的直接原因，他认为颈源性头痛也可称为颈神经后支源性头痛。由于头痛发作的复杂性和特殊性，诊疗过程中将临床医学、康复治疗学及中医学共同应用于头痛的治疗是值得推荐的。

二、病例摘要

患者齐××，男，43 岁，因右侧头部反复疼痛 10 年，加重 1 个月于 2013 年 7 月 8 日收入康复科。

患者于 10 多年前无明显诱因反复出现右侧头部疼痛，疼痛主要位于耳后、颌下、颞部，疼痛为胀痛、跳痛，间断发作，持续约 2 小时，无明显昼夜规律，与吃饭、刷牙、说话等无明显关联，无恶心、呕吐、头晕，偶伴左侧耳鸣，时有右颞部跳痛，搏动性隆起，隆起处触痛。自行口服脑清片，可控制。1 个月前疼痛程度加重，发作时间缩短，频率增加。患者为求系统诊治住入我科。入院查体：颈椎曲度尚可，活动不受限。第 2～7 颈椎棘突间隙压痛，右乳突后内侧明显压痛。臂丛神经牵拉试验阴性，双侧 Hoffmann 征阴性。感觉查体未见明显异常。患者未在发作期，NRS 评分 6 分。颈椎双斜位片(2013-7-1)示：第 3～7 颈椎椎体骨质增生。颈椎磁共振平扫(2013 年 7 月 3 日，图 9-3、图 9-4)示：第 4～7 颈椎椎体骨质增生；第 2～7 颈椎椎体内异常信号，考虑变性；第 4～5、5～6、6～7 颈椎椎间盘变性；第 4～5、5～6 颈椎椎间盘后突。

入院诊断：颈源性头痛。

入院后检查：双侧颈动脉超声未见异常；双侧颞动脉超声见管壁光滑，管腔通畅，未见异常；心电图回报正常心电图；理化检查中超敏 C 反应蛋白 9.53mg/L，红细胞沉降率5mm/h，血常规、出凝血时间等未见异常。

诊疗经过：入院后给予药物治疗：①营养神经，0.9%氯化钠注射液 10ml＋注射用腺苷钴胺 1mg，1 次/日，肌注。②改善循环，参芎葡萄糖注射液 200ml，1/日，静脉输液。③抗炎镇痛：双氯芬酸双释放肠溶胶囊（戴芬），1 粒，1 次/日，口服，痛重时可即时加服 1 粒。④中

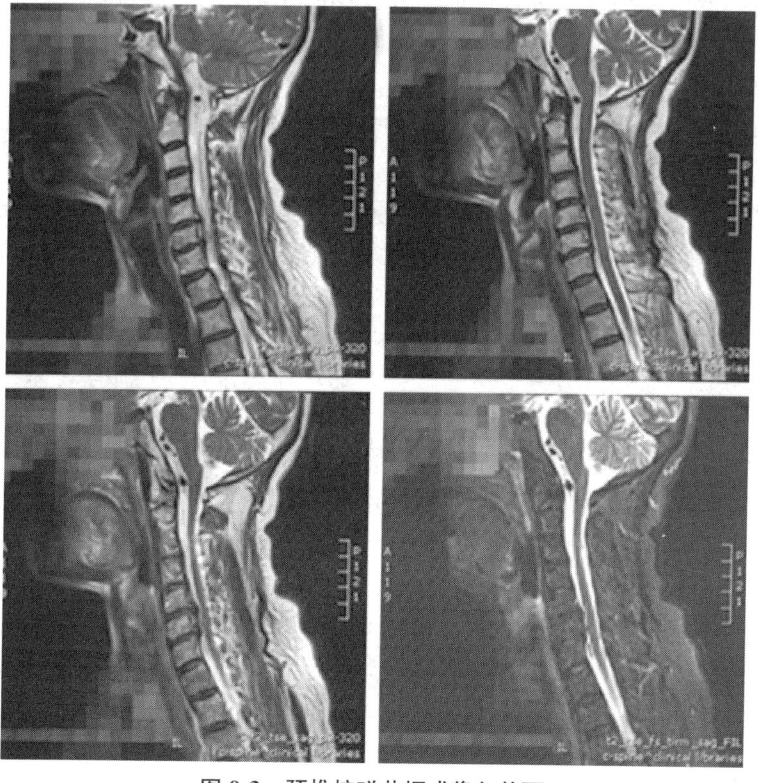

图 9-3　颈椎核磁共振成像矢状面

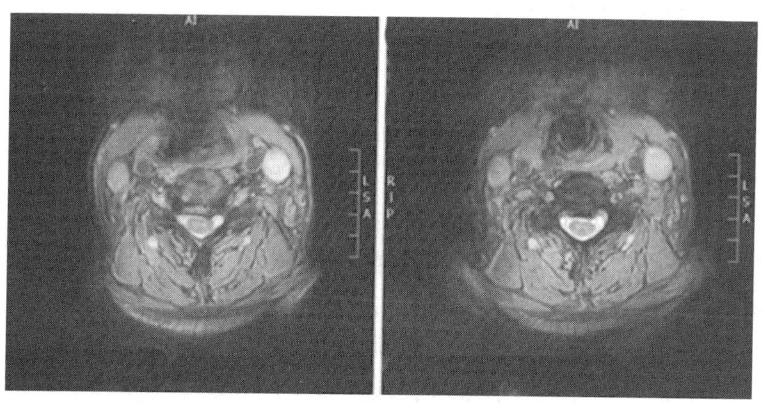

图 9-4　颈椎核磁功能成像水平面

医治疗：a. 针灸：选穴以太阳、少阳经穴为主，取风池、角孙、太阳、头维、天柱、后溪、颈夹脊、跗阳。具体方法是患者取俯卧位或坐位，在头部穴位斜刺，在颈部和上下肢穴位直刺，当针刺得气后采用 G6805-2 电针仪，以中等刺激强度、连续波，留针 30 分钟，1 次/日。b. 推拿按摩手法治疗。住院两周后行 CT 引导下行颈椎神经射频镇痛术治疗。患者头痛明显缓解。

出院时情况：右侧颈 2～3 脊神经皮质分布区触觉减退。NRS 评分：0 分。

出院医嘱：避免低头伏案工作；规律作息；避免负重；根据病情变化随诊。

三、病例分析

1. 颈源性头痛的诊断　头痛发作主要是由于颅内、外痛敏结构内的痛觉感受器受到刺激,经痛觉传导通路传导到达大脑皮质而引起。国际头痛协会在2004年制定的第二版"头痛疾患的国际分类"中将头痛分为三大类:

(1)原发性头痛:偏头痛、紧张型头痛、丛集性头痛等。

(2)继发性头痛:头颈部外伤、颅颈部血管性因素、颅内非血管性疾病、感染、药物戒断、精神性因素等多种原因所致的头痛。

(3)其他类型的头痛:颅神经痛、中枢性、原发性面痛、颜面部结构病变所致头痛及其他类型头痛。头痛的诊断主要依据病史、体格检查及必要的实验室资料。头痛的病史需明确起病的形式及年龄、头痛的部位、时间(好发及持续时间)、频度、严重程度、特点、有无先兆、伴随症状(恶心、呕吐、耳鸣、复视等)、疼痛诱因、睡眠情况、变态反应、情绪因素等。

附1. 国际头痛学会(HIS)关于颈源性头痛的诊断标准:①头痛与颈部关系密切,并且头痛位于面部和(或)头部的一个或多个部位,并符合诊断标准③和④。②临床、实验和(或)影像学证据表明颈部软组织或颈椎的疾病或损害,是导致头痛的原因。③符合以下至少一项指标可表明头痛是由于颈部疾病或损害导致:临床症状表明颈部是引起头痛的原因,或者利用安慰剂或其他有效控制措施对支配神经或颈部结构进行诊断性阻滞可缓解头痛。④导致头痛的颈部的损害或疾病治愈后头痛可在3个月内缓解。

附2. 以Sjaastad为代表的颈源性头痛国际研究组(CHISG)的诊断标准:①头部体位和(或)颈部活动不适当时,头痛的症状加重,或者是压迫患侧上颈部或枕部时,头痛的症状加重。②颈部的活动受限。③患侧颈部、上肢肩或部呈非根性疼痛,或偶出现上肢根性疼痛症状。患者符合①即可确诊,同时出现②和③或①②③同时出现均可确诊。

2. 康复评定　目前临床常采用的方法有视觉模拟评分法(VAS)、口述描述评分法(VRS)、麦吉尔疼痛调查表(MOQ)等。

本病例采用数字疼痛评分法(numerical rating scale,NRS)疼痛评分标准。

数字疼痛评分法(NRS)是将疼痛的程度用0到10共11个数字表示,0表示无痛、10代表最痛,患者根据自身疼痛程度在11个数字钟挑选一个数字代表。

3. 颈源性头痛的机制

(1)因颈椎病累及颈部肌群,引起颈部肌肉持久痉挛性收缩,导致肌肉的血流循环障碍,可游离出乳酸、5-羟色胺等致病物质而引起头痛。

(2)颈椎病直接刺激、压迫或牵拉头部头痛敏感组织而引起。

(3)病变刺激、压迫或损伤第一、二、三对颈神经而引起头痛,尤以枕部为重,也可通过延髓或脊髓三叉神经核的反射作用,而使疼痛放射至头部。

(4)病变可刺激或压迫椎动脉周围的交感神经丛或颈部其他交感神经,使椎-基底动脉系统或颅内外动脉舒缩障碍而产生头痛。

(5)椎动脉型颈椎病患者,因病变直接累及椎动脉,使椎-基底动脉系统供血不足而产生头痛。

4. 康复治疗　头痛多采用对症治疗,根据患者的具体情况,给予综合性的治疗。

(1)药物治疗:①非甾体类抗炎药药物,如戴芬、布洛芬、吲哚美辛和萘普生等,这类药物使用越早疗效越好。②麦角碱类药物,如酒石酸麦角碱,多用于严重偏头痛发作期重症患者治疗。③曲普坦类药物,舒马曲普坦为选择性5-HTIB/ID受体激动剂,能有效缓解发作。④其他药物:如苯噻啶、β受体阻滞剂普萘洛尔、抗癫痫药、钙离子拮抗剂、镇静剂、抗抑郁焦虑药物等。

(2)物理治疗:在各种头痛的康复中发挥着重要的作用。方法包括超短波、低频脉冲电疗法、中频电疗法、生物反馈治疗、磁热疗法、静电疗法等,目前一些新的治疗方法如经颅直流电、经颅磁刺激、脑血管超声治疗头痛也在临床研究中。

(3)CT 引导下行颈椎神经射频镇痛术治疗:本案采用针对性的个体治疗方法,疗效明显。

(4)中医对头痛的认识:外感头痛多属实证,治疗以祛邪为主,代表方剂川芎茶调散、羌活胜湿汤等;内伤头痛多属虚证,治疗以扶正为主,代表方剂天麻钩藤饮、加味四物汤等;中风后头痛多因痰浊、瘀血所致,属本虚标实,治疗或先祛其实,或扶正祛邪兼顾,当因证辨别,代表方剂如半夏白术天麻汤、通窍活血汤等。针灸治疗前额痛选阳明经,近取印堂、攒竹,远取合谷、内庭;侧头痛选少阳经,近取太阳、悬颅,远取外关、足临泣;后枕头痛选太阳经,近取天柱,远取后溪、申脉;肝阳头痛取足厥阴,少阳经穴为主,风池、百会、太阳、太冲;气血不足头痛取任督经穴、背俞和手足阳明经穴为主,百会、气海、肝俞、脾俞、肾俞、合谷、足三里。其中百会、风池、太阳、阿是穴是治疗紧张性头痛最常用的穴位。

5. 结局与预后　头痛的康复结局取决于患者头痛的类型和病情严重程度,以及是否得到及时有效的处理。原发性头痛多为发作性,其治疗方案主要是在发作时的对症处理及缓解期的预防治疗。继发性头痛就积极查找病因,针对病因进行干预,一般预后较好。

四、小结

头痛的原因多种多样。无论是机械性、化学性、生物刺激还是体内生化改变等因素,作用于颅内、外痛敏结构时均可引起头痛。头痛的诊断首先应区分原发性还是继发性,原发性头痛多为良性病程,继发性头痛则为器质性病变所致。为准确鉴别头痛病因及性质,应重视现病史及既往史的采集。体格检查,尤其是神经系统和头颅、五官等检查,有助于发现头痛病变所在。神经影像学或腰穿脑脊液等辅助检查,能为颅内器质性病变提供诊断及鉴别诊断依据。头痛的治疗包括药物、物理治疗及中医药等综合治疗。

(范小艳　田　洋)

推荐读物

1. 临床诊疗指南. 癫痫病学分册. 北京:人民卫生出版社,2003.
2. 朱镛连. 神经康复学. 北京:人民军医出版社,2003.
3. 王翠兰,李义召. 临床头面痛学. 济南:山东大学出版社,2007.
4. 刘立. 头痛. 西安:第四军医大学出版社,2005.

第十章

脑性瘫痪

第一节　概　　述

脑性瘫痪，简称脑瘫，是指一组持续存在的导致活动受限的运动和姿势发育障碍综合征。这种综合征是由于发育中的胎儿或婴儿脑部受到非进行性损伤而引起的。脑性瘫痪的运动障碍常伴随感觉、认知、交流、感知、行为障碍及癫痫等功能障碍。

一、病因

1. 出生前因素

(1)母体因素：母亲妊娠期大量吸烟、酗酒、用药；妊娠中毒症、外伤，妊娠期感染，先兆流产。母亲智力落后，母体营养障碍、重度贫血、风湿病、糖尿病等。

(2)遗传因素：近年来研究认为，遗传因素对脑瘫的影响很重要。

2. 围生期因素　胎龄＜32 周、出生体重＜2000g；胎龄＞42 周、出生体重＞4000g；异常产、产程过长或急产、臀位分娩、双胎或多胎、窒息、胎位异常、脐带过短、产伤等。

3. 出生后因素　新生儿期惊厥、新生儿呼吸窘迫综合征、吸入性肺炎、败血症、缺血缺氧性脑病、婴幼儿期的脑部感染等。

二、神经病理学改变

脑性瘫痪病因繁多而有多种多样表现。总结为两方面：中枢神经的发生异常和脑的破坏性病变。

(一) 中枢神经系统的发生异常

脑性瘫痪是在胚胎发生期，因各种原因而致中枢神经系统各部位的发育异常出现畸形，因部位的不同及胚胎发育时期的各异而出现各种各样的病理改变，以下据胚胎发育的不同时期介绍中枢神经系统的形态异常。

1. 初期诱导过程至蛛网膜形成时期的发生异常　在胎儿 2～8 周发生的形态异常即胚芽时期发生的形态异常统称为胚芽病。

2. 细胞增殖时期的发生异常　由于胚芽时期的脑细胞及未分化细胞增殖，逐渐形成神经芽细胞。细胞增殖时期的障碍将形成如下两种异常：细胞异常增殖和细胞增殖受阻。

3. 神经细胞移动期的发生异常　在胎儿的第 7 周以后，上方的神经芽细胞向侧方移动，如这时发生细胞的移动障碍就会形成所谓的移动障碍，如，无脑性脑积水畸形、脑穿通畸形、无脑症。

（二）脑的破坏性病变

1. 脑的损伤部位与脑性瘫痪病型的关系

（1）锥体系损伤：从大脑额叶的皮质运动区开始，经过脑干至颈髓最上端的各个水平的锥体系损伤引起随意运动障碍，主要为痉挛型患者。

（2）锥体外系损伤：锥体外系包括大脑皮质、纹状体、背侧丘脑、底丘脑、红核黑质、脑桥核、前庭核、小脑与脑干网状结构等以及它们的纤维联系，最后经红核脊髓束、网状脊髓束等中继下行终止于脑神经运动核和脊髓前角运动细胞。主要功能是调节肌张力、协调肌肉活动、维持体态姿势和习惯动作。锥体外系径路损伤，引起异常的不随意运动：①肌张力异常亢进，强直型脑瘫，活动减少或不活动。②运动过多，震颤，舞蹈症，手足徐动症，肌阵挛。在临床上两者常混合存在，而且在运动过多的自体中本来就存在着肌肉的强直。

（3）小脑损伤：出现肌紧张的异常低下、意向性震颤、失调等症状的小脑性脑瘫，即共济失调性脑瘫。

2. 临床症状与脑病变　脑瘫的临床症状与脑病变未必都是一致的。临床症状重者未必脑病变亦重，常有重症患者脑病变轻微，而轻症患者也有脑病变严重的。一般来说，皮质障碍与痉挛型相对应，基底核障碍与手足徐动型相对应。

3. 病因与病理学改变

（1）缺氧缺血性脑病：常导致大脑皮质梗死、丘脑基底节和间脑等部位深部灰质核坏死、脑干坏死、脑室周围或脑室内出血及白质软化和（或）变性，影像学可见坏死变性区及囊腔改变。经过内囊的支配下肢的神经纤维常受累，纤维束常有变性。

（2）分娩窒息：常导致脑组织内异常的髓鞘形成过多，形成显微镜下的大理石斑纹状态。病灶主要在新纹状体，特别是尾状核的外侧和豆状核的背外侧。它常见于新生儿窒息及分娩时窒息的脑瘫儿。

三、脑瘫的合并障碍

常见的并发症有癫痫、视觉障碍、听力损害、智能障碍、行为异常、语言障碍等。

四、脑瘫分型

1. 按运动障碍类型及瘫痪部位分类　分为六型，即痉挛型四肢瘫、痉挛型双瘫、痉挛型偏瘫、不随意运动型、共济失调型和混合型。

2. ICD-10 类目 G80　脑性瘫痪（排除遗传性痉挛性截瘫）分类　分为七型。

G80.0 痉挛型四肢瘫。

G80.1 痉挛型双瘫。

G80.2 痉挛型偏瘫。

G80.3 不随意运动型/运动障碍型（手足徐动、肌张力障碍）。

G80.4 共济失调型。

G80.5 其他脑瘫（混合型）。

G80.6 未特指的脑瘫。

五、脑瘫的诊断

脑瘫的诊断主要依靠临床体征、临床表现的类型、病史以及相关因素分析，必要的实验室检查，如影像学检查、电生理学检查、听觉、视觉、感知觉、认知等问题的检查。

1. 诊断依据　主要为：①多存在高危因素。②发育神经学异常，即运动发育落后或异常、肌张力异常、姿势异常、反射发育异常等。③婴儿期内出现脑瘫的临床症状表现。④可有影像学、电生理学等辅助检查的异常。

2. 诊断条件　主要为：①脑损伤或发育缺陷为非进行性。②运动障碍为中枢性。③可合并智力障碍、癫痫、感知觉障碍、交流障碍、行为异常及其他异常，可有继发性骨及肌肉系统损伤。④进行性疾病所致的中枢性运动障碍及正常小儿暂时性运动发育迟缓除外。

3. 脑瘫的发育神经学异常　是脑瘫诊断的要素，主要表现如下：

(1)运动发育落后或异常：主要表现在粗大运动和精细运动两大方面。

(2)肌张力异常：表现为肌张力增高、肌张力降低、肌张力变化或不均衡，同时伴有肌力的改变。

(3)姿势异常：主要表现为四肢和躯干的非对称姿势，与肌张力异常、原始反射延迟消失有关。

(4)反射异常：主要表现为原始反射延迟消失，立直反射减弱或延迟出现，平衡反应延迟出现。

六、辅助检查

1. 头部影像学检查　主要是头颅CT与MRI。由于脑损伤特点的不同，影像学可有各种各样的改变。

2. 神经电生理检查　脑电图、肌电图、诱发电位等。

七、脑瘫的治疗原则

1. 早期发现，早期干预。
2. 综合性康复，全面康复。
3. 与日常生活相结合。
4. 符合儿童发育特点及需求。
5. 遵循循证医学的原则。
6. 积极推进小儿脑瘫的社区康复。

八、脑瘫的临床治疗

1. 药物治疗　常用的药物有：①脑神经营养药。②痉挛性脑瘫采用肌肉松弛剂。③合并癫痫患儿，治疗主要采用抗癫痫药物。④肉毒杆菌毒素A(botulinum toxin A，BTA)肌内注射，可以缓解肌肉痉挛，使脑瘫患儿的畸形得到改善，为康复训练创造有利条件，成为一种治疗脑瘫患儿痉挛性运动障碍的新方法。

2. 手术治疗　其目的是矫正畸形和挛缩，重建肢体的运动功能，为日后的生活自理奠定基础。

(1)选择性脊神经后根切断术：是整体解除痉挛的手术。

(2)矫形手术：是对肢体局部畸形的矫正，包括：①肌肉、肌腱切断手术。②肌腱延长术，如跟腱延长术、腓肠肌肌腱延长术等。

九、小结

脑瘫的病因十分复杂，病理尚需进一步研究。脑瘫的临床症状与脑病变未必都是相辅相成的。临床症状重者未必脑病变亦重，常有重症患者脑病变轻微，而轻症患者脑病变严重的病例。虽然脑瘫是一种非进行型脑损伤综合征，但其功能障碍的程度会随着年龄的增加、个体以及环境条件的变化而发生变化。目前，脑瘫尚无法治愈，亦没有特效的治疗方法。其疗效和结局，关键在于康复治疗时间的早晚、大脑损害程度的轻重及是否有并发症等。发现越早，治疗越及时，改善会越明显。脑瘫康复的基本目标并不是治愈及完全正常化，而是通过医疗、教育、职业、社会等康复手段，使脑瘫患儿在身体、心理、职业、社会等方面达到最大程度的恢复和补偿，力求实现最佳功能和独立性，提高生活质量，参与社会。

(顾小元　曹建国)

第二节　痉挛型四肢瘫

一、概述

痉挛型四肢瘫为全身瘫，上、下肢障碍程度基本一致，头部的控制能力欠佳，常合并有语言障碍及眼的协调困难等。当脑损伤在锥体束损害基础上，又有基底核及脑干损伤时，可出现伴有强直的痉挛型患者，称为强直痉挛型四肢瘫。这类患儿在他运动时表现出锥体外系损害的症状，关节伸展与屈曲时有双相抵抗。最重症的病例，由于有非对称性紧张性颈反射等原始反射的支配，见不到随意活动，呈持续的非对称体位，产生高度的侧弯、胸廓变形。此类型患儿常合并癫痫与智能障碍。

二、病例摘要

患者方××，男，1岁10个月，因竖头不稳于2013年4月1日来院康复科就诊。患儿为单胎第一产，母妊娠期间无感染及其他病史，妊娠40周生产，难产，出生体重3000g，头围32cm。生后出现新生儿黄疸，入院诊断为“新生儿缺氧缺血性脑病，新生儿肺炎，新生儿缺血心肌损害，视神经萎缩”，共治疗21日。患儿抽搐史不详，无其他疾病史，按计划免疫接种，无过敏史。查体：神清，反应迟钝，头围37cm，前囟0.5cm×0.5cm，四肢肌张力2级，双膝反射活跃，脊柱侧弯反射(+)。拉坐头后仰，俯卧竖头困难，不能肘支撑。辅助检查：头颅CT(2013年2月14日)双侧大脑半球脑白质低密度影，双侧颞枕顶头皮下血肿。头颅MRI(2013年2月28日，图10-1)双侧基底节、半卵圆异常信号，考虑缺血缺氧脑改变。脑电图(2013年2月22日)脑波成熟延迟，睡眠顶区，中央及中线、颞区、枕区为主稍多尖棘波、尖波、慢波散发。视诱发电位(2013年4月19日)各成分显示不明显，波形重复不明显。

初步诊断：脑瘫；痉挛型四肢瘫。

诊疗经过：给予运动治疗，推拿治疗，生物电反馈、经颅超声波治疗、痉挛肌等理疗综合康复治疗4个月后，复查头颅MRI(2013年8月6日，图10-2)双侧基底节及丘脑区对成型，病变仍存在。BAEP(2013 年 6 月 16 日)P100 勉强可辨,波形、波幅降低,分化差,潜伏期正常。ABR (2013 年 7 月 11 日)左侧 30,右侧 30。继续康复治疗。

目前功能状况:竖头欠佳,不能翻身,短暂肘支撑,不能手支撑,不能独坐,不能主动抓物,追视欠佳。

附图:头颅 MRI 检查的时间及结果。

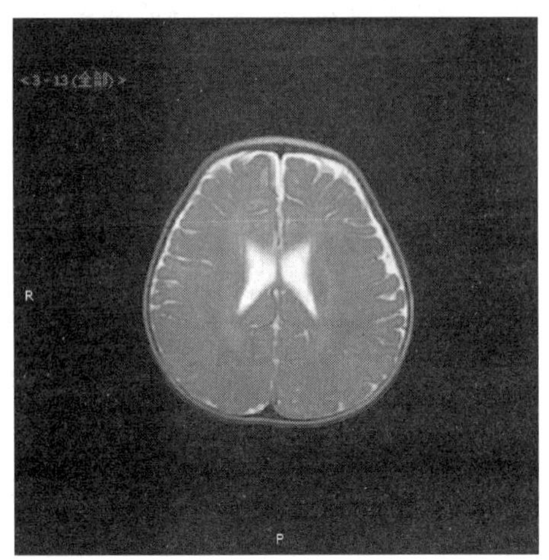

图 10-1 2013 年 2 月 28 日,双侧基底节、半卵圆异常信号

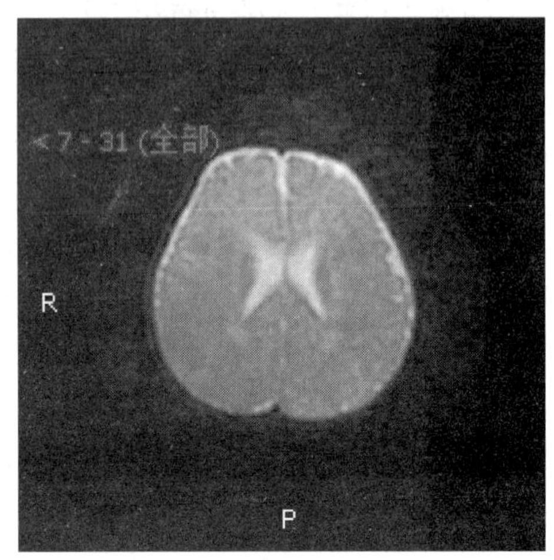

图 10-2 2013 年 8 月 6 日,双侧基底节及丘脑区对成型,病变仍存在

三、病例分析

(一) 临床表现

痉挛型四肢瘫患儿姿势、运动的异常发育特点。

1. 重度痉挛型四肢瘫异常发育的主要特点

(1)症状出现早:此类型患儿在生后数周乃至数月已经出现了明显的肌肉痉挛与强直,所以能早期被诊断。

(2)并发症多:此类型患儿常有多种并发症,最多见的是癫痫。另外,常合并有小头畸形和智力低下,有的患儿还伴有视觉障碍、弱视、全盲、视觉失认、听力欠缺或听觉障碍。

(3)早期出现角弓反张。

(4)早期形成内收肌挛缩。

(5)非对称性紧张性颈反射残存。

(6)患儿讨厌俯卧位:患儿在俯卧位上不能抬起头部,脊柱与髋关节也不能伸展,甚至为了使气道通畅而想将头部转向一侧的动作也做不到,致使患儿呼吸困难。

(7)不能独坐。

(8)摄食、呼吸困难。

(9)挛缩与变形迅速进展:此类型患儿即使是从早期开始治疗,将来的发育也会受限,但治疗可以减慢挛缩与变形的发展速度。

2. 轻、中度痉挛型四肢瘫异常发育的主要特点

(1)轻症患儿的肌肉痉挛在 1 岁之内逐渐增强,多数患儿的早期症状在 3～4 个月或更早时被发现。

(2)患儿肌肉痉挛的程度并不完全阻碍患儿的活动,其分布也常出现两侧的差异,可能一侧为重度而另一侧为中度,或者一侧为中度而另一侧为轻度。这种肌肉痉挛的非对称分布状态及患儿对症状较轻侧上肢的选择性应用,多会引起脊柱侧弯。

(3)出现不随意运动:在8～10个月时被诊断为痉挛型四肢瘫的患儿之中,在以后除了肌肉痉挛的异常表现外,部分患儿会出现不随意运动,一般出现于患儿活动逐渐增多的18个月至2岁左右。

3. 痉挛型四肢瘫患儿各阶段的异常发育特点

第一阶段:仰卧位、俯卧位,扶持坐位

患儿的姿势、运动发育明显延迟,其早期症状是,从仰卧位向坐位拉起时缺乏头部的控制,俯卧位上不能抬头,患儿一直处于仰卧位姿势,不能翻身成为侧卧位,也不能坐起来。

(1)仰卧位

1)如同正常2～3个月婴儿一样,下肢取外展、屈曲姿势,但是却几乎不活动,即使有踢蹬活动也非常弱。

2)踢蹬运动常限定在一侧下肢,而且在踢蹬运动的伸展相上也见到两髋关节和两膝关节一定程度的屈曲。

3)此类型患儿很少见到在仰卧位上的两下肢交互性踢蹬运动,也见不到在正常儿4～5个月时所见到的两下肢同时性踢蹬运动。另外,也见不到伴有外旋、外展的下肢伸展。

4)只有在髋关节和膝关节屈曲时踝关节才出现背屈,而下肢伸展时足部呈现跖屈与内翻。

5)痉挛型患儿的足趾模式与手指的模式相同,呈硬性的握拳样屈曲模式,即握持物品样动作。

6)当肘关节与手指屈曲时,患儿不能将上肢向前方伸出。

7)由于肩胛带的后退,两手不能到达口部,也不能在正中位上应用两只手,导致缺乏躯干对称性发育的正常阶段,也缺乏在这一阶段中使用两侧手及将物品从一只手递向另一只手的能力,更不能像正常儿那样向玩具伸出手、抓握玩具及将玩具拿到口边。

(2)俯卧位

1)躯干屈曲位,肩胛带向前方突出(肩胛带外展),上肢常常呈内收位,并呈拥抱状放在胸的下方。

2)髋、膝关节均屈曲,对被动的伸展有很强的抵抗。

3)头部只向一侧回旋,不能抬起头部。

4)两上肢难以从胸下方拿出来,也不能向前方伸出或用前臂支撑身体。

5)不能用上肢支持体重。

(3)扶持坐位

1)当支持痉挛型四肢瘫患儿的身体使其成坐位时,由于屈肌痉挛占优势,脊柱弯曲成圆背,与双瘫儿一样,坐位支持点在骶骨,出现代偿性的腰椎后弯。

2)在支持坐位上,患儿的下肢呈内收、半屈曲姿势,踝关节与足趾呈跖屈状态。

第二阶段:坐位与翻身

(1)坐位:这类患儿不能在仰卧位上抬起头部,坐位拉起时,必须握紧拉起者的手,但是并不能将上肢向前方伸展。

(2)翻身

1)多数患儿从仰卧位向俯卧位翻身很困难。

2)只有在俯卧位上能够抬头的患儿才能完全地从仰卧位向俯卧位翻身,但是发育最好的此类患儿,也只能用前臂支撑抬起身体,仍然不能伸出一只手去取玩具;在俯卧位上不能应用两只手。

第三阶段:爬、坐位、起立与步行

(1)只有呈中等程度肌肉紧张的四肢瘫患儿,才能发育到爬运动阶段,爬运动方式是用上肢牵拉身体向前,其双下肢呈硬性伸展、内旋状态。

(2)只有障碍程度较轻的痉挛型四肢瘫患儿,或者身体的一侧表现为轻症而另一侧表现为中等症的此类患儿,才能发育到有躯干平衡的支持坐位或向起立位、扶站位发育,至少可能很好地应用一侧上肢。

(3)痉挛型四肢瘫患儿中大部分不能发育至独立步行的阶段,即使利用异常的运动模式或姿势模式,患儿也难以独立步行。

本例患者1岁10个月,竖头欠佳,不能翻身,不能独坐,姿势、运动发育明显延迟,四肢肌张力2级,符合痉挛型四肢瘫脑瘫的临床表现。

(二)康复评定

1. 姿势与运动发育评定　姿势是指小儿身体各部位之间所呈现的位置关系,即机体在相对静止时,克服地心引力所呈现的自然位置。只有保持正常的姿势,才能出现正常的运动。通过评定小儿姿势与运动发育情况,可以早期发现异常,也可以作为康复效果评定的客观指标。姿势运动发育评定应在仰卧位、俯卧位、坐位、立位时进行,也应根据患儿的年龄及临床特点,对体位转换、翻身、坐位、四爬、高爬、跪立位、立位以及行走等不同体位进行评定。常用量表有:

(1)粗大运动功能评定量表(gross motor function measurement,GMFM):将不同体位的反射、姿势和运动模式分为88项评定指标。它共分五个功能区:

1)卧位、翻身,部分原始反射残存及姿势反射的建立。

2)坐位。

3)爬及跪位运动,平衡反应的建立。

4)站立位。

5)走、跑及跳运动。

每项评定指标的评分为0~3分。0分:没有出现的迹象;1分:完成10%以下;2分:完成10%~90%;3分:全部完成。最后可得出原始分(5个能区原始分);各能区百分比(原始分/总分×100%);总百分比(各能区百分比相加/5);目标区分值(选定能区百分比相加/所选能区数)。

(2)Peabody运动发育评定量表:适用于6~72个月龄儿童,是一种定量和定性功能评定量表,包括2个相对独立的部分。粗大运动评定量表共有151项,包括反射、平衡、获得与释放、固定和移动5个技能区;精细运动评定量表共有98项,包括抓握、手的使用、手眼协调和操作的灵巧性4个运动技能区。

1)量表包括6个分测试

A. 反射:8项。

B. 姿势:30项。

C. 移动:89 项。

D. 实物控制:24 项。

E. 抓握:26 项。

F. 视觉-运动统合:72 项。

2)3 个给分等级

A. 2 分:全部完成。

B. 1 分:明确意愿,没有完成。

C. 0 分:没有意向,没有迹象表明此动作能够发展出来。

3)最后得出:原始分、相当年龄、百分比、标准分(量表分)、综合得来的发育商。

2. 反射发育评定 小儿反射发育能十分准确地反映中枢神经系统发育情况,是判断婴幼儿运动发育水平的重要手段。按神经成熟度,可分别进行原始反射、姿势反射、平衡反应的评定。

(1)原始反射

1)觅食反射:该反射缺失预示较严重的病理现象,智力低下、脑瘫可持续存在。

A. 检查方法:用手指触摸婴儿的口角或上下唇。

B. 反应:婴儿将头转向刺激侧,出现张口寻找乳头动作。

C. 存在时期:0～4 个月。

2)握持反射:此反射出生后即出现,逐渐被有意识的握物所替代。肌张力低下不易引出,脑瘫患儿可持续存在,偏瘫患儿双侧不对称,也可一侧持续存在。

A. 检查方法:将手指或其他物品从婴儿手掌的尺侧放入并按压。

B. 反应:小儿手指屈曲握物。

C. 存在时期:0～4 个月。

3)拥抱反射:又称惊吓反射。由于头部和背部位置关系的突然变化,刺激颈深部的本体感受器,引起上肢变化的反射。亢进时下肢也出现反应。肌张力低下及严重智力障碍患儿难以引出,早产、低钙血症、胆红素脑病(核黄疸)、脑瘫等患儿此反射可亢进或延长,偏瘫患儿左右不对称。

A. 检查方法:小儿呈仰卧位,有 5 种引出的方法。a. 声法:用力敲打床边附近发出声音。b. 落法:抬高小儿头部 15cm 后下落。c. 托法:平托起小儿,令头部向后倾斜 10°～15°。d. 弹足法:用手指轻弹小儿足底。e. 拉手法:拉小儿双手慢慢抬起,当肩部略微离开桌面(头并未离开桌面)时,突然将手抽出。

B. 反应:分为两型。a. 拥抱型:小儿两上肢对称性伸直外展,下肢伸直、躯干伸直,拇指及示指末节屈曲,呈扇形张开,然后上肢屈曲内收呈拥抱状态。b. 伸展型:又称不完全型,可见小儿双上肢突然伸直外展,迅速落于床上,小儿有不快感觉,多见 3 个月以上的婴儿。c. 存在时期:拥抱型 0～3 个月;伸展型 4～6 个月。

4)放置反射:又称跨步反射,偏瘫患儿双侧不对称。

A. 检查方法:扶小儿呈立位,将一侧足背抵于桌面边缘。

B. 反应:可见小儿将足背抵于桌面边缘侧下肢抬到桌面上。

C. 存在时期:0～2 个月。

5)踏步反射:又称步行反射,臀位分娩的新生儿、肌张力低下或屈肌张力较高时该反射减弱;痉挛型脑瘫患儿此反射可亢进并延迟消失。

A. 检查方法：扶持小儿腋下呈直立位，使其一侧足踩在桌面上，并将重心移到此下肢。

B. 反应：可见负重侧下肢屈曲后伸直、抬起，类似迈步动作。

C. 存在时期：0～3 个月。

6)侧弯反射：又称躯干内弯反射。肌张力低下难以引出，脑瘫患儿或肌张力增高可持续存在，双侧不对称具有临床意义。

A. 检查方法：婴儿处于俯卧位或俯悬卧位，用手指刺激一侧脊柱旁或腰部。

B. 反应：婴儿出现躯干向刺激侧弯曲。

C. 存在时期：0～6 个月。

7)非对称性紧张性颈反射：当头部位置变化，颈部肌肉及关节的本体感受器受到刺激时，引起四肢肌紧张的变化。去大脑强直及锥体外系损伤时亢进，锥体系损伤也可见部分亢进，6 个月后残存，是重症脑瘫的常见表现之一。该反射持续存在将影响小儿头于正中位、对称性运动、手口眼协调等运动发育。

A. 检查方法：小儿仰卧位，检查者将小儿的头转向一侧。

B. 反应：小儿颜面侧上下肢因伸肌张力增高而伸展，后头侧上下肢因屈肌张力增高而屈曲。

C. 存在时期：0～4 个月。

8)对称性紧张性颈反射：意义同 ATNR。

A. 检查方法：小儿呈俯悬卧位，使头前屈或背屈。

B. 反应：头前屈时，上肢屈曲，下肢伸展；头背屈时，上肢伸展，下肢屈曲。

C. 存在时期：0～4 个月。

9)紧张性迷路反射：也称前庭脊髓反射，头部在空间位置及重力方向发生变化时，产生躯干四肢肌张力的变化。该反射持续存在将影响婴儿自主抬头的发育。

A. 检查方法：将婴儿置于仰卧位及俯卧位，观察其运动和姿势变化。

B. 反应：仰卧位时身体呈过度伸展，头后仰；俯卧位时身体以屈曲姿势为主，头部前屈，臀部凸起。

C. 存在时期：0～4 个月。

(2)生理反射

1)矫正反射。

2)平衡反应。

3)保护性伸展反射。

4)背屈反应。

5)牵张反射。

(3)病理反射：锥体系受到损害时可以出现 Babinski 征。但此类反射在婴幼儿是可以正常存在的，在 2 岁以后依然存在有病理意义，说明存在脑损伤。

3. 肌张力评定　肌张力是维持身体各种姿势和正常运动的基础，表现形式有静止性肌张力、姿势性肌张力和运动性肌张力。静止性肌张力：观察肌肉形态、肌肉硬度、肢体活动度等。姿势性肌张力：利用姿势转换，观察四肢肌张力的变化。运动性肌张力：锥体系损伤时，被动运动各关节，开始抵抗增强然后突然减弱，称为折刀现象。锥体外系损伤时，被动运动时的抵抗始终增强且均一，称为铅管样现象。

4. 肌力评定　在全身各个部位，通过一定的动作姿势，分别对各个肌群的肌力作出评定。常用的肌力检查方法为徒手肌力检查，分级标准通常采用六级分级法。

5. 关节活动度评定

(1)头部侧向转动试验：正常时下颌可达到肩峰，左右对称，肌张力增高时阻力增大，下颌难以达肩峰。

(2)臂弹回试验：使小儿上肢伸展后，突然松手。正常时在伸展上肢时有抵抗，松手后马上恢复原来的屈曲位置。

(3)围巾征：将小儿手通过前胸拉向对侧肩部，使上臂围绕颈部，尽可能向后拉，观察肘关节是否过中线，新生儿不过中线，4～6 个月小儿过中线。肌张力低下时，手臂会像围巾一样紧紧围在脖子上，无间隙；肌张力增高时肘不过中线。

(4)腘窝角：小儿仰卧位，屈曲大腿使其紧贴到胸腹部，然后伸直小腿，观察大腿与小腿之间的角度。肌张力增高时角度减小，降低时角度增大。

(5)足背屈曲角：小儿仰卧位，检查者一手固定小腿远端，另一手托住足底向背推，观察足从中立位开始背屈的角度，肌张力增高时足背屈角减小，降低时足背屈角增大。

(6)跟耳试验：小儿仰卧位，检查者牵拉足部尽量靠向同侧耳部，骨盆不离开床面，观察足跟与髋关节的连线与桌面的角度。正常 4 个月龄后应大于 90°，或足跟可触及耳垂。

(7)股角(又称内收肌角)：小儿仰卧位，检查者握住小儿膝部，使下肢伸直并缓缓拉向两侧，尽可能达到最大角度，观察两大腿之间的角度，左右两侧不对称时应分别记录。肌张力增高时角度减小，降低时角度增大。

(8)牵拉试验：小儿呈仰卧位，检查者握住小儿双手向小儿前上方牵拉，正常小儿 5 个月时头不再后垂，上肢主动屈肘用力。肌张力低时头后垂，不能主动屈肘。

6. 作业活动评定。

7. 功能独立性评定。

8. 感知认知评定。

(三) 康复治疗

1. 治疗目标　通过治疗，让患儿学会以下功能动作：操作轮椅、就餐动作、书写与绘画等学习动作、穿脱衣服动作及各种动作中所必需的最小限度的坐位平衡。

2. 应抑制的模式

(1)全身性屈曲、内收模式。

(2)颈部与躯干部的前屈姿势。

(3)肩胛带向前方突出及向上方牵拉、上肢内旋、肘关节屈曲及前臂旋前模式。

(4)躯干部的侧屈。

(5)髋关节、膝关节及两下肢同时内收、内旋模式，踝关节的跖屈等。

3. 应促通的要素

(1)控制头部，使之在坐位时可竖直及可向两侧回旋。

(2)躯干部的抗重力伸展及与髋关节的正常屈曲与外旋、外展模式的组合。

(3)两上肢的外展、伸展运动。

(4)两上肢在伸展状态下支持体重的能力。

(5)伴有腕关节背屈的手的握持能力。

(6)躯干部的可动性、体轴内的回旋。

(7)颈部及躯干部相关的肌群对身体重心移动时的反应能力。

(8)为了辅助坐位平衡的两足底部支持体重能力。

4. 具体治疗方法

(1)运动疗法:由于痉挛型四肢瘫患儿全身肌张力过高,因此治疗应首先缓解肩关节周围、髋关节周围和下肢的肌肉肌挛,扩大关节活动范围。常用的手法有 Bobath 疗法中的反射性抑制、上田法等。上田法又称为相反性神经兴奋抑制法,其基本原理是根据 Myklebus 相反性神经兴奋网络学说的理论。上田法主要应用于痉挛型脑瘫,尤其是肌张力明显增高、肌肉痉挛明显的重症痉挛型脑瘫疗效更为明显。

(2)作业疗法。

(3)言语治疗:训练方法主要有:①发音训练,教会患儿下颌控制法与呼吸控制法,学会用口和鼻呼吸。②训练患儿的听力、视力、感觉等器官,使之接受来自各方的刺激。

(4)物理因子疗法:水疗、传导热疗、电疗法、超声波疗法等。

(5)传统医学康复疗法。

(6)辅助器具及矫形器:应用辅助器具及矫形器目的如下。

1)促进和辅助康复治疗和训练。

2)预防或减轻畸形与挛缩。

3)抑制异常姿势和不随意运动,有利于正确运动模式的保持。

4)肢体负重,有利于关节的稳定性和功能性作用。

5)代偿已经丧失的功能,使患儿能够充分应用残存功能,实现自身难以实现的功能。

矫形器又可分为骨盆、脊柱、上肢及手部、下肢等矫形器 。

辅助器具包括坐位、立位、步行、移动、日常生活等不同用途的器具。因此,辅助器具和矫形器的配备要根据不同类型、年龄、瘫痪部位、目的等进行配备。

四、小结

痉挛型四肢瘫是痉挛型脑瘫中最为严重的类型,预后相对较差。日常生活活动无法独立。借助辅助器具及矫形器,在家庭、社会的共同努力下尚可学习、参与社会。

(顾小元　曹建国)

第三节　痉挛型双瘫

一、概述

痉挛型双瘫为全身瘫。表现为上半身障碍的程度轻于下半身,肌肉痉挛的分布一般是相对称的。多数情况下,患儿头部的控制能力较好,上肢的障碍表现为轻度或中等度。此类型患儿一般无语言障碍,其中相当多的患儿合并有斜视。常见临床症状:①剪刀步态、尖足,在临床上检查股角与足背屈角时,可见股角<70°,足背屈角>20°。②坐位,这类型患儿一般能取稳定坐位,在伸腿坐位时出现圆背,是脊柱不能充分伸展的表现。由于髋关节内收、内旋,患儿常取“W”状坐位。这种坐位基底面积大,较稳定,但长期维持这一坐位姿势会加重异常姿势。③上肢,表现为前臂旋前,手指关节掌屈,拇指内收,手指尺侧偏位。另外,由于肩胛带的外展与内旋,而呈现上肢后伸的状态。

二、病例摘要

患儿唐××，男，2岁4个月，因“四肢紧”于2012年12月5日来院康复科就诊。患儿为双胎第二产，母妊娠期体健，无感染及其他病史，妊娠 29^{+5} 周顺产，出生体重1200g，出生头围不详，Apgar评分9～10分。生后出现气促、呻吟30分钟，入院诊断为“早产儿、新生儿肺透明膜病、新生儿感染性肺炎、早产儿动脉导管未闭、早产儿呼吸暂停、支气管肺发育不良、早产儿黄疸、早产儿贫血”，生后头颅B超示“双侧侧脑室重度扩大，双侧侧脑室旁白质片状轻度回声增强”，患儿抽搐史不详，无其他疾病史。查体：头围42cm，前囟1.5cm×1.5cm，反应可，追视可，心、肺、腹(－)，双上肢肌张力 1^{+} 级，双下肢肌张力2级，腱反射(＋)，侧弯反射(＋)。仰卧位姿势对称，手主动抓物不可，拉起头跟随可；俯卧位抬头90°、肘支撑维持时间短，手支撑不可；翻身不可。咿呀发音可，逗笑可，能笑出声。辅助检查：脑电图(2012年12月14日)不正常：①脑波发育略延迟，后头部为主波上重叠波节律反复出现。②睡眠左侧顶枕后颞区、中后颞区、右侧额区为主见少量尖波散发。③监测过程中哭闹时出现憋气现象，同期脑电图未见明显异于背景图文的异常改变。头颅MRI(2012年12月10日，图10-3)脑室旁脑白质软化可能，双侧额叶体积缩小，胼胝体细小。

初步诊断：脑瘫；痉挛型双瘫。

诊疗经过：给予运动治疗，推拿治疗，生物电反馈、脑超、痉挛肌等理疗综合康复治疗近1年后，复查脑电图(2013年11月2日)不正常：基本节律慢化。头颅MRI(2013年11月4日，图10-4)表现基本同前，脑室旁脑白质软化可能。继续康复治疗。

目前功能状况：竖头佳，可向两侧翻身，可圆背坐，坐位平衡差，会腹爬但下肢不会交替性运动，能四点支撑，会兔跳样爬行，能独站，站立平衡差，不能独走，双手抓物灵活。双下肢肌张力 1^{+} 级。

附图：头颅MRI检查的时间及结果。

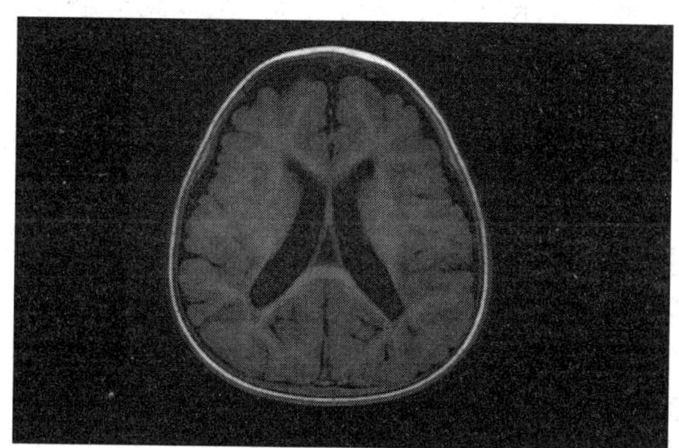

图10-3 2012年12月10日，脑室旁脑白质软化可能，双侧额叶体积缩小，胼胝体细小

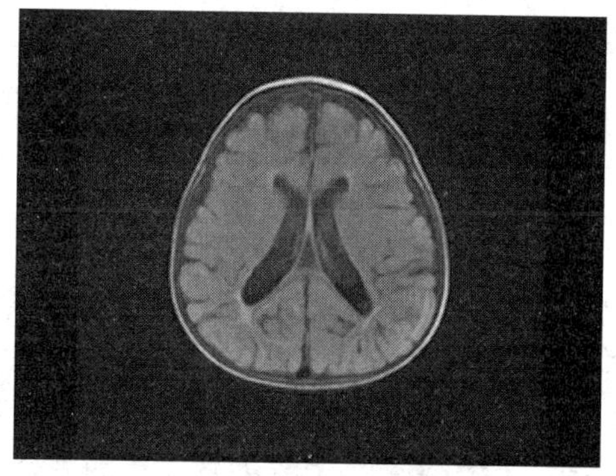

图10-4 2013年11月4日，表现基本同前，脑室旁脑白质软化可能

三、病例分析

(一) 临床表现

双瘫患儿各阶段的异常发育特点：

1. 第一阶段 仰卧位、俯卧位、翻身、腹爬、扶持坐位

(1)仰卧位

1)两下肢呈半屈曲位,可有较弱的活动。

2)两侧下肢未必是对称的,常见一侧下肢(一般是右下肢)的外展、屈曲较另一侧下肢更为明显。

3)在下肢的伸展逐渐增强的同时,两下肢的内收也增强,两者相结合导致产生两下肢出现交叉。

(2)俯卧位

1)早期可以出现两下肢交替的腹爬样运动,但运动中可见其中一侧下肢呈现屈曲、外展。

2)患儿可以获得头部的控制能力,也可以用两手支持体重,但是由于不能保持腹部肌肉的肌紧张,所以从床上抬起头部和身体较为困难。

(3)翻身、腹爬

1)此类型的患儿在翻身运动时只能应用颈矫正反应,所以只能从头部开始回旋身体进行翻身运动。

2)下肢的活动很少,下肢常固定于伸展、内收位上,骨盆带与肩胛带间完全没有回旋动作。

3)腹爬时两下肢几乎不活动,只是被牵拉向前。

4)不能进行正常儿所进行的用伸展的上肢把身体推向后方的运动。

5)由于缺乏回旋运动中所需要的上、下肢外展运动能力,同时缺乏躯干的回旋能力,所以双瘫患儿不能在床上做回旋运动。

6)由于缺乏骨盆带与肩胛带间的回旋运动,患儿不能进行正常的交替性腹爬运动。

7)腹爬运动中下肢几乎不动,会增强下肢伸展与内收肌的痉挛,使下肢变硬。

(4)坐位

1)患儿在被扶持的坐位上完全没有躯干的平衡,两下肢处内收、内旋位,一般左侧重于右侧。踝关节与足趾呈跖屈位。

2)与正常儿不同,不能取下肢外展、伸展的伸腿坐位。

3)坐位的基底支持面积小,由于髋关节的屈曲不充分,为了代偿而出现脊柱的前屈而呈现圆背,头部也向前屈。

4)由于脊柱前屈会增强肩胛带的前屈,因此会阻碍上肢与手向侧方与后方的外展运动,阻碍用上肢支持体重的运动及保护伸展反应的发育,尤其是向后方的支持几乎是不可能的。

5)将患儿从仰卧位向坐位拉起时,可见患儿双下肢呈现硬直性伸展、内收,并伴有内旋及踝关节的跖屈,这样会对髋关节的完全屈曲产生抵抗,产生代偿性脊柱后弯。

6)头的控制能力及手的抓握功能良好或稍差,患儿可以借助他人的协助或自己用上肢的力量坐起来。

7)此类型患儿下肢与骨盆没有平衡反应,所以患儿身体向某侧倾倒时的保护能力很弱。

8)患儿无扶持的坐位会相当不稳定,这种情况下就难以应用两只手进行游戏。患儿多半是一只手支持躯干,用另一只手来玩耍。但是,难以同时抬头或去抓取上方的玩具,更不能将两侧上肢上举。

2. 第二阶段　四点支持位、膝立位、起立

(1)大部分患儿首先用跪坐位与“W”状坐位在床上活动，然后用兔跳样爬行的运动模式进行移动。

(2)可以进行四爬前进运动，期间稍有交替运动，下肢呈半屈曲位，内旋、内收，呈全身性屈曲模式，踝关节呈背屈位。

(3)患儿不能从四点支持位转换为侧坐位。患儿难以在伸腿坐位和侧坐位上玩耍，即使可以进行也相当困难。长期应用下肢的屈曲模式，会导致髋关节与膝关节屈曲挛缩乃至变形。

(4)多数患儿不能达到无支持膝立位的发育阶段。

(5)特异的起立模式：从四点支持位上抓住椅子→膝立位(髋关节伸展不佳，有时有腰椎前弯)→试着成为单膝立位时，不可能向一侧下肢移动体重→不能单独的只屈曲一侧的髋关节与膝关节→两髋关节同时屈曲→牵拉两下肢同时瞬间成为足尖支持的立位→将两足向前方牵拉，靠近椅子→一侧的足跟着地，在髋关节仍然处屈曲的状态下将骨盆牵向后方→另一侧足的足尖着地状态下，下肢呈整体内旋位、不能负荷体重。

3. 第三阶段　立位、步行

(1)多数病例的步行方式是一只脚全足着地且呈外翻位，而另一只脚只用足尖着地。这时的步行多半是抓着家具，或被人牵着一只手或两只手开始步行。

(2)患儿本人不知道在向前方、侧方、后方迈腿时下肢如何自由地活动。下肢的这种活动方式不只是在向各方向迈腿动作中所必需的，也是维持平衡所必需的。

(3)其立位模式是使下肢在伸展、内收位上硬直的似顶向地面的站立。

(4)站立与步行时，体重负荷于双足的内侧缘，导致产生足外翻变形。

(5)行走时依靠躯干在髋关节处的前屈来向前推进，下肢活动时以足尖先着地。用这样的模式行走，会逐渐地引起跟腱的挛缩，并逐渐加重。

(6)不能将两下肢外展，也不能向侧方行走，在无支持的情况下完全不能取得立位平衡。

(7)随着患儿的生长发育，其伴有下肢内收、内旋的髋关节屈曲的异常姿势模式，会随体重的增加而增强。

本例患者 2 岁 4 个月，双胎之一，胎龄＜32 周，出生体重＜2000g，生后头颅 B 超异常，现能圆背坐，不会交替性腹爬，会兔跳样爬行，不能独走，双手抓物灵活。双下肢肌张力 1^+ 级。符合脑瘫、痉挛型双瘫的诊断。

(二) 康复评定

同痉挛型四肢瘫。

(三) 康复治疗

1. 治疗目标　通过治疗，使患儿有良好的坐位平衡，具备在坐位上的上肢所有功能(自立的日常生活动作)，立位保持、步行。

2. 应抑制的模式　在治疗过程中，应抑制患儿髋关节屈曲、内收模式，脊柱的过度后弯或过度前弯，肩胛带、躯干部、骨盆带的非对称模式，伴有上肢内旋的肘屈曲、前臂旋前模式，伴有髋关节屈曲或过度伸展的踝关节跖屈模式。

3. 应促通的要素　通过治疗，促使患儿具有髋关节屈曲、外展、外旋模式，髋关节与躯干部的抗重力伸展活动，对称性发育，由本体感觉的反馈形成的身体认知觉，伴有可动性的上、下肢支持性，上、下肢各关节单位的分离运动或选择性活动。

4. 具体治疗方法

(1)运动疗法。

(2)作业疗法。

(3)物理因子疗法。

(4)传统医学康复疗法。

(5)辅助器具及矫形器。

四、小结

痉挛型双瘫患儿是痉挛型脑瘫最为常见的类型，如经系统治疗，能参与学习和工作，回归社会。这类型患儿上肢的功能一般可维持在能完成日常生活动作的水平，下肢运动功能障碍较为严重。有效提高下肢运动功能，对实现生活自理，参与社会具有重要意义。

（顾小元　曹建国）

第四节　痉挛型偏瘫

一、概述

偏瘫是指仅有身体一侧的障碍，一般是痉挛型，有明显姿势与运动的非对称性，常因患儿不会坐，并只伸一只手或只用一只手握物而被发现。痉挛型偏瘫患儿一般发现较晚，偏瘫患者的异常体位在患儿使用健侧手时，因联合运动而表现更为明显。障碍侧上、下肢可见肌张力增高，腱反射亢进，折刀现象阳性等锥体束征。同时由于一侧下肢的障碍，步行时呈明显的拖曳步态。患侧手也出现拇指内收、腕关节掌屈，并因而影响功能。

二、病例摘要

患儿丘××，男，2岁7个月，因“左侧肢体不灵活”于2013年3月21日来院康复科就诊。患儿为单胎第一产，母妊娠期体健，无感染及其他病史，妊娠41周剖宫产，出生体重3450g，出生头围不详。出生时有缺氧。否认脑炎、外伤、抽搐史。查体：头围46.5cm，前囟1cm×1cm，反应可，追视可，心、肺、腹(－)，左侧肢体肌张力较高，腱反射(＋＋)，降落伞：右(＋)，左(－)。仰卧位姿势对称，左手抓物不灵活，拉起时头可跟随；俯卧位抬头、肘支撑可，手支撑不可，仰卧位翻身至俯卧位可，俯卧位翻身至仰卧位不可；独坐不稳；腹爬不可，仰卧位至坐位转换不可。对名字有反应，会挥手拜拜，无意识发“baba po”音，双手交换物体不可，会撕纸。辅助检查：头颅MRI(医院2013年3月18日)：右侧侧脑室体部周围脑白质信号改变，拟缺氧缺血性脑病后遗改变。脑电图(2013年4月11日)睡眠背景欠佳。

初步诊断：1. 脑瘫；2. 左侧偏瘫。

诊疗经过：给予运动治疗，作业治疗，生物电反馈、经颅超声波治疗、痉挛肌/拮抗肌的神经肌肉电刺激等理疗综合康复治疗后，复查头颅MRI＋DTI(2013年11月3日，图10-5、图10-6)右侧侧脑室体部稍扩张，形态不规则，相应脑室旁白质内可见长T_1长T_2信号影，FLAIR示其中心为低信号，周围为高信号，考虑脑室旁脑白质软化(PVL)。DTI及FA图显示双侧白质纤维行走基本对称，行走如常。继续康复治疗。

功能状况：仰卧位姿势对称，竖头佳，能肘支撑，手支撑；会向两侧翻身；能独坐，可腹爬，四点爬，仰卧位至坐位转换可，能蹲下起立，能独站独走，步行时呈偏瘫步态，左手抓物欠佳。

附图：头颅 MRI 和 DTI 检查的时间及结果。

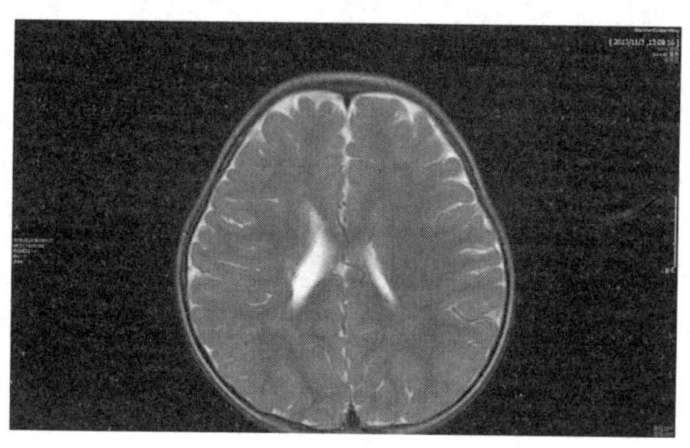

图 10-5 2013 年 11 月 3 日，复查头颅 MRI：右侧侧脑室体部稍扩张，形态不规则，相应脑室旁白质内可见长 T_1 长 T_2 信号影，FLAIR 示其中心为低信号，周围为高信号

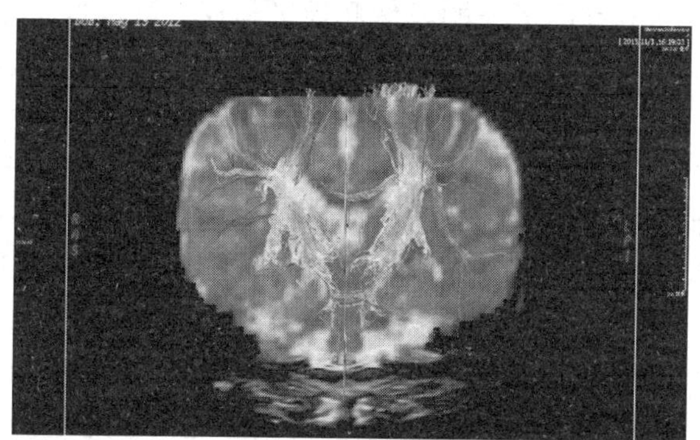

图 10-6 2013 年 11 月 3 日，DTI 图显示双侧白质纤维行走基本对称

三、病例分析

(一) 临床表现

偏瘫患儿各阶段的异常发育特点：

1. 第一阶段 仰卧位、俯卧位、翻身及坐位。

(1)早期似正常儿。

(2)患侧手常处于握拳状态。

(3)婴儿期只用健侧手。

(4)患侧肩胛带后退。

(5)两手逐渐失去对称性。

(6)不能向健侧翻身。

(7)讨厌俯卧位：偏瘫患儿讨厌俯卧位是因为在俯卧位上只能应用健侧上肢来支撑身体，而不能伸出患手及应用患手来进行游戏，而且在俯卧位上患侧上肢呈屈曲位，常常被压在胸廓下面而难以拉出。

(8)腹爬呈非对称模式。

(9)坐位及坐位移动的异常模式:偏瘫患儿在坐位时体重大部分负荷于健侧臀部,有向患侧倾倒的倾向,不能用患侧上肢支撑身体,即缺乏保护伸展反应。

(10)无视患侧身体。

(11)正中位指向发育障碍。

(12)患侧躯干、下肢的假性短缩。

2. 第二阶段　起立与立位。

(1)抓物站起的过程:是以健侧膝负荷体重而患侧足向前方迈出的单膝立位,在起立的过程中伴有健侧上肢的拉起动作及患侧上肢的联合反应。

(2)立位的异常模式:在立位上全身体重均负荷于健侧,患侧下肢呈外展位。患侧骨盆向后方回旋,所以患侧足部的位置稍稍在健侧的后面。患侧肩被拉向后方,下肢呈屈曲位。

3. 第三阶段　步行。

(1)患侧下肢外展、肩后退、肘关节屈曲模式。

(2)独步发育延迟。

(3)患侧肢体发育障碍:由于缺乏体重负荷以及缺乏促进生长发育的本体感觉刺激等原因,在许多未经治疗的患儿,其两下肢的长度和周径出现差异。这种成长的障碍,即使从早期开始治疗也可以在上肢与手见到,而且表现得比下肢更为明显。其原因是患侧上肢的应用更为有限,多数患儿几乎不应用患侧上肢。

(4)特异步行模式的形成过程:患侧下肢的外展模式→使髋、膝关节屈曲,足趾先着地,足跟后着地的模式→伸肌痉挛,踝关节变硬→髋关节屈曲,足跟着地→膝关节过度伸展,随着跟腱挛缩增强→踝关节内翻、足跟不能着地→持续的尖足立位→膝关节无过度伸展,呈半屈曲位。

(5)上肢屈肌痉挛不断增强:本例患者 2 岁 7 个月,步行时呈偏瘫步态,左手抓物欠佳,左侧肢体肌张力稍高,运动发育落后。符合痉挛型偏瘫的临床表现。

(二)康复评定

1. 姿势与运动发育评定。

2. 反射发育评定。

3. 肌张力评定。

4. 肌力评定。

5. 关节活动度评定。

(以上评定详见痉挛型四肢瘫)

6. 作业活动评定

(1)运动方面:①上肢运动年龄评定。②手粗大抓握功能评定。③手精细动作评定:④轻移物品功能评定。⑤双手协调性的评定;⑥手眼协调性的评定。手运动功能的评估可以采用 Gesell 发育量表中精细运动发育、Peabody 运动发育量表中精细运动发育商、脑瘫儿童手功能分级系统及 Carroll 手功能评估来进行儿童手功能评估。

1)脑瘫儿童手功能分级系统(MACS)

A. 分级:分为五级。

一级:能轻易成功地操作物品。最多只在手部操作的速度和准确性(操作轻易性)上表现出能力受限，然而这些受限不会影响日常活动的独立性。

二级：能操作大多数物品，但在完成质量和或速度方面受到一定的影响。在避免某些活动或完成某些活动时可能有一定难度，会采用另外的操作方式，但是手部能力通常不会限制日常生活的独立性。

三级：操作物品困难，需要帮助准备和或调整活动。操作速度慢，在质量或数量上只能有限(或有限程度)地成功完成。如果对活动进行准备或调整，仍能进行独立操作。

四级：在调整的情况下，可以操作有限的简单物品。通过努力可以完成部分活动，但是完成的成功度有限，部分活动需要持续的支持和帮助和(或)调整设备。

五级：不能操作物品，进行简单活动的能力严重受限。完全需要帮助。

B. 与测试的相关日常生活实物操作场景：用杯子喝水、使用匙、开关小瓶盖、擦脸、拧毛巾、翻书、写字、解纽扣。

2)Carrol 手功能评估量表：Carroll 法着重于手的抓、握、捏、书写及前臂旋转、上举等功能评价。

A. 评分标准

顺利完成动作 3 分。

能完成测验，时间过长或十分困难 2 分。

部分完成动作 1 分。

不能完成测验的任何部分 0 分。

满分是 99 分。

B. 分级标准

Ⅰ级 0～25 分。

Ⅱ级 26～50 分。

Ⅲ级 51～75 分。

Ⅳ级 76～89 分。

Ⅴ级 90～96 分(左手 96 分，右手 99 分)。

(2)感知方面：①视觉评定。②听觉评定。

(3)认知方面：①认知发育。②智能评定。

(4)日常生活活动能力评定：包括 9 个部分：①个人卫生动作。②进食动作。③更衣动作。④排便动作。⑤器具使用。⑥认识交流动作。⑦床上动作。⑧移动动作。⑨步行动作(包括辅助器具)。

7. 功能独立性评定(functional independence measure，FIM)　FIM 的内容有两大类，六个方面。每个方面又分为 2～6 项，总共 18 项。两大类是指躯体运动功能和认知功能。其中躯体运动功能包括自我照料、括约肌控制、转移、行走四个方面 13 个项目；认知功能包括交流和社会认知两个方面 5 个项目。

8. 感知认知评定。

(三) 康复治疗

1. 治疗目标　通过治疗，诱发患儿两侧性的活动，增强患侧躯干部和患侧上、下肢的支持功能以及患侧手的抓握功能和补充健侧的功能。

2. 应抑制的模式

(1)患侧肩胛带和骨盆带的向后方回旋。

(2)患侧躯干部的短缩。

(3)患侧上肢屈曲与内收,肘屈曲、拇指内收和所有手指的屈曲。

(4)髋关节屈曲、膝关节的过度伸展(膝反张),尖足及所有足趾的屈曲。

(5)由于健侧的过剩活动或代偿活动而导致的患侧的联合反应。

3. 应促通的要素　通过治疗,促通患侧肩胛带向前方突出,患侧上肢向前方、侧方、后方伸展;患侧躯干部的支持性和可动性;伴有患侧下肢可动性的抗重力伸展活动;正中位指向;手掌和足底部的触觉。

4. 具体治疗方法

(1)运动疗法:强制性诱导运动(CIMT)是集中、大量、反复练习患肢,限制或减少其他肢体活动,使之在大脑皮质发生应用依赖性皮层重组。其基本要素是行为技术,包括限制健侧手臂或肢体的活动;对患肢集中、重复、大量练习与日常生活相关的活动;通过逐渐增加难度而达到行为目标,基本原则是保持现在的活动难度稍稍超过已经达到的水平。实施时一是利用手套样夹板、限制性手套或吊带限制健肢的使用,强迫使用患肢,但每日穿戴限制性器具及治疗时间要达到3小时;二是不用任何限制工具,只口头说明和用缓和的限制方式限制未受累的上肢。两种方式均能改善患侧上肢的运动功能。

(2)作业疗法:是有目的、有计划、有针对性地从患儿日常生活、学习、劳动、认知等活动中,选择一些作业,对患儿进行训练,以缓解症状和改善功能的一种方法。

1)作业疗法的重点

A. 保持正常姿势。

B. 促进上肢功能的发育。

C. 促进感觉、知觉运动功能的发育。

D. 促进日常生活动作及运动发育。

E. 促进情绪的稳定和社会适应性。

2)基本方法

A. 保持正常姿势。

B. 促进上肢功能发育。

C. 日常生活活动训练。

D. 促进感知觉认知功能的发育。

(3)物理因子疗法。

(4)传统医学康复疗法。

(5)辅助器具及矫形器。

四、小结

偏瘫型脑瘫患儿在临床上并不少见,给予系统的综合康复治疗,大多数患儿预后较好。早期家长往往只注意患儿大运动的发育,忽略其一侧上肢和手的功能。对上肢功能的早期治疗,可以最大限度地提高生活自理能力,避免或减轻残疾的发生。在医院综合治疗的基础上,再配合家长的康复训练,患儿会取得更好的治疗效果。

(顾小元　曹建国)

第五节 不随意运动型脑瘫

一、概述

不随意运动型脑瘫是一种常见的脑瘫类型，占所有脑瘫的 20%～25%。临床主要特点是由于锥体外系的损害而出现肌张力的改变以及持续的不随意运动等。主要临床表现有以下几点：

1. 婴儿期多表现为肌张力低下　肌张力低下突出表现是竖颈发育明显延迟；肩被牵拉向后方，呈肩胛带内收状态，并因患儿常呈现角弓反张状态而难以抱住；侧弯反射等原始反射残存，躯干难以稳定。

2. 肌张力变动性　安静、睡眠时肌张力正常，紧张与哭闹及做主动运动和兴奋时增强。随年龄的增长，随意运动逐渐明显。

3. 不随意运动　不随意运动常出现于颜面、手、手指、足等末梢部位，3 岁左右症状明显。这种不随意运动可由于随意运动及精神紧张而增强，并且常因姿势反应及各种感觉刺激而发生变化，出现躯干或四肢的舞蹈样动作或者低紧张的姿势异常。

4. 构音与发声困难　障碍涉及舌、喉肌肉及咽等部位，发生构音与发声困难。在各年龄组出现不同程度的喉鸣、摄食障碍、流涎。另外，表现在用力时张口，是本型的特征性症状。

5. 过剩的相反抑制　缺乏主动肌与拮抗肌的共同收缩，致关节不稳定。由于主动动作受不必要的活动所阻碍，而要付出更大的努力，从而使紧张与不随意运动逐渐增强。

6. 难以保持一定的姿势　由于肌张力的变动性，患儿很难保持一定的姿势，也因此很少产生变形与挛缩。

由新生儿重症黄疸和胆红素脑病后遗症，即基底核损伤而致的不随意运动型脑性瘫痪常常是单纯的不随意运动型，常合并听力障碍及婴儿期的一过性眼球外展障碍，使眼球运动与眼睑运动解离而形成“落日目”现象。

由新生儿低氧血症引起的不随意运动常常是低紧张与强直型、痉挛型同时存在的混合型。

二、病例摘要

患儿薛××，男，2 岁 4 个月，因“竖头不稳”于 2013 年 1 月 8 日来院康复科就诊。患儿为单胎第一产，母妊娠期体健，无感染及其他病史，妊娠 40^{+1} 周顺产，出生体重 3050g，出生头围不详。按计划免疫接种，无过敏史，无抽搐史，无其他疾病史。出生时无窒息，生后 3 日出现黄疸，在我院住院 11 日，诊断为“胆红素脑病、G-6-PD 缺乏症”。查体：神清，反应可，头围 40.5cm，前囟 1cm×1cm，双眼球有水平震颤，喜张口，经常呈角弓反张状态，四肢肌张力紧张性增高，心、肺、腹（－），双膝反射（＋＋），双巴氏征（－），脊柱侧弯反射（＋）。仰卧位姿势不对称，拉坐头后仰，俯卧位可抬头 45°，坐位头不能保持中线。辅助检查：头颅 MRI（2013 年 1 月 19 日，图 10-7）双侧苍白球对称性 T_1WI 稍高信号，考虑胆红素脑病可能。

初步诊断：胆红素脑病后遗症。

诊疗经过：给予运动治疗，推拿治疗，生物电反馈、脑超、痉挛肌等理疗护脑、高压氧综合康复治疗后，复查头颅 MRI(2013 年 3 月 18 日，图 10-8)双侧苍白球似呈对称性稍长 T_1、稍长 T_2信号影，提示胆红素脑病后遗改变可能。EEG 检查示：界限，睡眠背景欠佳。BAEP 检查示：双耳听阈 80dB。耳声发射未通过。继续康复治疗。

目前功能状态：现竖头欠佳，会向两侧翻身，不能独坐，头部、四肢仍有不自主运动，流涎多。

附图：头颅 MRI 检查的时间及结果。

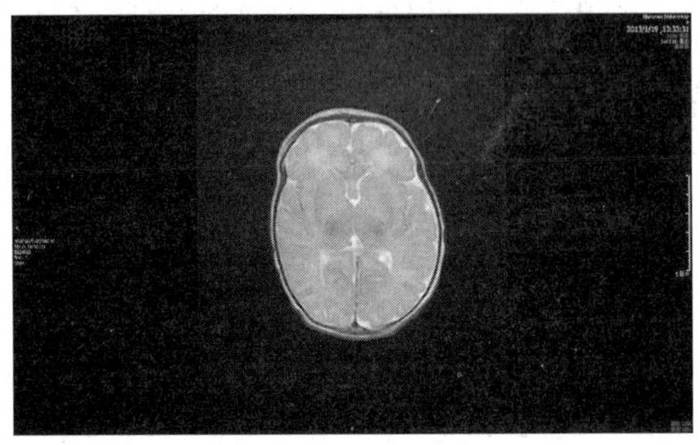

图 10-7　2013 年 1 月 19 日，头颅 MRI：双侧苍白球对称性 T_1 WI 稍高信号

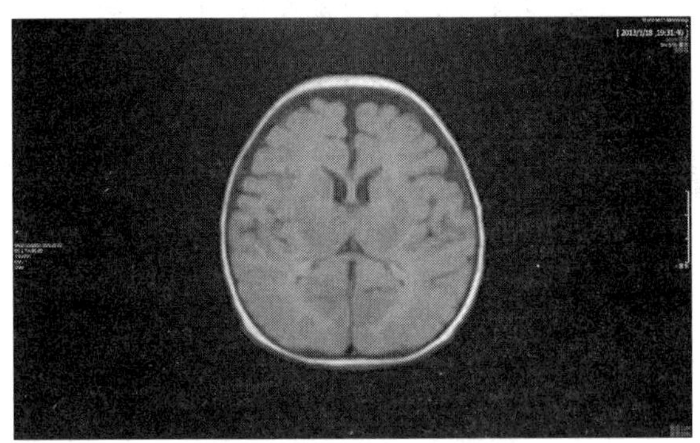

图 10-8　2013 年 3 月 18 日，复查头颅 MRI：双侧苍白球似呈对称性稍长 T_1、稍长 T_2 信号影

三、病例分析

(一) 临床表现

不随意运动型脑性瘫痪的共同问题：①缺乏体位保持能力(特别是近位关节的协同收缩不全)；过剩运动(头的控制功能差)；中间位姿势控制能力差。②各种各样运动能力的调节机构障碍。③脱离关节活动范围的不随意运动。

各阶段的异常发育特点：

第一阶段：仰卧位、俯卧位、向坐位拉起。

(1)突发性异常紧张：此类型患儿比较好活动，当对外界环境进行反应时会出现兴奋，产生全身性的、突发性的、明显的伸展模式。

(2)原始反射残存：①紧张性迷路反射，患儿在仰卧位上伸展增强，表现为颈部及肩推向床面，有时呈角弓反张状态，为紧张性迷路反射的影响所出现的异常症状。②非对称性紧张性颈反射。

(3)头部控制障碍。

(4)上肢障碍程度重于下肢的患儿的特点:大部分不随意运动型患儿的症状中可以见到其躯干和上肢的障碍重于下肢。

(5)讨厌俯卧位:此类型患儿不会从仰卧位向俯卧位翻身,也不能在俯卧位上抬起头,更不能用前臂支持体重进行腹爬。

(6)下肢的异常姿势与运动:下肢以屈曲-外展姿势占优势。

第二阶段:坐位、膝立位、翻身。

(1)第二阶段的共同特点:①患儿随着伸展发育会有活动的欲望,但是当他过分地努力时,就会产生四肢的不随意运动和间歇性痉挛。②当患儿过分用力时,会产生伴有头部与躯干伸展的口过度张开活动。四肢的活动始终是用一定的模式,尤其是手与足的表现更为明显。③患儿一般只有在睡眠时才出现肌肉松弛,但重症的紧张性不随意运动型患儿即使在睡眠时也不出现松弛。④患儿缺乏躯干与四肢的稳定性与平衡能力,头的活动又会影响全身,上肢不能进行分离的运动,眼与手难以协调。⑤一部分患儿有眼球震颤症状,即使无眼球震颤,也不能持续一定时间注视某一物体,这就影响患儿看书与写字的功能发育。⑥患儿不能注视自己的手,当手在进行某种活动时,颜面却向活动的手的对侧回旋。

(2)异常发育:①坐位,不能将头部的活动与身体其他部分分离开来,无论头部向哪一方向活动都会伴有躯干的活动。②翻身,可以从仰卧位向俯卧位翻身,大多数情况下,只能使用障碍相对轻的一侧向另一侧翻身。不随意运动型患儿的抓握能力很弱,也不能持久握持物品。

第三阶段:立位与步行。

(1)不随意运动型患儿即使智能发育较好,而且下肢的障碍轻于上肢与躯干,但其获得站立的时期也会很晚。

(2)只有下肢障碍较轻,并能使外展状态下的髋关节以及膝关节伸展的患儿才能站立起来,其起立过程相当困难。

(3)此类型患儿难以取得立位平衡,如果能获得立位平衡也需要很长的时间。

(4)此类型患儿获得独立步行能力的时期非常晚,只有病情为中度与轻度的患儿可以发育至这个阶段,甚至有的患儿 15 岁才能达到独步的阶段。患儿在无支持的情况下迈步时,会因出现突发的屈肌痉挛而跌倒。

此类型患儿步行时将体重负荷于足的内侧,可导致形成足外翻变形。不随意运动型患儿可以用把脚迈向后方的方式来维持平衡,但不能在向前方行走的途中停下脚步。

本例患者 2 岁 4 个月仍不能独坐,运动发育严重落后。竖头欠佳,头部、四肢有不自主运动,头颅 MRI 提示胆红素脑病后遗改变可能,符合不随意运动型脑瘫的临床表现。

(二) 康复评定

同痉挛型脑瘫。

(三) 康复治疗

1. 治疗原则

(1)应用反射抑制姿势模式抑制痉挛。

(2)给予刺激,但不能过度。

(3)应用体重负荷、压迫、抵抗来提高肌紧张,使之接近正常化。

(4)使患儿得到持续的肌紧张和运动中体位固定。

(5)通过对头部、肩、肩胛带、骨盆、脊柱、上肢等的操作，达到控制全身的目的。

(6)注意保持头部处于正中位及全身的对称姿势，并使身体呈一直线。

(7)应用压迫叩击刺激本体感觉、皮肤感觉的感受器。

(8)应用交替叩击和压迫叩击调整矫正反应、保护伸展反应，促通其发育。

(9)控制各种可动范围上的活动，特别是要使伸展的肌肉收缩，使之保持中间位。

2. 具体治疗方法

(1)运动疗法：抑制异常姿势，打破原始反射的控制，是产生正常运动的基础，姿势的控制至关重要。抑制异常姿势主要采用 Bobath 法控制关键点手技，抑制头颈、四肢、肩胛带、躯干、骨盆的异常姿势，打破原始反射残存控制的姿势，在抑制异常姿势的同时，也促进了头颈、躯干、四肢的控制能力，要注意保持身体的直线化和头的正常位置，使全身呈对称姿势，保持中间位活动。为了保持稳定的姿势，可应用压迫、体重负荷、压缩等手技。

(2)作业疗法。

(3)言语治疗。

(4)物理因子疗法。

(5)传统医学康复疗法：推拿按摩对于缓解肌肉紧张、降低兴奋性，促进原始反射消失，提高肌力有重要作用，配合应用可明显提高疗效。手法宜掌握轻、柔、缓的原则，避免对肢体过强的刺激。对于提高腰部肌力可用重着手法。本型脑瘫中医辨证多属脾虚肝亢、阴虚风动证，治疗强调平肝熄风，对于减少不自主动作有一定疗效。使用舒筋通络、活血化瘀中药熏蒸或洗浴，可以缓解肌紧张。针灸治疗可选用头皮针灸，可改善言语、智力、听力、视力等。

(6)辅助器具及矫形器：异常姿势、关节变形、肌肉或肌腱挛缩等是不随意运动型脑瘫的突出问题，尽早给患儿一个稳定的支撑系统，如坐姿矫正椅等辅助支具，尽早佩戴矫形器，对于矫正姿势、预防畸形有着重要作用。

四、小结

本型患儿常伴有流涎、咀嚼吞咽困难，语言障碍。在改善运动功能的同时，要兼顾所有障碍的康复治疗，重视口的运动及吞咽功能、语言、智力、听力、视力的康复。智力的改善，可以明显提高运动训练的配合能力、自控能力。本型患儿需要长期康复，发现越早，治疗越及时，改善会越明显。要特别重视患儿家长参与，在日常生活中改善患儿的各项功能。医疗康复、家庭康复和社区康复的共同介入可使患儿获得更好的生活能力，促进全身发育。持之以恒、行之有效的综合康复治疗措施对提高患儿的社会参与能力具有重要意义。

(顾小元　曹建国)

第六节　共济失调型脑瘫

一、概述

共济失调型脑瘫不多见，多与其他型混合，约占脑瘫的5%，主要损伤部位为小脑。临床可见肌张力低下，被动性增强，躯干可见粗大的摇摆动作。平衡障碍、立位、步行的发育延迟，立位时以两下肢外展、基底面加宽来保持稳定。行走时步态蹒跚不稳，左右摇摆。语言表现不连贯，断续性语言。

检查时可见上肢意向性震颤，眼球震颤，共济运动障碍；闭目难立征阳性，指鼻试验睁眼、闭眼都不能完成，轮替动作缓慢，跟膝胫试验动作不稳，而深部腱反射正常。如果出现亢进，则可能合并锥体束征。

二、病例摘要

患儿甘××，男，4岁6个月，因“不能独走”于2014年4月11日来院康复科就诊。患儿为单胎第一产，母妊娠期体健，无感染及其他病史，妊娠39周难产，出生体重4400g，出生头围不详。生后未见明显异常，新生儿未见异常。患儿无抽搐史，否认有肝炎、结核等传染病史及与传染病患儿密切接触史，否认有严重外伤史及手术史，否认食物药物过敏史。父母体健，其弟7个月，体健，否认有地中海贫血、蚕豆病等家族性遗传病史。查体：神清，反应可，眼球震颤，头围46cm，心、肺、腹(－)，四肢肌张力稍低，双膝反射(＋)，双巴氏征(－)，脊柱侧弯反射(＋)。拉起头跟随，能手支撑，可独坐，坐位平衡差，不能爬，不能扶站，立位不支撑。可主动抓物，可理解，不能表达。辅助检查：头颅MRI(2014年4月9日，图10-9)示：小脑半球萎缩，脑裂脑沟加深，小脑蚓部较第四脑室饱满，枕大池增宽。脑电图(2014年4月14日)示：清醒背景慢，枕区节律调幅欠佳，睡眠背景欠佳，清醒及睡眠见额中央及其中线为主少量尖波，减慢波发放。尿筛查(2014年4月17日)未见异常代谢物。BAEP(2014年5月20日)示：左侧耳Ⅲ、Ⅰ波潜伏期明显延长，听阈增高，右耳未见BAEP。VEP(2014年5月20日)示：双侧眼可见视觉诱发反应波。

初步诊断：共济失调型脑瘫。

诊疗经过：给予运动治疗，针灸治疗，生物电反馈、经颅超声波治疗、痉挛肌/拮抗肌的神经肌肉电刺激等理疗综合康复治疗半年后仍不能独走，继续康复治疗。

目前功能状况：可独坐，不能爬，可扶站，独站不能，能扶走数步，平衡功能差，不能独走，能主动抓物，可理解，不能表达，反应可。

附图：头颅MRI检查的时间及结果。

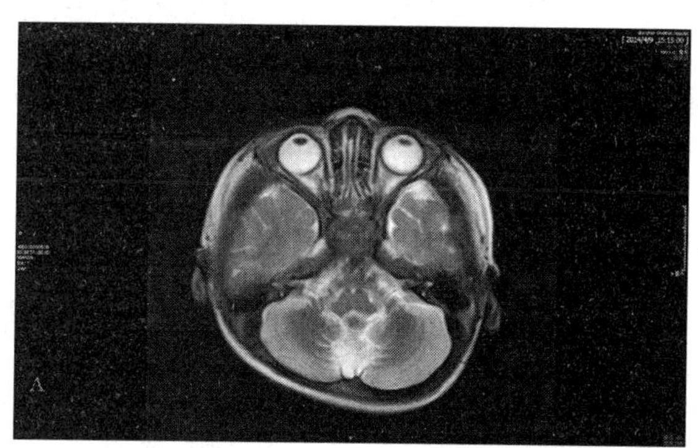

图10-9　2014年4月9日，头颅MRI：小脑半球萎缩，脑裂脑沟加深，小脑蚓部较第四脑室饱满，枕大池增宽

三、病例分析

(一) 临床表现

共济失调型脑性瘫痪具有以下特点：

(1)全身肌张力降低或动摇于降低与正常之间，在日常生活中表现出各种动作缓慢。

(2)对自身运动的调节发生困难，表现为在重心较高的体位，如立位、膝立位上产生身体的不稳定。所有在患儿进行目的动作时或需要活动身体时出现动作过大或难以控制的现象，尤其是较高难度的动作表现更为明显。当身体姿势发生改变时，出现的矫正反应呈现过度倾向。在立位姿势上出现身体的反张，或者由于虚软而跌倒。

(3)对运动进行阶段性的控制发生困难，缺乏伴有身体回旋的平衡反应，难以形成对本体感觉刺激冲动的反馈，患儿在矫正自己的身体姿势时，协调地调整并取得平衡的姿势肌紧张的过程需要相当长的时间，这也是促使患儿动作缓慢的原因之一，同时也导致动作的不协调。

(4)常有意向性震颤和眼球震颤及其他共济运动失调症状。

(5)具有测定距离能力的障碍。

本例患者 4 岁 6 个月仍不能独站，不能独走，运动发育严重落后。四肢肌张力稍低，坐位平衡差，眼球震颤，头颅 MRI 示小脑半球萎缩，符合共济失调型脑瘫的临床表现。

(二) 康复评定

同痉挛型脑瘫。

(三) 康复治疗

1. 治疗原则

(1)提高姿势肌紧张

1)应用叩击、压迫、负荷体重等手法。

2)让患儿持续地保持一定的姿势，使之获得肌肉的持续性收缩，尤其要在高重心的体位上边提高姿势肌紧张边培养患儿注意力。

(2)促通平衡反应

1)在坐位、四点支持位、膝立位、立位及步行等抗重力活动中促通平衡反应，在手法操作中要注意患儿的姿势，在任何体位上也不要使患儿出现耸肩、缩颈的姿势，操作时要注意促通伴有体轴回旋动作的平衡反应。

2)在步行的过程中，要注意促通在狭窄支持面上的平衡反应。

2. 具体治疗方法

(1)运动疗法：着重平衡与协调训练。平衡训练按训练时的体位分为：仰卧位、前臂支撑下的俯卧位、肘膝跪位、双膝跪位、半跪位、坐位和站立位训练；按是否借助器械分为：徒手、借助器械训练；按患者保持平衡的能力分为：静态、自动态、他动态训练。协调训练的基本原则：由易到难，循序渐进；重复性训练；针对性训练；综合性训练。方法有：①上肢协调训练，双上肢交替上举；双上肢交替摸肩上举；双上肢交替前伸；交替屈肘。前臂旋前、旋后；腕屈伸；双手交替掌心拍掌背。②下肢协调训练，交替屈髋；交替伸膝；坐位交替踏步；拍地练习。③整体协调性训练，原地踏步走；原地高抬腿跑；其他，跳绳、踢毽子等。

(2)作业疗法。

(3)言语治疗。

(4)物理因子疗法。

(5)传统医学康复疗法。

(6)辅助器具及矫形器。

四、小结

患儿多由先天发育障碍引起，在婴幼儿发育初期平衡失调并不明显，随着发育程度提高，这种失调就变得日趋明显。只要能早期发现，早期干预，采取综合的康复手段，共济失调型患儿的平衡能力可以得到一定程度的改善，其步行功能可满足上学、游戏、参与社区活动等。

（顾小元　曹建国）

推荐读物

1. 陈秀洁. 小儿脑性瘫痪的神经发育学治疗法. 郑州：河南科学技术出版社，2012.
2. 李晓捷. 实用小儿脑性瘫痪康复治疗技术. 北京：人民卫生出版社，2009.
3. 倪朝民. 神经康复学. 北京：人民卫生出版社，2013.
4. 李晓捷. 人体发育学. 北京：人民卫生出版社，2008.

第十一章

肿　瘤

第一节　脑　肿　瘤

一、概述

脑肿瘤是神经外科最常见的疾病，多数起源于颅内各组织的原发性颅内肿瘤。继发性颅内肿瘤则来源于身体其他部位的恶性肿瘤转移或邻近组织肿瘤的侵入。随着医学的发展，脑肿瘤患者的生存时间不断延长。然而，脑肿瘤患者仍存在较高的致残率。对脑肿瘤患者早期的康复介入，可以让此类患者获得更好的功能恢复机会，提高生活质量。

二、病例摘要

患者王××，男，49 岁，因头痛半月余于 2014 年 3 月 17 日收住我院神经外科，于 2014 年 4 月13 日转入康复医学科。

患者于半月前无明显诱因出现头痛，为双侧额部钝痛，呈阵发性，无视物模糊、恶心、呕吐、四肢抽搐、大小便失禁等，休息后症状可缓解，当时未予重视。后头痛反复出现，影响夜间睡眠及工作。于 2014 年 3 月 17 日就诊于我院神经外科，行头颅 MRI 检查提示左侧额顶部占位，考虑脑膜瘤。于 2014 年 3 月 20 日在全麻下行“开颅肿瘤切除术”，手术顺利，术后病理提示脑膜瘤。术后给予脱水、抗癫痫、营养脑细胞等对症处理。患者于术后第 1 日晚间出现右侧肢体抽搐，无意识障碍、牙关紧闭及大小便失禁，约持续 5 分钟后缓解，考虑癫痫，给予抗癫痫治疗。术后第 2 日出现右侧肢体不能活动，伴言语不清，反应迟钝，复查头颅 CT 提示手术部位出血，给予脱水降颅压处理，症状好转。病情平稳后于 2014 年 4 月 13 日转至康复医学科行康复治疗。

转入查体：神志清楚，精神尚可，对答切题，查体合作，反应迟钝，言语表达及理解力尚可，认知功能减退，饮水无呛咳。左侧额顶部可见一长约 10cm 的手术瘢痕，双瞳孔等大等圆，直径 3mm，对光反射灵敏，视力及眼球运动基本正常。右侧巴氏征阳性。双下肢无明显肿胀。

康复评定：①RLA 认知能力分级 5 级。②Brunnstrom 分期：右上肢-手-下肢为Ⅲ-Ⅳ-Ⅴ期。③肌张力评定：右侧上肢肱二头肌及下肢股四头肌肌张力基本正常。④运动及感觉功能评定：右侧上肢可抬至胸前，右下肢可抬离床面。右侧上下肢深浅感觉减退。⑤平衡功能评定：坐位平衡2级，站立平衡1级。⑥步行功能评定：Hoffer步行能力分级Ⅰ级。⑦ADL评定：Barthel指数50分。

转入诊断：1. 左侧额部脑膜瘤术后；2. 继发性癫痫。

诊疗经过：入院后积极完善相关检查，明确诊断为脑膜瘤术后、继发性癫痫。首先进行康复宣教：①注意良肢位摆放，积极进行下肢主动活动，预防下肢静脉血栓形成。②保持情绪稳定、大小便通畅及良好睡眠，避免过度疲劳，预防感染，预防癫痫出现。③加强监护，避免摔倒等意外。患者存在的功能障碍主要为：右侧肢体偏瘫，偏身感觉障碍，坐位平衡及站立平衡差，不能步行，部分日常生活不能独立完成。鉴于患者存在的功能障碍，治疗上积极给予预防癫痫、营养神经等药物处理，并给予认知功能训练、右侧偏瘫肢体综合训练、坐位平衡训练、坐站转移训练、站立平衡训练、步行功能训练、作业治疗、手功能训练、右侧肢体气压治疗、神经肌肉电刺激治疗、针灸治疗等。经积极的训练后，患者功能状况好转，于2014年5月4日出院。

出院情况：神志清楚，精神尚可，精神尚可，言语清晰，理解力尚可，反应尚可，记忆力稍减退。右侧巴氏征阳性。双下肢无明显肿胀。康复评定：①RLA认知能力分级7级。②Brunnstrom分期：右上肢、手及右下肢均为Ⅴ期。③肌张力评定：右侧上肢肱二头肌及下肢股四头肌肌张力基本正常。④运动及感觉功能评定：右侧上肢可抬至额部，右下肢可抬离床面并对抗一定阻力。右侧上下肢深浅感觉基本正常。⑤平衡功能评定：坐位平衡及站立平衡均为3级。⑥步行功能评定：Hoffer步行能力分级Ⅳ级。⑦ADL评定：Barthel指数100分。

出院诊断：1. 左侧额部脑膜瘤术后；2. 继发性癫痫。

出院建议：建议出院后继续进行社区及家庭康复治疗，加强不同路面的步行稳定性训练，逐步增加运动速度、运动控制能力及运动技巧；由家人监护乘坐交通工具外出，提高社会参与能力；进行职业康复训练，更换工种，建议转为文职工作；定期随诊，每月来院复查一次。

随访：共随访半年，患者术后不需放疗及化疗，无肿瘤复发及转移，功能状况恢复良好，记忆力基本恢复正常，无癫痫发作，右侧肢体功能正常，可从事一些力所能及的日常家务劳动。

附图：头颅CT/MRI检查时间及结果（图11-1～图11-4）。

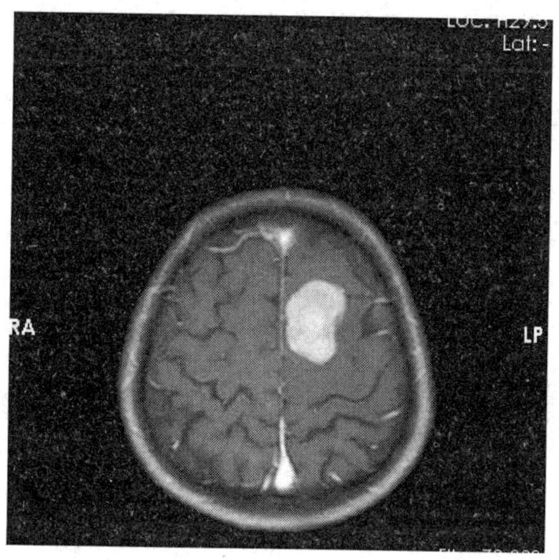

图11-1 术前：左侧额叶见不规则占位性病变，呈等T_1、T_2信号，大小约3.4cm×2.7cm×2.5cm

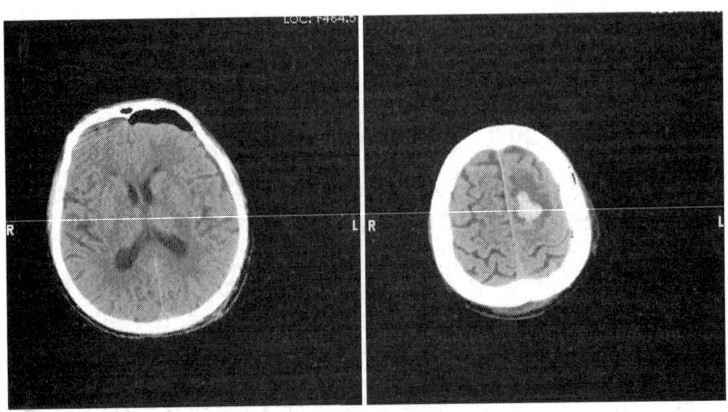

图 11-2　术后第 2 日:左侧额顶部见手术骨瓣影,对合良好;颅内散在积气。左侧中央区见片状高密度影,周围可见低密度影。左侧颞部骨缘下见弧形低密度影。脑室系统对称,稍扩大。小脑、脑干未见明显异常

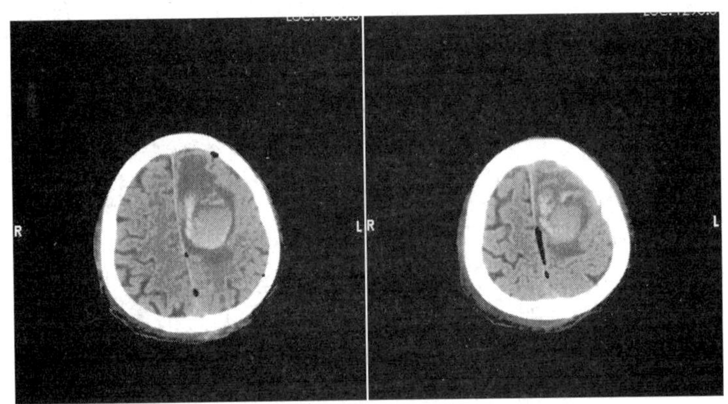

图 11-3　术后第 7 日:左侧额顶部见手术骨瓣影,对合良好,其骨缘下及纵裂池内见少许气体影,左侧额叶可见团片状高低混杂密度影,边界不清,邻近中线结构稍右移

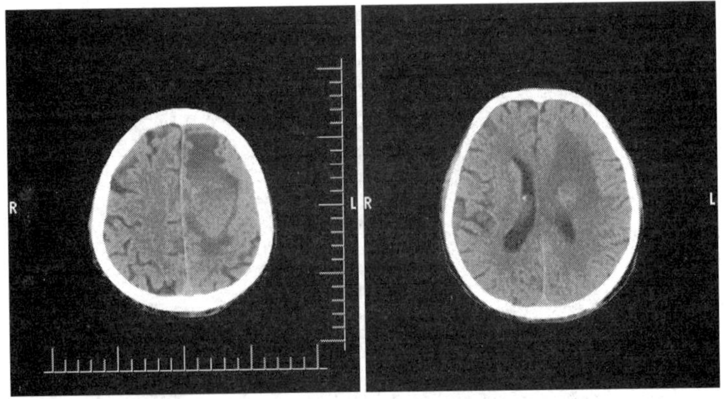

图 11-4　术后第 2 周:左侧额颞叶可见手术骨瓣影,对合良好,左侧额顶叶见大片低密度影,其内可见团片状稍高密度影,边界不清,邻近中线结构稍右移,左侧侧脑室顶部受压,脑室系统未见明显扩大,脑沟、裂增宽

三、病例分析

(一) 脑肿瘤的分类

1. 颅内良性肿瘤　成人最常见的颅内良性肿瘤为脑膜瘤。脑膜瘤约占颅内肿瘤的20%。以大脑半球矢状窦旁为最多,其次为大脑凸面和蝶骨嵴等。一般脑膜瘤生长缓慢,约有5%属恶性生长。发病年龄高峰为30～50岁,发病率女性与男性之比为2∶3。其他类型的良性肿瘤包括:脑垂体腺瘤、听神经瘤、颅咽管瘤、表皮样肿瘤、第三脑室胶质囊肿等。

2. 颅内恶性肿瘤　颅内恶性肿瘤大多生长在脑神经组织内,细胞分化不良,生长迅速,难以根治。90%的颅内恶性肿瘤属于脑胶质瘤。胶质瘤是来源于神经上皮的肿瘤,是颅内最常见的恶性肿瘤,占全部颅内肿瘤的40%～50%,发病年龄高峰在30～40岁和10～20岁。在胶质瘤中以星形细胞瘤为最常见。

3. 转移性脑肿瘤　转移性脑肿瘤的发生率是肿瘤在原发部位复发的10倍。多由于肺癌、乳腺癌、结直肠癌、黑色素瘤和泌尿生殖系统肿瘤转移而来。

该患者为脑膜瘤,属于颅内良性肿瘤,恶变可能性较小。

(二) 脑肿瘤的临床表现

1. 颅内压增高的症状和体征　头痛、呕吐、视乳头水肿是颅内压增高的典型表现,称之为颅内压增高"三主征"。中度与重度急性颅内压增高时,常引起呼吸、脉搏减慢,血压升高,严重者可出现呼吸不规则甚至呼吸停止。

2. 功能障碍表现

(1)癫痫发作:癫痫发作包括全身大发作和局限性发作,以额叶最为多见,依次为颞叶、顶叶,枕叶最少见,额叶肿瘤导致的癫痫发作,在发作后抽搐肢体可有短暂性瘫痪,称为Todd瘫痪。有的癫痫发作前有先兆,如颞叶肿瘤,癫痫发作前常有幻想、眩晕等先兆。顶叶肿瘤发作前可有肢体麻木等异常感觉。

(2)感觉运动功能障碍:中央区肿瘤可出现对侧的中枢性面瘫、单瘫或偏瘫,以及偏身感觉障碍。

(3)精神与心理障碍:多表现为反应迟钝,生活懒散,近记忆力减退,甚至丧失,严重时丧失自知力及判断力,亦可表现为脾气暴躁,易激动或欣快。

(4)认知障碍:优势侧的顶叶肿瘤可能出现Gerstmann综合征、失认、失用、失写、失读等。优势侧的枕叶肿瘤可有视觉失认、失读及视力改变。

(5)言语障碍:优势半球的中央区肿瘤可出现运动性失语;优势半球的额叶肿瘤可出现运动性失语及失写;优势半球的颞叶肿瘤可出现感觉性失语。

(6)其他:额叶底部病变可引起嗅觉丧失及视力减退。颞叶肿瘤可有对侧同向性象限盲或偏盲。枕叶肿瘤可出现幻视,有对侧同向性偏盲,中心视野常保留。桥小脑角肿瘤易出现眩晕、耳鸣、听力减退、耳聋等症状。蝶鞍区肿瘤可出现内分泌功能紊乱,如性腺功能低下,男性表现为阳痿、性欲减退。女性表现为月经期延长或闭经,生长激素分泌过盛在发育成熟前可导致巨人症,发育成熟后表现为肢端肥大症。

本例患者首先表现为头痛,随后出现头痛加重,并伴有恶心、呕吐,符合高颅压等症状,头颅CT提示左侧额顶部占位,行手术切除肿瘤,术后出现癫痫、言语障碍、右侧肢体偏瘫、偏身感觉障碍等局灶神经系统缺损体征,符合左侧额顶部病变的定位诊断,结合患者术后病理结果,该患者左侧额顶部脑膜瘤术后诊断明确。

（三）康复评定

康复评定的目的是针对患者出现的主要症状及局灶性功能障碍进行评定，以了解患者功能受损情况，为康复治疗方案的制定及修改提供客观依据。脑肿瘤患者同其他脑损伤（如脑卒中、颅脑损伤）患者一样，主要的功能障碍包括：意识障碍、认知障碍、言语障碍、构音障碍、吞咽障碍、视觉障碍、听觉障碍、味觉障碍、肢体感觉与运动功能障碍、心理障碍、日常生活活动能力下降、社会参与受限等。因此其功能障碍的评定，也同其他脑损伤的评定类似，需要进行相应的评定，具体内容参见脑卒中、颅脑损伤等章节。

1. 活动状况评定　Karnofsky 所制定的癌症患者活动状况评定量表将患者的身体活动能力和疾病进展情况进行量化评定，采用百分制，分为三类 11 级（表 11-1）。

表 11-1　Karnofsky 活动状况评定量表

活动状况	表　　现	计 分
能正常生活，不需特殊照顾	正常，无症状，无疾病的表现	100
	能进行正常活动，症状与体征很轻	90
	经努力能正常活动，有些症状与体征	80
不能工作，生活需不同程度协助	能自我照料，但不能进行正常活动或工作	70
	偶需他人协助，但尚能自理多数的个人需要	60
	需他人较多的帮助，常需医疗护理	50
不能自理生活，需特殊照顾，病情发展加重	致残，需特殊照顾与协助	40
	严重致残，应住院，无死亡危险	30
	病重，需住院，必须积极的支持性治疗	20
	濒临死亡	10
	死亡	0

2. Raven 生活质量分级　Raven 生活质量分级从患者的肿瘤是否得到治疗、控制与残疾状况，将肿瘤患者的生活质量分为三级（表 11-2）。

表 11-2　Raven 生活质量分级

肿瘤状况	残疾状况	生活质量
肿瘤已治疗，得到控制	无残疾	能正常生活
	因肿瘤治疗而出现残疾： 器官的截断或截除（如截肢、生殖器官切除等） 器官的切开或大手术（如气管造口、结肠造口等） 内分泌置换治疗（如甲状腺切除、垂体切除等） 心理反应、精神信念改变等 其他，如家庭、职业、社会活动等问题	生活质量好
肿瘤已治疗，得到控制	因肿瘤本身而出现残疾： 全身性反应（如营养不良、贫血、疼痛、焦虑、恐惧等） 局部性残疾（如膀胱与直肠功能障碍、软组织与骨的破坏、病理性骨折、四肢瘫、截瘫、偏瘫等） 其他，如家庭、职业、社会活动等问题	生活质量好
肿瘤未得到控制	因肿瘤本身与治疗而出现残疾	生活质量较差，生存期有限

(四) 康复治疗

脑肿瘤患者康复治疗的总目标是提高生存率,延长生存时间,提高生活质量,是对疾病、心理、全身状况、功能等的全面康复。

1. 脑肿瘤本身的治疗　手术是治疗脑肿瘤最直接、最有效的方法。手术切除原则是在保留正常脑组织的基础上,尽可能彻底切除肿瘤。有些肿瘤无法全部手术切除或患者全身情况不允许手术切除及对放射治疗较敏感的肿瘤,需行放疗、化疗,同时可行免疫治疗、中医药治疗等。肿瘤周围的水肿以及肿瘤术后出现的脑组织水肿均可导致颅内压增高,直接影响肿瘤的预后,针对颅内压升高,可以采用床头抬高、脱水治疗、脑脊液引流等方式降低颅内压。

2. 康复治疗　颅内肿瘤患者主要的功能障碍包括言语功能障碍、吞咽功能障碍、认知功能障碍、感觉功能障碍、运动功能障碍等。由于大多数患者共同存在这些问题,所以康复治疗对颅内肿瘤患者来说非常必要。对于一般情况良好的患者来说,恢复其基本功能是康复治疗目标。但对于神经系统症状逐渐加重的患者来说,则应更注重姑息性康复治疗的开展。

对颅内其他疾患(如脑卒中、颅脑损伤)所采取的康复治疗,同样适用于脑肿瘤患者,但对于恶性脑肿瘤患者,需要谨慎使用理疗,因为大部分理疗可能导致肿瘤局部病灶扩散。对肿瘤引起的并发症,如压疮、肩周炎等,可以使用紫外线、超短波、中频等治疗。在脑肿瘤患者中,原发肿瘤与转移性脑肿瘤患者接受康复治疗,功能恢复情况相近,但对于肿瘤复发的患者,功能恢复情况较未复发者差。有研究表明,相对于其他类型的肿瘤,脑膜瘤具有更好的康复治疗效果。

3. 特殊问题的处理

(1)癌痛:恶性脑肿瘤60%的患者存在癌痛,其中50%左右存在严重的疼痛。WHO确立的三阶梯镇痛原则是一个经典的癌痛指南,在临床实践中被广泛接受,它强调根据癌痛强度进行相应的治疗。强调按阶梯给药、尽量口服给药、按时给药、给药个体化等原则。但在临床实践中却存在不足,因为癌痛的处理远比三阶梯镇痛原则复杂。美国国立综合癌症网络(National Comprehensive Cancer Network,NCCN)提出的成人癌痛临床实践指南除了强调上述原则以外,还针对临床实践中的问题进行了细化:①强调了癌痛的全面筛查和评估。②把阿片类药物作为癌痛治疗的核心药物。③用药过程中注重社会心理支持以及患者和家属的宣教。④强调对阿片类药物不良反应的预防,如便秘、呼吸抑制、恶心等。⑤关注多学科的综合治疗。

(2)营养支持:恶性脑肿瘤患者是营养不良的高危人群,患病率高达40%～80%。营养是影响脑肿瘤患者康复的易变因素。许多抗肿瘤治疗严重影响患者的营养状况,从而导致住院时间延长,生活质量下降,生存率和生活自理能力下降。

(五) 疗效与结局

不同种类的脑肿瘤,在生长速度、对功能的影响及整体预后等方面都有很大差别。其差别主要取决于肿瘤的生长位置和可行的降颅压处理。在良性脑肿瘤中,肿瘤的大小、部位、肿瘤组织学特点、手术切除程度等都影响肿瘤预后。微创手术对肿瘤直径小于2mm的患者效果很好,但局部复发很常见。现已开展内镜下手术切除肿瘤来代替传统的开颅手术,术后放疗可以提高患者的长期生存率。其中最常见的为脑膜瘤,脑膜瘤术后平均生存期为9年,后颅窝和鞍结节脑膜瘤的术后生存为6年。脑膜瘤的术后10年生存期为43%～78%。手术后死亡的原因主要是未能全切肿瘤、术前患者状态不好、肿瘤变性或伴有颅骨增厚。在恶性脑肿瘤中，患者的年龄、病程长短、肿瘤细胞学特性、术后意识状态、Karnofsky 功能评分均为影响预后的重要因素，5 年生存率为 35%～50%。其中，星形细胞瘤预后最好，多形性胶质母细胞瘤预后最差。低级别的颅内星形细胞瘤可完全切除。但是对于某些部位的肿瘤手术切除风险不能排除时，可以使用放疗。除非高度恶性肿瘤侵犯脑桥、下丘脑、脑白质，否则就应行扩大切除术。适当的术后放疗可延长生存期。

四、小结

对于原发性脑肿瘤，术后切除肿瘤，尽可能将肿瘤细胞移除干净，避免细胞增生仍是最普遍的治疗模式。术后根据肿瘤的性质、生长情况等，进行观察追踪、适时放化疗，以控制肿瘤的生长，有效延长患者生存时间。针对脑肿瘤导致的一系列功能障碍，可以进行康复治疗。患者已有的神经系统症状，决定其康复治疗目标和具体措施。对于一些情况良好的患者，恢复基本功能是康复治疗的目标。但对于神经系统症状逐渐加重的患者，则应更加注重姑息性治疗的开展。

（穆景颂）

第二节　脊髓占位性病变

一、概述

脊髓占位性病变包括脊髓肿瘤、椎管内血肿等疾病。脊髓髓内肿瘤占椎管内肿瘤的 10%～15%，较多见于颈段及胸段，80%为神经胶质瘤，其中以室管膜瘤最多，占 55%～60%；其次为星形细胞瘤，约占 30%。其他较少见的尚有血管瘤、脂肪瘤、转移瘤和先天性肿瘤等。病理上主要侵犯灰质，有垂直发展倾向。肿瘤累及脊髓灰质，出现相应的结构损害征象，如感觉障碍或感觉分离，肌肉萎缩等。脊髓肿瘤引起神经系统功能障碍的有效治疗方法是手术切除。脊膜瘤、神经鞘瘤等髓外硬膜内肿瘤手术效果较好。而星形细胞瘤、室管膜瘤等髓内肿瘤与正常脊髓界限不清，手术效果较差。脊髓占位性病变因其病灶位于脊髓内，常导致病变节段以下脊髓神经失支配效应，如病变节段以下神经支配区域深浅感觉的减退、运动功能障碍、大小便功能障碍等。

二、病例摘要

患者曾××，男性，62 岁，因双下肢乏力 8 年，加重伴大小便功能障碍 2 个月入院。

患者于 8 年前无明显诱因感双下肢乏力，在当地医院就诊，行磁共振检查发现 T_2～T_3 占位性病变，行手术治疗，术后病理为室管膜瘤。术后患者仍感双下肢乏力，术后复查仍显示占位病变存在，多次复查病变均较前增大。2014 年 1 月患者下肢乏力明显加重，不能行走，伴大小便功能障碍，为进一步治疗来我院就诊，2014 年 3 月 14 日门诊以“T_2～T_3 椎管内室管膜瘤”收入神经外科。入院诊断：T_2～T_3 脊髓室管膜瘤术后复发。于 2014 年 3 月 18 日在全麻下行 T_2～T_3 复发占位性病变切除＋硬膜修补＋椎板减压术，术后给予预防感染、营养神经、护胃等治疗，患者病情逐渐好转，切口愈合并拆线。术后出现骶尾部压疮。2014 年 4 月 8 日转康复科。

附图：手术前后 MRI 检查结果（图 11-5，图 11-6）。

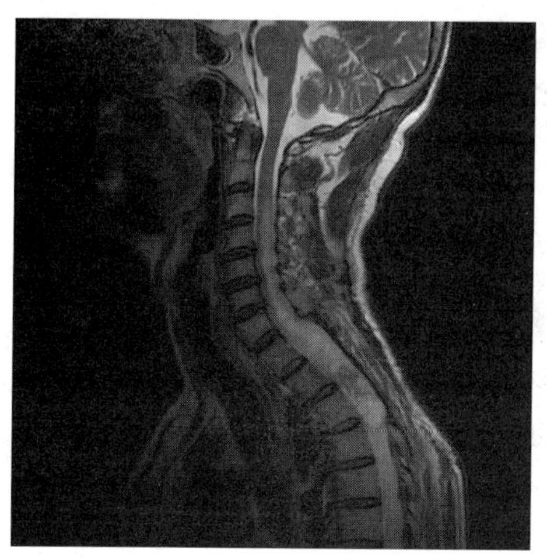

图 11-5 术前 MRI 检查矢状面

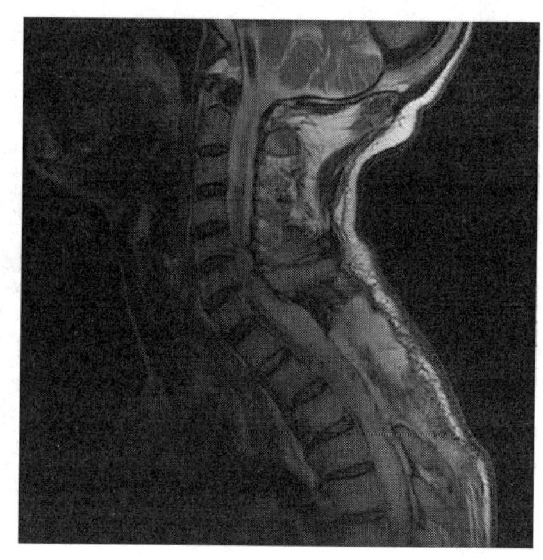

图 11-6 术后 MRI 检查矢状面

转入时查体：体温 36.8℃，脉搏 75 次/分，呼吸 22 次/分，血压 128/70mmHg。神志清楚，言语流利，背部见 T_1～T_4 中线竖形手术切口，已愈合。T_1～T_4 棘突缺如，皮下压迫有波动感，骶尾部见 4cm×5cm 深达皮下层Ⅲ°压疮，有血性渗液，双上肢及胸腹部浅深感觉无异常，双肋弓下缘以下痛觉消失，轻触觉存在，位置觉、图像辨别觉消失，双上肢肌力、肌张力未见异常，双下肢肌力 1～2 级，双侧肱二头肌腱反射、肱三头肌腱反射(＋＋)、双侧提睾反射(＋)，双侧膝、跟腱反射均(－)，双侧 Babinski 征阳性，脑膜刺激征(－)，肛门指检自主收缩差，球海绵体反射(±)。

诊疗经过：转入后给予营养神经、改善微循环、降低尿道内括约肌痉挛及对症支持的药物治疗。患者反复发热，无呼吸道感染症状，中段尿培养和痰培养、血培养均未见致病菌，骶尾部压疮渗出较多，考虑骶尾部感染所致，予头孢孟多酯抗感染治疗。5 月 4 日骶尾部压疮分泌物培养示：粪肠球菌及金黄色葡萄球菌。予替考拉林抗感染治疗、骶尾部创面换药以及综合康复治疗。6 月 4 日转整形科，6 月 13 日在局麻下行骶尾部压疮清创＋臀大肌肌皮瓣转移修复术，术后予换药等对症支持治疗，术口愈合良好。于 6 月 25 日再次转入康复科行综合康复治疗及训练。转入后针对骶尾部压疮行紫外线、红外线治疗；脊髓术区紫外线、低频脉冲电、干扰电理疗防止局部软组织粘连和瘢痕增生；电动起立床训练和震动排痰、肺部超短波、紫外线防止坠积性肺炎和直立性低血压；双下肢功能性电刺激理疗及双下肢截瘫肢体综合训练，针灸治疗等综合康复治疗防止失用性肌萎缩和静脉血栓形成。康复护理方面：行骶尾部压疮换药，定时翻身。行骶尾部皮瓣转移修复术后，予以侧卧和俯卧，防止植皮区受压，保持局部术区清洁干燥。拔除尿管行间歇导尿和膀胱功能训练，防止泌尿道感染。康复治疗 4 个月后，患者病情稳定出院。

出院时情况：患者神志清楚，对答切题。背部见胸 1～4 中线竖形手术切口，已愈合，骶尾部见一直径约 7cm 的圆形植皮区和右臀部长约 13cm 的“S”形手术切口，愈合良好。双肋弓下缘以下痛触觉减退，位置觉、图像辨别觉消失。双上肢肌力、肌张力未见异常，双下肢肌力 1 级，双上肢肌腱反射(＋＋)、双侧提睾反射(＋)，双侧膝腱反射未引出，双侧跟腱反射(＋＋)，双侧 Babinski 征(＋)，脑膜刺激征(－)，肛门指检有收缩，球海绵体反射弱。大小便有感觉，不能完全自主排尿，间歇导尿；排便费力。

附图：出院前 MRI 检查结果(图 11-7)。

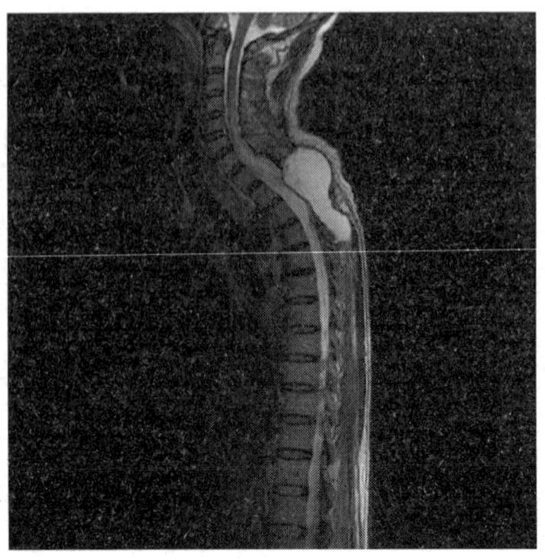

图 11-7　2014 年 8 月 14 日康复治疗后 MRI 检查矢状面

三、病例分析

(一) 病变部位与临床表现的关系

脊髓室管膜瘤主要指脊髓细胞性室管膜瘤，其起源于脊髓中央管的室管膜上皮细胞和终丝等部位的室管膜残存物，在中央管内向脊髓上下生长。它是脊髓髓内肿瘤发生率的第一位，好发于颈段脊髓。局部持续性疼痛为该肿瘤最常见的初起症状，运动障碍和感觉异常是常见的症状。患者可较早地出现鞍区感觉障碍、膀胱和直肠括约肌功能紊乱。X 线片通常无阳性发现，部分患者伴有脊柱侧凸，部分患者呈脊柱后凸畸形。室管膜瘤体积增大明显时可发现椎管径增大。肿瘤巨大者可有椎体后缘扇贝样改变。CT 可显示室管膜瘤侵犯部位的脊髓或终丝增大增粗。椎弓根变细，椎管扩大，椎体后缘扇贝样改变。MRI 可显示室管膜瘤发病部位的脊髓常呈中央对称性增粗，同时可显示肿瘤呈中央性膨胀性生长，或腊肠状，边界清楚，肿瘤的上级和下级可继发广泛性空洞，肿瘤可出现瘤内囊性变，其近端出现脊髓水肿。目前外科手术切除肿瘤是确切有效的治疗方法。但术后患者仍有不同程度的遗留病变节段以下脊髓平面的感觉和运动功能障碍、鞍区感觉障碍、膀胱和直肠运动功能障碍。

(二) 康复评定

针对患者主要的功能障碍：肢体感觉运动功能障碍、大小便功能障碍可进行相应的功能评定。大小便功能障碍评估方面：评估患者是否可自主排尿、排便；是否需导尿，如能自主排尿，可行 B 超引导下测膀胱内残余尿量，如残余尿量大于 100ml，可行间歇性导尿；行尿流动力学检查，观察膀胱和尿道内压力情况。

(三) 康复治疗

1. 针对患者的感觉功能障碍，应教会患者利用残存的正常感觉对周围环境的变化做出正确的反应，防止烧伤、烫伤、冻伤、擦伤、跌伤等不必要的损伤。特别是患者的触温觉减退，需注意避免暖气设备或取暖器具烫伤。

2. 针对患者截瘫，肌力训练，根据不同损伤平面，训练残存肌力；训练利用轮椅或辅助工具的能力。进行床椅、坐-站体位转移等日常生活能力训练，训练患者尽量达到生活自理，并尽可能地回归社会，参与社会活动和工作。

3. 针对患者不能自主排尿，大便排便困难的膀胱直肠功能障碍，可行药物结合功能训练。予以开塞露润滑通便,高纤维膳食和润肠通便药促进大便排泄;拔除留置导尿,行间歇导尿,予以冷热无菌生理盐水膀胱灌注刺激膀胱内压力和温度感受器进行排尿功能训练。行尿流动力学检查,如为膀胱内压过高、括约肌痉挛导致尿潴留的类型,可予以巴氯芬片降低尿道内括约肌痉挛促进自主排尿,必要时可结合 β 受体阻滞剂联合用药。

4. 术后病情稳定后即可开始进行循序渐进地坐起和电动起立床站立训练,逐渐恢复自主神经对血管的调节功能,克服和消除直立性低血压对训练的影响。患者长期卧床,肢体功能残障,易产生不同程度的心理疾病。在康复治疗中应帮助患者正确认识和接受已经存在严重残疾的现实,树立战胜疾病的信心,正确对待疾病,对待未来的生活和工作,坚定治疗的意志,调动患者的主动参与意识,教育家属,共同做好患者的思想工作。心理疾病严重时,可予以抗抑郁和精神分裂的药物,如奥氮平治疗。

(四)疗效及预后

本病例中患者经康复治疗后感觉运动功能有部分恢复,双下肢感觉平面以下恢复部分痛觉,但痛觉仍是减退的。肌力有轻度的恢复,但在站立平衡和自主运动方面仍存在困难,仍存在排尿排便功能障碍。这与原发病的位置和对脊髓的损伤程度是呈正相关的,有可能伴随患者终生成为后遗症。但如何提高患者的生存质量,减少因截瘫、卧床带来的并发症是康复治疗的目标。及时的康复介入,可以通过被动站立训练和肺部理疗防止坠积性肺炎;可以通过被动运动保持关节活动度,防止关节僵硬和粘连、防止失用性肌肉萎缩、防止静脉血栓;通过康复护理,防止泌尿系统感染,防止压疮的形成;通过心理疏导防止疾病后抑郁。

四、小结

脊髓占位性病变根据其病灶的位置不同,对脊髓神经的损伤表现各有不同。引起病变和损伤节段以下平面的感觉和运动功能障碍、大小便功能障碍以及随之而来的心理疾患,常易并发免疫功能低下以及肺部感染、泌尿道感染、骶尾部压疮、静脉血栓。积极治疗原发病是康复治疗的前提,术后即应早期进行康复训练,挽救残存功能、防止并发症。目前临床上针对这类患者的康复主要是在外科手术治疗结束后,进行物理治疗,防止肢体肌肉失神经支配性和失用性萎缩、防止压疮、静脉血栓、泌尿系感染、肺部感染等并发症;同时,尽可能地通过训练,使机体残存的部分功能得以代偿,从而达到最大程度的生活自理。

(魏 铁 张建宏)

推荐读物

1. 南登崑,黄晓琳. 实用康复医学. 北京:人民卫生出版社,2009.
2. 卓大宏. 中国康复医学. 第 2 版. 北京:华夏出版社,2003.
3. 倪朝民. 神经康复学. 第 2 版. 北京:人民卫生出版社,2013.
4. CSCO 肿瘤营养学治疗专家委员会. 恶性肿瘤患者的营养治疗专家共识. 临床肿瘤学杂志,2012,17(1):59-69.
5. 于世英. 癌症相关性乏力的诊治策略. 中国疼痛医学杂志,2012,18(10):590-592.
6. 张建宏. 脊柱肿瘤误诊为腰椎间盘突出症 6 例分析. 中国康复,2000,2(1):18-20.

第十二章

周围神经病

第一节　三叉神经痛

一、概述

三叉神经痛(trigeminal neuralgia,TN)是原因不明的三叉神经分布区内反复发作的阵发性剧烈痛,又称原发性三叉神经痛。神经系统一般无阳性体征,多发生于中老年人,右侧多于左侧。该病的特点是:疼痛限于三叉神经分布区的一支或两支,以第二、三支最多;三支同时受累极为罕见,无先兆发病,骤发、骤停,表现为闪电样、刀割样、烧灼样、针刺样或撕裂样的剧烈性疼痛,历时数秒或数分钟,疼痛以面颊、上下颌及舌部最为明显,口角、鼻翼、颊部和舌部为敏感区,轻触即可诱发,称为扳机点。说话、洗脸、刷牙、咀嚼、呵欠或微风拂面,均可诱发疼痛。疼痛呈周期性发作,发作间歇期同正常人一样。严重者可伴有面部肌肉的反射性抽搐,口角牵向患侧,称为痛性抽搐。

二、病例摘要

患者梁××,男,52 岁,因反复左侧颜面部闪电样疼痛 1 年余,加重 2 个月于 2014 年 10 月 17 日入院,2014 年 10 月 27 日出院。

患者诉 1 年余前无明显诱因出现左侧颜面部剧痛,呈发作性闪电样疼痛,发作持续时间每次 1～5 分钟,疼痛以眶下鼻旁下颌耳旁为主,说话、进食、刷牙均可诱发,间歇期无明显疼痛,不伴流泪、畏光,外院诊断为“三叉神经痛”,目前口服卡马西平 1.0g/d。近 2 个月来疼痛发作次数增加,持续时间延长,严重影响生活。为进一步诊治来我院,门诊以“三叉神经痛”收入住院。发病以来无心慌、心悸、呼吸困难,无鼻塞、流涕,精神、食欲欠佳,时有恶心、头晕,疼痛发作影响睡眠,大便难解、小便无异常,体重减轻 10kg。既往病史:既往患者“高血压病史”20 年,现服用坎地沙坦治疗,血压控制一般。体格检查:体温 36.9℃,脉搏 76 次/分,呼吸 18 次/分,血压 149/88mmHg。神志清醒,定向力、理解力、判断力、计算力、记忆力检查正常。颅神经:嗅觉检查正常,视力粗测正常,视野、眼底检查正常,眼睑无下垂,眼裂等大,眼球各项运动正常,双侧瞳孔等大等圆,直径约 3.5mm,对光反应灵敏。左面部痛温觉及轻触觉正常,左鼻旁嘴角有扳机点可诱发疼痛。双侧颞肌、咀嚼肌无萎缩,张口无歪斜,双侧额纹对称,闭眼对称有力,鼻唇沟无变浅,鼓腮无漏气,示齿

时口角无歪斜，舌前 2/3 味觉正常。听力粗测正常；双侧咽腭弓对称，腭垂（悬雍垂）居中，咽反射存在，声音无嘶哑，饮水无呛咳，吞咽无困难。双侧斜方肌、胸锁乳突肌均无萎缩，双侧转头、耸肩对称有力，舌肌无萎缩及震颤，伸舌无偏斜。

入院诊断：1. 左三叉神经痛（第二、三支）；2. 原发性高血压。

诊疗经过：入院后查肝肾功能、血脂、血凝、电解质、三大常规结果正常，心电图结果正常，肿瘤十二项结果正常，胃镜检查：提示慢性浅表性胃炎。颅底薄层螺旋 CT 平扫＋三维重建诊断意见：考虑双侧中耳乳突炎；余颅底 CT 扫描未见异常（图 12-1、图 12-2）。三叉神经 MRI 三维高分辨率重建提示：左侧三叉神经根部见迂曲血管影紧贴走行；右侧三叉神经桥池段结构未见明确异常，周围未见明显血管压迫。诊断意见：考虑血管压迫左侧三叉神经可能，请结合临床（图 12-3、图 12-4）。入院后予口服药物对症治疗，于 2014 年 10 月 20 日行左半月神经节射频毁损术，术后疼痛明显减轻。

出院时情况：患者诉左侧颌面部闪电样疼痛消失。体格检查：神志清醒，定向力、理解力、判断力、计算力、记忆力检查正常，头颅：大小正常，无畸形，毛发正常，未见静脉曲张，无血管异常搏动，颅内大动脉听诊区未闻及血管杂音。颅神经：嗅觉检查正常，视力粗测正常，视野、眼底检查正常，眼睑无下垂，眼裂等大，眼球各项运动正常，双侧瞳孔等大等圆，直径约 3.5mm，对光反应灵敏。左面部痛温觉及轻触觉正常，左鼻旁嘴角有扳机点可诱发疼痛。双侧颞肌、咀嚼肌无萎缩，张口无歪斜，双侧额纹对称，闭眼对称有力，鼻唇沟无变浅，鼓腮无漏气，示齿时口角无歪斜，舌前 2/3 味觉正常。听力粗测正常；双侧咽腭弓对称，悬雍垂居中，咽反射存在，声音无嘶哑，饮水无呛咳，吞咽无困难。双侧斜方肌、胸锁乳突肌均无萎缩，双侧转头、耸肩对称有力，舌肌无萎缩及震颤，伸舌无偏斜。

出院诊断：1. 左三叉神经痛（第二、三支）；2. 高血压。

出院医嘱：①注意休息，仍继续口服卡马西平，逐渐减量。②避免过度劳累，避免头面受寒，适当加强功能锻炼，积极治疗原发疾病。③不适随诊。

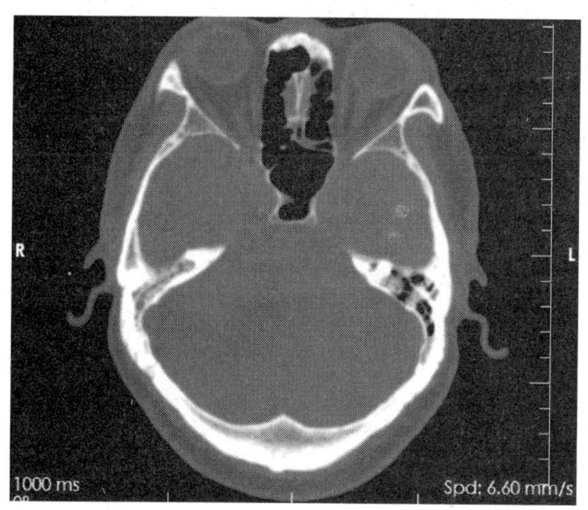

图 12-1　颅底薄层螺旋 CT 平扫：考虑双侧中耳乳突炎；余颅底 CT 扫描未见异常

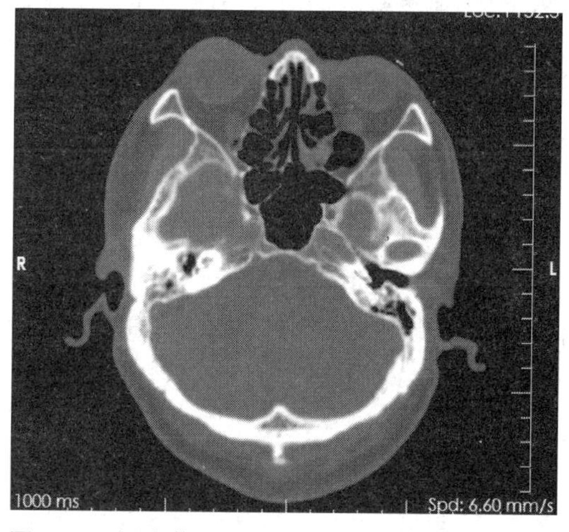

图 12-2　颅底薄层螺旋 CT 平扫（不同层面）：考虑双侧中耳乳突炎；余颅底 CT 扫描未见异常

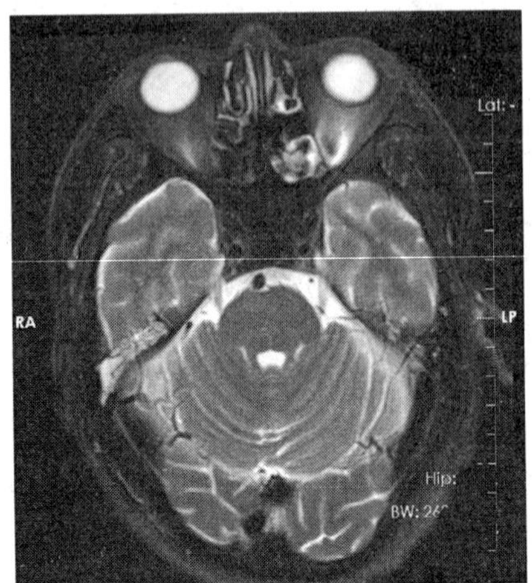

图 12-3　三叉神经 MRI(T_1加权成像)示:左侧三叉神经根部见迂曲血管影紧贴走行

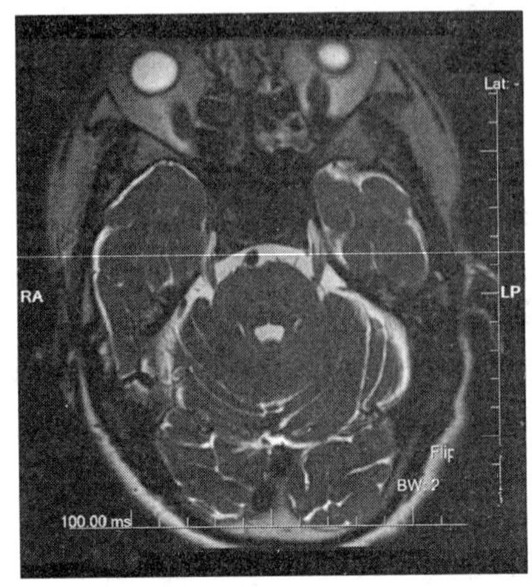

图 12-4　三叉神经 MRI(T_2加权成像)示:左侧三叉神经根部见迂曲血管影紧贴走行

三、病例分析

(一) TN 的临床诊断

TN 的年发病率是(4～5)/10 万,是最常见的神经痛。在国际头痛协会最新版的头痛分类中,将症状性三叉神经痛(symptomatic TN,STN)和原发性三叉神经痛(classical TN,CTN)区分开来:CTN 包括所有没有明确病因的 TN,如特发性 TN 及血管压迫第五对颅神经所致的 TN;而 STN 是指继发于肿瘤、恶性神经鞘瘤、颅底结构异常等导致的 TN。必须强调的是,典型和非典型症状的划分是以患者所具有的综合征为基础,而不是依据其病因。

临床医师治疗 TN 患者所面对的第一个问题即是要准确地区分:是 CTN 还是 STN?

本例患者疼痛症状为典型的三叉神经痛综合征,但是病史中患者 1 年来恶心、呕吐、食欲不佳,体重减轻 10kg,因此不能排除肿瘤引起的 STN。所以有必要行头颅 CT 及 MRI 辅助检查。行胃镜检查:仅提示慢性浅表性胃炎。血液肿瘤十二项检查未见异常。而常规序列神经影像学检查(MRI、CT)可检查出一定的颅底占位性病变,但不能检查出是否存在血管压迫,本例患者行颅底薄层 CT 未见占位性病变。而 MRI 的 3D-FLASH 序列,可显示出三叉神经及其周围的血管情况(图 12-3、图 12-4);可见左侧小脑上动脉紧贴左侧三叉神经根部,考虑为 CTN。

(二) TN 的康复治疗

1. 药物治疗　TN 的首选治疗是药物治疗,如果没有其他特殊原因,大多数情况下药物治疗应该立即实施,并且通常是有效的。

最新的美国神经病学学会(AAN)与欧洲神经病学学会联盟(EFNS)的指南一致认为,CTN 的一线治疗药物有 2 种,卡马西平(200～1200mg/d)和奥卡西平(600～1800mg/d)。虽然卡马西平的疗效优于奥卡西平,但后者安全性方面的顾虑更少一些。

本病例患者病程 1 年,已服用卡马西平片,最高剂量为 1.0g/d,同时伴有头晕、口干、恶心、消化不良等副作用,患者难以忍受消化不良、头晕等药物副作用,且三叉神经痛已再发2 个月。

当止痛效果差或者出现患者无法耐受的药物副作用而导致药物治疗失败时,接下来考虑的选择是外科治疗。因此外科手术时机和手术方法的选择又成为患者要面临的问题。

2. 外科手术　虽然没有强有力的证据支持 TN 的外科手术治疗，但数以千计经手术治疗患者的疗效表明，TN 的外科治疗是有效和安全的，对于药物难治性 TN 患者建议尽早行手术治疗。

外科手术的措施各式各样，最佳分类方法是根据手术治疗的靶部位来分类：经皮半月神经节切除术，靶部位是神经节本身；伽玛刀放射术，靶部位是三叉神经根；也可行后颅窝血管减压术。

本病例中，经过告知患者药物和手术治疗利弊，结合医院、医师技术优势，患者最终选择左半月神经节射频治疗术并于 2014 年 10 月 20 日局麻下行经卵圆孔半月神经节射频治疗术。术后患者颜面部疼痛明显减轻，无触诱发疼痛，患侧面部稍感麻木。经过密切观察 1 周，患者疼痛基本消失（卡马西平已减量至 0.1g，每日 2 次），于 2014 年 10 月 27 日出院。

四、小结

关于 TN 的诊断、药物治疗和手术治疗方面仍然存在一些问题尚未解决，在 TN 患者中，MRI 可考虑用于检查患者的结构性改变。卡马西平或奥卡西平为 TN 药物治疗的一线用药。TN 患者药物治疗无效时，可以尽早考虑外科手术的治疗。

（王　俊）

第二节　面神经炎

一、概述

面神经炎又称面神经麻痹（facial palsy）、贝尔麻痹（Bell's palsy），是指茎乳孔以上面神经管内段面神经急性非化脓性炎症引起的周围性面神经麻痹。

面神经炎在脑神经疾患中较多见，这与面神经管是一狭长骨性管道解剖结构有关。当岩骨发育异常，面神经管可能更为狭窄，这可能是面神经炎发病的内在因素。

面神经炎发病的外在原因尚不清楚。根据其早期病理变化主要为面神经水肿、髓鞘及轴突有不同程度变性，推测可能因面部受凉，面神经营养微血管痉挛，引起局部组织缺血、缺氧所致。也有认为与病毒感染有关，但一直未分离出病毒。近年来也有认为可能是一种免疫反应。膝状神经节综合征（ramsay-hunt syndrome）则为带状疱疹病毒感染，使膝状神经节及面神经发生炎症所致。

面神经炎在任何年龄段均可发病，多见于 20～40 岁。性别无明显差异。我国发病率为（20～42.5）/10 万，患病率为（258～425.7）/10 万，伴有糖尿病、高血压、多发性硬化、孕妇及围生期患者患病率更高。

二、病例摘要

患者李××，男，49 岁，因突发口角歪斜半日于 2013 年 11 月 29 日入院。于 2013 年 12 月 11 日出院。

患者于 2013 年 11 月 29 日晨起洗漱时发现口角轻度向右侧歪斜，当时以为受凉缘故，面部无疼痛及麻木等不适，未予重视。上午在单位上班期间被同事再次提醒，且自觉症状有所加重，喝水时少许水从左侧口角漏出，遂来院就诊，门诊初步检查后以“左侧面神经炎”收住院进一步检查及治疗。患者发病前1周在单位有连续多日加班疲劳并“感冒”病史，自服“感冒灵”冲剂后感冒症状控制。发病以来无发热、无头晕、头痛等不适，言语交流正常，四肢活动自如。

既往有高血压病史3年，目前自服硝苯地平控释片1片(30mg)，每日1次，自诉血压控制可。否认冠心病、糖尿病、高脂血症等慢性病史。

入院查体：体温36.8℃，血压135/85mmHg，神志清楚，精神尚可，营养发育中等，自主体位，查体合作，皮肤巩膜无黄染，周身浅表淋巴结未及肿大。头颅无畸形及压痛，额纹不对称，左额纹近乎消失，左眼睑不能完全闭合，瞳孔等大等圆，直径3mm，光反射敏感，眼球活动尚可，无震颤。外耳道无分泌物及疱疹，乳突及副鼻窦无压痛。鼻唇沟不对称，左侧明显变浅，左侧口角下垂，示齿时口角明显右偏。咽稍充血，伸舌居中，舌运动尚可，味觉正常，扁桃体不大。脊柱正常生理弧度存在，棘突及椎旁无压痛及叩痛，生理反射存在，病理反射未引出。

入院诊断：1. 左侧面神经炎；2. 原发性高血压。

诊疗经过：入院后完善常规检查，如血、尿、便常规，血生化，胸片，心电图等以了解患者一般状况。患者常规检查无异常。完善相关功能评估，如表情肌肌力检查、面神经瘫痪严重程度评估等。患者入院左侧面部表情肌肌力1级，左侧面神经瘫痪程度Ⅴ级。

主要存在的问题：左侧面部表情肌瘫痪，影响日常生活，暂缓工作。针对患者存在问题，康复治疗采用综合治疗。

康复治疗：①康复宣教，注意休息，清淡饮食，多食富含蛋白质、维生素、易消化食物，保证营养均衡，进食后可有食物残渣滞留患侧齿颊间隙，注意口腔清洁。保持情绪稳定，积极配合治疗。避免受凉，保证充足睡眠，因左眼闭合不全夜间睡眠应用眼罩保护眼睛，减少感染机会。患者合并有高血压，按时并规律服药，注意监测血压波动情况，保持血压稳定。②药物治疗，泼尼松20mg，每日3次，连续应用5日后减量，每日递减10mg至停药。维生素B_1 0.1g和维生素B_{12} 0.5mg，肌内注射，每日1次。硝苯地平控释片1片(30mg)，每日1次。③物理因子治疗，超短波治疗(无热量)15分钟，每日1次，连续使用1周后，改红外线照射20分钟，每日1次，电脑中频电疗(电体操处方)20分钟，每日1次。④运动治疗，口面部器官运动训练，包括抬额、皱眉、闭眼、闭唇，撅嘴、鼓腮、示齿等动作各5～10次，每日3次。⑤作业治疗，积极参与和咀嚼与吞咽有关的日常生活活动，如每日正常进食、每日数次用患侧嚼口香糖等。⑥言语治疗，如发音吐字训练，每日数次，正常参与日常言语交流。⑦中国传统康复治疗，在矫姿镜反馈下，行面部按摩，沿面部、颞部、额部环形顺时针按摩，点按上关、下关、翳风、大迎、阳白、迎香等穴位，每次5～10分钟，每日3次。

出院时情况：经2周积极治疗，患者左侧面部瘫痪症状基本消失，能主动完成抬额、皱眉、闭眼、撅嘴、闭唇、鼓腮等动作，示齿微笑两侧面部基本对称。左侧表情肌肌力4级，左侧面神经瘫痪严重程度分级Ⅱ级。进食、言语功能恢复正常。血压稳定，予出院，可重返工作岗位。

出院医嘱：①康复宣教，预防再发，通过自助方式继续家庭康复治疗直至功能完全恢复正常，如口面部器官运动训练、面部按摩等。②营养神经药物，如维生素B_1片10mg，每日3次；甲钴铵片0.5mg，每日3次，继续使用4～8周，以巩固疗效。③定期随访，每月来院复查1次。患者共门诊随访半年，左侧颜面部功能恢复正常。

三、病例分析

（一）面神经炎的临床表现

面神经炎发病前通常有受寒、感冒或疲劳史。面肌无力前几小时至1～2日，可有患侧耳后或乳突区或下颌角疼痛，随后出现一侧面神经麻痹，并于数小时至3～5日达到高峰。主要临床表现为面部表情肌无力，严重程度各异。

严重病例除面肌完全瘫痪外，还可表现或检查发现如下面神经管综合征的全部或部分症状和体征。

1. 面部表情肌麻痹，表现为病侧额纹变浅或消失，不能皱额和蹙眉。眼轮匝肌麻痹，眼裂变大，闭合不全或不能，令其闭眼时眼裂不能闭合，眼球向上外方能转动，露出白色巩膜，称为贝耳(bell)现象。由于口轮匝肌和面颊肌麻痹，病侧鼻唇沟变浅，口角下垂，示齿时口角歪向健侧，鼓腮漏气，漱口漏水，吹口哨不能，咀嚼时食物常滞留于齿颊之间。

2. 岩浅大神经受累，病侧泪腺分泌减少，角膜干燥，为膝状神经节以上神经受累所致。

3. 鼓索神经受累，病侧舌前2/3味觉丧失，唾液分泌减少，为茎乳孔以上神经受累所致。

4. 镫骨肌神经受累，病侧听觉过敏或(和)耳鸣，听反射异常，为镫骨肌分支以上神经受累所致。

5. 少数病例病侧三叉神经分布(1支或多支)有感觉过敏，机制尚不清楚。

根据面神经炎典型的临床表现，其诊断并不困难，但在确诊前需排除下列疾患可能：①中枢性面瘫，系由于对侧皮质脑干束受损所致，仅表现为病变对侧下组面肌瘫痪。②其他原因引起的周围性面瘫，如急性感染性多发性神经根神经炎，可有周围性面神经麻痹，但常为双侧性，绝大多数伴有其他颅神经及肢体对称性瘫痪和脑脊液蛋白细胞分离现象等。脑桥损害，脑桥面神经核及其纤维损害可出现周围性面瘫，但常伴有脑桥内部邻近结构，如展神经、三叉神经、锥体束、脊髓丘系等的损害，而出现同侧眼外直肌瘫痪、面部感觉障碍和对侧肢体瘫痪(交叉性瘫痪)，见于该部肿瘤、炎症、血管病变等。小脑脑桥角损害，多同时损害三叉神经、位听神经、同侧小脑及延髓，故除周围性面瘫外，还可有同侧面部痛觉障碍、耳鸣、耳聋、眩晕、眼球震颤、肢体共济失调及对侧肢体瘫痪等症状，称“小脑脑桥角综合征”，多见于该部肿瘤、炎症等。面神经管邻近的结构病变，见于中耳炎、乳突炎、中耳乳突部手术及颅底骨折等，可有相应的病史及临床症状。茎乳孔以外的病变，见于腮腺炎、腮腺肿瘤、颌颈部及腮腺区手术等。除仅有周围性面瘫外，尚有相应疾病的病史及临床表现。

（二）面神经炎的康复评定

完善的专科检查和康复评定有利于全面了解患者功能受损情况、进一步明确诊断和制定康复治疗计划。对于面神经炎患者在行专科检查与康复评定时根据病情尽量完善下列评估。

1. 面部运动器官功能检查

(1)额部检查：①观察额部皮肤皱纹是否对称、变浅或消失，眉目外侧是否对称、下垂。②抬眉运动，检查额枕肌额腹运动功能。③皱眉运动，检查皱眉肌是否能运动，两侧眉运动幅度是否一致。

(2)眼的检查：①观察眼裂大小，两侧是否对称、变小或变大，上眼睑是否下垂，下眼睑是否外翻，眼睑是否抽搐、肿胀，眼结膜是否充血、溃疡，是否有流泪、干涩、酸、胀症状。②闭眼运动，检查闭眼时注意患侧口角有无提口角运动，患侧能否闭严及闭合程度。

(3)鼻的检查：①观察鼻唇沟是否变浅、消失或加深。②耸鼻运动，观察压鼻肌是否有皱纹，两侧上唇运动幅度是否相同。

(4)面颊部检查：观察面颊部是否对称、平坦、增厚或抽搐。面部是否感觉发紧、僵硬、麻木或萎缩。

(5)口的检查：①观察口角是否对称、下垂、上提或抽搐，口唇是否肿胀，人中是否偏斜。②示齿运动，注意观察两侧口角运动幅度，口裂是否变形，上下牙齿暴露的数目及高度。③撅嘴运动，注意观察口角两侧至人中的距离是否相同，撅嘴的形状是否对称。④鼓腮运动，主要检查口轮匝肌运动功能，观察两侧腮鼓是否对称，口角是否漏气。

(6)茎乳突检查：观察茎乳突是否疼痛或压痛。

(7)耳的检查：观察是否有耳鸣、耳闷、听力下降，耳部有无疱疹。

(8)舌的检查：检查舌前 2/3 味觉减退或消失。

2. 面神经瘫痪严重程度分级　通常应用 House-Brackmann 面神经瘫痪严重程度分级来评价面神经受损程度(表 12-1)。

表 12-1　House-Brackmann 面神经瘫痪严重程度分级

级别	类别	临床特征
Ⅰ级	正常	所有面部功能正常
Ⅱ级	轻度功能障碍	大体观察：眼睑闭合检查时轻度无力；可有非常轻微的联带运动 静止状态：面部对称，张力正常 运动状态：额部—功能中度至良好 眼部—轻度用力可完全闭合 嘴部—轻度不对称
Ⅲ级	中度功能障碍	大体观察：面部两侧有明显差异但不影响外观，明显可见但不严重的联带运动，痉挛，和(或)半侧面肌抽搐 静止状态：面部对称，张力正常 运动状态：额部—轻度至中度运动 眼部—用力可完全闭合眼睑 嘴部—用最大力仍有轻度无力
Ⅳ级	中-重度功能障碍	大体观察：明显的无力和(或)影响外观的不对称 静止状态：面部对称，张力正常 运动状态：额部—无运动 眼部—闭合不完全 嘴部—用最大力仍有不对称
Ⅴ级	重度功能障碍	大体观察：只有非常轻微的可察觉的运动 静止状态：不对称 运动状态：额部—无运动 眼部—闭合不完全 嘴部—仅有轻度运动
Ⅵ级	完全无功能	无运动

3. 面部表情肌肌力检查

(1)0 级：相当于正常肌力的 0。嘱患者用力使面部表情肌收缩，但检查者看不到表情肌收缩，用手触表情肌也无肌紧张感。

(2)1 级：相当于正常肌力的 10%。让患者主动运动(如抬眉、闭眼、示齿等动作)，仅见患侧肌肉微动。

(3)2 级：相当于正常肌力的 25%。面部表情肌做各种运动时虽有困难，但主动运动表情肌有少许动作。

(4)3 级：相当于正常肌力的 50%。面部表情肌能做自主运动，但比健侧差，如皱眉比健侧眉纹少或抬额时额纹比健侧少。

(5)4 级：相当于正常肌力的 75%。面部表情肌能做自主运动，皱眉、闭眼等基本与健侧一致。

(6)5 级：相当于正常肌力的 100%。面部表情肌各种运动与健侧一致。

4. 电诊断检查　根据病情可酌情于发病后 2 周开始行电诊断检查。

(1)强度-时间曲线检查：不仅可以评定面神经病变程度，还可以对预后作预测。①强度-时间曲线为正常神经支配曲线，时值<1ms，估计 1～3 个月面肌功能可以恢复正常；②强度-时间曲线为部分失神经支配，时值 1～10ms，3～6 个月面肌功能可以恢复。③强度-时间曲线为完全失神经支配，时值>10ms，面肌功能需 1 年或更长时间恢复，且多有面肌抽搐/联带运动/流眼泪等后遗症。

(2)面神经传导检查：可于发病 1 周左右安排检查。对预后预测有一定帮助。①患侧诱发的肌电动作电位 M 波波幅为健侧 30%或 30%以上者，可望在 2 个月内完全恢复。②波幅为健侧 10%～30%者，则需 2～8 个月恢复，且可能留有后遗症。③波幅为健侧 10%以下者，需 6～12 个月恢复，且多有后遗症。

(三)面神经炎的康复治疗

1. 面神经炎康复治疗原则　按病程可将面神经炎康复治疗分为急性期康复、恢复期康复和后遗症期。早期诊断、早期治疗、分期治疗和综合治疗是面神经炎康复治疗遵循的原则。急性期以消除面神经炎症和水肿、改善局部微循环为主。恢复期以患侧表情肌功能训练、提高面神经兴奋性，改善面神经营养，促进面神经功能恢复为主。后遗症期以有效控制面肌抽搐，减缓面肌萎缩，通过功能代偿或补偿方式重建表情肌功能。

2. 面神经炎治疗方案选择

(1)一般治疗：注意休息及营养，清淡饮食，多食富含蛋白和维生素食物。避免受凉，保证充足睡眠。如患者眼睑不能闭合、好流泪，尤其夜间睡眠期间需配戴眼镜或眼罩，并点滴眼药水或涂眼药膏以保护患侧眼睛。

(2)药物治疗：急性期可用泼尼松或其他激素类药物以消除面神经水肿、减轻面神经周围炎症反应；肌内注射维生素 B_1 或呋喃硫胺、维生素 B_{12} 或甲钴铵等 B 族维生素营养面神经。可酌情使用血管扩张剂如地巴唑等以改善面神经及周围组织血液循环；神经生长因子促进受损神经修复。若合并有局部疼痛可酌情使用非甾体消炎药对症治疗。

(3)物理因子治疗

1)急性期可酌情选择下列一项：①超短波治疗：发病当日即可应用，通常采用小功率治疗机。②毫米波疗法：毫米波辐射头置于患侧耳前。③He-Ne 激光或半导体激光：小剂量患侧穴位照射。

2)对于恢复期患者可酌情使用治疗:①直流电离子导入疗法。②低频脉冲电疗、调制中频电疗、感应电疗、间动电疗等。③红外线或白炽灯照射。

(4)运动治疗根据患侧表情肌肌力评估结果,在限制健侧表情肌过度牵拉情况下,训练时采用不同方法进行面部表情肌肌力训练。①肌力为0级时,可手法帮助患者做各表情肌被动运动。②肌力为2~3级时,可手法适当协助主动运动,如抬眉、皱眉、闭眼、鼓腮、示齿等动作。③肌力为4~5级时,局部给一定阻力进行训练。也可让患者对着矫姿镜进行自助训练,每个动作3~5遍,逐渐增加,每次约10分钟,每日3~4次,坚持至恢复正常。平时也可加用患侧咀嚼口香糖,以锻炼表情肌。

(5)按摩治疗:在恢复期可沿眼轮匝肌、口轮匝肌作环向按摩,沿面肌向耳根部按摩,中等强度。

(6)电针治疗:为了加强对局部刺激,可在局部体针治疗基础上,加脉冲电流刺激,每次10~20分钟,每日1次,通电量以患者感到舒适,不出现面肌抽搐为宜。

(7)穴位注射:可酌情选用维生素B_1、维生素B_{12}等药物进行穴位注射,可选取患侧地仓、颊车、下关和健侧的合谷穴,每穴注射0.2~0.5ml,每周2~3次,5次为一疗程。

(8)手术治疗:对于功能恢复差的患者,若病后2年还留有明显后遗症,可考虑整容术,如面-舌下神经吻合术、面-副神经吻合术等,后遗有面肌抽搐者,可用肉毒毒素局部注射治疗。

(四)面神经炎的疗效和功能结局

面神经炎的康复结局取决于患者病情严重程度和是否得到及时有效处理。患者一般预后良好,通常于起病1~2周后开始恢复,2~3个月痊愈。约85%病例可完全恢复,但6个月以上未见恢复者则预后较差。有的可遗有面肌抽搐或面肌抽搐,前者表现为病侧鼻唇沟的加深,口角被拉向病侧,眼裂变小,易将健侧误为病侧。后者表现为病侧面肌不自主抽动,紧张时症状更明显,严重时可影响正常工作。少数病例还可出现"鳄泪征",表现为进食时病侧眼流泪,可能为面神经修复过程中神经纤维再生时,误入邻近功能不同的神经鞘通路中所致。

肌电图检查及面神经传导功能测定对判断面神经受损的程度及其可能恢复的程度,有一定价值,可在发病两周后进行检查。

四、小结

面神经炎在临床上比较常见,平时应重视面神经炎的预防,以防发病或复发。保持精神愉快,保证充足睡眠,注意劳逸结合,避免受凉,尤其夜间避免受冷风侵袭。出现面神经炎疑似症状要及时就诊。只有早期明确诊断、及时规范治疗才能取得最大程度恢复,同时患病后要积极治疗,并注意防护。寒冷季节注意颜面及耳后部位保暖、外出戴口罩,眼睛闭合不好时应戴眼罩,以防角膜受损。用温水洗脸,并经常按摩面部,进行必要的表情肌训练。通过适宜的体育锻炼增强体质。

(陈　进)

推荐读物

1. 贾建平,陈生弟.神经病学.北京:人民卫生出版社,2013.
2. 倪朝民.神经康复学.北京:人民卫生出版社,2013.

3. Peter Duus，Mathias Bahr. Duus 神经系统疾病定位诊断学-解剖、生理、临床. 第 8 版. 刘宗惠，徐霓霓，译. 北京：海洋出版社，2006.
4. H. Royden Jones，Frank H. Netter 奈特神经系统疾病彩色图谱. 樊东升，张俊，译. 北京：人民卫生出版社，2013.
5. Shakur SF，Bhansali A，Mian AY，et al. Neurosurgical treatment of trigeminal neuralgia. Dis Mon，2011，57(10)：570-582.
6. Larsen A，Piepgras D，Chyatte D，et al. Trigeminal neuralgia：Diagnosis and medical and surgical management. JAAPA，2011，24(7)：20-25.
7. 贾建平. 神经病学. 北京：人民卫生出版社，2008.
8. 徐蔚海，赵重波. 神经内科病例分析. 北京：人民卫生出版社，2009.

第十三章

遗传性疾病

第一节 进行性肌营养不良症

一、概述

进行性肌营养不良症(progressive muscular dystrophy,PMD)是一组由遗传因素所致的原发性骨骼肌疾病,其临床主要表现为缓慢进行的肌肉萎缩、肌无力及不同程度的运动障碍。它可由多种遗传方式引起,根据不同的临床表现可分为多种类型。其中,Duchenne肌营养不良(DMD)是儿童时期常见的严重肌营养不良,为X连锁隐性遗传病,病因为基因突变所致抗肌萎缩蛋白先天缺陷,主要病理过程为肌肉纤维进行性变性、坏死、脂肪填充,可累及多系统。临床上主要表现为由肢体近端开始的两侧对称性的进行性加重的肌肉无力和萎缩。该病约占神经系统遗传病的29.4%,是神经肌肉疾病中最多见的一种。本病为基因遗传,发病年龄为3～8岁。近年研究认为其病变的基本原因在于肌肉细胞膜的异常。该病是随着年龄增长,肌肉逐渐萎缩,使行动能力渐渐消失,有些会完全丧失生活自理能力,目前尚无治愈该病的有效方法。大量证据表明系统规范的康复治疗可延缓肌肉衰减的速度,使患者肢体运动功能得到保持,从而减缓该病的进程。

二、病例摘要

患儿许××,男,6岁,走路摇摆1年,加重1个月于2011年11月26日入院。

患者缘于5岁左右走路时开始轻微左右摇摆,后出现右足跟不落地,不能跑步,易跌倒,楼梯需扶爬,蹲下后无法起来。体格检查:体温36.5℃,脉搏80次/分,呼吸18次/分,血压120/80mmHg。全身皮肤及黏膜无黄染及出血点,浅表淋巴结无肿大,双肺呼吸音清,心率80次/分,律齐,心脏各瓣膜听诊区未闻及病理性杂音。腹平软,肝脾肋下未触及。专科查体:屈曲体态,慌张步态,骨盆带无力则走路向两侧摇摆,呈"鸭步";髂腰肌和股四头肌无力则登楼及蹲位起立困难,并腰椎前凸;腹肌和髂腰肌无力,从仰卧位站起时需先转为俯卧位,用双手臂攀附身体方能直立,Gower征阳性,肌力4级,关节活动度正常,双侧腱反射对称,双侧Hoffmann征、Babinski征阴性。

辅助检查:实验室检查结果:天门冬氨酸氨基转移酶(AST谷草转氨酶)139U/L、肌酸激酶(CK)1320U/L、肌酸激酶同工酶(CK-MB)23U/L、CK-MB/CK 2.1%、乳酸脱氢酶

(LDH)263 U/L、乳酸脱氢酶同工酶(LDHI)1062 U/L、抗"O" 297 U/ml 。

临床诊断:进行性肌营养不良症。

三、病例分析

(一) 诊断依据

1. 年龄 本病出生时即存在肌病损害,常在婴儿期有运动发育迟缓现象,3~5 岁开始出现症状,而患儿 5 岁发病。

2. 临床表现 本病例早期表现踮脚、步行缓慢、易跌倒;肌无力自躯干和四肢近端缓慢进展,下肢较重;骨盆带无力则走路向两侧摇摆,呈"鸭步";"Gower 征":肌营养不良等肌病的特有体征,表现为髂腰肌和股四头肌无力,登楼及蹲位起立困难,腰椎前凸;腹肌和髂腰肌无力,从仰卧位站起时需先转为俯卧位,再用双手臂攀附身体方能直立;肩胛带无力则举臂困难,患儿走路时左右摇摆,左腿脚跟不落地,不能跑步,易跌倒,楼梯需扶爬,蹲下后无法独立站立起来(图 13-1)。

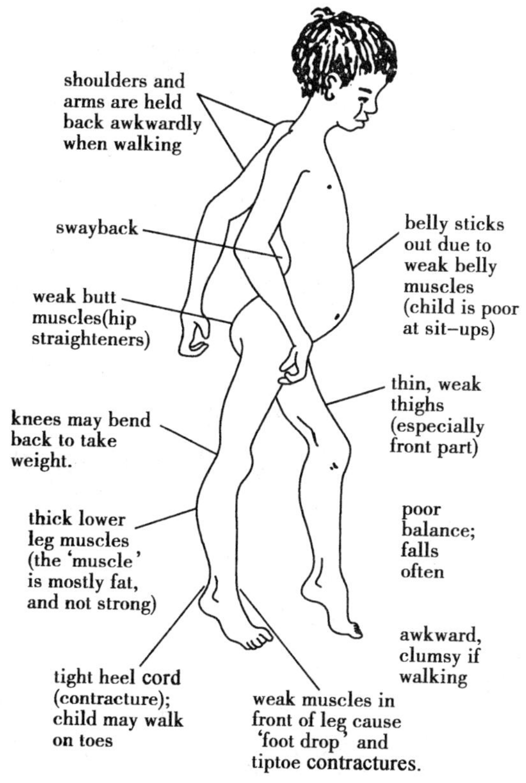

图 13-1 进行性肌营养不良的临床表现

常见并发症:呼吸功能不全、心功能不全、急性胃扩张、便秘、关节挛缩、脊柱侧凸及骨折等。

3. 实验室检查 肌酸激酶一般会显著增高,对该病的诊断和鉴别诊断有重要意义。为进一步明确诊断,可行肌电图及肌肉活体组织检查等。

DMD 表现型的基因分析和活检肌肉组织的免疫染色显示抗肌萎缩蛋白(dystrophin)缺乏是最直接的证据(图 13-2)。

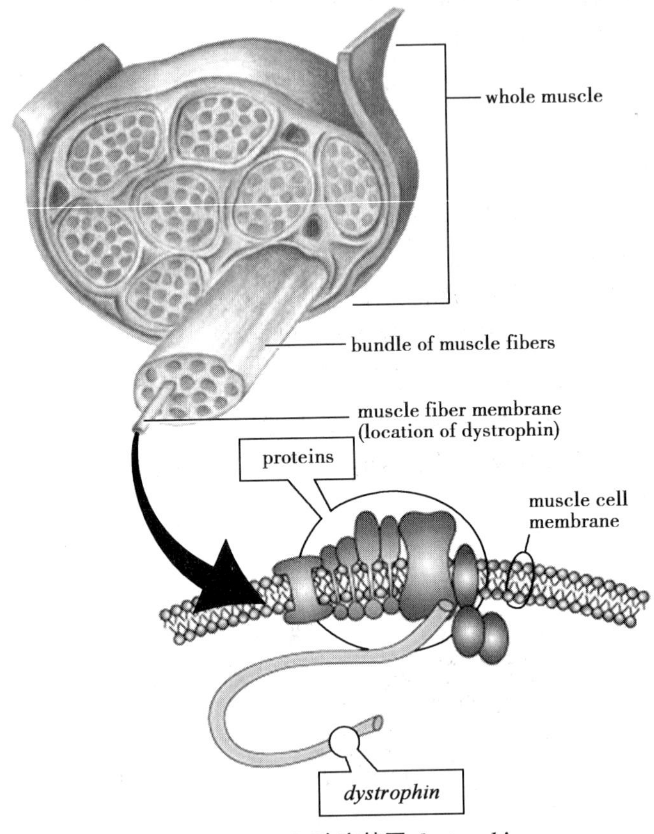

图 13-2　DMD 致病基因 *dystrophin*

4. 鉴别诊断

(1)BMD 型肌营养不良：具有 DMD 必有的特征，如 X 连锁隐性遗传、腓肠肌肥大、近端肢体无力、血清 CK 增高，EMG 和肌肉病理呈肌病表现。但发病年龄较晚，病情进展速度慢(病程可达 25 年以上，往往 20 岁以后仍能行走)；多不伴有心肌受累或仅轻度受累，预后较好，又称良性型。

(2)重症肌无力：全身型重症肌无力表现为上肢重于下肢，手臂不能抬举，咀嚼无力，吞咽困难；而 DMD 患儿则表现为下肢重于上肢，即使下肢不能站立了，仍能高举上臂，咀嚼正常。

(3)脑性瘫痪：行走困难，走路时足跟不能着地和马蹄内翻足，有时易误认，脑性瘫痪患儿的运动障碍在 1 岁以内就存在，非进行性加重，无假性肥大，血清肌酸激酶正常。

(4)心肌炎：在查出心肌酶谱高，诊断合并心肌炎或心肌损害，给予抗病毒、抗感染及营养心肌等，治疗一段时间后复查心肌酶谱居高不下，此时应考虑与 DMD 相鉴别。检查有无运动功能障碍和腓肠肌肥大等肌肉系统改变。心肌炎患儿无运动功能障碍和肌肉系统改变。

5. 遗传方式及特点(表 13-1)　X 连锁隐性遗传病，是由于染色体 Xp21 上编码的抗肌萎缩蛋白 *dystrophin* 基因突变所致。在所有突变中缺失占 55%～65%，重复占 5%～10%，点突变占 25%左右，其他微小缺失和微小重复等突变约占 8%。有约 1/3 的病例是由新发生的基因突变引起，这种突变发生的个体，可将致病基因遗传给后代(图 13-3)。

表 13-1 肌营养不良的遗传方式和分类

遗传方式	疾病名称
性染色体隐性遗传	Duchenne 型肌营养不良(DMD) Becker 型肌营养不良(BMD)
常染色体隐性遗传	肢带型肌营养不良 远端型肌营养不良 福山型肌营养不良
常染色体显性遗传	面肩肱型肌营养不良 强直性肌营养不良

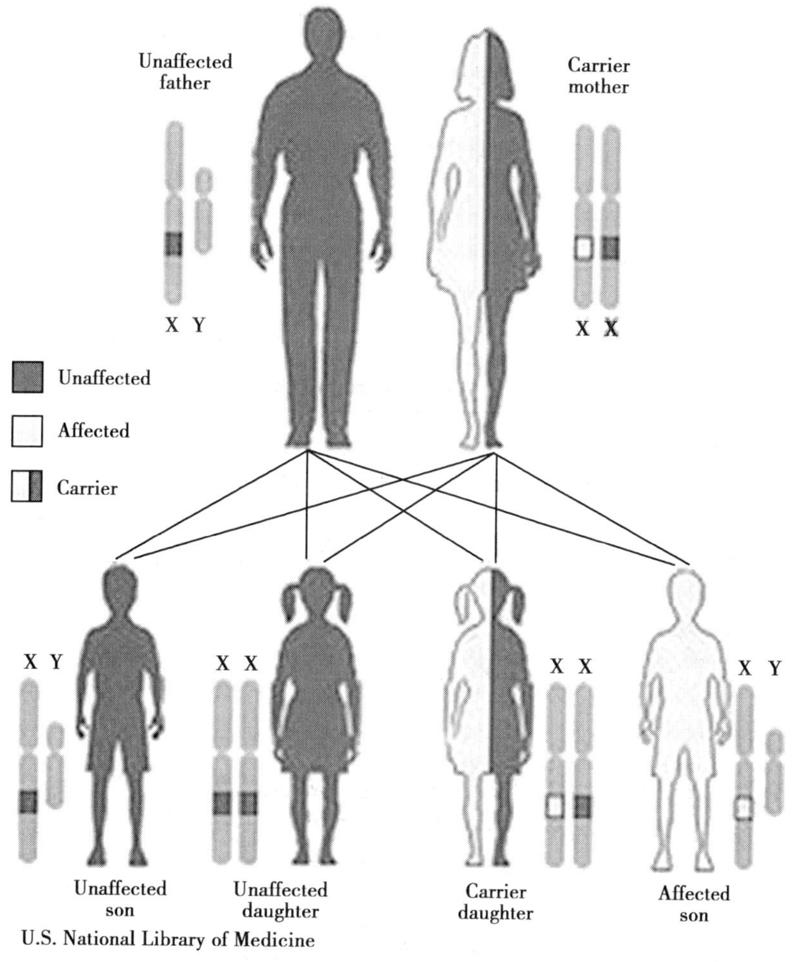

图 13-3 DMD 的 X 连锁隐性遗传

(二)康复评定

除了临床查体以外,可以采用功能量表进行评定。上肢九段分阶法功能障碍评定:4 阶(表 13-2),移动功能障碍评定:stage Ⅲ(表 13-3),日常生活活动量表分级:部分自理。Barthel指数 50 分,需要较大帮助。呼吸功能评定:Ⅰ期(表 13-4),心功能评定:Ⅰ期(表 13-5)。目前存在的问题:双侧肢体运动功能障碍,生活部分不能自理,活动、参与障碍。

表 13-2 上肢功能障碍评级(9段分级法)

1. 可将500g以上重量从前方上举到180°
2. 可将500g以上重量从前方上举到90°
3. 可在无重物状态下将手从前方上举到180°
4. 可在无重物状态下将手从前方上举到90°
5. 可在无重物状态下将肘屈曲向上90°
6. 在桌上可将手通过肘伸展在水平前方运动
7. 在桌上利用身体的辅助运动,手通过肘伸展在水平前方运动
8. 在桌上利用身体的辅助运动,手可在肘伸展之后在水平前方运动
9. 在桌上,只有手在水平前方运动

表 13-3 移动功能障碍评级

Stage Ⅰ 能够上下楼梯:a. 不用手帮助;b. 需要用手扶膝
Stage Ⅱ 能够上下楼梯:a. 需用单手扶把手;b. 需用单手扶把手,另一只手扶膝;c. 需用两手扶把手
Stage Ⅲ 可以从椅子上起身站立
Stage Ⅳ 可以步行:a. 独立步行5m;b. 可以借助辅助器具步行5m
Stage Ⅴ 不能步行,但可以四肢爬行
Stage Ⅵ 不能爬行,但可以滑行
Stage Ⅶ 不能滑行,但可以保持坐位
Stage Ⅷ 不能保持坐位,长时间卧床状态

表 13-4 DMD呼吸功能障碍评级

Ⅰ期(潜在性呼吸不全)
a. 易疲劳感;b. %VC 30%~40%;c. 1回换气量200ml以上;d. 血气分析正常
Ⅱ期 呼吸不全期(轻度)
a. 头重感,发绀;b. %VC 20%以下;c. 1回换气量150~200ml;d. 血气分析正常下限~轻度异常
Ⅲ期 呼吸不全期(重度)
a. 嗜睡,下颚呼吸,发绀;b. 1回换气量 150ml以下;c. 血气分析 PO_2↓,PCO_2↑,呼吸性酸中毒;
Ⅳ期 急性加剧期
喘息不止,咳嗽,咳痰,发绀,冷汗,呼吸困难(由于感染或误吸诱发)

表 13-5 DMD心功能障碍评级

Ⅰ期 潜在性心不全
a. 胸部X线示肺野内淤血;b. ECG上P波无增高;c. 无自觉症状
Ⅱ期 心不全急性期
恶心、呕吐,腹部胀满,唾液分泌亢进,尿量减少(500ml/d以下)
Ⅲ期 心不全缓和期
不必使用洋地黄类或利尿剂等药物不会出现症状
Ⅳ期 心不全期
必须使用洋地黄类或利尿剂等药物维持

（三）康复治疗

1. 康复目标　①短期目标：积极进行运动训练，维持肌肉力量，维持关节活动度，改善肢体功能，改善平衡协调能力、姿势控制能力和步态异常问题。增强安全意识，防止跌倒造成的继发性损伤。②长期目标：设法维持日常生活能力和生存质量，有效预防并发症。

迄今 DMD 没有特异性的治疗，只能以对症和支持疗法为主。鼓励并坚持主动和被动运动，以延缓肌肉挛缩，对逐渐丧失站立或行走能力者，使用支具或者矫形器以帮助运动和锻炼，有效强化关节和防止畸形。当肢体出现畸形时，部分患者可利用适当的外科手术加以矫正，预防并发症。

2. 综合康复治疗手段

（1）维持肌肉力量：推荐水中的运动，水的浮力使运动变得比较容易，并能避免二次损伤，水又能提供适量的阻力，从而达到训练肌肉的目的。

（2）本病应重视呼吸肌的训练，如果胸部运动受限、呼吸变浅、肺和胸壁顺应性降低伴肺通气不足，将导致肺膨胀不全和肺部感染。主动训练包括发声训练、口呼气训练、深呼吸训练和腹式呼吸训练；被动训练包括徒手胸廓伸张法、胸廓压迫法及排痰训练；通过上述方法维持呼吸肌力量，延缓呼吸衰竭进程。脊柱后侧凸会降低肺功能，使用脊柱矩形器可以减慢脊柱畸形的过程。

（3）主动运动和被动运动相结合，注意主动肌和拮抗肌的平衡训练，避免因为主动肌及拮抗肌的肌力不对称、习惯姿势及重力作用而导致挛缩的出现，特别是跨越两个关节的肌肉。被动伸展训练可以避免或推迟挛缩的出现，每日训练时间以外，使用个体化、舒适、轻便的低温热塑板材夹板固定，可有效减少和延缓膝和踝关节挛缩。

（4）正确的康复介入时间、方法选择和取得患者及父母的配合。

（5）选择合适支具（如 KAFOs、改良 Calot 支具），延迟关节挛缩，脊柱侧凸等并发症。把握好进行手术的合适年龄和适应证。

（6）由于 DMD 为进行性加重疾病，出院之前要对患者和家属进行培训，给予建议：①继续进行综合康复训练（包括 ADL 训练），防止功能退化。②支具、轮椅的熟练使用。③家中厕所、洗浴、厨房的改造。④情绪的调节。⑤合理的膳食。这些能够大大提高患者的生活质量。如有必要，可到社区等康复医疗机构继续康复治疗。

（7）药物治疗：类固醇可使患者独立步行延长 3 年以上，近年来研究地夫可特（deflazacort）副作用较小，可以作为选择，此种治疗必须在医师的监督下进行。基因治疗及干细胞移植在临床上都尚在进一步研究中。

3. 康复预防　本病主要为男性发病，女性为携带者，在已生育过 DMD 患者的家庭中，可通过产前诊断，选择女性胎儿，降低 DMD 的发生风险。如果能应用基因诊断方法，对所怀男胎排除 DMD 基因的突变，仍可生育正常男胎。2/3 的 DMD 的杂合子血清中，肌酸磷酸激酶（CPK）水平升高，因此检查 CPK 即可能检出携带者。

四、小结

进行性肌营养不良症（PMD）是一种渐进性遗传性骨骼肌变性疾病，而 Duchenne 肌营养不良（DMD）是 PMD 中最常见的一种表现形式，为 X 连锁隐性遗传，是由于 X 染色体短臂 Xp21 上 *dystrophy* 基因突变不表达而引起的性染色体隐性遗传病，到目前还没有完全治愈的治疗方法，但是许多康复治理手段能够延缓 DMD 的疾病进程，改善患者的生活质量，如保证身体一般的健康状态，维持运动，保证生活的自理或者部分自理，避免并发症，维持呼吸功能及心功能等。随着现代医学科技突飞猛进的进步，基因治疗、免疫治疗、干细胞治疗等各种治疗技术手段不断创新，相信在可以预见的未来，以 DMD 为主要发病类型的各种进行性肌营养不良将能够得到有效的筛查和治疗。

（许 卓）

第二节 遗传性痉挛性截瘫

一、概述

遗传性痉挛性截瘫是一种比较少见的家族遗传性疾病，最常见为常染色体显性遗传，也有常染色体隐性遗传及 X 连锁遗传。本病以慢性进行性无力与慢性痉挛性下肢瘫痪为特征。发病机制至今仍不清楚。HSP 的发病多见于儿童期或青春期，但也可见于其他年龄段，男性略多于女性，常有阳性遗传家族史。目前无特异性治疗可以预防、延缓、逆转 HSP 患者的进行性功能残疾。药物治疗的目标是减少残疾和预防并发症。肌力训练可提高未受损肌肉的力量，代偿无力肌的肌力，减缓肌肉萎缩，减轻疲劳，提高耐力。病程中应加强体育锻炼，防止过早卧床而致残废。本病发展缓慢，如注意护理，可维持数十年生命。

二、病例摘要

患者黄××，男，21 岁，因双下肢乏力 1 年余，加重伴双下肢麻木 4 月余于 2014 年 7 月 3 日入我院康复科，于 2014 年 7 月 8 日出院。

患者于 2012 年 11 月左右无明显诱因出现双下肢乏力，活动后易疲劳，伴僵硬感，当时未给予特殊处理。2014 年 2 月底自觉右小腿后部肌肉隐痛不适，为持续性，与活动无明显关系，无腰痛、大小便功能障碍，予热敷、针灸治疗，于十多日后缓解。后逐渐出现下肢麻木，下肢乏力感较前加重，为持续性，可伴有下肢肌肉不自主抽动、大小便排出困难。麻木感多位于臀部、大腿及小腿内外侧及足底，平卧时有牵扯样感觉，乏力感在休息时亦有、活动后自觉加重，抬腿困难，易跌倒。麻木、无力多相伴出现，并间隔数日至十余日在两侧下肢交替出现。有尿急感，有便意，大小便排出时有感觉，无踩棉花感，无视物模糊，无言语不清、饮水呛咳，无认知障碍。曾求治于多家医院，查"自身抗体、甲状腺功能、贫血相关检查"等未见明显异常。考虑为"遗传性痉挛性截瘫"，予"巴氯芬"控制肌张力及"维生素 B、弥可保"等营养神经治疗，双下肢僵硬感较前减轻。近日患者诉左下肢麻木、乏力感加重。起病以来，患者睡眠、精神、食欲尚可，大小便排出困难，体重无明显变化。

入院查体：意识清楚，言语流利，情感及高级脑功能未见异常。颅神经查体未见异常，视觉未见明显异常。四肢肌肉形态未见异常。四肢无不自主运动。四肢肌张力正常。双上肢肌力 5 级，左下肢肌力 5-级，右下肢肌力 5 级。双侧指鼻试验稳准，轮替动作灵活，步态欠稳，双侧跟膝胫试验稍欠稳准。全身痛、触觉对称存在。全身运动觉、关节位置觉对称存在。全身定位觉对称存在，双下肢两点辨别觉、图形觉减退。双侧腹壁反射可引出。双侧肱二头肌、肱三头肌腱反射(+++)，双侧桡骨膜反射(++)，双侧膝反射(++++)，双侧跟腱反射(+++)。双侧 Hoffmann 征(—)，双侧 Babinski 征(+)，双侧 Chaddock 征(+)。颈软，Kernig 征(—)，Brudzinski 征(—)。双侧皮肤划痕征(—)。肛门指检示肛周痛触觉正常。

肛门指检示肛门外括约肌紧张，自主收缩存在，肛门深部压觉存在。患者大小便排出困难。日常生活可自理。

辅助检查：

2013年10月7日 胸椎MRI：未见异常。

2013年10月9日 肌电图/诱发电位：①双侧腓总神经、胫神经、股神经运动传导速度正常。②双侧腓肠神经、腓浅神经感觉传导速度正常。

2013年10月10日 腰骶椎MRI：未见异常。

2013年10月14日 头颈部MRI：①双侧脑室后角旁异常信号灶，未排除白质脱髓鞘病变，多发性硬化。②左上颌窦黏膜下囊肿。③颈椎间盘未见突出，颈髓未见明显异常。

2014年3月28日 双下肢体感诱发电位：深感觉传导阻滞(中枢段)。

2014年4月1日 骨髓细胞学：大致正常骨髓象。

2014年4月5日 头颅MRI：①双侧额、顶、枕叶白质点状异常信号灶，性质待定。②左侧上颌窦黏膜下囊肿。③颈椎MRI未见异常。

2014年4月9日 肌电图：①左尺神经、正中神经，双胫神经、腓神经传导速度正常。②左腓总神经F波异常。③左拇短展肌、右胫前肌肌电图未见明显异常。

入院诊断：遗传性痉挛性截瘫。

主要康复问题：①双下肢运动控制能力较差，下肢感觉异常。②大小便功能异常。

康复经过：①康复评估，肌力、肌张力、感觉功能(尤其是下肢)的康复评定；平衡功能评定、步态分析；神经源性膀胱及肠道功能障碍评估。②康复治疗，针对患者存在的问题，在常规临床的基础上，采用综合康复治疗。综合康复治疗包括：①物理因子治疗，下肢神经肌肉电刺激、胸腰段脊柱超短波治疗、胸腰段脊柱磁疗等。②运动治疗：下肢抗阻训练、等速肌力训练、平衡训练、步态训练等。③大小便功能专项训练(具体方法见相关章节)。④中医康复治疗。

出院时情况：经治疗后患者左下肢麻木、乏力感较前缓解，时有下肢肌肉不自主抽动、大小便排出困难。有尿急感，有便意，大小便排出时有感觉。

三、病例分析

(一) 遗传性痉挛性截瘫的临床问题

本例患者的临床诊断由专科确诊，但临床表现并不典型，针对性的康复评定和康复治疗鲜见报道。

1. 遗传性痉挛性截瘫的定义 遗传性痉挛性截瘫(hereditary spastic paralysis，HSP)，又称Strumpell-Lorrain病，属于神经系统遗传性疾病中遗传性共济失调的一种。遗传性共济失调在国内的报道中以遗传性小脑型共济失调常见，Friedreich共济失调及遗传性痉挛性截瘫次之。HSP是以双下肢进行性肌张力增高、肌无力和剪刀步态为特征的综合征，由Seeligmuller于1874年首先报道，主要的遗传方式是常染色体显性遗传，而常染色体隐性遗传和X连锁隐性遗传少见，有明显家族史。根据临床表现可分为单纯型和复杂型两类。据估计，HSP的患病率是3/10万，其中大约10%是复杂型HSP。

2. 遗传性痉挛性截瘫的发病机制与病理 遗传性痉挛性截瘫的发病机制尚未完全清楚，具有高度的遗传异质性，已发现33个致病基因位点，按照发现的顺序依次命名为SPG1～SPG33。其中，常染色体显性遗传性单纯型HSP中，SPG4、SPG3A、SPG6占了大多数。主要病理改变是轴突变性，以皮质脊髓束和薄束的终末部分改变最明显，脊髓小脑束纤维受累较轻。变性纤维的神经元胞体保留，没有原发的脱髓鞘改变。

3. 遗传性痉挛性截瘫的临床表现　遗传性痉挛性截瘫多在儿童期或青春期起病，男性略多，典型症状是缓慢进行性痉挛性双下肢无力，但严重程度不一。一些患者最后可能需要坐轮椅，而另外一些患者不需要任何辅助工具。患者开始出现的症状是抬足困难，以至于拖曳而行。后期患者出现大腿屈曲困难，不能抬小腿走路。如果是儿童期起病，可以见到弓形足、短足畸形、腓肠肌绷紧（假性挛缩）、双腿发育落后变细，检查可见肌张力高、剪刀步态、腱反射亢进、病理征阳性。根据临床表现可分为单纯型和复杂型。

（1）单纯型：较多见，仅表现为痉挛性截瘫，双下肢僵硬，走路易跌倒，呈剪刀步态，可以有尿失禁、尿急症状以及足部的振动觉减退。双上肢受累程度不一，有时可以出现双手僵硬，动作笨拙，轻度构音障碍。

（2）复杂型：除痉挛性截瘫外，常合并不同程度的肌萎缩、小脑性共济失调、震颤、肌张力障碍、手足徐动症、视神经萎缩、视网膜变性、听力障碍、癫痫、鱼鳞病、精神发育迟滞或痴呆，构成各种综合征。

4. 遗传性痉挛性截瘫的诊断标准　根据家族史、儿童期发病、缓慢进行性双下肢无力、肌张力增高、腱反射亢进、病理征阳性、剪刀样步态，伴有下肢远端轻度的振动觉减退，排除其他疾病可以诊断。根据是否伴有其他症状，进一步分为单纯型和复杂型。

（二）遗传性痉挛性截瘫的康复评定

1. 临床相关检查评定

（1）电生理检查：大多数患者的周围神经传导速度是正常的。下肢体感诱发电位（SEPs）可见后索纤维传导延迟，皮质诱发电位可见皮质脊髓束的传导速度减慢，诱发电位波幅降低，通常在腰段脊髓支配的肌肉中没有引出皮质诱发电位。而上肢的皮质诱发电位正常或有轻度的传导速度减慢。

（2）MRI：头颅 MRI 一般无异常，但某些病例可表现胼胝体发育不良，大脑、小脑萎缩。颈段或胸段脊髓 MRI 可显示脊髓萎缩。

（3）脑脊液检查一般正常。

2. 肌力的康复评定　主要包括徒手肌力测试和器械定量测试。

3. 感觉功能评定　大致分为浅感觉测定、深感觉测定及复合感觉测定等，记录使用器械或徒手检查。

4. 平衡功能评定　主要包括主观和客观评定两个方面，定性评定、半定量评定和定量评定三种类型，包括观察法、量表法和平衡仪法。

5. 神经源性膀胱和神经源性肠道的康复评定　见本书相关章节。

（三）遗传性痉挛性截瘫的康复治疗

神经系统遗传性疾病至今尚无特殊治疗，只能对症处理使症状减轻或缓解。

1. 药物治疗　目前临床上多采用左旋多巴、苯海索（安坦）、地西泮、氯苯丁氨酸（巴氯芬）、胞磷胆碱等药物进行治疗。该患者长期服用巴氯芬控制肌张力，以减轻运动时的阻力。另外，该患者亦使用甲钴胺、小牛血去蛋白提取物及鼠神经生长因子作为辅助治疗。

2. 肌力及肌张力障碍的康复治疗　对本例患者采用了多项康复治疗技术。运动疗法包括被动运动、主动辅助运动、主动运动、抗阻运动等。该患者肌力＞4 级，可使用抗阻训练；临床上通常使用频率低于 1000Hz 以下的脉冲电流治疗各种原因所致的肌肉收缩障碍，有报道使用低频电刺激治疗 HSP，痉挛步态得到了改善；针灸可改善肌痉挛、肌萎缩等症状；平衡功能的康复治疗包括平衡板、平衡治疗仪等，可使用平衡优化技巧训练，如任务导向性训练等；步态训练主要使用专门的肌电生物反馈步态训练系统实施。

3. 神经源性膀胱/神经源性肠道功能障碍的康复治疗　见本书相关章节。

4. 遗传性痉挛性截瘫的手术治疗、基因治疗等。

（四）遗传性痉挛性截瘫的疗效与结局

遗传性痉挛性截瘫的病程多持续 10～30 年，患者多因并发其他疾病而死亡。目前尚无特异疗法可以预防、延缓、逆转遗传性痉挛性截瘫，临床上多采用药物、理疗及手术等方法来缓解 HSP 患者的症状，提高生活质量。其中，物理治疗对 HSP 患者 ROM 和肌力的保持和改善都十分必要，并且能增强心血管系统耐受性，但不能阻止 HSP 病情进展。针对 HSP 患者的具体临床症状可以有选择地开展伸展训练、肌力训练和有氧训练，这些训练治疗可减轻肌腱炎、滑囊炎等并发症；提高肌肉的力量，减缓肌肉萎缩进程；改善心血管系统的适应性，减轻疲劳并提高耐力。随着 HSP 致病基因精确定位技术的完善，HSP 的异质性和多态性改变将不断地被探明，HSP 致病基因也将被逐一克隆，HSP 的发病机制和治疗方法将逐渐被人类掌握。

四、小结

近年来，随着分子遗传学的迅速发展，已发现多个 HSP 疾病基因相关位点，其中已有部分基因被克隆，这使得人类对这种神经系统变性疾病的认识进入一个新阶段，从而使该病的基因诊断、基因治疗成为可能。目前 HSP 尚无特异疗法可以预防、延缓、逆转，主要采用药物治疗、康复治疗、手术治疗、基因治疗等综合治疗手段，目的在于缓解病情进展、减轻症状、延长生存期，提高生活质量。相信随着 21 世纪医学科学技术的迅速发展，基因治疗在不久的将来必定会给患者带来福音。

（张吉敏　张建宏）

推荐读物

1. Tarek A. -Z. Gabor. 神经康复病例分析. 毕胜，译，北京：人民卫生出版社，2014.
2. 贾建平. 神经病学. 北京：人民卫生出版社，2013.
3. 张通. 神经康复治疗学. 北京：人民卫生出版社，2011.
4. 王茂斌. 神经康复学. 北京；人民卫生出版社，2009.

第十四章

癌性疼痛与药物依赖

第一节　癌 性 疼 痛

一、概述

疼痛是最常见的肿瘤相关症状之一。世界卫生组织（world health organization，WHO）和国际疼痛协会（international association for the study of pain，IASP）为疼痛下定义为"伴随着组织损伤或潜在的组织损伤，并由这种损伤引起的不愉快的感觉和情绪体验"。约 1/4 新诊断恶性肿瘤患者、1/3 正在接受治疗的患者以及 3/4 晚期肿瘤患者合并疼痛。国内对住院癌症患者的调查结果显示，24.8%～67.1%的癌症患者，接受止痛治疗后仍存在中、重度疼痛，52.9%的患者认为疼痛没有缓解，仅有 42.4%癌症患者疼痛得到控制。癌痛得不到充分治疗是一个普遍现象，是极其严重而又易被忽视的全球性的公共健康问题。WHO 癌症三阶梯止痛治疗原则在我国已推行二三十年，尽管癌症治疗在临床和社会方面已经取得了很大进步，但癌症患者疼痛控制状况不容乐观。2011 年我国卫生部倡导创建了癌痛规范化治疗示范（good pain management，GPM）病房，使癌痛治疗受到了越来越多的关注。疼痛缓解的重要性以及有效治疗的实用性，要求医治这些患者的医师和护士必须熟悉癌痛的评估和治疗。

二、病例摘要

患者李××，男，59 岁，因胃癌根治术后 2 年余，上腹部疼痛 3 月余于 2014 年 9 月 28 日收入肿瘤内科，于 2014 年 11 月 30 日出院。

患者于 2011 年 8 月出现上腹部不适，无明显疼痛，在当地医院行胃镜检查诊断为胃腺癌，于 2011 年 8 月 19 日行胃癌根治术（D2，毕Ⅱ式），术后病理：胃体大弯中分化腺癌，溃疡性，2.7cm × 2.7cm，侵达深肌层，淋巴结：小弯侧 3/5（＋），大弯侧 3/4（＋），神经（＋），脉管（＋），Her-2（＋＋），FISH 检查 Her-2（－）。术后行奥沙利铂联合氟尿嘧啶类药物为主化疗 6 个周期，化疗后行上腹部局部放疗 DT 50GY/25f。2014 年 6 月感上腹部疼痛，并呈进行性加重，行腹部 CT 示：腹腔及腹膜后淋巴结肿大。肿瘤标志物 CEA、CA199 进一步升高，病情进展，给予雷替曲塞（4mgdl）联合伊立替康（280mgdl）化疗，2 周期治疗后行疗效评价，CT 检查：胃癌术后改变，肝门区、肝内多发转移瘤、腹膜后淋巴结转移、门脉癌栓形成。病情

再次进展。患者无高血压、糖尿病等基础疾病，无过敏史，无肝炎等传染病史。

入院诊断：胃癌根治术后Ⅳ期(肝脏转移，腹膜后淋巴结转移)。

诊疗经过：患者既往已行多疗程的化疗，ECOG 评分 3 分，不能耐受放化疗。目前患者以姑息治疗为主。患者疼痛部位为上腹部，按照疼痛数字分级法(NRS)评分：8 分；疼痛的原因为转移性内脏痛。2014 年 9 月 28 日滴定第 1 日，NRS 评分＝8，口服奥施康定 20mg，q12h，姑息止痛治疗，1 小时后评估 NRS 评分为 5 分，给 10mg 吗啡处理爆发痛 1 次。24 小时累计量换算：(20mg q12h＋20mg)×2＝80mg 病情逐步稳定。动态评估：2014 年 9 月 29 日(滴定第 2 日)，NRS 评分 5 分，奥施康定 60mg q12h ＝[80×(125%～150%)]/2，未出现爆发痛。24 小时累计量换算剂量为 120mg。2014 年 9 月 30 日 (滴定第 3 日)NRS 评分：3 分，奥施康定 80mg q12h ＝[120×(125%～150%)]/2，疼痛控制在 NRS 3 分以内，基本不影响患者的生活及睡眠。后患者在治疗过程中出现排尿不畅、便秘、轻度恶心，给予膀胱区热敷，甲氧氯普胺片 10mg，每日 3 次；乳果糖 10ml，每日 3 次。症状均能缓解。

出院时情况：患者疼痛控制在 NRS 3 分内，未再出现爆发痛，基本不影响患者的生活及睡眠。

出院诊断：胃癌根治术后Ⅳ期(肝脏转移，腹膜后淋巴结转移)。

出院医嘱：院外继续服用奥施康定 80mg，q12h，辅助给予甲氧氯普胺片 10mg 3/d，每日 3 次；乳果糖 10ml，每日 3 次。

三、病例分析

世界各国十分重视癌痛治疗，纷纷制定了癌痛的治疗指南，如 NCCN(national comprehensive cancer network)指南、WHO 指南、我国卫生和计划生育委员会制定的诊疗规范等，上述指南不断更新。目前癌痛控制不理想的两大问题：评估不足和药物选择、用法与剂量缺陷。

(一) 癌痛的诊疗原则

1. 越来越多的证据表明肿瘤患者的生存状况与症状控制相关，疼痛管理有助于提高生活质量，是肿瘤治疗中的重要部分。
2. 所有患者每次随访时都必须进行疼痛筛查。
3. 疼痛控制的目的是提高舒适度和改善功能。
4. 患者如果出现疼痛，就必须进行疼痛的综合评估。
5. 由于多数患者合并多重的病理生理发病机制，因此需进行综合的疼痛管理。
6. 确定镇痛方案时需要考虑患者的所有症状以及抗肿瘤治疗本身复杂的药物。
7. 必须量化疼痛程度，判断疼痛性质前需先由患者进行特征描述。
8. 针对患者的疼痛特点制定随访方案，确保所采用的镇痛方案使患者能有最大的临床获益和最小的副作用。
9. 持续性癌痛需规则的基础镇痛药物和处理爆发痛的额外镇痛药。
10. 可能需要多学科团队参与患者的镇痛治疗。
11. 必须提供心理支持。
12. 必须向患者和患者家属提供具体的教育资料。
13. 镇痛治疗时需尊重文化差异。
14. 优化综合干预措施。

(二) 癌痛的病因

癌痛的原因多样,大致可分为以下三类。

1. 肿瘤相关性疼痛　因肿瘤直接侵犯压迫局部组织,肿瘤转移累及骨等组织所致。

2. 抗肿瘤治疗相关性疼痛　常见于手术、创伤性检查操作、放射治疗,以及细胞毒化疗药物治疗后产生。

3. 非肿瘤因素性疼痛　包括其他并发症等非肿瘤因素所致的疼痛。

(三) 癌痛的病理生理学分类

1. 伤害感受性疼痛　是因有害刺激作用于躯体或脏器组织,使该结构受损而导致的疼痛。伤害感受性疼痛与实际发生的组织损伤或潜在的损伤相关,是机体对损伤所表现出的生理性痛觉神经信息传导与应答的过程。伤害感受性疼痛包括躯体痛和内脏痛。躯体性疼痛常表现为钝痛、锐痛或者压迫性疼痛。内脏痛通常表现为定位不够准确的弥漫性疼痛和绞痛。

2. 神经病理性疼痛　是由于外周神经或中枢神经受损,痛觉传递神经纤维或疼痛中枢产生异常神经冲动所致。神经病理性疼痛常被表现为刺痛、烧灼样痛、放电样痛、枪击样疼痛、麻木痛、麻刺痛、枪击样疼痛。幻觉痛、中枢性坠、胀痛,常合并自发性疼痛、触诱发痛、痛觉过敏和痛觉超敏。治疗后慢性疼痛也属于神经病理性疼痛。

(四) 疼痛评估

恰当的疼痛评估是治疗癌痛的重要步骤,也是合理、有效进行止痛治疗的前提。相信患者的主诉:对疼痛的评估一定要相信患者的主诉,也就是说疼痛应该像患者所说那样,而不是医师认为应该是怎样;搜集全面、详细的疼痛病史,要使医师对病史有一个全面的了解,以下三者缺一不可,即患者的陈述,医师启发、引导以及家属的帮助;注意患者的精神状态及分析有关心理社会因素:在了解患者的病史时应观察患者的精神状态和心理反应,这有助于发现那些需要特殊精神心理支持的患者,以便做出相应的支持治疗;仔细的体格检查。癌症疼痛评估应当遵循“常规、量化、全面、动态”评估的原则。

1. 常规评估原则　癌痛常规评估是指医护人员主动询问癌症患者有无疼痛,常规评估疼痛病情,并进行相应的病历记录,应当在患者入院后 8 小时内完成。对于有疼痛症状的癌症患者,应当将疼痛评估列入护理常规监测和记录的内容。疼痛常规评估应当鉴别疼痛爆发性发作的原因,如需要特殊处理的病理性骨折、脑转移、感染及肠梗阻等急症所致的疼痛。

2. 量化评估原则　癌痛量化评估是指使用疼痛程度评估量表等量化标准来评估患者疼痛主观感受程度,需要患者密切配合。量化评估疼痛时,应当重点评估最近 24 小时内患者最严重和最轻的疼痛程度,以及通常情况的疼痛程度。量化评估应当在患者入院后 8 小时内完成。癌痛量化评估通常使用数字分级法(numerical rating scale,NRS)、面部表情评估量表法及主诉疼痛程度分级法(verbal rating scale,VRS)三种方法。

3. 全面评估原则　癌痛全面评估是指对癌症患者疼痛病情及相关病情进行全面评估,包括疼痛病因及类型(躯体性、内脏性或神经病理性)、疼痛发作情况(疼痛性质、加重或减轻的因素)、止痛治疗情况、重要器官功能情况、心理精神情况、家庭及社会支持情况,以及既往史(如精神病史、药物滥用史)等。应当在患者入院后 24 小时内进行首次全面评估,在治疗过程中,应当在给予止痛治疗 3 日内或达到稳定缓解状态时进行再次全面评估,原则上不少于 2 次/月。

癌痛全面评估通常使用《简明疼痛评估量表(BPI)》,评估疼痛及其对患者情绪、睡眠、活

动能力、食欲、日常生活、行走能力、与他人交往等生活质量的影响。应当重视和鼓励患者描述对止痛治疗的需求及顾虑，并根据患者病情和意愿，制定患者功能和生活质量最优化目标，进行个体化的疼痛治疗。

4. 动态评估原则　癌痛动态评估是指持续、动态评估癌痛患者的疼痛症状变化情况，包括评估疼痛程度、性质变化情况、爆发性疼痛发作情况、疼痛减轻及加重因素，以及止痛治疗的不良反应等。动态评估对于药物止痛治疗剂量滴定尤为重要。在止痛治疗期间，应当记录用药种类及剂量滴定、疼痛程度及病情变化。

（五）癌痛的处理

1. 治疗原则　根据世界卫生组织（WHO）癌痛三阶梯止痛治疗指南，癌痛药物止痛治疗的五项基本原则如下。

（1）口服给药：口服为首选的给药途径，简单、经济、易于接受，更易于调整剂量，有稳定的血药浓度，不易成瘾和耐药。对不宜口服患者可用其他给药途径，如吗啡皮下注射、患者自控镇痛，较方便的方法有透皮贴剂等。

（2）按阶梯用药（弱化二阶梯）：指应当根据患者疼痛程度，有针对性地选用不同强度的镇痛药物。可待因是二阶梯药物的代表，本身无镇痛作用，发挥作用需代谢为吗啡，10%～30%的人不进行此代谢，可待因无法发挥作用，二阶梯可以直接采用低剂量吗啡或羟考酮作为初始治疗（吗啡≤30mg/d；羟考酮≤20mg/d）。在使用阿片类药物的同时，合用非甾体类抗炎药物（注意不同的人群），可以增强阿片类药物的止痛效果，并可减少阿片类药物用量。如果能达到良好的镇痛效果，且无严重的不良反应，轻度和中度疼痛也可考虑使用强阿片类药物。如果患者诊断为神经病理性疼痛，应首选三环类抗抑郁药物或抗惊厥类药物等。

（3）按时而非按需用药：指按规定时间间隔规律性给予止痛药。按时给药有助于维持稳定、有效的血药浓度。目前，控缓释药物临床使用日益广泛，强调以控缓释阿片药物作为基础用药的止痛方法，在滴定和出现爆发痛时，可给予速释阿片类药物对症处理。

（4）个体化给药：指按照患者病情和癌痛缓解药物剂量，制定个体化用药方案。使用阿片类药物时，由于个体差异，阿片类药物无理想标准用药剂量，应当根据患者的病情，使用足够剂量药物，使疼痛得到缓解。同时，还应鉴别是否有神经病理性疼痛的性质，考虑联合用药可能。

（5）注意具体细节：对使用止痛药的患者要加强监护，密切观察其疼痛缓解程度和机体反应情况，注意药物联合应用的相互作用，并及时采取必要措施尽可能减少药物的不良反应，以期提高患者的生活质量。

尽管该规范一直作为优秀的教育工具，但是癌痛的具体处理远远比上述原则复杂得多。

2. 治疗方法　癌痛的治疗方法包括病因治疗、药物止痛治疗和非药物治疗。

（1）病因治疗：针对引起癌症疼痛的病因进行治疗。癌痛疼痛的主要病因是癌症本身、并发症等。针对癌症患者给予抗癌治疗，如手术、放射治疗或化学治疗等，可能解除癌症疼痛。

（2）药物止痛治疗

1）非甾体类抗炎药物：是癌痛治疗的基本药物，不同非甾体类抗炎药有相似的作用机制，具有止痛和抗感染作用，常用于缓解轻度疼痛，或与阿片类药物联合用于缓解中、重度疼痛。常用于癌痛治疗的非甾体类抗炎药包括布洛芬、双氯芬酸、对乙酰氨基酚、吲哚美辛、塞来昔布等。

非甾体类抗炎药常见的不良反应有消化性溃疡、消化道出血、血小板功能障碍、肾功能损伤、肝功能损伤等。其不良反应的发生，与用药剂量及使用持续时间相关。非甾体类抗炎药的日限制剂量为：布洛芬2400mg/d，对乙酰氨基酚2000 mg/d，塞来昔布400 mg/d。使用非甾体类抗炎药，用药剂量达到一定水平以上时，增加用药剂量并不能增强其止痛效果，但药物毒性反应将明显增加。因此，如果需要长期使用非甾体类抗炎药，或日用剂量已达到限制性用量时，应考虑更换为阿片类止痛药；如为联合用药，则只增加阿片类止痛药用药剂量。

注意：非阿片类镇痛药物(NSAIDs 和对乙酰氨基酚)2013 年 NCCN 指南指出：对于有肾、消化道(上消化道手术、放疗)、心脏毒性、血小板减少或出凝血紊乱高危因素的患者，应当慎用此类药物；同时处方 NSAIDs 可能增加化疗的不良反应(特别是抗血管生成药物)，如血液(血小板减少、凝血病)、肾、肝和心血管系统毒性；肾毒性高危人群(年龄>60 岁、体液失衡、多发性骨髓瘤、糖尿病、间质性肾炎、肾乳头坏死、同时使用其他肾毒性药物，包括环孢素、顺铂和经肾脏排泄的化疗药物)；胃肠道毒性高危人群(年龄>60 岁、消化道溃疡病或酗酒史、重要器官功能障碍，包括肝功能衰竭、长期使用大剂量此类药物、联合应用类固醇类药物)；心血管毒性高危人群(心血管病史或有心血管危险因素或并发症)。进一步明确了对乙酰氨基酚日剂量上限仅适用于正常肝功能的患者；考虑到对乙酰氨基酚的肝脏毒性，为防止过量，对乙酰氨基酚-阿片复方制剂使用需慎用或根本不要使用。

2)阿片类药物：是中、重度疼痛治疗的首选药物。目前，临床上常用于癌痛治疗的短效阿片类药物为吗啡即释片，长效阿片类药物为吗啡缓释片、羟考酮缓释片、芬太尼透皮贴剂等。对于慢性癌痛治疗，推荐选择阿片受体激动剂类药物。长期用药阿片类止痛药时，首选口服给药途径，有明确指征时可选用透皮吸收途径给药，也可临时皮下注射用药，必要时可自控镇痛给药。

初始剂量滴定：阿片类止痛药的疗效及安全性存在较大个体差异，需要逐渐调整剂量，以获得最佳用药剂量，称为剂量滴定。对于初次使用阿片类药物止痛的患者，按照如下原则进行滴定：使用吗啡即释片进行治疗；根据疼痛程度，拟定初始固定剂量 5～15mg，q4h；用药后疼痛不缓解或缓解不满意，应于 1 小时后根据疼痛程度给予滴定剂量(表 14-1)，密切观察疼痛程度及不良反应。第一日治疗结束后，计算第二日药物剂量：次日总固定量＝前 24 小时总固定量＋前日总滴定量。第二日治疗时，将计算所得次日总固定量分 6 次口服，次日滴定量为前 24 小时总固定量的 10%～20%。依法逐日调整剂量，直到疼痛评分稳定在0～3 分。如果出现不可控制的不良反应，疼痛强度<4，应该考虑将滴定剂量下调 25%，并重新评价病情。

表 14-1　剂量滴定增加幅度参考标准

疼痛强度(NRS)	剂量滴定增加幅度
7～10	50%～100%
4～6	25%～50%
2～3	≤25%

对于未使用过阿片类药物的中、重度癌痛患者，推荐初始用药选择短效制剂，个体化滴定用药剂量，当用药剂量调整到理想止痛及安全的剂量水平时，可考虑换用等效剂量的长效阿片类止痛药。对于已使用阿片类药物治疗疼痛的患者，根据患者疼痛强度，按照表 14-1

要求进行滴定。对疼痛病情相对稳定的患者，可考虑使用阿片类药物控释剂作为背景给药，在此基础上备用短效阿片类药物，用于治疗爆发性疼痛。

注意：使用芬太尼贴剂前，应当已经使用短效阿片类药物对疼痛进行了良好的控制。对于需要经常调整剂量的不稳定疼痛，不建议使用芬太尼透皮贴剂；发热、局部热疗（如烤灯、电热毯等）或极度挤压可加速芬太尼透皮贴剂的吸收，是芬太尼透皮贴剂的禁忌；当2～3日后血药达稳态时，根据每日按需阿片类药物的平均量增加贴剂剂量；由连续肠外注射芬太尼转换为芬太尼透皮贴剂时，合适的转换比率为1∶1，即肠外给药剂量（μg/h）等于芬太尼透皮贴剂每小时μg数。某些患者可能需要对芬太尼透皮贴剂的剂量进行进一步滴定；芬太尼透皮贴剂镇痛效果的维持时间为72小时，但是某些患者可能需要每48小时更换。

维持用药：我国常用的长效阿片类药物包括吗啡缓释片、羟考酮缓释片、芬太尼透皮贴剂等。在应用长效阿片类药物期间，应当备用短效阿片类止痛药。当患者因病情变化，长效止痛药物剂量不足或发生爆发性疼痛时，立即给予短效阿片类药物，用于解救治疗及剂量滴定。解救剂量为前24小时用药总量的10%～20%。每日短效阿片解救用药次数大于3次时，应当考虑将前24小时解救用药换算成长效阿片类药按时给药。

阿片类药物之间的剂量换算，可参照换算系数表（表14-2）。换用另一种阿片类药时，仍然需要仔细观察病情，并个体化滴定用药剂量。

表14-2 阿片类药物剂量换算表

药物	非胃肠给药	口服	等效剂量
吗啡	10mg	30mg	非胃肠道∶口服=1∶3
可待因	130mg	200mg	非胃肠道∶口服=1∶1.2 吗啡（口服）∶可待因（口服）=1∶6.5
羟考酮	10mg		吗啡（口服）∶羟考酮（口服）=（1.5～2）∶1
芬太尼透皮贴剂	25μg/h（透皮吸收）		芬太尼透皮贴剂μg/h，q72h 剂量=1/2×口服吗啡剂量（mg/d）

如需减少或停用阿片类药物，则采用逐渐减量法，即先减量30%，2日后再减少25%，直到每日剂量相当于30mg口服吗啡的药量，继续服用2日后即可停药。

不良反应防治：阿片类药的不良反应主要包括便秘、恶心、呕吐、嗜睡、瘙痒、头晕、尿潴留、谵妄、认知障碍、呼吸抑制等。除便秘外，阿片类药物的不良反应大多是暂时性或可耐受的。应把预防和处理阿片类止痛药不良反应作为止痛治疗计划的重要组成部分。恶心、呕吐、嗜睡、头晕等不良反应，大多出现在未使用过阿片类药物患者的用药最初几日。初用阿片类药物的数日内，可考虑同时给予甲氧氯普胺等止吐药预防恶心、呕吐，如无恶心症状，则可停用止吐药。便秘症状通常会持续发生于阿片类药物止痛治疗全过程，多数患者需要使用缓泻剂防治便秘。出现过度镇静、精神异常等不良反应，需要减少阿片类药物用药剂量。用药过程中，应当注意肾功能不全、高血钙症、代谢异常、合用精神类药物等因素的影响。

3）辅助用药：辅助镇痛药物包括抗惊厥类药物、抗抑郁类药物、皮质激素、N-甲基-D-天冬氨酸受体（NMDA）拮抗剂和局部麻醉药。辅助药物能够增强阿片类药物止痛效果或产生直接镇痛作用。辅助镇痛药常用于辅助治疗神经病理性疼痛、骨痛、内脏痛。辅助用药的种类选择及剂量调整，需要个体化对待。常用于神经病理性疼痛的辅助药物主要有：

抗惊厥类药物：用于神经损伤所致的撕裂痛、放电样疼痛及烧灼痛，如卡马西平、加巴喷丁、普瑞巴林。加巴喷丁 100～300mg 口服，每日 1 次，逐步增量至 300～600mg，每日 3 次，最大剂量为 3600mg/d；普瑞巴林 75～150mg，每日 2～3 次，最大剂量 600mg/d。

三环类抗抑郁药：用于中枢性或外周神经损伤所致的麻木样痛、灼痛，该类药物也可以改善心情、改善睡眠，如阿米替林、度洛西汀、文拉法辛等。阿米替林 12.5～25mg 口服，每晚 1 次，逐步增至最佳治疗剂量。

药物止痛治疗期间，应当在病历中记录疼痛评分变化及药物的不良反应，以确保患者癌痛安全、有效、持续缓解。

注意：爆发痛（breakthrough pain）是指现有的镇痛方案中未被控制的发作性疼痛，据报道发生率为 19%～95%。爆发痛的分类：突发痛（incident pain），疼痛由明确的特殊活动或事件引发（事先给予短效阿片类药物）；给药末期出现的疼痛（end-of-dose failure pain），疼痛反复发生在按时阿片类药物方案的剂量间期末端（增加按时给药阿片剂量或频率）；无法控制的持续疼痛（uncontrolled persistent pain），疼痛总是不能被按时阿片类药物方案控制（再次滴定，调整按时阿片类药物剂量）。

（3）非药物治疗：用于癌痛治疗的非药物治疗方法主要有介入治疗、针灸、经皮穴位电刺激等物理治疗、认知-行为训练、社会心理支持治疗等。适当应用非药物疗法，可作为药物止痛治疗的有益补充，与止痛药物治疗联用，可增加止痛治疗的效果。

介入治疗是指神经阻滞、神经松解术、经皮椎体成形术、神经损毁性手术、神经刺激疗法、射频消融术等干预性治疗措施。硬膜外、椎管内、神经丛阻滞等途径给药，可通过单神经阻滞而有效控制癌痛，减轻阿片类药物的胃肠道反应，降低阿片类药物的使用剂量。介入治疗前应当综合评估患者的预期生存时间及体能状况、是否存在抗肿瘤治疗指征、介入治疗的潜在获益和风险等。

（六）阿片类药物副作用的管理（2013 年更新）

1. 便秘　体内水分充足的患者单独使用软便剂（多库酯）可能不获益。甲氧氯普胺的使用剂量修改为 10～15mg，口服，每日 4 次，但是长期使用会导致神经系统并发症（迟发型运动障碍），特别是对于身体虚弱或老年患者，建议使用不要超过 3 个月。

2. 恶心　预防这一症状需要明确患者是否有规律持续的排便。指南中修改了甲氧氯普胺的用药剂量，变为 10～15mg，口服，每日 4 次。还推荐使用氟哌啶醇 0.5～1mg，口服，每6～8小时/次。但长期使用这些药物会引发迟发性运动障碍，特别是对于身体虚弱或老年患者。新指南也推荐使用奥氮平 2.5～5mg，尤其适用于肠梗阻患者。

3. 谵妄　可以考虑首先使用氟哌啶醇滴定，0.5～2mg 口服或者每 4～6 小时静脉注射；使用奥氮平 2.5～5mg 口服或者每 6～8 小时舌下含服；利培酮 0.25～0.5mg，每日 1～2 次。由于这些药物半衰期较长，长期使用在必要时可以减小剂量。

4. 呼吸抑制　心肺储备功能较差的患者对于呼吸抑制更为敏感，如果出现呼吸抑制问题或者由阿片类药物引起的镇静，考虑使用纳洛酮，但要谨慎使用拮抗剂；如果要逆转一个半衰期长的阿片类药物（如美沙酮）或者阿片类引起的持续性镇静，建议输注纳洛酮。

5. 镇静　如果患者因为疼痛控制的情况差而影响睡眠，为改善疼痛控制情况而调整镇痛药物时，患者可能会发生 2～3 日的“补睡”。因此，可能很难区分出究竟是过度疲劳引起的嗜睡还是阿片类药物引起的镇静，如果是与疲劳无关，患者会逐渐被完全唤醒。

（七）社会心理支持

1. 由于癌痛以及相关症状的复杂性，医护人员应该在支持和教育计划中预见到患者以及家属的需求。

2. 评价每个患者在社会心理支持方面的需求，是疼痛综合评估中必不可少的组成部分。

3. 关于疼痛管理，需教育患者和家属：团队精神在疼痛的综合评估和处理疼痛影响中，必不可少。

4. 在癌痛管理方面，护理团队可以发挥非常重要的作用。

（八）患者及家属宣教

癌痛治疗过程中，患者及家属的理解和配合至关重要，应当有针对性地开展止痛知识宣传教育。重点宣教以下内容：鼓励患者主动向医护人员描述疼痛的程度；止痛治疗是肿瘤综合治疗的重要部分，忍痛对患者有害无益；多数癌痛可通过药物治疗有效控制，患者应当在医师指导下进行止痛治疗，规律服药，不宜自行调整止痛药剂量和止痛方案；吗啡及其同类药物是癌痛治疗的常用药物，在癌痛治疗时应用吗啡类药物引起成瘾的现象极为罕见；应当确保药物安全放置；止痛治疗时要密切观察疗效和药物的不良反应，随时与医务人员沟通，调整治疗目标及治疗措施；应当定期复诊或随访。

四、小结

在大多数患者中，癌痛可以通过合适的方法和安全的药物得到有效控制。目前疼痛的治疗都是综合性的。以常规疼痛评估为基础，综合了药物和非药物干预措施，要求对患者进行持续再评估。仔细监控并充分考虑患者的个体需要，大部分患者的癌痛可以得到良好控制。

（魏红梅）

第二节　甲基苯丙胺依赖的康复

一、概述

甲基苯丙胺，又名甲基安非他明，去氧麻黄碱，俗称“冰毒”，它是以麻黄素为主要原料由人工合成的中枢神经兴奋性药物，具有精神运动性兴奋、致幻、抑制食欲、依赖、拟交感神经能效应等作用，对中枢神经系统、心血管系统等造成严重损害，而且极易产生精神依赖。由于对其危害认识不足，再加上越来越多的年轻人盲目追求时尚和刺激，滥用问题日趋严重，现已成为最危险的新型毒品之一。

二、病例摘要

患者冯××，男性，25 岁，未婚，因滥用甲基苯丙胺半年于 2013 年 6 月 25 日收入我院戒毒科，于 2013 年 7 月 12 日出院。

患者 2012 年 12 月起因朋友引诱开始吸食甲基苯丙胺，每次 0.1g 左右，每周吸食 1 次，吸食后自觉精力充沛。2 个月后用量和频率均逐渐增加，直至每 3 日吸食 0.8g 左右。2013 年 3 月开始出现情绪不稳定，易发脾气、易激惹，常因小事或无故与家人、朋友发生口角，并怀疑家人跟踪他，在背后讲其坏话，甚至用刀威胁家人，2013 年 4 月在当地医院住院治疗，由于其对家人和医师隐瞒吸毒病史，医院按“精神分裂症”给予相关治疗（具体治疗不详）后上述症状逐渐消失，遂于4月15日出院。出院后2个月因心瘾重再次吸食甲基苯丙胺，量较前增加，每2日吸食约0.8g，10余日后出现精神症状，表现为幻听，猜疑，打骂家人，砸家具，用刀割伤自己左手，用香烟烫伤自己手臂，自觉有人跟踪，紧张不安，不敢接听电话等。家人得知其吸毒后于2013年6月25日入住我院戒毒科。既往体健，否认家族遗传性精神病史。

入院查体：意识清楚，消瘦，双上肢静止性震颤，左前臂有3处刀割伤及3处烫伤，心肺腹未见异常，四肢肌力正常，双膝腱反射正常，病理征阴性。专科检查：查体合作，可引出言语性幻听，被害妄想，被跟踪感，自知力差，易激惹。抑郁自评量表（SDS）52分，焦虑自评量表（SAS）78分。辅助检查：尿苯丙胺类检查呈阳性反应，肝肾功能正常，乙肝两对半、丙肝、HIV-1抗体、梅毒抗体均阴性。

入院后给予利培酮改善精神症状、安定、镇静、抗焦虑以及促大脑代谢治疗，并同时予心理治疗及毒品危害等相关健康教育。治疗2周后，患者情绪较入院时明显稳定，在本人强烈要求下由父母接出院。

出院时情况：精神好，情绪稳定，未出现幻觉、猜疑等症状，能意识到吸食甲基苯丙胺的危害，表示不会再接触毒品，双上肢无静止性震颤，SDS量表评分为45分，SAS量表评分45分。

出院诊断：1. 甲基苯丙胺依赖；2. 甲基苯丙胺滥用致精神障碍。

出院医嘱：继续服用利培酮并逐渐减量；克服心瘾，远离毒友。

三、病例分析

（一）甲基苯丙胺的作用机制及危害

苯丙胺类兴奋剂（amphetamine-type stimulants，ATS）于1888年首次合成，由于它具有中枢兴奋作用，在第二次世界大战中，在军队中被用于抗疲劳，以提高连续作战能力。1946～1956年，一些国家将其作为减肥药物大肆宣传，造成首度世界性滥用。因为其合成工序简单，成本低，价格便宜，中枢兴奋作用持久，再加上它躯体依赖较弱，滥用者对滥用后果缺乏正确的认识，片面认为滥用ATS不会发生成瘾后果，导致滥用现象日趋严重，对青少年更具有欺骗性和迷惑性。因此从20世纪90年代开始，ATS滥用呈急速上升趋势，目前ATS滥用已成为严重威胁人类健康和社会安定的全球性问题。

1. 根据毒理学特性及化学结构不同，ATS分为兴奋型苯丙胺类、致幻型苯丙胺类、抑制食欲型苯丙胺类和混合型苯丙胺类四类。甲基苯丙胺是兴奋型苯丙胺类的代表。甲基苯丙胺对人体的作用机制可能有以下4个方面：①可作用于多巴胺转运蛋白，增加神经末梢多巴胺的释放，并阻断突触前膜对多巴胺的再摄取，使突触间多巴胺的含量增加。②降低5-HT结合位点的密度，减少5-HT的再摄取，增加突触间5-HT的含量。③可以抑制单胺氧化酶活性，提高突触间儿茶酚胺类物质的浓度，全面增加单胺类物质的含量和活性，兴奋中枢神经。④甲基苯丙胺能增加体内活性氧、一氧化氮的量，增强抑癌基因*p*53的活性，导致发育成熟的多巴胺能神经、5-HT能神经、谷氨酸能神经凋亡和线粒体功能障碍。

2. 吸食甲基苯丙胺者初期会出现警觉性增高，自我感觉思维特别清晰，疲劳消失，精神饱满，信心十足，注意力集中，情绪高昂，话语增多，反应机敏，正性情绪得到增强，但一次吸食过量或长期吸食则会导致急慢性中毒。

急性中毒常为用药量较大或短时间内反复用药致过量所致，临床表现为中枢神经系统

和交感神经系统的刺激症状。轻度中毒表现为瞳孔扩大、血压升高、脉搏加快、恶心、出汗、口渴、呼吸困难、肌痛、震颤、反射亢进、头痛、兴奋躁动、感觉异常等症状。中度中毒主要出现失眠、意识障碍、精神错乱、抑郁、谵妄、幻听、幻视、被害妄想等一系列精神症状。重度中毒时出现心律失常、痉挛、出血、胸痛，以及心、脑、肝、肺、肾等多器官损害和代谢紊乱，甚至可致高热、昏迷、肝坏死、DIC、循环呼吸衰竭或合并多脏器衰竭。

慢性中毒者较急性中毒者更多见，典型的慢性中毒症状有各种幻听、幻视、妄想、被监视感、被跟踪感等，同时伴有注意力和记忆损害。由于带有恐怖性质，患者可出现一些无法预测的暴力行为。另外，会出现特征性“甲基苯丙胺嘴”，表现为外观不佳，严重的牙痛、口臭，龋齿口腔干燥症，影像学和口腔内外检查可见严重的牙齿骨腐蚀。滥用者有时也会因视网膜血管炎、巩膜外层炎、全眼球炎、眼内炎、巩膜炎、视网膜病变、角膜溃疡导致暂时的视觉丧失或视力下降。

甲基苯丙胺还可致性欲亢进，在其影响下，吸食者不安全性行为发生的概率增高，常可导致性病和艾滋病的传播。

（二）甲基苯丙胺依赖者的康复评估

甲基苯丙胺的神经毒性作用及对中枢神经系统的损害，可影响心理及精神状态，在康复评定中需要结合患者的药物滥用史，通过临床检查、实验室检查、心理测试等对其进行综合评估。

1. 实验室评估　甲基苯丙胺的检测：常用的是尿液检测，目前国内广泛使用的是胶体金法，最低检出剂量为1000ng/ml，该方法的特点是检测快速，检测方便，准确率高，检测价格低廉。胶体金法的产品一般都是验尿板，尿检板试纸，还有做成杯形的加上检测吸毒的胶体金法试纸条在上面，甲基苯丙胺检测呈阳性的时间是和毒品的纯度，吸食数量，吸食次数，个人的新陈代谢能力都有关系，一般5～10日后就可转阴，极个别人有可能1个月才能转阴。由于可与苯丙胺或甲基苯丙胺抗体形成交叉反应的类似物质很多，常出现假阳性，有时需用特异性更高的方法（如气相层析质谱仪分析法）检测样本中具体成瘾药物的化学成分。除了使用尿液进行实验室检测外，还可对全血、血浆、汗液或头发等进行药物检测，可供选择的方法有免疫测定法、气相层析质谱仪分析法等。但要用到专业的检测设备，所以这个方法不能广泛的应用。

身体相关功能检查：主要是对其血常规、肝肾功能、传染性疾病（如乙肝、丙肝、艾滋病以及其他相关性病）进行检查，以了解患者身体健康状况。

该病例中依赖者的尿苯丙胺类检查呈阳性反应，说明其近期使用过甲基苯丙胺，结合其病史可以明确其诊断。其余辅助检查正常可以排除相关性疾病。

2. 精神症状的评估　有报道认为新型毒品滥用者具有个性较强、性格外向、好交际、渴望刺激冒险，以及情绪不稳定、易怒、焦虑、紧张且喜欢掩饰，甚至有精神病特质的人格特征。同时滥用也可导致滥用者产生诸如焦虑、情绪不稳，甚至出现幻觉和妄想等严重精神症状和许多躯体症状，绝大多数的依赖者都是因为精神症状来医院行戒毒及康复治疗的。因此对精神症状的评估是必不可少的。

目前，评定量表已在临床实践中发挥着重要作用，使用也愈来愈普及，它是分析患者心理问题的重要工具，可以为临床诊断、判定疗效、心理咨询和治疗提供参考。目前门诊量使用率较高的量表为症状自评量表（SCL-90）、简明精神病评定量表（BPRS）、抑郁自评量表（SDS）、阳性和阴性症状评定量表（PANSS）。

症状自评量表(symptom check list 90,SCL-90)包含20个项目,按0～4级评分的精神症状自评量表。它适用于精神科和非精神科的成年患者,衡量其自觉症状和严重程度。它具有容量大,反映症状丰富,能更准确地刻画患者的自觉症状特性等优点。在对照研究中发现SCL-90的9组因子同MMPI中相应性格特征呈高度相关,因此,SCL-90是一种真实性较高的自评量表。目前已较广泛地用于心理咨询和心理治疗的工作中。SCL-90有9个因子:躯体化、强迫症状、人际关系敏感、忧郁、焦虑、敌对、恐怖、偏执、精神病性。每项因子分都反映出患者在某一方面的情况,可了解其症状分布特点及病情演变过程。在总分统计中还应统计阳性项目数、阴性项目数及阳性症状均分,以反映患者自我感觉不佳的项目程度。

简明精神病评定量表(brief psychiatric rating scale,BPRS)是一个评定精神病性症状严重程度的他评量表,适用于功能性精神病,目前已广泛用于国际间的协作研究。评定由评定人员对患者做量表精神检查后,分别根据患者的口头表述和观察情况,依据症状定义和临床经验进行评分。一次评定大约需做20分钟的会谈和观察。评定的时间范围一般定为评定前1周的情况。最常用的为18项版本。所有项目采用1～7分的7级评分法,各级的标准为:①无症状。②可疑或很轻。③轻度。④中度。⑤偏重;⑥重度;⑦极重;如果未测则记0分,统计时应剔除。统计指标和结果分析:总分(18～126分),反映疾病严重性,总分越高,病情越重,治疗前后总分值的变化反映疗效的好坏,差值越大疗效越好。一般研究人组标准可定为35分。单项分(0～7),反映症状的分布和靶症状的严重度。治疗前后的变化可以反映治疗的靶症状变化。该量表长度适中,症状项目合理,既能比较全面地反映患者的精神状况,又比较简便,容易掌握,为大多数精神科工作者接受,适宜于临床常规应用和协作研究应用。

抑郁自评量表(SDS)是目前应用最广泛的抑郁自评量表之一,用于衡量抑郁状态的轻重程度及其在治疗中的变化。它由20个陈述句组成。每一条目相当于一个有关症状,按1～4级评分。评定时间跨度为最近1周。20个条目反映抑郁状态四组特异性症状:①精神性-情感症状,包括抑郁心境和哭泣。②躯体性障碍,包含情绪的日间差异、睡眠障碍、食欲减退、性欲减退、体重减轻、便秘、心动过速和易疲劳。③精神运动性障碍,包含精神运动性迟滞和激越。④抑郁的心理障碍,包含思维混乱、无望感、易激惹、犹豫不决、自我贬值、空虚感、反复思考自杀和不满足。SDS为短程自评量表和问卷,能有效地反映抑郁状态的有关症状及其严重程度和变化情况,评分不受年龄、性别、经济状况等因素的影响,并且操作方便,容易掌握,因而应用十分广泛,可用于心理咨询中判断来访者的抑郁程度。国内修正后用于临床,主要适用于具有抑郁症状的成年人,抑郁自评量表除评定抑郁轻重外,还可揭示具有躯体主诉的隐匿性抑郁。SDS标准分的分界值为53分,53～62分轻度抑郁,63～72分中度抑郁,72分以上重度抑郁。该量表由于使用简便,在临床上得到广泛应用。

阳性与阴性症状量表(PANSS)是为评定不同类型精神分裂症症状的严重程度而设计和标准化的评定量表,由简明精神病量表和精神病理评定量表合并改编而成。PANSS主要用于评定精神症状的有无及各项症状的严重程度;区分以阳性症状为主的Ⅰ型和以阴性症状为主的Ⅱ型精神分裂症。PANSS的组成由阳性量表7项、阴性量表7项和一般精神病理量表16项,共30项,另外还有3个补充项目评定攻击危险性。它主要适用于成年人。评定的时间范围通常指定为评定前1周内的全部信息,整个评定需时30～50分钟。该量表兼顾了精神分裂症的阳性症状和阴性症状及一般精神病理症状,较全面地反映了精神病理全貌,大大提高了量表评定的可操作性和一致性。

另外，还有焦虑自评量表(SAS)、Hamilton 抑郁量表(hamilton depression scale，HAMD)、Hamilton 焦虑量表、Bech-Rafaelsen 躁狂量表(bech-rafaelsen mania rating scale，BRMS)等。明尼苏达多项个性调查表(MMPI)。

该病例中对依赖者测试了 SDS 和 SAS，入院后评分为 52 分和 78 分，出院前评分为 45 分和 45 分，从评分上判断该依赖者没有抑郁症状，但是存在焦虑症状。遗憾的是该病例没有进行更多的量表评估，如 BPRS、SCL-90 等，否则就可以更好地掌握其全面情况以及更好的评价治疗效果。在临床实践中，对同一依赖者进行多份量表评估时因为耗时较多，会引起他们的抵触情绪，不愿意配合或导致评估不准确，这也是我们要注意的问题。

3. 脑电图检查　甲基苯丙胺依赖者戒断期的脑电图现呈现慢波增多，为 4～7Hz 或 6～7Hz的 θ 活动及 θ 短节律，多呈双侧同步对称普遍性阵发性出现，部分为阵发性短-中程节律，偶见 2～3Hz 的 δ 波，慢波分布以双额、中央区为主，从前头部至后头部各导联，慢波量逐渐减少，波幅逐渐降低，停药后时间越长，慢波增多的比率、慢波平均波幅越低。甲基苯丙胺依赖者较多 14～25Hz 的 β 波及 β 节律的量高于正常组，快波广泛出现，以前额部为著，波幅为 20～70μV。

（三）甲基苯丙胺依赖者的康复治疗

对于甲基苯丙胺滥用(依赖)患者，国际上尚无成熟的治疗指导方案，与所有成瘾性疾病一样，目前以生物、心理、社会相结合的综合干预方案为主，包括药物治疗、理疗、心理疏导、运动治疗和食疗等。

1. 对精神障碍的治疗　甲基苯丙胺所致的精神障碍目前国内外尚无相关的治疗指南，对该类精神障碍的治疗均以对症支持为主，症状控制后不建议长期服用相关抗精神病药物。

幻觉、妄想症状建议使用典型抗精神病药物(氟哌啶醇、氯丙嗪等)和新型抗精神病药物(奥氮平、利培酮、阿立哌唑等)，其中新型抗精神病药物因为疗效好，不良反应少，现已成为治疗精神障碍的首选药物。使用抗精神病药物的注意事项：明确分类及诊断后开始全面考虑患者症状特点、年龄、生命体征、发病频率、药物耐受性、有无并发症，因人而异地个体化合理使用精神药物；精神药物使用剂量宜逐步递增，尽可能采用最小有效剂量，使不良反应降至最少，以提高服药依从性，小剂量疗效不佳时，根据不良反应和耐受情况，增至足量(药物治疗剂量的上限)和使用足够疗程(一般大于 4 周)；如仍无效，可考虑联合用药、换药或采取其他可行的办法。

冲动、易激惹症状使用丁酰苯类(氟哌啶醇、五氟利多、三氟利多、氟哌利多等)，兴奋躁动明显者亦可临时肌内注射氟哌啶醇。

抑郁症状现首选 5-HT 再摄取抑制药(氟西汀、帕罗西汀、舍曲林、氟伏沙明、西酞普兰等)。

焦虑失眠可给予抗焦虑药(地西泮、艾司唑仑、丁螺环酮等)。

该病例中，依赖者主要是幻觉、猜疑、紧张、冲动等，伴有焦虑，主要是给予利培酮抗精神病、地西泮镇静抗焦虑治疗，效果较好，没有出现明显的不良反应。需要注意的是，利培酮一般 1 周左右就可见效，但要使用足够疗程。其住院 2 周，一定要交代家属不能中断服药，并且在疗程后期停药前要逐渐减量，以防精神症状出现反弹，影响治疗效果。

2. 通过疾病诊断与生化检验发现精神障碍合并心脑血管疾病者，给予护心、改善微循环、护脑、降血压等对症治疗，对合并消化道疾病者，给予抑酸、护胃等综合治疗，对合并肝肾功能损害者，给予护肝、护肾，纠正电解质紊乱等治疗并及时追踪肝肾功能变化情况。

3. 抗心瘾与防复吸的药物　依赖者在戒断期间除了痛苦的戒断症状外，对毒品的渴求也动摇着他们戒除毒品的信心和决心。针对苯丙胺类物质成瘾，目前尚未发现有效的治疗药物。相关研究人员也在进行一系列有意义的探索，如通过药物治疗重建或加强前额叶对脑边缘系统的控制作用、改善患者认知功能以减少复吸的可能性等。此外，治疗苯丙胺类物质滥用的相关疫苗的研发已经开始，疫苗的作用机制在于阻碍苯丙胺类兴奋剂与脑内受体结合，以治疗苯丙胺类兴奋剂急性中毒，疫苗还可通过降低苯丙胺类兴奋剂正性强化作用而达到预防复发的目的。

4. 心理治疗　甲基苯丙胺滥用可导致持续焦虑、抑郁或惊恐障碍，依赖者住院期间往往存在各种躁动不安的情绪，出院后还要面临重返社会的心理压力。心理治疗可以减轻患者的负性情绪，帮助患者建立自我心理调节的能力，指导患者进行有效的情绪控制，教会患者处理问题新技巧，帮助其调整应对方式，变消极应对为积极应对，接受和应付不良情绪。因此，在药物治疗的同时需配合心理治疗，心理治疗应作为康复治疗的重要环节，这对于患者的康复与预防复吸起着非常重要的作用。

苯丙胺类物质依赖的心理治疗主要是通过纠正成瘾者思维及行为模式、培训生活技能等方式，达到提高治疗依从性，保持操守的目的，常用的方法有以下几种：①动机强化治疗，帮助吸毒人员认识自己的问题，制订治疗计划并帮助吸毒人员坚持治疗，有助于增加戒毒治疗的成功率。②认知治疗，改变吸毒人员的不良认知方式，帮助吸毒人员应对急、慢性药物渴求，强化吸毒人员的不吸毒行为，预防复吸。③行为治疗，通过各种行为治疗技术强化不吸毒行为及其他健康行为，矫正吸食依赖者的人生态度和生活方式，降低复吸的可能性。④集体治疗，通过交流发现吸毒人员间的共同问题，增进吸毒人员间的交流和理解，制订出切实可行的治疗方案。也可使吸毒人员在治疗期间相互监督、相互支持，增进其与医师间的接触，有助于预防复吸、促进康复。⑤家庭治疗，对依赖者家属进行相应的心理辅导，教会家属应对方法，介绍成功事例，对患者家属的消极心理及时予以矫正，给患者营造一个良好的戒毒氛围，通过改善吸毒人员与其家庭成员间的关系，促进家庭成员间的感情交流，提高治疗支持程度。

5. 社区治疗　治疗社区的理论基础是源于社会学习理论，将精神医学、行为科学、心理学和社会学的技能有机地结合起来，通过特定的环境和条件创造出模拟的小社会，通过再学习"重新社会化"，改变旧有的行为、情感、认知模式和生活方式，增强社会规范意识、责任感、自信心，重新成长，重建新的价值体系；同时针对毒品依赖者焦虑、抑郁、敌对、幻想、偏激冲动等心理行为特征，通过治疗来降低其焦虑、抑郁程度，提高新型毒品依赖者的人际交往能力以及冲动控制能力，为他们重塑人格、回归社会，最终促进其融入主流社会、保持操守打下基础。

6. 针对性的进行健康教育　据报道半数以上的依赖者存在对甲基苯丙胺的错误认识，认为其无依赖性，还有的使用它来戒除海洛因，对药物治疗的内容及如何防止复吸也不了解，通过健康教育可以使依赖者对脱毒治疗期间的戒断症状以及稽延性戒断症状的处理措施及转归有心理准备，在出现不适反应时不至于过分紧张害怕，消除他们的焦虑恐惧，增加戒毒的信心和决心，有助于他们的康复。

健康教育内容包括：法制教育、毒品的相关知识及其危害、戒毒的必要性、戒毒治疗用药的原则及注意事项、戒毒过程中可能出现的躯体、心理及行为等方面的问题及应对措施、正确的戒毒方法及戒毒必须经历的几个阶段等。可采取群组教育、个体教育以及两者相结合

的教与学的方式，利用口头交流和书面指导相结合（黑板报、报刊、宣传册等）。同时要充分考虑患者的身心状况、吸毒背景、文化水平、理解判断能力，选择有针对性的个体化教育方式，把健康教育贯穿康复治疗的全过程。

7. 康复锻炼　由于甲基苯丙胺对人体正常功能的破坏，特别是对人体免疫系统的破坏，使得依赖者对疾病的抵抗力迅速下降，在住院期间对他们进行康复锻炼极为必要。可以借助特设的健身房设备，进行各种体能锻炼，逐步提高患者的身体素质。

（四）疗效及结局

甲基苯丙胺依赖在住院期间经过抗精神病、镇静、心理、营养支持等综合康复治疗都能取得满意的疗效，但是药物依赖是一个社会问题，受很多因素的影响。出院后由于各种原因，有相当一部分会复吸。因此，住院戒毒仅是解除毒瘾的第一步，更重要的是要同家属一道继续做好戒毒成功出院后的监督及教育工作，一起鼓励患者，树立坚定地戒毒决心，达到长期戒除毒瘾的目的，使复吸率降低，巩固戒毒成果，达到彻底脱毒。该病例中患者入院后给予利培酮改善精神症状、地西泮镇静抗焦虑以及促大脑代谢治疗，并同时予心理治疗及毒品危害等相关健康教育治疗 2 周后，患者情绪较入院时明显稳定，未出现幻觉、猜疑等症状，病情明显改善后出院。在随访的半年中，患者出院后和家人一起离开吸毒地在广州生活工作，未出现复吸。

四、小结

对于甲基苯丙胺依赖者来说，实行有效的戒毒是他们寻求新生的唯一出路。但戒毒是一项复杂而艰辛的临床治疗系统工程，决不能依赖单一方法和力量，必须运用药物、心理、家庭、社会等的合力，更重要的是要充分利用依赖者本身戒毒的信心和决心，使他们能重新面对现实，重新认识自我，积极、主动的配合治疗，建立良好的生活模式及生活习惯，为成功操守打下良好的基础，尽快适应社会，回归健康的生活。

（杨俊峰）

第三节　脑卒中后抑郁

一、概述

本节病例主要是介绍脑卒中后并发的精神心理障碍。精神心理过程属于高级脑功能活动。脑卒中后其心理、情感障碍表现形式也多样，主要包括抑郁、焦虑、躁狂、病理性哭笑、心理自我启动缺失、灾难反应等，极少数患者可有双相性情感障碍表现。不同类型可表现为单一存在或多种形式并存。本病常发生于急性期，也可发生于恢复期甚至于卒中后数年。脑卒中后心理、情感障碍严重影响患者的日常生活活动能力和生活质量。

二、病例摘要

患者曹××，男，56 岁，因左侧肢体无力 1 月余 2014 年 12 月 29 日门诊收入康复科，于 2015 年 1 月 28 日出院。

患者于 2014 年 11 月 9 日晚无明显诱因突发意识欠清，左侧肢体不能活动，伴大小便失禁。家人将其送至当地医院就诊，行头部 CT 检查提示“右侧基底节区出血”（出血量约

30ml)，予保守治疗后患者意识、精神较前好转。家属为进一步治疗转至上级医院，于 2014 年 11 月 14 日行“颅内血肿清除术”。术后予脱水降颅压、营养神经、预防癫痫等治疗，2 周后患者意识逐渐转清，左下肢刺激后可轻微活动，可进食少量糊状食物、饮水呛咳。2014 年 12 月 1 日转至当地另一家医院，予相关药物及高压氧、针灸、理疗等治疗，患者左下肢刺激后活动增多。目前患者表情淡漠、不语，左侧肢体仍不能自主活动伴饮水呛咳，日常生活能力完全依赖，今为进一步康复收入我科。

入院时患者表情淡漠，血压控制平稳。可发音，自发言语少，饮水明显呛咳。左侧鼻唇沟浅，口角右偏，右侧肢体肌力 4 级，左侧肢体肌力 0 级，肌张力降低，右侧肢体肌张力正常。左侧腱反射减弱，左侧病理征阳性。各项转移均不能完成，坐、站位平衡不能。日常生活能力评估(MBI)：3 分(总分 100 分)。MMSE：1 分(总分 30 分)。左侧肢体 FMA 评估不配合。吞咽功能临床评估：左侧口颜面功能较差，软腭上抬不能，吞咽启动延迟，吞咽动作协调，喉上抬幅度可，进食 2～8ml 绿染液体、米糊无呛咳，左侧口腔少量残留，考虑认知功能低下，部分评估未能配合，饮水试验Ⅱ级。下咽造影结果：进食 1、2、3、4 号食物口腔运送稍慢，吞咽启动正常，舌骨-喉上抬幅度可，进食 3、4 号食物会厌谷有少量残留，进食 4 种食物无明显误吸、渗漏，环咽肌开放正常。

入院诊断：1. 脑出血术后(恢复期)，左侧偏瘫、抑郁状态、认知障碍、言语障碍、吞咽障碍、ADL 完全依赖；2. 多发性腔隙性脑梗死；3. 头部外伤后遗症；4. 高血压 3 级(极高危组)；5. 高尿酸血症；6. 压疮(左臀部，Ⅲ期)。

诊治经过：入院后完善相关检查及功能康复评估，血常规、生化未见明显异常；血同型半胱氨酸：16.13μmol/L。25-羟维生素 D：39.30nmol/L。复查头颅 MRI＋MRA 提示：①右侧放射冠区及基底节区血肿清除后改变。②双侧额顶颞叶、半卵圆中心、放射冠区、侧脑室周围、基底节区、外囊及右侧岛叶、丘脑、胼胝体、中脑、脑桥多发缺血、变性灶，其中左侧基底节区及双侧额叶、颞叶多发软化灶；脑萎缩。③头颅 MRA：广泛颅内动脉硬化(图 14-1)。

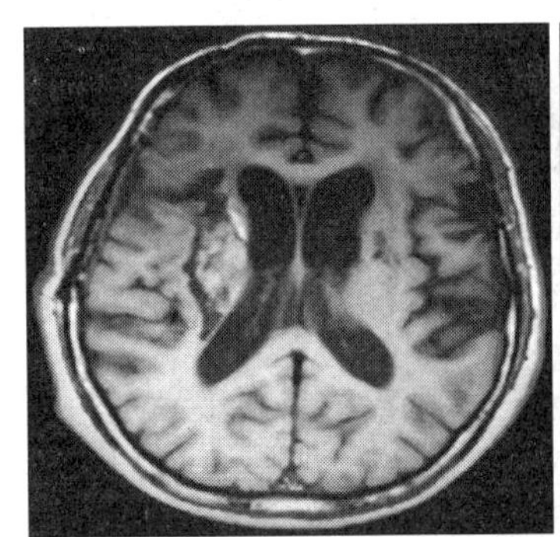
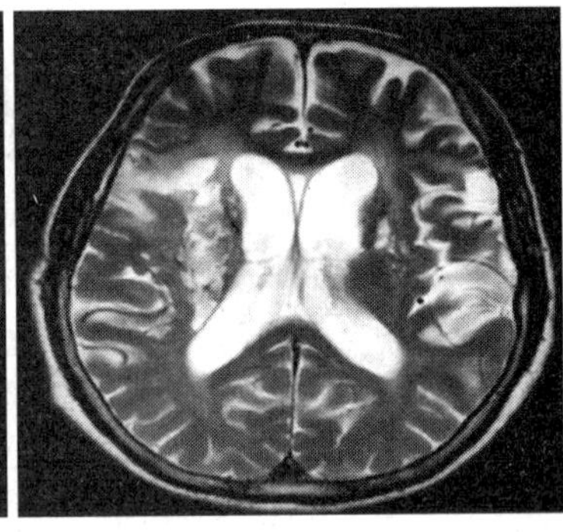
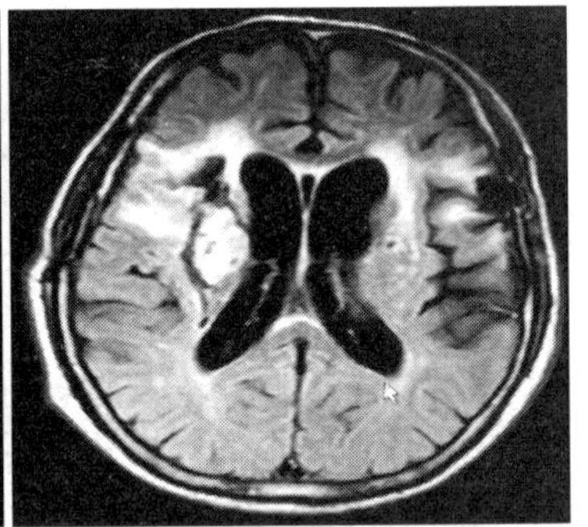

图 14-1　头颅 MRA 检查结果(2014 年 12 月 31 日)**：1. 右侧放射冠区及基底节区血肿清除后改变。2. 双侧额顶颞叶、半卵圆中心、放射冠区、侧脑室周围、基底节区、外囊及右侧岛叶、丘脑、胼胝体、中脑、脑桥多发缺血、变性灶，其中左侧基底节区及双侧额叶、颞叶多发软化灶；脑萎缩。3. 头颅 MRA：广泛颅内动脉硬化**

药物治疗方面，予以调控血压、调脂、改善循环、营养神经、调理精神情绪障碍、改善认知功能等药物治疗；康复治疗方面，予强化左侧偏瘫肢体综合训练、躯干腰背肌力训练以及加强吞咽功能训练、认知功能训练、言语功能训练、ADL 训练，并辅以支持心理治疗、针灸、理疗等综合康复治疗。

出院时情况：患者表情淡漠较前好转，能主动配合康复功能训练，可使用右手主动进食，

饮水已无明显呛咳，言语功能恢复进展至可跟读成语、发音清晰流利，但音调较低，自发言语仍少。右侧肢体肌力、肌张力正常，左上肢及左下肢远端肌力 0 级，左下肢近端屈髋、外展肌力 1～1＋级，左侧肢体肌张力降低。左侧腱反射减弱，左侧病理征阳性。少量帮助下完成向患侧翻身，其余暂时不能，坐位平衡 1 级，站位平衡不能，ADL 大部分依赖。

出院诊断：1. 脑出血术后（恢复期），左侧偏瘫、抑郁状态、认知障碍、言语障碍、吞咽困难、ADL 依赖；2. 多发性腔隙性脑梗死；3. 头部外伤后遗症；4. 高血压 3 级（极高危组）；5. 高尿酸血症；6. 压疮（左臀部，Ⅲ期）。

出院医嘱：继续予脑卒中二级预防及抗抑郁、改善循环、营养神经等药物治疗，继续加强肢体功能康复训练，定期监测血压，门诊随诊。

三、病例分析

（一）脑卒中后精神心理障碍的临床特点

脑卒中后出现的精神心理障碍其发生机制复杂，目前尚未完全明了，而且其表现形式也多样化，不同形式障碍的发生机制也有所不同，其中最重要的是损害了同精神心理功能相关的神经网络系统，此外，与认知功能密切相关的脑组织结构（如海马、钩回、扣带回）也受影响。本病例的临床表现除了肢体运动功能的障碍外，脑卒中后的心理情感障碍——抑郁明显，还存在记忆力、定向力、计算力、判断力以及思维等认知功能的障碍。

1. 脑卒中后心理情感障碍发生的相关因素　目前一般认为，脑卒中后心理情感障碍的发生，主要与生物化学因素和社会心理因素有关。

（1）生物化学因素：①病变的部位，病灶在大脑前部及左基底节区易发生抑郁。病变部位损害累及右侧丘脑、尾状核头部、颞叶或双侧额叶皮质则容易发生躁狂。②神经递质的改变，尤其是 5-HT、去甲肾上腺素能神经功能的低下。③神经内分泌功能紊乱。④促炎细胞因子水平升高。⑤其他危险因素的作用，多种脑血管病的危险因素，包括高血压、冠心病、高血脂、高同型半胱氨酸血症、糖尿病、心房纤颤等是迟发性抑郁的危险因素。

（2）社会心理因素：①患者的人格易感性及遗传倾向，在脑卒中患者中，病前有精神障碍的个人史或家族史者，PSD 发病率明显增高。②患病后的社会支持因素等。

2. 脑卒中后心理情感障碍的表现形式　脑卒中后心理情感障碍的表现形式呈多样化的特点。

（1）抑郁：为最常见的情感障碍，主要表现为情感、行为和自主神经方面的改变。轻症者可仅表现为淡漠、激惹、怀疑和否定、意志减退、注意力涣散、悲伤、睡眠障碍等；重症者的表现与内源性抑郁症相似，患者常感到焦虑、绝望、失去自信心，同时伴睡眠障碍、食欲减退、体重减轻、性欲减退、行动和思维缓慢，部分患者有哭泣、思维混乱及自杀观念等。脑卒中后抑郁在老年人中多表现为情感淡漠或对以往感兴趣的事失去兴趣，而不是悲伤，因此容易被医护人员及家属忽略。

（2）焦虑：是脑卒中后较为常见的情感障碍，主要表现为无确定对象和内容的紧张不安或烦恼，患者常忧心忡忡、心烦意乱、坐立不安、过分警惕，且常伴有自主神经功能紊乱的表现，如心悸、气促、多汗、面色发红或苍白、胃肠不适等，部分患者有惊恐发作表现。脑卒中后焦虑常并有抑郁表现。

（3）躁狂：脑卒中后躁狂的发生率相对较低，主要表现为情感高涨、思维奔逸、注意力涣散、过度任性、易激惹、睡眠减少，可伴有夸大观念或妄想等。

(4)意志缺失或淡漠:主要表现为情感淡漠、面无表情及目光呆滞,运动反应减弱或动作机械、刻板、言语缓慢且音调低沉,对自身情况缺乏认知等。

(5)心理自我启动缺乏:是指运动及情感自我驱动的丧失,患者常表现为缺乏自发性行为、情感和欲望等。

(6)灾害反应:患者面对意外灾害或疾患时自觉没能力应付,不知所措,常伴短暂的突然流泪、拒绝和激怒等反应。

(7)其他:有人把病理性哭笑也视为情感障碍的一种类型,认为是独立发生于抑郁之外。

(二)脑卒中后精神心理障碍的康复评定

本病例患者的心理情感障碍主要表现为脑卒中后抑郁状态的表现,因此这里主要介绍脑卒中后临床上常见的抑郁和焦虑相关的康复评定。

1. 抑郁发作的诊断标准　中国精神疾病分类方案和诊断标准(CCMD)包括以下几个方面。

(1)症状标准:以心境低落为主要特征且持续至少2周,此期间至少有以下症状中的4项:①丧失兴趣,无愉悦感。②精力减退或疲乏。③精神运动性迟滞或激越。④自我评价过低,或自责,或有内疚感。⑤联想困难,或自觉思考能力下降。⑥反复出现想死的念头,或有自杀、自伤行为。⑦睡眠障碍,如失眠、早醒或睡眠过多。⑧食欲降低,或体重明显减轻。⑨性欲减退。

(2)严重标准:社会功能受损,或给本人造成痛苦或不良后果。

(3)病程标准:符合诊断标准和严重标准,至少已持续2周;可存在某些分裂性症状,但不符合分裂症的诊断。若同时符合分裂症的诊断标准,在分裂症状缓解后,满足抑郁标准至少2周。

(4)排除标准:排除器质性精神障碍或精神活性物质和非成瘾性物质所致抑郁。

2. 抑郁评定量表　常见的量表如下。

(1)汉密尔顿抑郁量表(hamilton depression scale,HAMD):由Hamilton于1960年编制,是临床上评定抑郁状态时应用最为普遍的量表。本量表有17项、21项和24项3种版本。

HAMD为他评量表,一般采用交谈和观察的方式,由经过训练的两名评定员对被评定者进行HAMD联合检查,待检查结束后,两名评定员独立评分。大部分项目采用0～4分的5级评分法:(0分)无,(1分)轻度,(2分)中度,(3分)重度,(4分)很重。少数项目评分为0～2分的3级评分法:(0分)无,(1分)轻～中度,(2分)重度。

(2)患者健康问卷-9(patient health questionnaire-9,PHQ-9):是由《基层医疗精神疾病评估工具》(primary care evaluation of mental disorders,PRI-MD)发展而来的抑郁筛选工具,属于患者抑郁自评量表,具有简单易操作且信度和效度较高的特点。

(三)脑卒中后抑郁的康复治疗

1. 药物治疗　对脑卒中后抑郁状态,可以根据不同形式的心理障碍,使用不同的药物进行治疗。

(1)三环类抗抑郁药物:常用的有阿米替林、阿普唑仑、多塞平、丙米嗪等,可根据患者的具体情况选用。

(2)选择性5-HT再摄取抑制剂:常用舍曲林、西酞普兰、氟西汀等。

(3)选择性5-HT及NE再摄取抑制剂:如文拉法新。

(4)中枢神经兴奋剂:如右旋苯异丙胺、哌甲酯等。

很多随机对照试验研究已证明抗抑郁药对治疗脑卒中后抑郁状态(PSD)有效,但对预防 PSD 和降低脑卒中后的死亡率的作用仍需进一步研究。

2. 心理治疗　目前认为,对抑郁障碍患者的心理治疗可有下述效能:①减轻和缓解心理社会应激源的抑郁症状。②改善正在接受抗抑郁药治疗的患者对服药的依从性。③矫正抑郁障碍继发的各种不良心理社会性后果,如家庭不睦、自卑绝望、退缩回避等。④最大限度地使患者达到心理社会功能和职业功能的康复。⑤协同抗抑郁药维持治疗,预防抑郁障碍的复发。

对于抑郁障碍患者可采用的心理治疗种类较多,常用的主要有:支持性心理治疗、动力学心理治疗、认知治疗、行为治疗、人际心理治疗、婚姻和家庭治疗等。

3. 重复经颅磁刺激治疗　重复经颅磁刺激(rTMS)最初由 Barker 于 1985 年作为一种非侵害性工具对人类初级运动皮层使用,而现在已经成为一种在神经生理学和认知神经科学强有力的研究工具。用于抗抑郁治疗时,rTMS 的靶点通常在前额叶皮质背外侧,其依据是可重复的研究显示在该区域内有可逆性功能改变。由于与抑郁症相关的前额叶功能的不对称性,大多数研究往往选择左前额叶皮质作为研究区域。大量不同的刺激参数,如刺激频率和强度已被应用于研究之中,一般治疗周期为 1～4 周。

4. 运动疗法　许多文献讨论了运动疗法在重性抑郁障碍治疗中效果的理论基础。此外,文献回顾报告推荐运动疗法作为一种有前景的行为干预,至少能够作为抗抑郁治疗的辅助性手段。虽然有研究报道了持续 20 周运动疗法后的长期改变和抗抑郁效果。但在已发表的文献综述和 meta 分析中还不能肯定运动疗法在控制抑郁症状中的作用,因为所有关于运动疗法用于重性抑郁障碍等疾病的研究都存在方法上的缺陷。近来有初步证据显示对抗抑郁药物治疗有部分作用的患者,运动是控制抑郁症的一种低成本的有效辅助手段。因此,目前运动疗法只能作为抗抑郁治疗时的一种辅助方法用于获得额外的健康收益,尤其是在长时间使用时。此外,有个别有限的证据显示瑜伽呼吸练习可以作为抗抑郁治疗的辅助方法,但目前尚不能定量评估其疗效。

5. 针灸　由于在抑郁症候群的治疗中大量使用了补充和替代疗法,因此有必要评价一下目前该领域主要疗法的认识。针灸在东方文化中有着能量的平衡。传统的针灸使用针刺人体不同部位的特定穴位。

虽然已有许多相关的研究报道,但最近的一篇回顾性文献综述报告没有充分的证据确定针灸治疗与抗抑郁药物相比较的疗效。同样,在对针灸做出科学的临床应用推荐前必须要有恰当的医师与患者双盲的临床试验研究以及对结果标准化的评估。

总的来说,针灸安全性和耐受性良好。尤其是在针灸与三环类药物比较的研究中,针灸治疗组的典型不良反应明显少于药物组。目前还未见到针灸与耐受性更好的新型抗抑郁药疗效的比较研究。

(四)脑卒中后抑郁的预后

由于脑卒后抑郁发生的机制目前仍不清楚,也缺乏特异性的生化指标,对其诊断主要依靠临床表现,结合精神疾患的诊断标准,同时应用相关量表帮助进行诊断。本例患者经积极的抗抑郁药物治疗并辅以心理支持治疗等措施,患者的表情淡漠较前好转,逐渐有与家人沟通,并逐渐能主动配合康复功能训练。

四、小结

脑卒中后出现的精神心理障碍对患者的全面康复有明显的负面影响，主要表现为住院时间延长，病死率上升，还导致疾病治疗的复杂化，严重影响患者肢体及言语功能的康复，其造成的危害不容忽视。因此，对脑卒中患者，在积极进行肢体功能康复治疗的同时，也应该重视对其精神心理障碍的治疗。

（郑海清　胡昔权）

推荐读物

1. 于洋，于世英. 癌痛规范化诊疗评估体系的构建研究. 中国疼痛医学杂志，2012，18(4)：225-230.
2. 中华人民共和国国家卫生和计划生育委员会. 癌症疼痛诊疗规范(2011 年版). 2011. http://www.nhfpc.gov.cn/zhuzhan/wsbmgz/201304/58a55d159bca4fc3b366b9baa310d067.shtml
3. 沈渔邨. 精神病学. 第 5 版. 北京：人民卫生出版社，2009.
4. 姜佐宁. 药物成瘾的临床与治疗. 北京：人民卫生出版社，1997.
5. 黄如训. 脑卒中. 北京：人民卫生出版社，2012.
6. 燕铁斌，梁维松，冉春风. 现代康复治疗学. 广州：广东科技出版社，2012.
7. National Comprehensive Cancer Network (NCCN). Cancer pain treatment guidelines for patients. 2013.

第三篇

常见神经功能障碍的康复

第十五章

意识障碍

第一节　昏　　迷

一、概述

昏迷是临床常见的急危重症之一。临床上很多疾病，特别是脑部病损都与昏迷有关。昏迷的病因多样，表现复杂，治疗方法也因具体情况而不同。昏迷患者的治疗涉及多个学科和专业，且病死率及致残率高，生存质量差。昏迷的临床问题、康复评定方法随着人们认识的深入也在不断完善。昏迷患者康复治疗的目的是尽早促使其清醒，减少功能障碍，提高生活自理能力。

二、病例摘要

患者赵××，女，61岁，因“突发意识不清8日”于2013年12月10日收入神经外科，于2014年1月28日转入康复科，于2014年3月15日出院。

患者于2013年12月2日打麻将时突然感到头痛，伴喷射性呕吐1次，为胃内容物，随即出现意识不清，呼之不应。当时无肢体抽搐及大小便失禁，家人急送当地医院就诊，行头颅CT检查示：左侧丘脑出血并破入脑室。当日即行“左侧脑室额角钻孔引流术”，术后患者仍意识不清。入院后第2日复查头颅CT检查示“左侧丘脑出血较前增多”，遂在全麻行“左侧开颅血肿清除术 ＋ 去骨瓣减压术”。术后给予抗感染及营养神经治疗。因肺部感染伴咳痰困难，于2013年12月5日行“气管切开术”。术后患者意识障碍未恢复，于2013年12月10日转入上级医院神经外科。患者既往有“高血压及糖尿病”病史20余年，自服降压、降糖药物，血压及血糖控制稳定。

入院诊断：1. 脑出血急性期；2. 开颅血肿清除术后；3. 肺部感染；4. 高血压3级(极高危组)；5. 2型糖尿病；6. 气管切开术后。

诊疗经过：入院后予重症监护，给予降颅压、呼吸机辅助呼吸、营养神经、维持水电解质及酸碱平衡等对症治疗。痰培养结果示：鲍曼不动杆菌。依照药敏结果给予抗感染治疗。于2013年12月25日复查头颅CT检查(图15-1)示：①脑出血血肿清除术后改变；术区周围脑实质肿胀；术区周围硬膜外积液。②右侧基底节改变，考虑为腔隙性脑梗死。③脑积水合并间质性脑水肿。④右侧枕叶血肿。⑤双侧上颌窦积液较前减少。于2014年1月1日复查头颅 CT 检查(图 15-2)示:①脑出血血肿清除术后改变;术区周围脑实质肿胀较前减轻;术区周围硬膜外积液,较前减少。②右侧基底节改变,考虑为腔隙性脑梗死。③脑积水,并间质性脑水肿,较前有所减轻。④右侧枕叶血肿较前明显,考虑新增少量出血可能。⑤双侧上颌窦积液较前减少。病情稳定后于 2014 年 1 月 28 日转入康复科继续治疗。转入后给予综合康复治疗:①给予高压氧、偏瘫肢体综合训练、低频脉冲电刺激、小脑顶核电刺激、头部磁疗、电针、电动起立床等综合康复治疗。②予吞咽肌群电刺激、吞咽训练。③予改善循环、营养神经等药物治疗。④脑卒中二级预防,监测及控制危险因素。⑤加强护理,防治软组织挛缩、深静脉血栓、肺部感染、尿路感染及压疮等并发症;⑥患者吞咽功能障碍,为减少胃管对消化道的损伤并保证营养支持,行胃造瘘术。⑦患者意识不清、留置气管套管,并伴肺部感染,予以抗感染治疗,同时加强翻身拍背、雾化吸入,配合振动排痰,肺部超短波+紫外线治疗,肺部感染逐渐控制。

2014 年 2 月 2 日行脑电图检查示:两侧对称,以 4-5C/S 10-30μV 的低平型 θ 活动为基本节律,各区混有散在低幅 δ 波。刺激:无明显变化。为不正常脑电图。于 2014 年 3 月 10 日复查头颅 CT(图 15-3)示:①脑出血血肿清除术后改变,同前;术区囊变范围较前增大,局部脑膜脑膨出较前有所减轻。②右侧基底节多发小片低密影,考虑为陈旧性腔隙性脑梗死,大致同前。③脑积水并间质性脑水肿大致同前。④右侧枕叶软化灶大致同前。⑤原蝶窦积液基本吸收。

2014 年 3 月 10 日复查脑电图检查示:两侧对称,以 4-6C/S 10-40μV 的 θ 活动为基本节律,各区混有低幅 β 活动,左颞、顶、枕区可见阵发性低波幅 δ 活动。刺激:无明显变化。不正常脑电图。

出院时情况:昏迷,GCS 评分 5 分(E1V1M3)。双侧瞳孔不等大,左侧直径约 4mm、右侧直径约 3mm,双侧瞳孔对光反射消失。无自主睁眼。双侧额纹、鼻唇沟、口角基本对称。张口及伸舌不能配合。四肢肌肉形态无异常。四肢肌张力低,四肢无自主活动。四肢无不自主运动。痛刺激下四肢有屈曲反应,上肢反应较明显。双侧肱二头肌腱反射及肱三头肌腱反射消失,双侧膝反射及跟腱反射消失。双侧 Hoffmann 征阴性,双侧 Babinski 征阳性。括约肌功能无明显异常。脑膜刺激征阴性。患者生命体征稳定,留置气管套管,咳嗽、咳少量痰,无发热。不能睁眼,无自发言语,无遵嘱活动,四肢活动障碍。经胃造瘘管进食。无睡眠-觉醒周期。无四肢抽搐,四肢无红肿。

出院诊断:1. 脑出血恢复期:昏迷;2. 开颅血肿清除术后;3. 脑积水并间质性脑水肿;4. 肺部感染;5. 高血压 3 级(极高危组);6. 2 型糖尿病;7. 气管切开术后。

出院医嘱:继续给予综合促醒措施,积极防治肺部感染、压疮、泌尿系统感染、深静脉血栓、关节挛缩等各种并发症。建议在当地医院继续治疗。

附图:头颅 CT 检查的时间及结果。

三、病例分析

(一) 昏迷的临床问题

1. 昏迷的概念及诊断　昏迷是指由于各种病因导致的高级神经中枢结构与功能活动受损所引起的严重意识障碍。通常是由于上行性脑干网状激活系统或双侧大脑半球弥漫性病变所致。患者对自身及周围环境不能认识,对外界刺激的刺激反应很差或根本无反应,无睁眼运动,无自发性言语,无眼球跟踪活动,也无睡眠-觉醒周期。昏迷是一种持续的、深度

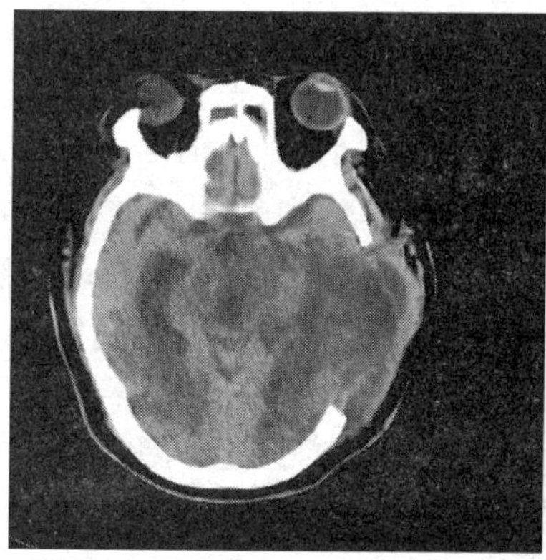
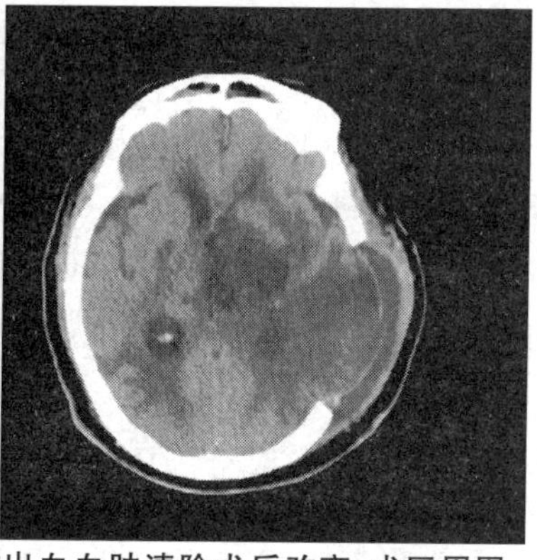

图 15-1 2013 年 12 月 25 日，1. 脑出血血肿清除术后改变；术区周围脑实质肿胀；术区周围硬膜外积液；2. 右侧基底节改变，考虑为腔隙性脑梗死；3. 脑积水，并间质性脑水肿；4. 右侧枕叶血肿；5. 双侧上颌窦积液较前减少

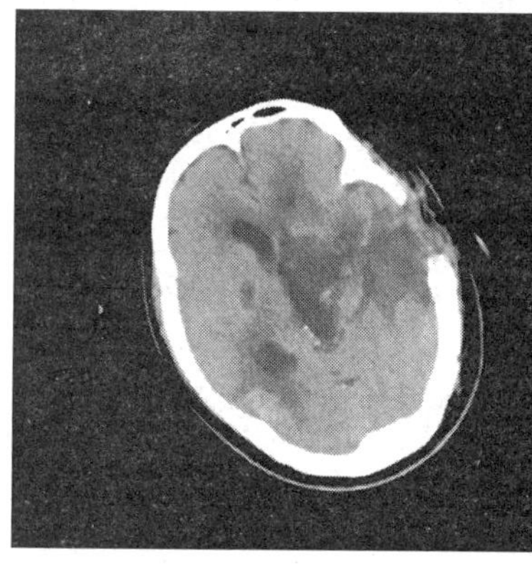
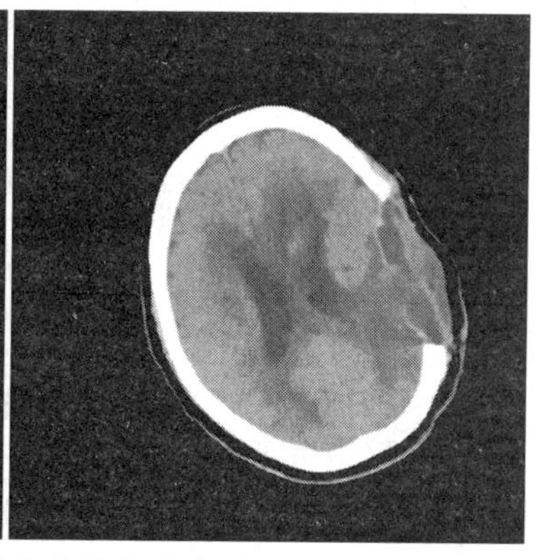

图 15-2 2014 年 1 月 1 日，1. 脑出血血肿清除术后改变；术区周围脑实质肿胀较前减轻；术区周围硬膜外积液，较前减少；2. 右侧基底节改变，考虑为腔隙性脑梗死；3. 脑积水，并间质性脑水肿，较前有所减轻；4. 右侧枕叶血肿较前明显，考虑新增少量出血可能；5. 双侧上颌窦积液较前减少

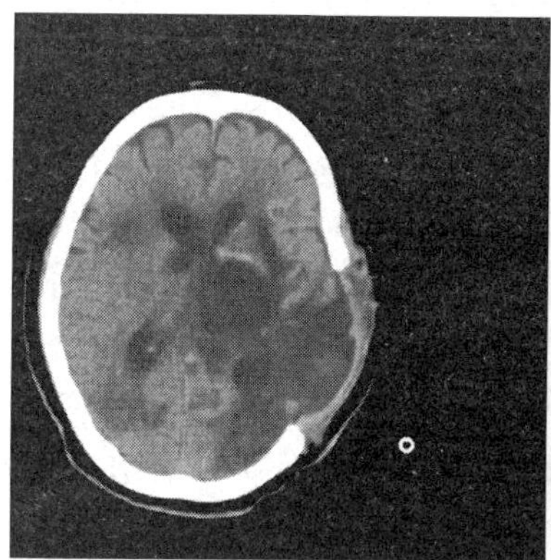
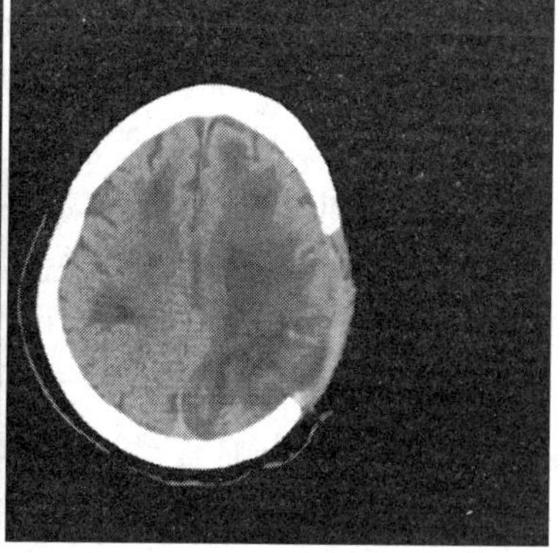

图 15-3 2014 年 3 月 10 日，1. 脑出血血肿清除术后改变，同前；术区囊变范围较前增大，局部脑膜脑膨出较前有所减轻；2. 右侧基底节多发小片低密影，考虑为陈旧性腔隙性脑梗死，大致同前；3. 脑积水并间质性脑水肿大致同前；4. 右侧枕叶软化灶大致同前；5. 原蝶窦积液基本吸收

的意识障碍，其特征是两眼闭合，不能唤醒。昏迷患者不能按吩咐做动作，不能说话，不能睁眼。

昏迷的诊断依据包括：患者无自发或呼唤或刺激引导的睁眼动作；无遵嘱动作；无有意识的语言；无有意识的运动；无防御动作或对疼痛刺激定位的能力。昏迷与持续性植物状态(PVS)的区别在于后者能醒觉而无认知，而昏迷患者既无觉醒，又无认知。昏迷是国内外学者重点关注的问题之一。欧美一些国家成立了相应的治疗协会，我国急救医学专业委员会成立了"意识障碍专业组"。

本例患者生命体征稳定，留置气管套管、鼻饲管，咳嗽、咳少量痰，无发热。不能睁眼，无自发言语，无遵嘱活动，四肢活动障碍。无睡眠-觉醒周期，符合昏迷的临床表现。

根据昏迷的严重程度，可分为浅昏迷、中昏迷和深昏迷。近年来，一些学者将脑死亡纳入昏迷范畴，称为过度昏迷。脑死亡是一种不可逆的脑损害，其主要表现为全脑功能丧失，脑循环终止。

2. 昏迷的病因分类　分类尚未统一，可大致分为颅内及颅外疾病两大类。

(1)颅内疾病

1)脑血管病：脑出血、蛛网膜下腔出血、脑血栓、脑栓塞、短暂性脑缺血发作(TIA)、高血压脑病、颅内静脉窦血栓等。

2)脑外伤：脑震荡、广泛性脑挫裂伤、硬膜下及硬膜外血肿等。

3)颅内炎症：病毒性脑膜脑炎、细菌性脑膜脑炎、结核性脑膜脑炎、隐球菌性脑膜脑炎、寄生虫脑内感染、脑脓肿、朊蛋白病等。

4)颅内肿瘤：胶质瘤、脑膜瘤、垂体瘤、转移瘤、神经纤维瘤、颅咽管瘤、脑血管性肿瘤、颅内原发肉瘤及囊肿、脑膜癌病等。

5)脱髓鞘性疾病：急性播散性脑脊髓炎、多发性硬化、弥漫性硬化、脑桥中央髓鞘溶解症等。

6)神经系统先天性及变性疾病：先天性脑积水、原发性直立性低血压、肝豆状核变性等。

7)癫痫发作后昏迷。

(2)颅外疾病

1)缺氧：CO中毒、高山病、窒息、复苏后脑病、肺性脑病、严重贫血等。

2)缺血：各种心脏病及主动脉狭窄引起脑血流灌注不足、血管迷走性晕厥等。

3)中毒：药物、毒物、酒精、重金属、食物等。

4)内分泌及代谢性疾病：低血糖、高血糖、高渗昏迷、酮症酸中毒、甲状腺危象、席汉病、嗜铬细胞瘤、肾上腺皮质功能亢进或减退、肝性脑病、肾性脑病等。

5)水电解质紊乱和酸碱平衡失调：低钠血症、高钠血症、低氯血症、高氯血症、酸中毒、碱中毒、低钾血症、水中毒等。

6)免疫性疾病：狼疮性脑病、风湿性脑病、结节性动脉炎、神经白塞病等。

7)全身感染：败血症、脓毒血症、流行性出血热、传染性单核细胞增多症、中毒性痢疾等。

8)血液病：DIC、白血病、多发性骨髓瘤、淋巴瘤、贫血、真性红细胞增多症等。

9)其他：中暑、电击、溺水、自杀、减压病、过敏反应等。

3. 昏迷的机制　造成昏迷主要是由于脑干上行性网状激活系统受到损害，其次是弥漫性的大脑皮质受到损害。另外则涉及脑细胞代谢障碍及中毒因素等。

(二)昏迷的康复评定

昏迷的病因复杂,临床表现各异,昏迷程度也不一样,对于昏迷程度的评定比较困难,临床上常用的昏迷程度的判定方法主要包括临床观察评估、神经电生理检查及影像学检查等。

1. 临床观察评估　在 1974 年,Teasdale 和 Jennett 提出了格拉斯哥昏迷量表(GCS)。有学者根据临床观察及经验设计了不同的评估量表,具有代表性的有:①Edgren 提出的 Glasgow-Pittsburgh 昏迷计分表(GCS-P),在 GCS 基础上加入了瞳孔对光反射、脑干反射、抽搐、呼吸异常 4 项,共计 7 项 35 级,最高分 35 分,最低分 7 分。②Jennett 提出的格拉斯哥预后评分(GOS)。③Benzer 提出的因斯布鲁克昏迷评分(ICS)。④Wijdicks 提出的全面无反应性量表(FOUR)。⑤Giacino 等提出的 JFK 昏迷恢复量表的修改版(CRS-R)。⑥Pape 等提出的意识障碍量表(DOCS)等。

2. 神经电生理检查　神经电生理检查主要包括脑电图(EEG)和诱发电位(EP)。

(1)研究表明,EEG 有助于监测脑功能变化,对判断预后有一定价值。昏迷患者 EEG 表现主要包括广泛性慢波、三相波、平坦波及广泛性周期性复合慢波等。关于 EEG 分级,临床上应用较广泛的是 Synek 分级及 Young 分级。

(2)用于评估昏迷患者脑功能的 EP 主要包括脑干觉诱发电位(BAEP)和体感诱发电位(SEP)。BAEP 波形缺失或严重异常提示不良预后。脑干功能损伤的典型形式为峰间潜伏期延长、Ⅲ波、Ⅴ波消失伴随Ⅰ波存在。SEP 反映了大脑神经元通路的整体功能完整性,SEP 的优势是易于量化和追踪,利用 SEP 的各种参数组合可以区分大脑皮质与脑干的功能状态。

脑诱发电位检查属神经生理功能方面的检查,可以证实影像学诊断并动态观察脑功能的变化,有其独特的优越性,对临床确诊及治疗有重要的指导意义。

3. 影像学检查　CT 和 MRI 是昏迷患者常用的影像学检查,可确定脑部损害的部位及程度。

另外,弥散加权成像(DTI)通过定量分析脑组织内水分子的弥散运动,确定非均向性值可以分析脑白质纤维的完整性,为轴突剪切性损伤提供证据,非均向性值与损伤的严重程度有关。磁共振波谱分析(MRS)是一种利用磁共振现象和化学位移作用,对特定原子核及其化合物进行定量分析的方法,可以判断脑损害的程度。功能磁共振成像(fMRI)通过检测脑局部血氧水平变化来推测脑功能区域的功能情况。正电子发射计算机断层扫描(PET)是利用某些物质的物理、化学性质使脑的生理代谢变化成为可以相对定量的图像,可以反映两侧大脑半球解剖和生理代谢上的差别和不对称性。

4. 脑血流检查　经颅多普勒超声(TCD)可无创检测脑血流动力学的变化。可用于检测蛛网膜下腔出血、颅内压增高以及评估脑死亡。

(三)昏迷的康复治疗

昏迷的治疗是一个脑复苏的过程。昏迷的促醒治疗原则包括早期及恢复期处理。早期急救原则包括:快速了解病情并处理、保持呼吸道通畅、维持循环功能、病因治疗、对症处理、恢复电解质与酸碱平衡、防治感染、控制脑水肿、脑保护治疗、治疗中枢性高热、防治癫痫等。早期康复治疗主要是防治压疮、肺部感染、尿路感染、关节挛缩等各种并发症。在恢复期则以康复治疗为主。促醒药物、物理治疗、高压氧及中医治疗等综合治疗是昏迷治疗的主要手段。

1. 促醒药物　常用的促醒药物有纳洛酮、甲氯芬酯、胞磷胆碱等。盐酸纳洛酮有助于改善脑组织的氧运输，保护神经元细胞膜钠钾 ATP 酶的活性，降低血管阻力、改善脑组织供氧供血，从而减轻由内源性阿片肽异常升高所导致的继发性脑病理损害。其他促醒药物包括：①多巴胺类似物，如左旋多巴、甲基溴隐停、盐酸金刚烷胺。②精神兴奋剂，如盐酸哌醋甲酯、硫酸右苯丙胺和匹莫林。③抗抑郁药，如普罗替林和氟西汀等。④阿片受体拮抗剂等。

2. 物理治疗　昏迷的物理治疗主要以综合促醒治疗为主。

(1)运动疗法：可改善神经系统的兴奋性和反应性。多种感觉刺激有助于神经通路的恢复；电动直立床训练可增加脑干网状结构上行系统信息的传入，提高大脑的醒觉水平。肢体按摩、CPM 训练以及关节松动可维持和恢复关节活动范围。

(2)刺激疗法：低中频电疗可刺激患者的感觉神经系统，促进意识恢复。其他的刺激包括音乐刺激、神经刺激、直流电刺激、电兴奋刺激、光刺激及生活护理刺激等。

3. 高压氧治疗　高压氧主要用于中枢神经系统疾病和损伤的康复治疗。实践证明，高压氧有助于昏迷患者的治疗与康复，可降低死亡率，提高存活质量，对意识和神经功能的恢复有明显的促进作用。

4. 营养支持　昏迷患者以高热能消耗和高分解代谢为主要表现，这种高代谢状态明显加重机体组织结构和功能损害。合理的营养支持能保护肠道黏膜的结构和功能，并能提供合理全面的营养，促进内脏组织细胞修复，阻止进行性蛋白质和热能消耗，改善营养状态、改善负氮平衡，调整和改善患者的代谢状态，增强免疫力。肠道内营养最为方便，安全而有效。这是因为胃肠道吸收的营养物质经门静脉首先抵达肝脏。有利于肝脏对蛋白质的合成与代谢调节。肠外营养为患者提供更加合理的营养，而且还可以通过膳食的机械刺激，促进消化道激素的分泌和整个内分泌系统功能的恢复，对持续昏迷患者的苏醒有益。

5. 中医对昏迷的促醒治疗　祖国医学认为昏迷病因为热、瘀、湿痰、气血亏虚、阳气衰微蒙蔽清窍所致。在昏迷的抢救过程中重视辨证施治，把握闭脱虚实，标本缓急，是关键所在。醒脑开窍药对昏迷的促醒有作用，目前临床上公认有效、安全且应用最多的药物为由安宫牛黄丸提取而成的中药注射剂醒脑静注射液，具有清热解毒、凉血活血、开窍醒脑的功效，其中主要是麝香和郁金的中枢兴奋作用和冰片的开窍醒神作用。

针刺治疗对昏迷有明显的促醒效果。醒脑开窍针刺法所取穴位为人中、内关、三阴交，人中穴有开窍启闭之功，针刺之可明显地促进脑血液循环，增加脑灌注量。研究证明针刺人中穴能直接兴奋上行激活系统，解除脑细胞的抑制状态，改善脑循环。

本例患者的康复治疗包括：改善循环、营养神经等药物治疗。高压氧、吞咽训练、偏瘫肢体综合训练、低频脉冲电刺激、小脑顶核电刺激、头部磁疗、电针、电动起立床等综合康复治疗。脑卒中二级预防，监测及控制危险因素。加强护理，防治软组织挛缩、深静脉血栓、肺部感染、尿路感染及压疮等并发症。患者脑部损伤较重，未清醒，但无并发症出现。

(四) 昏迷的疗效与预后

昏迷患者起病急，病情发展快，常常危及生命。昏迷患者的预后除了与昏迷的程度有关外，与治疗措施也有密切关系。昏迷的急救非常重要，积极正确的急救措施，不但能挽救患者的生命，且对度过生命危险期后患者的生存质量的提高非常重要。重视呼吸道管理、细致的病情观察及早期的康复治疗，有助于患者的早日苏醒。

四、小结

昏迷是重度意识障碍。其主要发病机制是脑干网状上行激活系统损伤使神经冲动不能上传，或者大脑皮质广泛损伤，不能使皮层处于觉醒状态。临床评定、电生理及影像检查有助于昏迷程度及预后的判断。促醒药物、物理治疗、高压氧治疗及中医治疗对昏迷患者有良好的治疗作用。但昏迷患者的治疗仍是医学难题。去除昏迷原因，预防各种继发性并发症是长期昏迷患者苏醒的基础条件，充分运用中西医结合疗法，尽早地对其进行系统综合的催醒及康复治疗，对提高患者的生存质量有积极的意义。

（张建宏）

第二节　持续性植物状态

一、概述

持续性植物状态（persistent vegetative state，PVS）是指持续性的认知功能丧失，而丘脑下部及脑干功能基本保存，如心跳、呼吸、血压和睡眠-觉醒周期等。患者死亡率高、致残严重且缺乏有效的治疗，给社会及家庭带来巨大的负担。导致PVS的原因主要是脑外伤和脑血管疾病等。病理上多为弥漫性大脑皮质病变及广泛的脑白质损害。多数学者认为PVS主要是皮层广泛严重的损害使高级神经功能受损，而脑干结构相对完好，从而可保持觉醒状态。但由于病因不同，表现复杂，作为一种临床综合征，其病理解剖及机制尚不完全清楚。康复治疗主要是以综合促醒为主。预防并发症及合理的营养调理是促醒康复的基础。

二、病例摘要

患者谢××，男，24岁，因车祸外伤致意识不清6小时于2007年2月18日急诊收入神经外科，于2007年5月31日转入康复科，于2008年1月9日再次转入神经外科，于2008年2月28日转入康复科，于2010年9月20日出院。

患者于2007年2月18日下午2时许因车祸致伤头面部，受伤后面部、双侧鼻腔及左侧外耳道活动性出血，患者当时意识尚清，无呕吐及肢体抽搐，无大小便失禁。就诊于当地医院，给予面部及头皮裂伤清创缝合术及对症处理，期间患者出现意识不清，急诊行头部CT检查提示广泛蛛网膜下腔出血及脑挫伤，家属为进一步治疗于2007年2月18日19时许转入我院。急诊复查头部CT检查（图15-4）示：①蛛网膜下腔出血，右侧额颞叶脑挫裂伤并血肿形成。②左侧额部骨质、左侧颧骨及筛骨骨折，双侧上颌窦及筛窦积液。③右侧颞部头皮软组织略肿胀，内少量积气。立即收入神经外科住院治疗。

入院诊断：1. 重型颅脑损伤：右侧额颞叶脑挫裂伤并血肿形成；广泛性蛛网膜下腔出血；前颅窝中颅窝底骨折；额骨左侧、左侧颧骨、上颌骨、蝶骨大翼根部及筛骨多发骨折；2. 意识障碍；3. 多处软组织挫裂伤。

诊疗经过：入院后急诊行右颞部开颅血肿清除及去骨瓣减压术。术后给予预防感染，止血，预防癫痫及静脉营养补液等治疗。术后患者意识转清。于2007年3月3日复查头部CT（图15-5）示：脑内血肿及蛛网膜下腔出血基本吸收。患者于2007年3月7日10时左右突然出现意识不清，伴双上肢不自主抽动，肌张力高，呼之不能应，持续约5分钟。急诊行头部CT检查（图15-6）示：术区再次出血，血肿破入侧脑室后角。立即给予止血药物治疗，同时加用德巴金控制癫痫发作。患者意识转清。当日下午6时左右患者再次出现意识不清，急诊头部CT提示出血量较上午增多，且脑室内出血明显。行全脑血管造影术提示右侧后交通动脉瘤，遂急诊行右额颞开颅动脉瘤夹闭、脑内血肿清除并去骨瓣减压术。术中发现靠近瘤颈处有巨大破口，无法单纯夹闭动脉瘤，故行右侧颈内动脉永久夹闭术。术后患者意识不清。于2007年3月9日患者意识障碍加重，瞳孔出现改变，左侧瞳孔直径4mm，右侧瞳孔直径6mm，对光反应消失。头部CT（图15-7）示：右侧大脑半球大面积脑梗死，全脑严重肿胀，中线移位不明显，但脑池消失。为减轻脑压，急诊行左侧额颞开颅去骨瓣减压术，手术过程顺利。术后患者痰多，呼吸欠通畅，于2007年3月11日行气管切开术。患者于2007年3月14日意识障碍加重，疼痛刺激四肢无反应，为减轻脑压，防止脑疝，急诊行右侧额叶血肿清除术，手术顺利。术后复查头部CT（图15-8）示：颅脑外伤术后改变，脑膨出较前片稍减轻。术后给予抗感染、脱水、补液、止血、对症、支持治疗。患者病情平稳，但意识障碍未恢复，生命体征稳定，处于持续性植物状态。于2007年5月31日转入康复科进一步治疗。

转入诊断：1. 重型颅脑损伤术后：右颞部开颅脑内血肿清除及去骨瓣减压术后；2. 蛛网膜下腔出血；3. 继发性癫痫；4. 右额颞开颅右侧后交通动脉瘤夹闭、脑内血肿清除并去骨瓣减压术后；5. 双侧大脑半球大面积脑梗死；6. 左侧额颞开颅去骨瓣减压术后；7. 右侧额叶血肿清除术后；8. 前颅窝中颅窝底骨折；额骨左侧、左侧颧骨、上颌骨、蝶骨大翼根部及筛骨多发骨折；9. 持续性植物状态；10. 气管切开术后；11. 肺部感染。

转入后给予营养神经、改善微循环、促醒等药物治疗，行高压氧治疗，给予被动运动、电动斜床、脑电生物反馈、肺部超短波、针灸等综合康复治疗，同时治疗肺部感染及其他并发症。患者病情稳定，肺部感染控制后拔除气管套管。患者意识不清，处于持续性植物状态。2007年12月29日复查头部CT（图15-9）示：双侧额颞部呈术后缺损，双侧侧脑室、第三脑室及第四脑室明显扩张，双侧幕上半球广泛的脑实质变薄或消失，双侧额颞叶脑组织呈大片状低密度灶，与脑室沟通，出血基本吸收，中线结构尚居中。请神经外科会诊，建议转科治疗，于2008年1月9日转入神经外科，于2008年1月14日行双侧额颞顶部颅骨修补术＋脑室腹腔分流术，术程顺利。术后复查头部CT（图15-10）示：双侧侧脑室、第三脑室及第四脑室明显扩张，双侧大脑半球脑实质变薄。术后予以对症支持治疗，手术切口拆线后于2008年2月28日再次转回康复科，继续行康复治疗。患者病情稳定，处于持续性植物状态。于2008年3月6日行脑电图检查示：两侧对称，以5-7C/S 10-40μV的θ活动为基本节律，各区混有散在低幅δ波。刺激：无明显变化。为不正常脑电图。患者间断出现发热，痰培养结果示：鲍曼不动杆菌及金黄色葡萄球菌。给予抗感染治疗。肺部感染已控制。住院期间未出现深静脉血栓、压疮、营养不良、关节挛缩及泌尿系感染等并发症。于2009年4月8日复查脑电图示：两侧对称，以4-6C/S 10-40μV的θ活动为基本节律，各区混有低幅δ波。刺激：无明显变化。为不正常脑电图，较前无明显变化。2010年9月10日复查头部CT（图15-11）示：①重型闭合性颅脑损伤术后改变。②交通性脑积水，脑水肿、脑萎缩、大脑镰下疝形成，右侧脑桥梗死。③双侧乳突、左侧上颌窦、右侧筛窦炎症。患者于2010

年 9 月 20 日出院，回当地社区医院继续治疗。

出院时情况：患者意识不清，GCS 评分 8 分(E4V1M3)，无自主言语，不能执行指令。处于持续性植物状态。双侧额颞部颅骨修补手术切口愈合良好。患者可自动睁眼，双侧瞳孔不等大，左侧瞳孔直径约 2mm，右侧瞳孔直径约 4mm，直间接对光反射均消失。颈部气管切口愈合良好。双肺呼吸音清，未闻及干湿性啰音。心率 75 次/分，律齐，各瓣膜听诊区未闻及病理性杂音。腹软，肝脾肋下未触及。四肢肌张力高，双上肢屈肌张力高，Ashworth Ⅱ级。双下肢伸肌张力高，Ashworth Ⅱ级。疼痛刺激下患者双上肢有收缩反应。双侧肱二头肌、肱三头肌腱反射、桡骨膜反射增强，双侧膝、跟腱反射增强。双侧霍夫曼征阳性，双侧巴氏征阳性。脑膜刺激征阴性。患者处持续性植物状态，生命体征稳定。患者可在帮助下经口进食，饮水无呛咳。大小便不能自控。有睡眠-觉醒周期。日常生活不能自理。

出院诊断：1. 重型颅脑损伤术后：右颞部开颅脑内血肿清除及去骨瓣减压术后；2. 蛛网膜下腔出血；3. 继发性癫痫；4. 右额颞开颅右侧后交通动脉瘤夹闭、脑内血肿清除并去骨瓣减压术后；5. 双侧大脑半球大面积脑梗塞；6. 左侧额颞开颅去骨瓣减压术后；7. 右侧额叶血肿清除术后；8. 前颅窝中颅窝底骨折；额骨左侧、左侧颧骨、上颌骨、蝶骨大翼根部及筛骨多发骨折；9. 持续性植物状态；10. 气管切开术后；11. 肺部感染。

出院医嘱：密切观察患者病情变化，维持生命体征。给予综合促醒措施，积极防治肺部感染、压疮、泌尿系统感染、深静脉血栓、关节挛缩等各种并发症。

备注：定期随访患者家属了解患者情况。患者于 2011 年 12 月中旬因肺部感染并发感染性休克死亡。

附图：头颅 CT 检查的时间及结果。

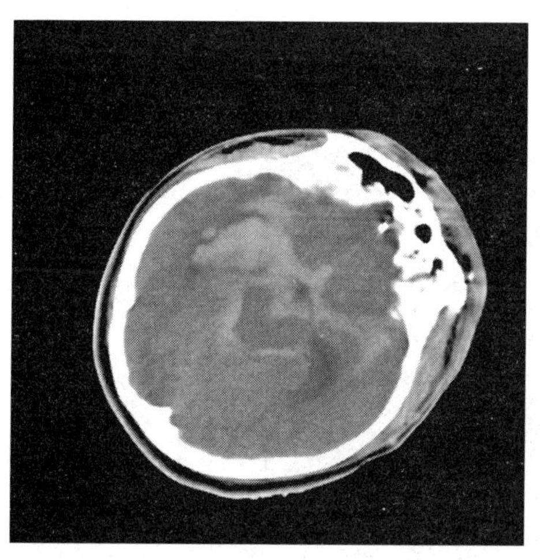

图 15-4　2007 年 2 月 18 日，1. 蛛网膜下腔出血，右侧额颞叶脑挫裂伤并血肿形成。2. 左侧额部骨质、左侧颧骨及筛骨骨折，双侧上颌窦及筛窦积液。3. 右侧颞部头皮软组织略肿胀，内少量积气

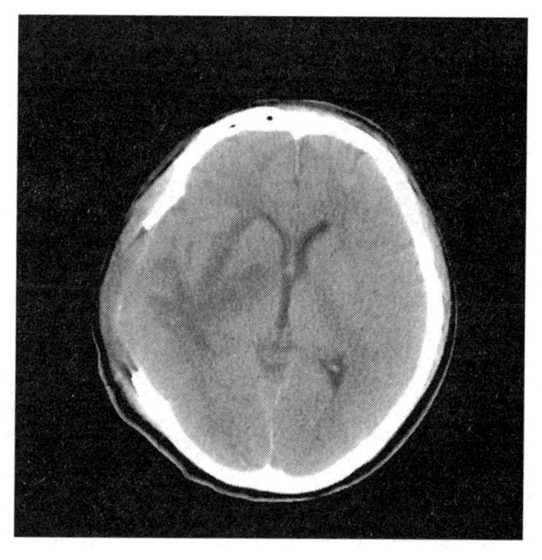

图 15-5　2007 年 3 月 3 日，颅脑外伤术后改变：1. 右侧颞叶脑组织肿胀、血肿及蛛网膜下腔出血基本吸收、好转；右侧颞叶及基底节区脑组织退变。2. 额骨左侧、左侧颧骨、上颌骨、蝶骨大翼根部及筛骨多发骨折；双侧上颌窦、筛窦、蝶窦积液

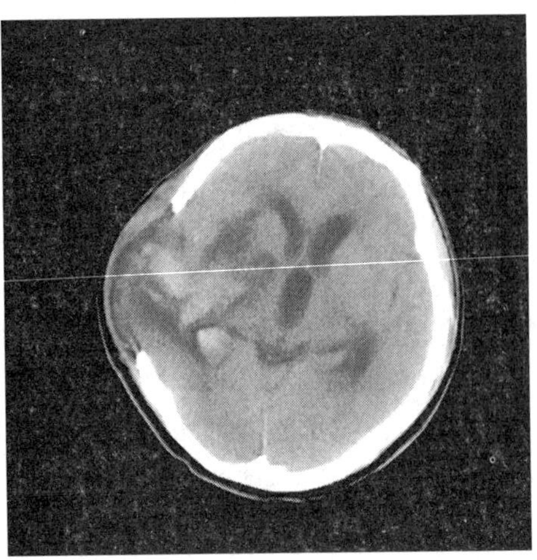

图 15-6　2007 年 3 月 7 日,1. 颅脑外伤术后复查,同前片(2007 年 3 月 3 日)对比,右侧新增出血灶并破入脑室内,右侧颞叶较前膨出。2. 额骨左侧、左侧颧骨、上颌骨、蝶骨大翼根部及筛骨多发骨折;双侧上颌窦、筛窦、蝶窦积液

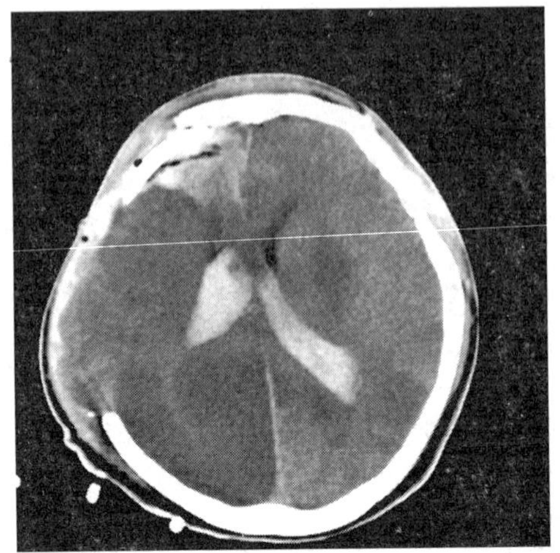

图 15-7　2007 年 3 月 9 日,颅脑外伤术后复查,右侧大脑半球结构模糊,右侧额叶可见楔形高密度区,右侧颞叶可见散在分布的点片状稍高密度影,较前片(2007 年 3 月 7 日)明显吸收,双侧大脑半球可见大片状低密度区,边界不清,双侧侧脑室、第三脑室、第四脑室内可见高密度影充填,鞍上池、环池、脑沟、大脑镰、小脑幕密度增高,显示不清,术区可见多处积气区,右侧颞部头皮软组织肿胀,骨窗示右侧颞顶骨部分缺损,额骨左侧、左侧颧骨、上颌骨、蝶骨大翼根部及筛骨可见多发骨折低密度线,双侧上颌窦及筛窦、蝶窦内密度仍高。颅脑外伤术后改变,右侧颞叶脑出血稍吸收,右侧额叶脑出血、第三脑室与第四脑室脑出血有所进展

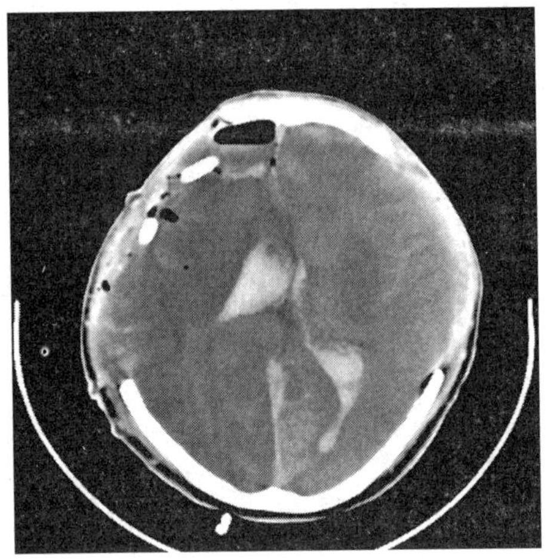

图 15-8　2007 年 3 月 14 日颅脑外伤术后:双侧额颞部颅骨骨质呈术后缺损,双侧额颞叶脑组织呈局部膨出并呈大片状低密度灶及点状积气影(脑膨出较前片稍减轻)。双侧侧脑室、第三脑室及第四脑室可见铸形高密度影,中线结构尚居中。颅脑外伤术后改变,脑膨出较前片稍减轻,余同前

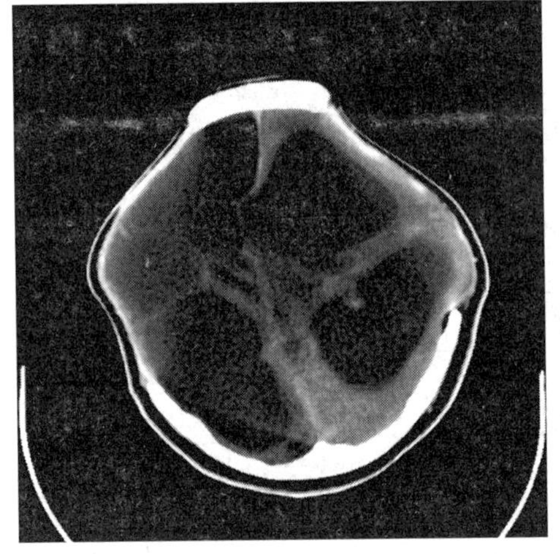

图 15-9　2007 年 12 月 29 日,颅脑外伤术后:双侧额颞部颅骨骨质呈术后缺损,双侧侧脑室、第三脑室及第四脑室明显扩张,双侧幕上半球广泛的脑实质变薄或消失,双侧额颞叶脑组织呈大片状低密度灶,与脑室沟通,出血基本吸收,中线结构尚居中。颅脑外伤术后改变,与(2007 年 3 月 14 日)片对比,脑大片脑软化灶形成,双侧侧脑室、第三脑室及第四脑室明显扩张,血肿基本吸收

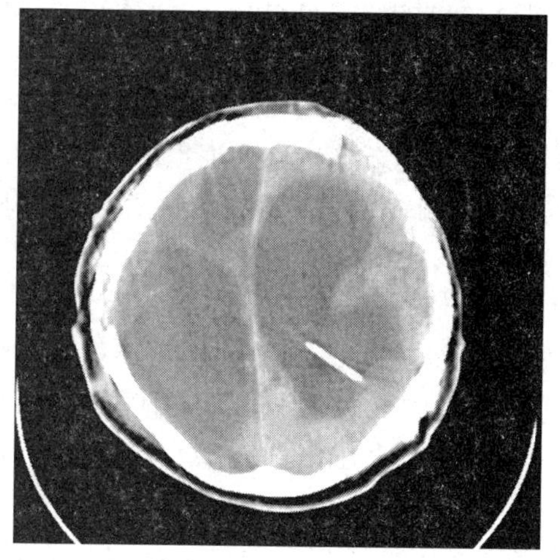

图 15-10 2008 年 1 月 17 日，颅脑外伤术后复查：双侧额颞部可见钛网高密度影，双侧侧脑室、第三脑室及第四脑室明显扩张，双侧大脑半球脑实质变薄，密度减低，与 2007 年 12 月 29 日片相比病变未见明显改变，左侧侧脑室内可见引流管，中线结构尚居中。颅脑外伤术后：双侧侧脑室、第三脑室及第四脑室明显扩张，双侧大脑半球脑实质变薄，与 2007 年 12 月 29 日片相比病变未见明显改变

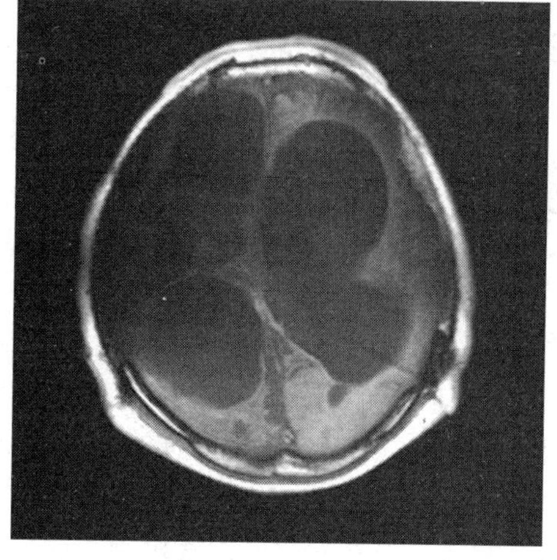

图 15-11 2010 年 9 月 10 日重型闭合性颅脑损伤术后，较前片（2009 年 9 月 1 日）相比：颅骨多发骨质信号不连续，左侧顶部可见引流管影，双侧侧脑室、第三脑室及第四脑室及枕大池明显扩大，以右侧侧脑室扩张为明显，幕上正常脑实质明显萎缩变薄，右侧幕上脑组织萎缩明显，中线结构向右偏移，小脑亦可见萎缩，幕上脑实质及脑桥信号异常，T_2WI及 FLAIR 信号增高，较前片未见明显变化。双侧乳突、左侧上颌窦、右侧筛窦黏膜不规则增厚，同前片。1. 重型闭合性颅脑损伤术后改变；2. 交通性脑积水，脑水肿、脑萎缩、大脑镰下疝形成，右侧脑桥梗死；3. 双侧乳突、左侧上颌窦、右侧筛窦炎症

三、病例分析

（一）持续性植物状态的临床问题

持续性植物状态的临床表现：患者能自动睁眼，貌似清醒，但无任何意识活动，缺乏知觉、思维、情感等活动。无自发语言，也不能执行指令，有睡眠-觉醒周期。无有目的的肢体活动，但有时可无意识地移动躯干和肢体，对于疼痛或有害刺激可有痛苦表情或逃避反应，但通常无定位反应。患者偶可发笑、哭泣、流泪或口中发出无意识的声音。大小便失禁。瞳孔对光反射、角膜反射、吞咽反射、咳嗽反射均存在，视反射不同程度保留，吸吮反射和抓握反射常为阳性。患者的心跳、呼吸、血压和体温多保持正常。

1. 持续性植物状态的定义 1972 年，Jennet 和 Plum 首先提出了持续性植物状态（persistent vegetative state，PVS）的概念，用来描述严重脑损伤患者表现出的无意识功能而保持睡眠-觉醒周期、原始姿势反射和眼球运动的状态，即觉醒而不清醒的状态。他们认为，此综合征关键是对外界无任何适应性反应，对传入和传出信息无意识思维，仅是觉醒而已。对此觉醒而无认知的状态，临床上已有许多种命名，如：去皮层或去脑状态（decorticate or decerebrate state）、无动性缄默（akinetic mutism）、睁眼昏迷（coma vigil）、植物综合征（vegetative syndrome）等。

为统一对 PVS 的认识并与国际接轨，中华医学会急诊医学分会在南京召开“制定我国持续性植物状态诊断标准专家讨论会”，重点讨论 PVS 的命名、定义及诊断标准。建议使用

持续性植物状态而不是“植物人”或其他命名。植物状态(vegetative state, VS)的主要特征是对自身和外界认知功能完全丧失,能睁眼、有睡眠-觉醒周期,丘脑下部及脑干功能基本保存。美国神经病学院对植物状态的临床定义是:机体有周期性的清醒和睡眠,但是没有任何具有认知或能够对外界的事情或刺激所表达出的行为及大脑新陈代谢的证据。目前欧美国家的意见为,植物状态超过1个月称为持续性植物状态。外伤性植物状态超过1年,非外伤性植物状态超过3个月称为永久性植物状态。

2. 持续性植物状态的诊断标准　关于PVS的诊断标准各国并未统一。南京会议从临床特点出发制定了我国植物状态的7条标准:①认知功能丧失,无意识活动,不能执行指令。②保持自主呼吸和血压。③有睡眠-觉醒周期。④不能理解或表达语言。⑤能自动睁眼或在刺激下睁眼。⑥可有无目的性眼球跟踪运动。⑦丘脑下部及脑干功能基本保存。这种植物状态持续1个月以上则可诊断为PVS。

3. 持续性植物状态的发病机制　PVS的病因多为颅脑外伤和脑血管疾病,也有心跳骤停复苏后、休克等造成的脑缺血缺氧等。它多为弥漫性大脑皮质、下丘脑、中脑等部位的病变。多数学者同意PVS主要是皮层广泛严重的损害所致。

4. PVS患者的病理改变　无论是外伤或非外伤性脑部损伤所致的PVS,其病理改变大致有三种:一是弥漫性皮质损害;二是弥漫性轴索损害;三是选择性丘脑坏死。这三种病理表现经常混合存在。

(二)持续性植物状态的康复评定

1. 中华急诊医学杂志2002年8月发表了关于修订我国持续性植物状态(PVS)诊断和疗效标准专家会议纪要,提出了PVS疗效评分量表2001年(南京),简称南京标准2001。内容包括:①是否脱离植物状态:植物状态,完全不能执行指令或无语言(失语除外);初步脱离植物状态,能执行简单指令或简单对答;脱离植物状态,能执行较复杂指令或能对答。②其他功能疗效评分(表15-1)。

表15-1　其他功能疗效评分

评分	肢体运动	眼球运动	脑电图	进食	情感反应	SEP
0	无	无	平直波	胃管	无	N20消失(双侧)
1	无目的性运动	眼球跟踪	δ或θ	能吞咽	轻度反应	N20潜伏期延长
2	有随意运动	有意注视	α或β	自动进食	正常反应	N20潜伏期正常

2. PVS的评定多涉及电生理学及影像学检查,如脑电图、诱发电位、CT及MRI等。

(1)脑电图:PVS的脑电图改变及其诊断价值各家意见不一。多数学者认为PVS患者的脑电图显示广泛弥漫性多形性δ和θ波,而且当由清醒进入睡眠时常伴有背景活动的去同步化。虽然PVS的脑电图缺乏特异性,但脑电图的长期随访观察对于PVS患者的疗效观察和预后判断有较高价值。

(2)诱发电位:主要是脑干听觉诱发电位(BAEP)和体感诱发电位(SEP)。BAEP一般表现为V波及以上波形消失或不清楚。BAEP中的V波存在与否可间接反映上行激活系统的功能,可用于动态观察可预示患者的临床转归。SEP是目前诊断植物状态较敏感和可靠的实验室检查指标,主要表现为N14-N20的中枢传导时间延长和N20波幅降低。

(3)影像学检查:PVS的病因复杂,其影像学的改变也因不同病因而有不同的改变。CT和MRI能证明大脑灰质和白质有弥散性多灶性病变,表现为:①脑软化,大脑半球、脑干、小脑或各脑组织出现多发性大小不等的低密度病灶。②脑萎缩,可显示局部或全脑萎缩,脑皮质变薄,脑沟、脑裂增宽,脑室、脑池扩大等。③脑积水,一侧脑室或双侧脑室、三脑室、中脑导水管、第四脑室扩张并可伴有脑室前角或周围区低密度影,呈梗阻性或交通性脑积水。④混合性病变,脑软化、脑积水、脑萎缩可同时并存或合并其他改变如硬膜下积液等。PVS患者存活时间越长,脑室扩大越明显,脑组织萎缩越严重。这与本节病例中不同时期CT的表现较为一致。

(4)脑血流:持续性植物状态患者的脑血流普遍降低。经颅多普勒超声(TCD)检查可见大脑前中动脉血流变慢,而椎-基底动脉的血流相对较好,说明脑干的血液供应较大脑半球好。PVS患者并不仅仅表现出原发灶侧的rCBF降低,而是对称性下降,说明PVS是双侧大脑功能的广泛损害。因此,积极改善脑微循环,提高患者的rCBF,是治疗PVS患者的重点之一。

(5)脑代谢:正电子发射型计算机断层显像(PET)与单光子发射型计算机断层显像(SPECT)是核医学的两种CT技术,由于它们都是对从患者体内发射的γ射线成像,故统称发射型计算机断层成像术(ECT),可在活体上显示生物分子代谢、受体及神经介质活动的新型影像技术,已广泛用于多种疾病的诊断与鉴别诊断、病情判定、疗效评价、脏器功能研究和新药开发等方面。

在本病例中,对患者主要是进行影像学检查为主,包括头颅CT、MRI及胸部平片检查,腹部及下肢B超检查等,没有脑电图、诱发电位、脑血流及脑代谢方面的检查,故欠缺对预后判断的客观依据。针对意识不清的评定只使用了GCS评分,而没有应用南京标准2001的其他功能疗效评分方法,疗效评定较为粗糙,这些是此患者评定中的不足之处。

(三)持续性植物状态的康复治疗

脑创伤后植物状态患者,应在生命体征稳定后,尽早实施促醒治疗,包括药物治疗、综合康复治疗、高压氧治疗及并发症的处理等。

1. 药物治疗 研究证实,药物对脑外伤后持续植物状态的神经功能恢复有效。常用药包括以下几类。

(1)促进脑循环及脑代谢药物:包括儿茶酚胺能促效药、胆碱能促效药,如苯丙胺、多巴丝肼、左旋多巴、溴隐亭、金刚烷胺、胞磷胆碱及抗胆碱酯酶类药物等。

(2)促进神经细胞功能恢复药物:如γ-氨酪酸、脑活素、神经生长因子、神经节苷脂等。

(3)中枢神经兴奋剂:如右旋苯丙胺、甲氯芬酯等,这类药能调节神经元的代谢,提高大脑皮质的兴奋作用。

(4)阿片受体拮抗剂:如纳洛酮,可拮抗阿片样物质的影响,重建前列腺素和儿茶酚胺的循环机制,并逆转脑缺血引起的功能障碍,促进损伤神经功能的恢复,增加缺血区的血流量,维持脑灌注压,阻断继发性脑损伤,有助于改善脑代谢并促进意识恢复。

(5)抗抑郁类药:如帕罗西丁、普罗替林等。

(6)改善微循环的药物:常用的有尼莫地平、疏血通、杏叶提取物等。

(7)有学者提出巴氯芬有改善意识障碍的作用,其可能的机制包括:间接增加GABA效能、恢复突触反馈功能、提高突触代谢、改善脑功能。刺激神经递质的传导及轴突运输,这些递质帮助建立神经元内结构,相应神经元的轴突又放射至大脑的皮层下及皮层区域,这样就增加了脑内突触内神经递质的产量并提高了效能。但其确切的机制及效果目前仍不明确，需要更深入的基础研究及大样本的临床观察。

目前用于临床的还有一些促醒药，如醒脑静、安宫牛黄丸等。

2. 物理治疗　作为一种重要的康复治疗手段，在脑外伤各个时期的康复中发挥着重要的作用。急性期的物理治疗是保护脑组织防止进一步损伤的重要手段。最常用的、简单有效的方法是冬眠降温治疗。意识障碍期的物理治疗主要以综合促醒治疗为主，同时配合主要肌群的电体操治疗和关节的被动运动治疗，防止肌肉萎缩和关节挛缩。常用的物理治疗方法有：

(1)运动疗法：不仅能使神经系统功能活动发生短暂的变化，而且还能锻炼和加强大脑皮质的活动能力，使神经系统的兴奋性和反应性都大为改善，运动还可促使大脑皮质厚度增加，蛋白质含量增加并促进新的血管生成。

(2)低中频电刺激疗法：其作用主要在于刺激患者的感觉神经系统，加强传入性刺激，促进患者的意识恢复；对肢体的主要肌群和瘫痪肌群进行电体操治疗，预防和延缓肌肉萎缩。

(3)神经刺激疗法

1)深部脑刺激法：包括丘脑电刺激、脑干中脑电刺激、小脑电刺激。其方法是通过立体定向手术将DBS电极植入丘脑的非特异性核团、中脑网状结构楔形核、小脑等部位，然后给予持续刺激。

2)高颈髓后索电刺激：通过手术将刺激器置入 C_2～C_4 水平硬膜正中部和前胸皮下，按照一定的强度和频率进行刺激。

3)周围神经刺激法：包括正中神经、腓总神经、迷走神经刺激等。

(4)感官及环境刺激：大脑皮质通过视觉、触觉、嗅觉、听觉、味觉等感觉通路和物理活动来接受外界信息的刺激，通过传入神经不停地将外界刺激传入大脑，以达到促醒的目的，脑干网状激活系统维持清醒状态的必要因素是感觉刺激。植物状态患者的听、视、触的感觉传导是正常的，环境刺激有助于促进皮层与皮层下联系的恢复。

(5)生物反馈治疗：主要是利用特殊的电子仪器将患者活动时肌肉和皮肤电活动的信号转化为可视信号，再让患者根据这些信号，学会控制自身随意的和不随意的功能，改善或恢复受损害功能等的一类治疗方法。该疗法特点是无创、无痛、无副作用，能充分调动患者自身的主观能动性。

(6)温热治疗：用于改善局部的血液循环、缓解肌肉痉挛、缓解疼痛。

(7)冷疗：对急性期的患者，配合药物并使用特制的降温设备，降低脑组织的代谢水平，减轻脑组织因缺血缺氧引起的继发性损伤。

(8)肢体循环治疗仪治疗：采用循环治疗仪对肢体进行循环加压的方法由远端至近端顺序加压，促进血液和淋巴液回流，减轻肢体肿胀和防止深静脉血栓形成。

(9)音乐疗法：音乐不但可以增加脑血流，还可影响脑神经递质的水平，使上行网状激动系统受刺激而促进意识水平的改善。音乐治疗虽看似易于操作，但要长期面对一个意识不清、无应答能力的患者，并对其施以治疗，就要求操作者和患者家属要有足够的耐心、信心和恒心，不能轻易放弃。

3. 针灸治疗　针刺治疗和电刺激治疗一样，对昏迷等意识障碍患者有较好的促醒作用，同时对肢体的运动障碍和感觉障碍也有明显的治疗作用。常用的方法有头针、耳针和体针，也有用火针或点刺放血的方法进行治疗。

4. 高压氧治疗 高压氧治疗是国内外较为推崇的一种方法，对 PVS 后期神经功能的恢复有明显的促进作用。高压氧治疗的主要机制包括：①改善脑细胞供氧，使部分处于功能可逆状态的脑细胞恢复功能。②增加脑干网状结构的血供，激活上行网状激活系统，加速清醒，促进意识恢复。③阻断脑细胞缺氧、水肿、代谢障碍的恶性循环，减轻脑水肿。④促进轴索侧支发芽，诱导新的突触联系建立，从而促进其功能恢复。⑤通过增加患者体内循环干细胞的数量，促进其功能恢复。⑥加快毛细血管再生和微循环建立，促进脑功能恢复。⑦降低血液黏稠度，有利于血液循环。⑧在脑内病灶区域产生反盗血现象，使病灶区域血流量相对增多。多数学者认为，高压氧治疗时间越早，疗程越长，效果越好。

5. 防治各种并发症 肢体挛缩、压疮、肺部感染、尿路感染、营养不良及静脉血栓等。

综合促醒治疗的机制为：①解除神经细胞的抑制状态，使兴奋性低的神经细胞兴奋性增强，使大脑网状结构上行激活系统解除抑制、恢复功能，从而使大脑半球与外界产生应答，加快醒觉和促进意识恢复。②通过综合治疗，使轴突产生新的侧支，建立新的突触联系，使中枢神经功能得到恢复。③综合治疗改善组织代谢，降低血液黏度，改善脑部微循环，改善脑的供血和供氧，从而恢复神经细胞的功能。

针对此患者的治疗包括：营养神经、改善微循环、促醒等药物治疗，行高压氧治疗，给予被动运动、电动斜床、脑电生物反馈、肺部超短波、针灸等综合康复治疗，同时防治肺部感染及其他并发症。患者病情稳定。行颅骨修补术＋脑室-腹腔分流术。住院期间拔除气管套管，未出现深静脉血栓、压疮、营养不良、关节挛缩及泌尿系感染等并发症。患者处持续性植物状态，其治疗为综合康复治疗，包括了药物、高压氧疗、物理治疗及防治并发症。患者脑部损伤严重，合并脑积水及脑皮质严重萎缩，虽未清醒，但长期未发生常见的并发症，这不仅与综合康复治疗有关，同时与营养支持和良好的护理措施密不可分。我们总结了 PVS 患者的促醒康复方法。将持续性植物状态患者分为不同年龄段，均采用药物、高压氧、声光电刺激及运动训练等综合康复治疗，结果提示：系统、综合的康复治疗可提高 PVS 患者的促醒率，且年龄越小康复效果越好。

（四）持续性植物状态的疗效与预后

研究表明，40 岁以下的 PVS 患者相对恢复较好，创伤性的预后比非创伤性好。创伤后 12 个月和非创伤性损伤 3 个月以后恢复的可能性极少，也就是说，已成为永久性植物状态。PVS 患者平均存活 2～5 年，存活 10 年以上者极为罕见。创伤性损伤的成年 PVS 患者，33％在 3 年内死亡。根据统计，死亡原因主要是肺部或泌尿系感染、全身衰竭、呼吸衰竭等。PVS 多为脑的弥漫性损害，功能恢复困难，易出现并发症，故死亡率、致残率很高，预后差。许多学者认为，脑外伤致 PVS 的意识恢复率较高，年轻患者预后较好。但 PVS 患者意识恢复后生存质量较差。PVS 患者死亡率高、疗效差、预后差，给社会及家庭带来沉重的负担，许多医师对此抱悲观态度，在医学伦理上也引起了重视和争议。但相信随着对 PVS 认识的逐渐统一、治疗方案不断完善及相应社会公益事业的支持，对 PVS 的治疗将取得进展，并减少盲目投入，减轻社会及家庭的负担。这将是一项长期、不懈的工作。

四、小结

PVS 的病因多为颅脑外伤和脑血管疾病所致，是弥漫性大脑皮质功能的损害所致。PVS 的治疗主要是综合促醒，包括药物治疗、综合康复治疗、高压氧治疗及并发症的处理等。PVS 患者生活不能自理，并发症较多。预防并发症及合理的营养调理是促醒康复的基础。

PVS死亡率、致残率高，预后差。对PVS的研究尚待基础及临床方面的进一步深入。

（张建宏）

推荐读物

1. 徐如祥，肖华．现代临床昏迷学．北京：军事医学科学出版社，2003.
2. 缪鸿石．脑卒中的康复评定和治疗．北京：华夏出版社，1996.
3. 朱镛连．神经康复学．北京：人民军医出版社，2003.
4. 专家会议记要．关于修订我国持续性植物状态（PVS）诊断和疗效标准．中华急诊医学杂志，2002.
5. 缪鸿石．康复医学理论与实践．上海：上海科学技术出版社，2000.
6. 范振华，周士坊．实用康复医学．南京：东南大学出版社，1998.

第十六章

言语与吞咽障碍

第一节　失　语　症

一、概述

语言是人类特有的复杂的认知心理活动的反应。失语症是因脑损伤引起的、非痴呆、聋或发音器官功能障碍所致、与智力损伤不成比例的理解和运用言语符号能力的损伤，影响患者与他人的沟通能力。研究表明，至少1/3的脑卒中患者可产生不同程度的语言或言语障碍，影响着患者的康复及生活质量。

二、病例摘要

患者周××，女，30岁，因“右侧肢体乏力伴言语不利1月余”于2014年4月9日入康复科进行康复治疗。

患者于2014年2月17日在当地美容医院局麻下行面部美容术（自体脂肪填充双侧颏部、眶下颏部、上睑眼窝，双侧面颊吸脂术），双侧颏部皮下注射后患者出现嗜睡，右侧肢体不能活动，大小便失禁，无肢体抽搐，无发热，遂送当地人民医院就诊。急诊查头颅MRI示：左侧基底节区、左侧大脑半球大面积脑梗死，右侧上颌窦积液。CTA示：左侧大脑中动脉Ml段闭塞，周围分支明显减少，大脑基底环及其他主要分支未见异常；左侧颈内动脉较对侧变细，显影明显较淡，双侧颈总动脉、右颈内外动脉及双侧椎动脉形态、分布未见异常。经治疗1周后，患者神志转清，遗留右侧肢体乏力，可站立，能行走2～3m，言语不利，可理解部分词语，不能正确表达，复述差，简单对答是否有问题，为求进一步治疗转入康复科。

入院诊断：1. 脑栓塞（左侧大脑半球，恢复期）：右侧偏瘫、失语症；2. 面部美容（双侧面颊吸脂，自体脂肪填充）术后。

诊疗经过：入院后复查头颅MRI，进行汉语标准失语症检查、口颜面失语检查、言语失用检查。头颅MRI结果显示：左侧额顶颞枕叶、岛叶、半卵圆中心、放射冠、基底节区、外囊大片状长T_1长T_2信号影，T_2 FLAIR呈低信号影，左顶叶部分边缘见线状短T_1长T_2信号影，相应脑实质萎缩，左侧脑室轻度扩张（图16-1）。

语言障碍的表现如下：口语表达障碍最突出，说话费力，尤其在开始说话启动时，伴随口

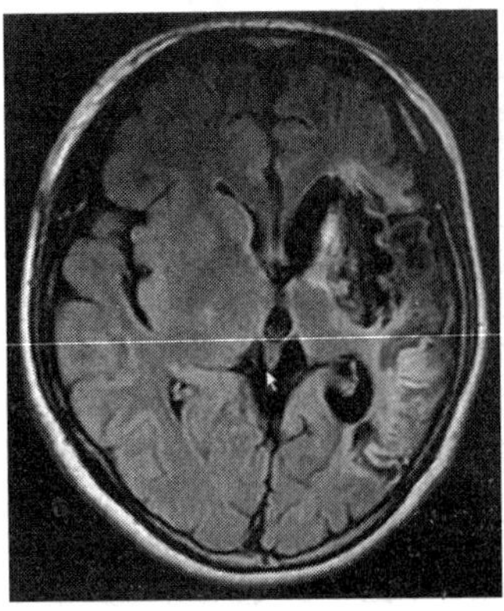
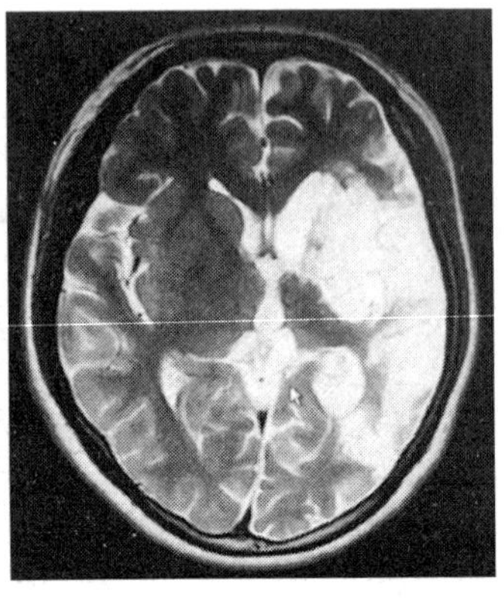

图 16-1 头颅 MRI 检查结果（2014 年 9 月 11 日）：1. 左侧额颞顶枕叶、岛叶、半卵圆中心、放射冠、基底节区、外囊见长 T_1 长 T_2 信号影。T_2FLAIR 呈低信号；左侧大脑中动脉供血区脑梗死后遗症软化。脑萎缩，左顶叶部分边缘脂质溢出

颜面的摸索动作。说话延迟、缓慢，中间停顿时间长。语量少，常以“是”“不是”等单字、短语表达，但常为实词，如名词、动词、形容词等，常常缺乏语法词。复述困难，常省略语言，如“小男孩的左臂被车门夹住了”复述为“……男孩……夹伤”。命名困难，找词困难，如有提示，可完成简单单词表达，如提示“牙-”可说出“牙刷”，并有保持现象，如看了图片“牙刷”，患者说出“牙刷”，再看图片“电灯”时患者依旧说“牙刷”。听理解水平较高，但对复杂句子及指令理解不能，表现为不能掌握连续、多个信息，患者可逐个指出检查者的一个一个物品，但不能按照次序指出物品。对有偶语法结构词的句子理解有困难，如“上面”“用”等判断不准确。

治疗方法：①语言训练，a. 听及阅读理解训练：听声音或阅读文字，选择相应的图片，从1/8 图片选择开始，逐步增加图片的数量；从常用词逐步过渡到不常见词。口头指令或文字指令的执行，从一步指令开始，逐渐过渡到两步指令、三步指令。b. 口语表达训练：系列语训练：如 1～20 的连续数数，唱以前熟悉及喜欢的歌曲，背诵诗词等，有中断时给予提示，有错误及时纠正。朗读及命名训练：把单张字卡或图片放在患者面前，让患者朗读其文字，或说出其名称、动作、形状或用途等。c. 书写训练：先从抄写一个字的偏旁部首、数字、自己的名字开始，让患者有一定的字结构概念后，再抄写整个字、词、短语，可逐步缩短抄写时注视时间。书面表达：把图片或实物放在患者面前，让患者说出其名称、动作、形状或用途等。对一个画面或一组漫画进行书面说明，按类别进行列具，如蔬果、动物、植物、家用电器、常见节假日等。②针对口颜面失用，采用口颜面训练：先从模仿开始，逐步让患者执行发出的指令，如“张嘴”“龇牙”动作等，必要时可用压舌板、镜子等帮助患者完成动作。③针对言语失用，采用 Rosenbek 八步法纠正言语失用。

治疗过程中，每月进行复查汉语标准失语症检查、口颜面失用检查以及言语失用检查，4 个月后，听、说、读、写各项能力显著提高，详见表 16-2，口颜面失用得以纠正；元音水平、词语水平、言语失用纠正，残留句子水平言语失用；可达简单交流对话，在少量帮助下，可与人讨论几乎所有的日常问题，可阅读报纸、杂志等刊物，可与人进行简单的电话通话、信息沟通。遂出院回归家庭。出院评估结果详见表 16-3。

出院诊断：1. 脑栓塞（左侧大脑半球，恢复期）：右侧偏瘫、运动性失语、口颜面失用、言语失用；2. 面部美容（双侧面颊吸脂，自体脂肪填充）术后。

出院医嘱：①继续加强语言功能训练：a. 理解训练：使用图片，从列举图片中选出目标图片，从8个图片中选出其中2或3个。执行两到三步的口头指令。句篇理解训练：一段短文或故事，回答问题。b. 表达训练：朗读古诗、故事，总结故事的内容。看图说话，说一个完整的句子。c. 复述训练：长句复述训练。d. 书写训练：书写句子、看图写作、写日记等。e. 日常交流训练：鼓励参与日常生活的活动，如看电视、看报纸、打扑克牌、打麻将等感兴趣的活动，在遇到的活动词中鼓励跟着说。鼓励多和亲戚、朋友以及其他人聊天。②转下级社区医院继续康复治疗。

三、病例分析

（一）失语症临床问题

1. 失语症定义　失语症是指由于神经中枢病损导致抽象信号思维障碍，而丧失口语、文字的表达和领悟能力的临床综合征，失语症不包括由于意识障碍和普通的智力减退造成的语言症状，也不包括听觉、视觉、书写、发音等感觉和运动器官损害引起的语言、阅读和书写障碍。因先天或幼年疾病引致学习困难，造成的语言功能缺陷也不属失语症范畴。

2. 失语症的发病机制　言语功能受一侧大脑半球支配，称为优势半球。除少数人外，绝大多数人的优势半球位于右侧大脑皮质及其连接纤维。优势半球受损常可发生失语症。优势半球不同特定部位受损，可出现不同类型的失语症：第三额回后部是口语的中枢，受损时丧失口语表达能力，即运动性失语症；第一颞横回后部是听语中枢，损害时出现对别人的语言不能理解，即感觉性失语症；第三额回后部是书写中枢，病变时无法用文字书写来表达，是失写症；角回为阅读中枢，受损时读不出文字的字音及不知其意义，是失读症；第一颞回与角回之间区域是物体的命名中枢，病损时讲不出所见的人物名称，是命名性失语症。引起失语症的疾病以脑血管疾病最为多见，其次为脑部的炎症、外伤、变性等。

3. 失语症表现　患者是清醒的，无认知障碍，只对语言的理解和表达出现障碍，主要表现为听、说、读、写、计算等语言能力的障碍。其表现如下：

（1）听理解障碍：一般认为言语听理解的过程是声学言语信号的接收，有语言学意义的声音单位，即音素的感知，有特定意义的音素序列的标记即词汇和语义的理解，产生多层次意义的语义性单位的复杂相互作用，即句法的理解。听理解障碍是失语症患者常见的症状，是指患者对口语的理解能力降低或丧失，根据失语症的类型和程度不同而表现出在字词、短句和文章不同水平的理解障碍。也可以表现上述单一种障碍或多个阶段出现障碍，从而表现出不同的听理解障碍。

语义理解障碍此种情况在失语症最多见，患者能正确辨认语音，但存在连续的音义连续中断以致部分或全部不能理解词意。常见于以下几种情况：①在重症情况下，对日常生活的常用物品名称或简单的问候语也不能理解。②在中等重度时患者可以理解常用的名词无困难，对不常用的词有困难，或者对名词无困难，但对动词不能理解。③轻症患者往往在句子较长、内容和结构复杂时不能完全理解。

语音辨识障碍患者能像常人一样听到声音。但听对方讲话时，对听到的声音不能辨认，给人一种似乎听不见的感觉。患者对言语理解或复述差，而朗读、阅读、书写及自发语相对正常。他们能够听到并理解非言语声音，如汽车喇叭声、下雨声、狗叫声等环境声音。患者可能会说听不懂你的话或不断地让对方重复或反问。经纯音听力检查听力正常或仅有言语频率外的高频听力减弱。典型的情况称为纯词聋，是临床上偶见的语言理解障碍。

运动性失语口语理解相对较好，简单的句子可以理解，复杂的语言或命令的理解较为困难。

(2)言语表达障碍：主要表现为以下几个方面。

1)发音障碍：失语症的发音障碍与言语产生有关周围神经肌肉结构损害时的构音障碍不同，发音错误往往多变，这种错误大多由于言语失用所致。重症时仅可以发声，在中度时可见到随意说话和有意表达的分离现象，即刻意表达明显不如随便说出，模仿语言发音不如自发语言且发音错误常不一致，可有韵律失调和四声错误。

2)说话费力：一般常与发音障碍有关，表现为说话时言语不流畅，患者常伴有叹气，面部表情和身体姿势费力的表现。

错语：常见的有三种错语，即语音错语、词意错语和新语：语音错语是音素之间的置换，如将“香蕉”说成“香猫”；词意错语是词与词之间的置换，如将“桌子”说成“椅子”；新词则是用无意义的词或新创造的词代替说不出的词，如将“铅笔”说成“磨小”。

3)杂乱语：也称奇特语，在表达时，大量错语混有新词，缺乏实质词，以致说出的话使对方难以理解。

4)找词困难和命名障碍：指患者在谈话过程中，欲说出恰当词时有困难或不能，多见于名词、动词和形容词。在谈话中因找词困难常出现停顿，甚至沉默或表现出重复结尾词、介词或其他功能词。所有患者都有不同程度的找词困难。如果患者找不到恰当的词来表明意思，而以描述说明等方式进行表达时，称为迂回现象。当面对物品或图片时，不能说出物品或图片名称时称命名障碍。

5)刻板语言：常见于重症患者，可以是刻板单音，如“嗒”“嗒”“八”“八”也可以是单词如“妈妈”“妈妈”“人啊”“人啊”，这类患者仅限于刻板语言。即任何回答都以刻板语言回答。有时会出现无意义的声音。

6)言语的持续现象：在表达中持续重复同样的词或短语，特别是在找不到恰当的表达反应方式时出现，如有的患者被检查时，已更换了图片，但仍不停地说前面的内容。

7)模仿语言：一种强制的复述检查者的话，称模仿语言，如检查者询问患者“你多大岁数了”，患者重复“你多大岁数了”。多数有模仿语言的患者还有语言的补完现象，如检查者说“1,2”，患者可接下去数数，检查者说：“锄禾日当午”，患者接下去说：“汗滴禾下土”。有时补完现象只是自动反应，实际患者并不一定了解内容。

8)语法障碍：可表现为失语法和语法错乱：①失语法表达时多是名词和动词的罗列，缺乏语法结构，不能很完整的表达意思，类似电报文体，称电报式言语。②语法错乱指句子中的实意词、虚词等存在，但用词错误，结构及关系紊乱。

9)言语的流畅性与非流畅性：一般根据患者谈话的特点将失语的口语分为流利性和非流利性。

10)复述障碍：在要求患者重复检查者说的词句时，有复述障碍者，不能准确复述检查者说出的内容，如完全性失语患者，几乎完全不能复述。Broca 失语患者表现为较长语句不能准确复述。有些类型失语症可以较好地复述，如经皮质运动性失语、经皮质感觉性失语等。

(3)阅读障碍：因大脑病变致阅读能力受损称失读症。阅读包括朗读和文字的理解，这两种可以出现分离现象。

1)形、音、义失读：患者既不能正确朗读文字，也不理解文字的意义，表现为词与图的匹配错误,或完全不能用词与图或实物配对。

2)形、音失读:表现为不能正确朗读的文字,但却理解其意义,可以按字词与图或实物配对。

3)形、义失读:能正确朗读,却不理解文字的意义。失读患者对文字的阅读理解也表现在语句的层级上,能正确朗读文字,文字与图匹配也正确,当组成句后不理解。

(4)书写障碍:书写不仅涉及语言本身,而且还有视觉、听觉、运动觉,视空间功能和运动参与其中,所以在分析书写障碍时,要判断书写障碍是否是失语性质,检查项目包括自发性书写、分类书写、看图书写、写句、描述书写、听写和抄写。失语症的书写常见于以下几种表现:

1)书写不能:完全性书写障碍,可简单画一画两画,构不成字形。

构字障碍:是写出的字看起来像该字,但有笔画增添或减少,或者写出字的笔画全错。

2)镜像书写:见于右侧偏瘫用左手写字者,即笔画正确,但方向相反,可见写出的字与镜中所见相同。

3)书写过多:类似口语表达中的言语过多,书写中混杂一些无关字、词或造句。

4)惰性书写:写出一字词后,让患者写其他词时,仍不停地写前面的字词,与口语的言语保持现象相似。

5)象形书写:不能写字,以图表示。

6)错误语法:书写句子出现语法错误,常与口语中的语法障碍相同。

本例患者以口语表达障碍最为突出,自发语言呈非流利型,语量减少,找词困难,讲话费力,语言呈电报式语言,严重的时候表现为无言状态。尽管患者说话时语量较少,但是常为实质词,虽然存在失语情况,交谈时仍可基本达意。命名有困难,患者往往知道是什么,确无法说出名称,但可以接受语音提示,如检查者提示"苹……"(指苹果时),患者可以说出"苹果"。语言复述困难,特别是对音节数较长的句子复述有困难。发音和语调障碍,错语常见,常见的是音韵性错误。

(二)失语症评定评价与诊断

语言评估可系统全面的了解患者是否有失语症及严重程度,鉴别各种类型,了解患者交流能力,评定其残存的交流功能,制定治疗计划。国内常用的失语症评定方法有如下几种:

(1)波士顿诊断性失语症检查(BDAE):为目前英语国家普遍应用的标准失语症检查。它由 27 个分测验组成,分为 5 大项目:①会话和自发性言语。②听理解。③口语表达。④书写语言理解。⑤书写。此检查方法还可作语言障碍严重程度分级。

(2)汉语标准失语症检查(CRRCAE):1997 年中国康复研究中心编制由 30 个分测验组成,分为 9 大项目。它只适合成人失语症患者。

(3)汉语失语症成套测验(ABC):由北京医科大学神经心理研究室参考西方失语成套测验结合国情编制,此评价表由会话、理解、复述、命名、阅读、书写、结构与空间、运用和计算、失语症总结 10 大项目组成,于 1988 年开始用于临床。

(4)口颜面失用和言语失用检查:为了了解患者是否合并有其他相互影响到失语症预后的因素,常常做口颜面失用、言语失用检查。

在本病例主要作了汉语标准失语症检查、BDAE 失语症严重程度分级检查,同时进行了口颜面失用、言语失用检查作为鉴别。结果如下(表 16-1、表 16-2、表 16-3):

表 16-1　汉语标准失语症检查结果如下(正答率%)

听		名词理解(80)	动词理解(70)	句子理解(60)	句子理解(60)
说	复述	名词复述(30)	动词复述(50)		
	称呼	命名(20)	动作说明(0)	句子复述(0)	句子复述(0)
		列举水果(5)		画面说明(0)	画面说明(0)
读	出声	名词音读(10)	动词音读(10)	句子音读(0)	句子音读(0)
	阅读	名词文字理解(80)	动词文字理解(70)	句子文字理解(70)	句子文字理解(70)
写	抄写	名词抄写(10)	动词抄写(30)	句子抄写(0)	句子抄写(0)
	描写	命名书写(10)	动作描写(10)	画面描写(0)	画面描写(0)
	听写	名词听写(20)	动词听写(0)	句子听写(0)	句子听写(0)
计算			20		

表 16-2　BDAE 失语症严重程度分级

分级	表现
0 级	无有意义的言语或听觉理解能力
1 级	言语交流中有不连续的言语表达,但大部分需要听者去推测、询问和猜测;可交流的信息范围有限、听者在言语交流中感到困难
2 级	在听者的帮助下,可能进行熟悉话题的交谈。但对陌生话题常常不能表达出自己的思想,使患者与检查者都感到进行言语交流有困难
3 级	在仅需要少量帮助或无帮助下,患者可以讨论几乎所有的日常问题。但由于言语和(或)理解能力的减弱,使某些谈话出现困难或不大可能
4 级	言语流利,但可观察到有理解障碍,但思想和言语表达尚无明显限制
5 级	有极少的可分辨得出的言语障碍,患者主观上感到有点儿困难,但听者不一定能明显觉察到

表 16-3　汉语标准失语症检查结果如下(正答率%)

听		名词理解(100)	动词理解(100)	句子理解(100)	口头指令(60)
说	复述	名词复述(90)	动词复述(90)	句子复述(20)	
	称呼	命名(100)	动作说明(100)	画面说明(80)	漫画说明(40)
		列举水果(65)			
读	出声读	名词音读(100)	动词音读(100)	句子音读(80)	文字指令(70)
	阅读	名词文字理解(100)	动词文字理解(100)	句子文字理解(100)	
写	抄写	名词抄写(100)	动词抄写(80)	句子抄写(60)	
	描写	命名书写(90)	动作描写(80)	画面描写(20)	漫画描写(40)
	听写	名词听写(80)	动词听写(60)	句子听写(40)	
计算			45		

(三)失语症康复治疗

1. 语言训练　总的康复目标是通过语言治疗最大限度地改善患者的语言能力交流能

力，使之回归家庭或社会。训练方法、目标、原则如下：

(1)以改善语言功能为目标

1)阻断去除法：根据 Weigl 的理论，失语症患者基本上保留了语言能力，而语言的运用能力存在障碍，通过训练可使患者重新获得语言运用能力。

2)Schuell 的刺激法：刺激训练是多年失语症训练中摸索出的方法，是 20 世纪 70 年代把刺激法应用到认知心理学研究，并产生了新的理论。

3)程序介绍法：是将刺激顺序分成若干阶段，对刺激的方法和反应的强化严格限定，使之有再现性并定量测定正答率。

4)脱抑制法：利用患者本身可能保留的功能，如唱歌等来解除功能的抑制。

5)功能重组：通过对被抑制的通路和其他通路的训练以达到功能重新组合得以开发，以达到语言运用的目的。

(2)以改善日常生活交流能力为目标

1)交流效果促进法。

2)功能性交际治疗。

3)小组治疗及交流板的应用。

4)家庭训练和语言环境调整，促进患者语言能力的改善。

原则上所有失语症都是适应证，但有明显意识障碍、情感行为异常和精神病患者不适合训练。

(3)失语症治疗原则

1)要有针对性：根据患者是否存在失语症、类型、程度，以便明确治疗方向。

2)综合训练：注重口语，如果听、说、读、写、口语和书写语言有多方面的受损，要进行综合训练，但治疗重点和目标应放在口语康复训练上。

3)因人施法，循序渐进，要适合患者文化水平及兴趣，先易后难，由浅入深，由少到多，逐步增加刺激量。

4)配合心理治疗方式灵活多样。当治疗取得进展时，要及时鼓励患者，使之坚定信心。患者精神饱满时，可适当增加难度。

5)家庭指导和语言环境调整，要经常给患者家属进行必要的指导，使之配合治疗，效果更佳。

6)对有某种语言障碍的患者，要区别轻重缓急，分别治疗。

2. 失语症药物治疗　有 4 类药物可用于失语症治疗。

(1)增加脑内去甲肾上腺素，可增高患者警觉性。

(2)增加脑内乙酰胆碱含量，改善命名和语言理解。

(3)增加脑内多巴胺含量，如溴隐停，改善言语输出。

(4)促进胆碱和兴奋性氨基酸释放，改善学习和记忆功能，如吡拉西坦。

该例患者经一系列的评定后，语言障碍诊断：脑卒中后失语症，①言语流畅性诊断：非流畅性失语。②失语症类型：运动性失语。③语言障碍严重程度(BDAE)分级(表 16-2)：1 级。④合并障碍：口颜面失用、言语失用。

该例患者长期治疗目标是：半年内能恢复短句的口语交流。短期目标是：1 个月利用各种交流手段恢复日常交流。具体方法如下：

听理解训练：词语听觉辨认：出示一定数量的图片或实物，由治疗师说出其中某个的名称让患者指认，可从 1/6 图片选择开始，逐步增加图片的数量；

阅读理解训练：让患者进行图-图匹配、词-词匹配、词-图匹配。训练遵循由简到难的原则，从 1/6 图片匹配开始，逐步增加图片的数量及难度，从常用词逐步过渡到不常见词。

口语表达训练：①发音训练：首先指导患者模仿治疗师或对着镜子完成正确发音，先从元音 a、u、i 开始，逐渐加辅音，直至字、词。辅音的训练先从较容易模仿的双唇音开始，必要时可用压舌板、棉签等帮助患者将音发准确。②系列语训练：如 1～20 的连续数数，唱以前熟悉及喜欢的歌曲，背诵诗词等，有中断时给予提示，有错误及时纠正。③朗读训练：仍然遵循由简到难的原则，按照字-词-短句的顺序，将一张字卡放在患者面前朗读，朗读有困难时给予词头音或口形提示，以助患者完成。④命名训练：把单张图片或实物放在患者面前，让患者说出其名称、动作、形状或用途等。⑤按类别进行列举，如蔬果、动物、植物、家用电器、常见节假日等。

抄写训练：先从抄写一个字的偏旁部首、数字、自己的名字开始，让患者有一定的字结构概念后，再抄写整个字、词、短语，可逐步缩短抄写时注视时间。

书面表达：把图片或实物放在患者面前，让患者说出其名称、动作、形状或用途等。对一个画面或一组漫画进行书面说明，按类别进行列具，如蔬果、动物、植物、家用电器、常见节假日等。

针对口颜面失用，采用口颜面训练：先从模仿开始，逐步让患者执行发出的指令，如“张嘴”“龇牙”动作等，必要时可用压舌板、镜子等帮助患者完成动作。

针对言语失用，采用 Rosenbek 八步法纠正言语失用，具体步骤如下：

第一步：在视觉（口型）＋听觉刺激下与患者同说。

第二步：呈现视觉刺激来复述。

第三步：在听觉刺激下复述。

第四步：在听觉刺激 5 秒后再复述。

第五步：利用文字刺激进行朗读。

第六步：除去文字刺激后说出目的词。

第七步：提问后自发回答。

第八步：在有游戏规则的场合下说话。

此外，根据临床情况，该例患者同时选用了神经营养药和改善语言障碍的药物，如胞磷胆碱钠片、安理申、易倍申、吡拉西坦片等。

治疗过程中，每月进行复查汉语标准失语症检查、口颜面失用检查以及言语失用检查，4 个月后，听、说、读、写各项能力显著提高（表 16-2），口颜面失用得以纠正；元音水平、词语水平言语失用纠正，残留句子水平言语失用；可达简单交流对话，在少量帮助下，可与人讨论几乎所有的日常问题，可阅读报纸、杂志等刊物，可与人进行简单的电话通话、信息沟通。遂出院回归家庭。

四、小结

脑卒中后失语症的恢复是一个动态过程，往往比较缓慢，治疗要遵循循序渐进的原则。首先解决患者的沟通问题，可使用手势、交流字板、交流画板等辅助交流技术，继而恢复口语表达能力，以日常生活话题为主。治疗期间，时刻关注患者的心理变化过程，并教育家人给予理解、鼓励与支持，以求让患者的语言功能以及实际交流能力得到最大程度的恢复，最终回归家庭与社会。

（万桂芳　郑海清　胡昔权）

第二节　构音障碍

一、概述

构音障碍是指由于发音器官神经肌肉的病变或结构的异常，导致发声、发音、共鸣、韵律异常，又称运动型言语障碍。表现为发声困难、发音不准、咬字不清、声响、音调及速率、节律等异常和鼻音过重等言语听觉特征的改变。分类有运动性构音障碍、功能性构音障碍和器质性构音障碍三大类。其中的运动性构音障碍是由于神经病变、与言语有关的肌肉麻痹、收缩力减弱或运动不协调所致的言语障碍。运动型构音障碍是脑卒中、脑外伤后常见的并发症，严重影响了患者的沟通和生存质量，给家庭和社会造成严重的负担，综上所述构音障碍的诊断与治疗是非常重要的。

二、病例摘要

患者王××，男，19 岁，因车祸后意识不清 6 小时于 2011 年 11 月 26 日急诊收入当地医院神经外科。因四肢活动不利、言语不清 2 年余于 2014 年 3 月 31 日收入我科，于 2014 年 11 月 18 日出院。

入院查体：体温 36.5℃，血压 122/69mmHg，心率 110 次/分。意识清楚，构音不清，理解力正常，双眼视力粗测正常，眼球居中，有垂直和水平眼震，双侧眼球运动正常，双侧瞳孔等大等圆，直径 2.5mm，直、间接对光反射存在，双侧颜面感觉对称存在，双侧皱额对称，鼻唇沟对称，鼓腮、吹哨、露齿完成可，咽反射消失，伸舌居中。四肢肌张力正常，双上肢用力运动时可出现不自主震颤。左上肢肌力 5 级，右上肢近端肌力 5-级，远端肌力 5 级，左下肢近端肌力 4＋级，远端肌力 5 级，右下肢肌力 5 级。轻瘫试验右下肢阳性。双侧指鼻试验、快复轮替试验、跟膝胫试验阳性。双侧痛觉、温觉、触觉对称存在。左侧肱二头肌、肱三头肌反射、桡骨膜反射、膝反射、踝反射活跃，右侧肱二头肌、肱三头肌反射、桡骨膜反射、膝反射、踝反射亢进。右下肢踝阵挛。右侧 Rossolimo 征、Hoffmann 征、Babinski 征阳性，可独立完成床上翻身及卧坐转移，坐位平衡 2 级，站位平衡 0 级，ADL 大部分依赖。

入院诊断：1.特重型颅脑损伤术后（双侧额叶、左颞顶叶，后遗症期）；2.继发性癫痫；3.颅骨缺损修补术后。

存在功能问题：构音障碍、共济失调、平衡障碍、右侧偏瘫、ADL 部分依赖等。

诊疗经过：患者于 2014 年 3 月 31 日入院，完善相关检查常规检查。颅脑 MRI 示：①脑外伤后改变，左侧颞叶、双侧额叶以及胼胝体膝部、压部软化灶，以左侧额叶为主，左侧额骨局部缺如。②脑萎缩。入院后予左乙拉西坦预防癫痫，美多巴、吡贝地尔、森福罗抗帕金森病，思诺思改善睡眠，左洛复改善抑郁情绪，易倍申改善认知等对症支持治疗。进行运动功能、言语功能等评估。言语功能评估，采用中国康复研究中心研制的构音障碍检查法对患者进行检查，构音器官检查的结果为：最长呼气时间为 2 秒，不能快吸、呼气，口鼻呼吸不协调。最长发音时间为 3 秒，且发音时震颤。面部对称，无眼睑下垂，口角下垂及流涎。撅嘴不对称，咂唇力量减低，示齿范围缩小，唇力度减弱。软腭抬升运动差，口漏气，鼻漏气。舌外伸减少且震颤，舔唇左右侧不充分，运动笨拙。下颌张开、闭合困难，咀嚼范围减少。呕吐反射及下颌反射增强。构音检查的结果为：说话缓慢费力，粗糙声，音量、音调急剧变化，发音不准，元音和辅音均有歪曲。患者努力控制可改善，但送气音较难发出，一口气只能说两字词，且失重音，缺乏音量控制，不适宜的停顿。说话时伴有话短和面部表情的改变。结果显示：运动失调型构音障碍。给予：①呼吸训练。②放松训练。③冰刺激训练。④构音器官的运动训练。⑤发音训练；⑥韵律训练。2014 年 11 月 18 日病情好转出院。

出院情况：患者精神可，一般情况好。患者四肢震颤、活动不协调较前改善，坐姿尚稳，双手抓握持物有力，能自行翻身、坐起、站立，可在步行器辅助下行走，步态较慢，欠稳。查体：四肢肌张力正常，双上肢用力运动时可出现不自主震颤。左上肢肌力 5 级，右上肢近端肌力 5-级，远端肌力 5 级，左下肢近端肌力 4＋级，远端肌力 5 级，右下肢肌力 5 级。左侧肱二头肌、肱三头肌反射、桡骨膜反射、膝反射、踝反射活跃，右侧肱二头肌、肱三头肌反射、桡骨膜反射、膝反射、踝反射亢进。右下肢踝阵挛。右侧病理征阳性，双侧指鼻试验、快复轮替试验、跟膝胫试验阳性。双侧痛觉、温觉、触觉对称存在。经语言治疗可达简单交流对话，言语欠清，言语发音呈爆破音，在少量帮助下，可与人讨论几乎所有的日常问题，费力音明显改善，一口气可与人进行简单的 5～6 字词的谈话、交流沟通。

出院医嘱：①继续抗癫痫、抗震颤麻痹药物治疗，遵嘱服药。②加强语言功能训练。③继续躯体运动训练、平衡功能训练等综合康复治疗。

三、病例分析

(一) 临床问题

1. 言语的发生　言语是人类特有的、极其复杂的高级神经活动。按照言语在个体内产生的顺序可分言语感受阶段、脑内言语阶段和言语表达阶段。言语表达主要是指将言语运动命令信号转变为音波并以口语的形式表达。参与言语表达的神经解剖结构有：初级运动皮质（头面部中央前回区域）、皮质脑干束、小脑、基底节、与言语运动有关的脑神经运动核及其发出的脑神经、构音器官（包括呼吸器、发声器和调声器）等。言语表达是通过发音器官的神经-肌肉高度协调一致实现的，首先需要运动皮质发出冲动经皮质脑干束传入脑干（主要指延髓）内有关核团，经脑神经使构音器官产生运动，从而发出声音。此外，构音器官尚需接受小脑及基底节的冲动调节才能使声音委婉、悦耳。构音器官发出声音的过程如下：首先需要呼吸器官的活动，由作为发声器官的喉与声门裂产生基音，发音时声带向中线移动，声门闭合，肺部呼出的气流冲动声带而产生声波，再经咽、口、鼻等调声器的共鸣作用而产生悦耳的声音。

2. 言语表达障碍的分类　主要包括构音障碍、失声及失语。以上与言语表达有关的神经-肌肉损害均可导致患者出现构音障碍。初级运动皮质和（或）双侧皮质脑干束损害后患者可出现上运动神经元损害性构音障碍，即痉挛性构音障碍；小脑病变可导致患者出现小脑共济失调性构音障碍；而基底节损害后可出现肌张力障碍性构音障碍；与言语运动有关的脑神经运动核（疑核、迷走神经背核、舌下神经核、面神经核、三叉神经运动核等）及其发出的脑神经（舌咽神经、迷走神经、舌下神经、面神经、三叉神经等）损害后可出现下运动神经元损害性构音障碍；肌肉疾病（如重症肌无力、进行性肌营养不良症等）可引起与言语表达有关的软腭、咽喉肌、舌肌、口轮匝肌等瘫痪无力而出现肌原性构音障碍。

3. 常见病因

(1)肌肉及神经肌肉接头疾病，如重症肌无力、多发性肌炎、强直性肌营养不良、先天性肌强直、周期性瘫痪等。

(2)周围神经疾病,如格林-巴利综合征,白喉性多发性神经炎,第Ⅴ、Ⅶ、Ⅸ、Ⅹ、Ⅻ脑神经麻痹,脑底(颅内、外)病变(如肿瘤、炎症、先天性畸形或血管性疾病等)。

(3)真性延髓麻痹,包括急性延髓麻痹及慢性进行性延髓麻痹。前者见于急性延髓灰质炎、脑干炎、延髓外侧综合征、椎-基底动脉系统 TIA 等,而后者主要见于延髓空洞症、延髓压迫症、肌萎缩侧索硬化症等。

(4)假性延髓麻痹,如大脑或脑干广泛性病变损害双侧皮质脑干束,可引起假性延髓麻痹。常见于血管性疾病、炎症、多发性硬化、广泛性颅脑损伤、脑性瘫痪等。

(5)小脑病变见于遗传性共济失调、小脑肿瘤、脓肿、外伤、急性小脑炎、多发性硬化、小脑血管病变等。

(6)基底节病变见于肝豆状核变性、手足徐动、舞蹈病、帕金森综合征等。

4. 构音障碍的症状与分类　构音障碍主要表现为发声困难、发音不准、咬字不清、声响、声调及速率、节律等异常和鼻音过重等,是临床上常见的症状,严重影响了患者的日常交流能力。

分类:运动型构音障碍(包括痉挛型构音障碍、迟缓型构音障碍、失调型构音障碍、运动过强型构音障碍、运动过弱型构音障碍、混合型构音障碍等)、器质型构音障碍以及功能性构音障碍

(二) 构音障碍的康复评定与诊断

构音障碍评估的主要内容包括呼吸功能评估、共鸣功能评估、发声器官功能评估(包括主观感知评估和客观性评估)、构音器官功能评估等。使用较普遍的评估方法有两种:Frenchay 构音障碍评定法和中国康复研究中心构音障碍评定法(CRRC)。

(三) 构音障碍的康复治疗

1. 治疗目的　促进患者发声说话,是构音器官重新获得运动功能,改善构音的清晰度。

2. 治疗原则　针对言语表现进行治疗,可以按照构音障碍类型不同设计不同的方案,也可以针对不同的言语表现设计治疗计划。一般情况下,按评定结果选择治疗顺序,按呼吸、喉、腭和腭咽区、舌体、舌尖、唇、下颌运动逐个进行训练,遵循由易到难的原则;选择适当的治疗方法和强度,一般情况下一次治疗 30 分钟为宜。

3. 治疗方法　包括松弛训练、呼吸训练、发音训练、口面与发音器官运动训练、语言的节奏训练、替代言语交流方法的训练等。

(四) 康复治疗结果

该患者采用 CRRC 评价后,并制订治疗方案,治疗过程中,每月进行复查构音障碍检查(中国康复研究中心语言治疗科制),出院时可达简单交流对话,在少量帮助下,可与人讨论日常问题,费力音明显改善,可与人进行简单的 5～6 个字的交流。

四、小结

运动失调型构音障碍常为小脑系统障碍,引起的共济失调症状,该患者主要表现为元音辅音歪曲较轻,主要韵律以失常为主,声音的高低、强弱、震颤、声音大、重音和语调异常、发音中断明显等。该患者采用 CRRC 评价后,制订治疗方案,短期目标:改善患者构音器官的运动能力及协调性,促进构音清晰度。长期目标:日常口语交流基本流利、清晰。主要依据是:①由检查结果显示患者属于运动失调型构音障碍,语音的清晰度较差,属重度。②发病后,言语训练介入早,未发生构音器官的挛缩及变形。③年龄 19 岁,可塑性较高,依从性较

好，有助于训练。④本人及家庭有积极的康复意愿。

康复具体措施：①呼吸训练，鼓励患者自主控制呼吸，尽量延长呼气时间。若患者的呼气时间较短或弱时，可以手法介入，以帮助延长呼气。②头、颈、肩部的放松训练，治疗时播放一些患者喜欢的舒缓歌曲，随着歌曲的节奏以轻柔的手法按摩患者的头、颈、肩部，使咽喉部肌肉放松。③冰刺激训练，用冰棒刺激唇周、舌、颊肌和软腭。④构音器官的运动训练，下颌、唇、舌、腭的运动训练，主要运用口腔感觉运动技术。⑤发音训练，让患者深吸气后尽量长的发音，训练呼吸与发音协调控制训练。先训练元音的发音，后训练辅音的发音，然后再训练音节（元音加辅音）的发音，最后过渡到单词和句子的发音训练。⑥韵律训练：利用节拍器结合短句或诗词进行朗读训练。

（胡昔权）

第三节　吞咽障碍

一、概述

吞咽功能异常是神经系统疾患常见的功能障碍之一，常引起吸入性肺炎、营养不良和脱水等，导致患者预后不良，甚至危及生命。早期进行治疗干预，大多数患者可以不同程度地改善临床症状。

二、病例摘要

患者王××，男，43岁，因“车祸外伤致意识不清”于2014年7月9日送至当地医院进行相关治疗，于2014年9月2日转入我科进行康复治疗，于2014年9月30日好转出院。

患者于2014年7月9日因车祸致深昏迷状，当时右额部和鼻腔可见少许血污，四肢皮肤散在擦伤，有少许渗血，右大腿明显畸形，可扪及骨擦感，右小腿明显肿胀，右足部内侧大片皮肤挫裂伤，皮肤撕脱，可见跟腱外露，左膝关节处皮肤挫擦伤，少许渗血，急送至当地医院急诊予气管切开并留置胃管，行头颅、胸部、四肢影像检查，诊断为“左额颞部硬膜下血肿，蛛网膜下腔出血，广泛脑挫裂伤，后组颅神经损伤，左侧第1～9肋骨骨折伴左胸腔积血，右侧第8肋骨骨折，右股骨中段骨折，左手第2掌骨中段骨折，左侧肩胛骨粉碎性骨折，左侧第1～3腰椎横突骨折，右足部皮肤撕脱伤，右足部第1楔骨骨折”。患者入院9日后神志逐渐转清，2014年7月22日全麻下行骨科相关手术治疗，病情稳定后拔除气管套管并缝合切口，1周后拔除鼻饲管，患者出现吞咽不能、饮水呛咳，予重置胃管，为求进一步康复治疗于2014年9月2日收入我科。

入院诊断：1. 特重型颅脑损伤术后（左额颞部硬膜下血肿，双侧顶部硬膜外血肿，蛛网膜下腔出血，右侧小脑半球、双侧额颞叶脑挫伤）；2. 股骨干骨折（右股骨中段）；3. 掌骨骨折（左手第2掌骨）；4. 肩胛骨骨折（左侧粉碎性）；5. 肋骨骨折（第1～9肋，右第8肋）；6. 皮肤挫伤（多处）；7. 颅骨骨折（右侧枕骨、蝶骨）；8. 腰椎骨折（左侧第1～3腰椎横突）。

主要功能问题：吞咽困难，以及四肢瘫痪、ADL完全依赖等。

诊疗经过：入院后行吞咽功能临床评估、吞咽造影检查及电子内镜检查。吞咽功能临床评估结果显示：右侧面颊肌群功能及软腭运动较差，舌左右上下运动功能好，自主咳嗽、清嗓力量减弱，音质嘶哑，咽反射减弱；给予1ml稀流质吞咽，吞咽启动慢，吞咽后发生呛咳，饮水

试验5级。吞咽造影结果:进食稀流质、浓流质、糊状食物,头部控制稍差,口腔控制好,运送慢,吞咽启动延迟,会厌谷、梨状窦有大量残留,经右转头吞咽可清除部分残留,左转头吞咽无法清除残留。进食稀流质食物易发生误吸,咳嗽反射存在。环咽肌偶有开放,经右转头吞咽可明显增加环咽肌开放频率,环咽肌开放不完全。电子内镜检查结果:右侧声带固定。经上述检查确诊:右侧中枢性面瘫,咽期吞咽障碍,显性误吸,右侧声带固定。针对患者的问题,给予口腔感觉运动技术、嗓音功能训练、球囊扩张治疗、吞咽电刺激等技术促进吞咽功能恢复。2014年9月26日复查吞咽造影检查,结果如下:进食稀流质、浓流质、糊状食物及固体食物,头部控制好,口腔控制及运送正常,吞咽启动正常,会厌谷、梨状窦有部分残留,多次吞咽可清除部分,经左转头吞咽及右转头吞咽均可清除部分。大口进食稀流质食物偶有误吸,咳嗽反射存在,进食浓流质、糊状食物及固体食物均未见渗漏及误吸。环咽肌开放尚可。根据吞咽造影结果,患者可进食浓流质、糊状及固体食物,遂给予患者进行进食训练。于2014年9月30日出院。

出院时情况:右侧面颊肌群功能及软腭运动功能改善,自主咳嗽、清嗓力量增强,可完全经口进食浓流质、糊状食物、面条、馒头、烂饭等。水、汤、牛奶等稀流质使用增稠剂调制成蜂蜜样性状。

三、病例分析

(一) 吞咽障碍的临床问题

1. 吞咽功能障碍　是指与吞咽有关的神经或器官损伤,导致吞咽过程的一个或多个阶段出现障碍,不能安全有效地把食物由口送到胃内摄取足够营养和水分的进食困难,而出现的一系列临床综合征。吞咽障碍可由多种原因引起,也可发生于不同部位的吞咽时咽下困难。与吞咽相关的器官包括下颌、双唇、舌、软腭、咽喉、食管括约肌或食管功能受损。吞咽障碍影响摄食及营养吸收,还可导致食物误吸入气管导致吸入性肺炎,严重者危及生命。

2. 吞咽障碍症状　包括饮水呛咳,吞咽时或吞咽后咳嗽、常有口、鼻反流,感觉喉咙中有块状物,或食物黏着于食管内,异物感,原因不明的发热或吸入性肺炎,而且反复发生,进食后有声音嘶哑、混浊、发声湿润低沉,进食后突发呼吸困难、气喘,严重时发绀等,食物残留在舌面上或口腔缝隙中,进食时胸口有食物堵塞感,体重下降,抵抗力下降,食欲减退,营养不良等。

(二) 吞咽的康复评定与诊断

1. 摄食前的一般评价　包括患者的相关的既往史、高级脑功能和意识状态、认知功能,主观上吞咽异常的详细描述,如吞咽困难发生时间及持续时间、频率、加重和缓解的因素、症状、继发症状;观察是否存在气管套管、鼻饲管或胃造瘘以及目前的进食方式与食物类型;了解影响患者目前的营养状态的因素,包括基础疾病、全身状态、意识水平、高级脑功能等。

2. 与吞咽有关的口颜面功能评估　包括直视观察,唇、舌、软腭及下颌的评估(常采用Frenchay构音障碍评定表中吞咽部分项目评定)。

3. 吞咽功能评定　包括触摸吞咽动作、反复唾液吞咽试验、饮水试验、听诊检查、染料测试、摄食-吞咽过程评定等。

4. 特殊检查　包括吞咽造影检查、电视内镜吞咽功能检查、超声检查、测压检查、咽部放射性核素扫描检查、表面肌电图检查、脉冲血氧定量法等。特殊检查需要专门的设备和技术人员，在一定程度上限制了其在临床上的广泛应用。

该患者入院后行吞咽功能临床评估、吞咽造影检查及电子内镜检查。吞咽功能临床评估结果显示：右侧面颊肌群功能及软腭运动较差，自主咳嗽、清嗓力量减弱，音质嘶哑，咽反射减弱；饮水试验5级。吞咽造影结果：进食稀流质、浓流质、糊状食物，头部控制稍差，口腔运送慢，吞咽启动延迟，会厌谷、梨状窦有大量残留，经右转头吞咽可清除部分，左转头吞咽无法清除。进食稀流质食物易发生误吸，咳嗽反射存在。环咽肌偶有开放，经右转头吞咽可明显增加环咽肌开放频率，环咽肌开放不完全。电子内镜检查结果：右侧声带固定。经上述检查确诊：右侧中枢性面瘫，咽期吞咽障碍，显性误吸，右侧声带固定。

（三）吞咽障碍的治疗

1. 及早进行吞咽功能训练　防止咽下肌群发生失用性萎缩，加强舌和咀嚼肌的运动，提高吞咽反射的灵活性，改善摄食和吞咽能力，减少吸入性肺炎、窒息、脱水、营养不良等并发症的发生。同时可以增强患者自我生存的能力，提高生活质量，减少社会、家庭的精神和经济负担。吞咽障碍患者，如意识清楚，生命体征稳定，没有重度心肺合并症，呼吸平稳，痰不多，无发热，血压稳定，无恶心、呕吐、腹泻等；能听从张口伸舌的提示，可进行康复训练；病情严重者，于病情稳定后开始康复训练（7～20日后）。

2. 治疗方法　包括基础训练（感官刺激和面部肌肉训练）、各种摄食训练、电刺激技术、球囊扩张术、针灸治疗，采用辅助器具进行口内矫治，以及手术治疗等。

此患者吞咽治疗计划如下：

1）鼓腮：快速拍打右侧面颊，2～3分钟/次。

2）电动牙刷按摩右侧面颊，2～3分钟/次。

3）冰刺激：用冰棉签刺激舌根，然后嘱患者主动吞咽，20个/次，1次/日。

4）气脉冲训练：将导管置于舌根，快速挤压气脉冲球囊产生气体刺激舌根，然后嘱患者迅速主动吞咽，20个/次，1次/日。

5）软腭抬升训练：两手用力互推，用力拉长发“啊”“嘎”“咔”音，每组每个音各发10次。

6）呼吸训练器：每组吹10个，吸5个，当球到达最高处时尽量保持，3组/次。

7）发声器训练：将其放在嘴中适当位置，持续发“呜”音维持5秒以上，切记不可单纯的用口吹气。每组10次，每次3组。

8）声带闭合训练：双掌用力互推，用力持续发“衣”音，20个/次，1次/日。

9）球囊扩张术：经鼻主动扩张，注水量为4.0～6.0ml，8个来回/次。

10）电刺激：①低频电刺激，咬肌，颊肌，耐受量，10分钟/次。②低频电刺激，咬肌，口轮匝肌，耐受量，10分钟/次。③咽部电刺激，咽部肌群，耐受量，20分钟/次。

四、小结

本例患者为口咽期吞咽障碍，主要存在问题为右侧中枢性面瘫，咽期吞咽障碍，显性误吸，右侧声带固定。针对患者的问题，给予针对性的治疗方法有口腔感觉运动技术，以促进口腔的感觉运动恢复；呼吸训练及嗓音训练，以促进吞咽呼吸足以支持及吞咽与呼吸的协调性，减少渗漏误吸，增强咳嗽力量，以改善进食的安全性；球囊扩张治疗，训练患者吞咽的协调性，增强咽缩肌收缩力及增强咽部的感觉恢复，以使环咽肌功能恢复；应用吞咽电刺激，强化肌力，使喉提升功能恢复，增加咽部肌收缩力量与速度，增加感觉；当吞咽功能恢复到一定程度，经吞咽造影检查给予安全的摄食训练，摄食的食物量、性状以循序渐进为主，逐渐过

渡，如从少量逐渐增加，形状以安全的糊状逐渐过渡至稀流质等。

（胡普权）

推荐读物

1. 李胜利. 语言治疗学. 北京：人民卫生出版社，2013.
2. 姜泗长，顾瑞. 言语语言疾病学. 北京：科学出版社，2005.
3. 米歇尔·巴哈第. 双语失语症的评估. 林谷辉，林梅溪，陈卓铭，译. 广州：暨南大学出版社，2003.
4. 李胜利. 语言治疗学. 北京：人民卫生出版社. 第2版. 2013.
5. 燕铁斌，梁维松，冉春风. 现代康复治疗学. 广州：广东科技出版社，2012.

第十七章

痉挛与挛缩等问题

第一节　痉　　挛

一、概述

痉挛是上运动神经元损伤后常见的临床表现。据估计，20%～40%的脑卒中患者、60%的多发性硬化患者以及75%的脑外伤患者会出现需要治疗的痉挛。虽然痉挛可以产生一些有益的作用，如维持正常姿势及延缓肌肉萎缩等。但痉挛会影响患者的功能活动，可引起严重疼痛及关节挛缩。痉挛的治疗包括药物、物理治疗等的综合康复措施。采用个体化的康复治疗，可减轻痉挛，防止关节挛缩、缓解疼痛，改善患者的生活质量。

二、病例摘要

患者吕××，女性，65岁，因右侧肢体运动障碍3个月收入康复科住院治疗。

患者于入院3个月前无明显诱因出现右侧肢体运动不能，伴言语欠清，无剧烈头痛及呕吐。由家人急呼120送至当地医院就诊，行头颅CT检查结果示：左侧放射冠及基底节区脑梗死。经神经内科治疗1周后病情稳定，但右侧肢体运动功能无明显改善。住院2周后出院。出院后2周后患者右侧肢体恢复部分主动运动。入院前患者感右侧肢体较僵硬，起床活动后有所缓解，用力时感右侧肢体紧张感增加。入院查体：右侧肢体浅感觉障碍，右侧肢体肌张力高，被动活动有阻力，右上肢肩胛骨后缩，肩关节内收、内旋，肘关节屈曲伴前臂旋后，右侧髋关节活动度差，下肢能屈膝，患侧足跖屈、内翻，右侧肢体腱反射亢进，巴宾斯基征阳性，上下肢均见共同运动。既往有高血压病史10余年。

入院诊断：1. 脑梗死恢复期；2. 右侧偏瘫；3. 右侧肢体痉挛；4. 高血压3级(极高危组)。

诊疗经过：入院后完善常规检查，监测血压及血糖。针对右侧肢体痉挛行改良Ashworth分级评定，结果如下：屈肘肌2级，屈腕肌2级，屈指肌2级，前臂旋前肌1+级，踝跖屈2级。右侧肢体主动ROM：右侧屈肘65°，伸腕6°，屈腕10°，伸指5°，屈指10°，踝背屈0°。右侧肢体被动ROM：右侧伸屈肘、伸屈腕、伸屈指均在正常范围；踝背屈8°。

根据患者肌张力评定结果，针对肢体痉挛采取综合康复治疗：首先减少诱发痉挛加重的体位及伤害性刺激。右侧肢体拮抗肌电刺激及功能性电刺激。右侧肢体全关节的牵拉训练，在不加重痉挛的情况下给予右侧肢体主动助力训练。应用支具进行抗痉挛治疗，右手为

抗痉挛夹板，右下肢为踝足矫形器。给予巴氯芬治疗，开始剂量为5mg/次，3次/日，每3日增加5mg/次。经治疗后患者右侧肢体痉挛情况逐渐改善。住院2周后出院，出院前行改良Ashworth分级评定，结果如下：屈肘肌1+级，屈腕肌1+级，屈指肌1+级，前臂旋前肌1级，右踝跖屈肌张力1+级。右侧肢体主动ROM：右侧屈肘70°，伸腕12°，屈腕15°，伸指10°，屈指15°，踝背屈0°。右侧肢体被动ROM：右侧伸屈肘、伸屈腕、伸屈指均在正常范围；踝背屈10°。出院时巴氯芬用量为10mg/次，3次/日。

入院诊断：1. 脑梗死恢复期；2. 右侧偏瘫；3. 右侧肢体痉挛；4. 高血压3级(极高危组)。

出院医嘱：继续坚持功能训练。按时服药，巴氯芬10mg/次，3次/日。1月后门诊复诊。

三、病例分析

(一) 痉挛的临床问题

痉挛作为上运动神经元综合征的一个组成部分，它由牵张反射的超兴奋性引起。它主要由中枢神经系统损伤造成，分为脑源性和脊髓源性：脑源性包括脑外伤、脑卒中、脑瘫、缺氧性脑病和脑代谢性疾病等；脊髓源性主要为脊髓外伤、多发性硬化、脊髓缺血、脊髓变性病、颈椎病及脊髓炎等。偏瘫痉挛状态是指因上运动神经元损害，使脊髓水平的中枢反射从抑制状态释放，使肌张力增高，并伴有随意运动障碍、肌肉萎缩、疼痛等一系列症状，主要表现为上肢屈肌和下肢伸肌的共同运动模式。

1. 痉挛的定义　国际上对于痉挛的定义尚未统一，经典的定义指痉挛是伴有过度腱反射、以速度依赖的张力牵拉反射(肌张力)增加为特征的运动失调。临床上表现为在静止状态下，对肌肉牵拉和肌腱敲击的过度反应。Pandyan于2004年将痉挛定义为：上运动神经元损伤导致的机体感觉运动控制紊乱，表现为间歇或持续的肌肉不自主运动。

2. 临床表现　痉挛是随着脑卒中患者肢体功能恢复过程而逐渐出现的。痉挛一般在发病后3～4周出现。当病变损害到皮质、基底节、脑干及其下行运动通路的任何部位，均可出现瘫痪肢体的痉挛。痉挛刚出现时患者感觉肢体紧张性增加，随着病程延长及痉挛加重，患者肢体紧张程度会加重，晨起时亦感到痉挛肢体僵硬。痉挛时常见腱反射亢进、肌张力增高、共同收缩、关节阵挛及肌肉强直。主动运动是患侧肢体痉挛加重的诱发因素，压疮、便秘或泌尿道感染等各种原因引起的疼痛也都可使痉挛加重。

在临床表现中，包括痉挛性张力障碍和痉挛性协同收缩。痉挛性张力障碍是指在安静状态下，没有明显的触发因素而出现的自发活动过度。它可导致关节变形、姿势异常。上肢可表现为肩关节内旋内收、前臂屈曲旋前和手腕及指间关节的屈曲；下肢则表现为跖屈，导致马蹄足内翻和(或)趾屈，导致爪形趾。痉挛性协同收缩的主要触发因素是主动收缩。上肢表现为伸展时出现肘、腕及手指屈曲。下肢则表现为步行时的摆动相，痉挛性协同收缩导致髋关节伸展，限制髋关节屈曲；而痉挛性协同收缩导致跖屈，会限制足背伸，表现为偏瘫步态。本例患者符合肢体痉挛的临床表现，是脑血管意外所致的上运动神经元损害的表现。

痉挛也有一定的正面作用，如下肢伸肌痉挛患者可以依靠增高的肌张力来保持姿势、帮助其站立或行走，预防和延缓肌肉萎缩等。此外，痉挛可减轻瘫痪肢体的下垂性水肿。痉挛可使肌肉对静脉发挥泵的作用，从而减少深静脉血栓形成的危险。但痉挛会影响患者的功能活动，引起严重疼痛及关节挛缩。

3. 痉挛的机制　脑卒中后偏瘫患者常表现为肌张力增高及肌肉协调异常的特定模式。

痉挛的产生机制仍不明确，可能与反射兴奋性增高有关，主要包括肌梭运动过度、脊神经节段的异常兴奋、运动神经元活动增强等。目前关于其病理生理学的解释是：①脱抑制理论，即痉挛是由于反射通路上正常抑制作用相对丧失所致。②失神经过敏学说，即痉挛可能是由于神经元对递质的敏感性增高所致。③侧支芽生学说，即痉挛可能是由于突触终端的数目增多所致。

(二) 痉挛的康复评定

痉挛的评定可明确痉挛的严重程度、痉挛对功能的影响，为确定治疗目标、制定治疗计划提供依据，同时可用于评定疗效，指导治疗计划的修订与完善。

痉挛评定的方法主要为四类：临床方法、电生理学方法、生物力学方法和功能评定。

1. 临床方法

(1)MAS 量表：MAS(modified Ashworth scale)量表应用广泛、操作简单，是目前临床应用最广泛的评价量表。本例患者右侧肢体 MAS 基本是 2 级，这与梗死范围及病程有关。

(2)关节活动度：痉挛常常影响到关节活动范围，通过测量 ROM 可以反映痉挛的程度。本例患者右侧肢体主动 ROM 下降明显，但被动 ROM 基本正常，这是痉挛与关节挛缩的区别之一，挛缩关节主被动 ROM 均明显下降。

(3)改良 Tardieu 量表：Tardieu 量表经过多次修订，加入了测量角度、最快被动活动速度的测定内容等，即改良 Tardieu 量表。Tardieu 量表对每个肌群进行评定，按特定的牵拉速度牵拉肌肉，用肌肉反应的质量及肌肉发生反应时的角度来评定其反应。此表比较费时，很少能得到整个量表的评分。

(4)其他量表：综合痉挛量表、阵挛评分、痉挛频率量表及 Penn 分级等也是评定痉挛常用的量表。

2. 电生理学方法　临床上常用肌电图通过检查 F 波、H 反射、T 反射等指标来反映脊髓节段内 α 运动神经元、γ 运动神经元及其他中间神经元的活动。它可反映引起痉挛的神经性因素。

3. 生物力学方法　生物力学方法中，可对痉挛进行量化评定的是等速装置，主要包括两种方法：①借助等速装置描记重力摆动试验曲线进行痉挛量化评定，有直观的曲线图和具体的量化指标。②应用等速装置控制运动速度，以被动牵拉方式对痉挛进行量化评定。

4. 功能评定　此方面的评定方法主要有 Fugl-Meyer 评分、Barthel 指数、FIM 及生活质量评定等。另外，ICF 是对疾病相关功能状态评估较全面的工具之一，为评估痉挛患者的整体功能状态提供了依据。

(三) 痉挛的康复治疗

痉挛的处理是在综合评定的基础上，制定个性化的、综合治疗方案。痉挛治疗的主要目的是保持肌肉长度，维持肢体的正常位置，防止发生继发性软组织缩短。临床医师应首先考虑肌痉挛是不是真的有害，并考虑治疗对患者的功能产生的影响。其次，需根据肌痉挛类型选择治疗方式。肌肉痉挛的处理比较复杂，需要多学科综合治疗小组与患者及护理人员合作进行。物理治疗是肌肉痉挛的常规基础治疗。

主要康复治疗方法包括：减少诱发痉挛的伤害性刺激；物理治疗；口服抗痉挛药物；肉毒毒素注射治疗；神经阻滞及外科治疗等。

1. 减少诱发痉挛的伤害性刺激　脑外伤、脑卒中、脊髓损伤等患者从急性期开始即应采取良肢体位。注意处理加重痉挛的危险因素，如压疮、便秘或泌尿道感染等。慎用抗抑

郁药。

2. 物理治疗　物理治疗的目的是缓解痉挛所引起的疼痛，防止肌肉萎缩、关节挛缩变形、降低肌张力，具有无创、副作用小的特点。它包括运动疗法和物理因子治疗两类。

(1)运动疗法：常用的运动疗法包括被动关节活动度训练、持续被动牵伸、放松疗法、抑制异常反射性模式及站立训练等。

自助被动运动也是常用的维持关节活动范围的方法。一般在患者意识清楚后与被动运动交替进行。由于受痉挛、疼痛、联合反应及健侧肢体力量等的影响，自助被动运动的效果受到一定的限制，若要维持完整的关节活动度，定期进行徒手被动运动以弥补自助被动运动的不足是必要的。

传统观念认为痉挛是造成运动功能障碍的主要因素，抑制痉挛就可以改善功能，受Bobath方法的影响，往往限制患者的运动量，不进行肌力训练。不少研究显示通过功率自行车、运动平板训练以及增加步行量等增加患者的肌力和运动耐力，可明显提高患者的实际生活能力。但如何既不增加痉挛又可改善肌力和耐力，如何把握肌力训练开始的时机及如何实施个体化的训练尚有许多问题值得研究。

(2)物理因子治疗：主要包括冷疗法、电刺激疗法、温热疗法、温水浴、生物反馈疗法、超声波治疗及体外冲击波治疗等。有研究报道体外冲击波治疗可有效缓解痉挛，是一种有前景的新型治疗技术，具有安全、无创的特点。

(3)口服药物治疗：常用的药物包括地西泮、巴氯芬、替扎尼定、丹曲林、乙哌立松等。

(4)肉毒毒素注射治疗：A型肉毒毒素是一种较强的肌肉松弛剂，肌内注射后与神经肌肉接头的胆碱能受体结合，阻滞神经突触乙酰胆碱的释放，从而缓解肌肉的痉挛。治疗效果一般在2～3日或更长时间后出现，2～6周达到高峰，药效持续时间一般可维持2～6个月。

(5)鞘内注射：常用的注射药物是巴氯芬。对常规口服药物反应不良或不能耐受的患者，或其他物理疗法如电刺激等不起作用的难治性痉挛，以及严重痉挛伴剧烈疼痛的患者可考虑鞘内注射。

(6)神经或运动点阻滞：应用乙醇、酚或局麻药进行神经阻滞，所产生的影响持续时间长。

(7)手术治疗当痉挛不能用药物和其他方法缓解时，可考虑用手术治疗，包括神经切断、高选择性脊神经根切断、脊髓部分切断、肌腱切断或肌腱延长。

(四)痉挛的疗效与结局

痉挛是上运动神经损伤的特征，只要存在不可逆的上运动神经损伤，非破坏性的处理就不可能完全永久地去除痉挛，通过康复治疗可以减轻痉挛。痉挛的治疗主要包括预防、药物、运动疗法、矫形器、神经阻滞、手术、中医等多种方法，但目前尚缺少理想的治疗效果。痉挛的药物治疗，要充分考虑所引起的肌无力等副作用，伴有意识障碍和明显认知功能障碍者，不宜选用有镇静作用的抗痉挛药物。预防痉挛发展为挛缩的常用手段是关节活动度训练，包括被动运动、自助被动运动及主动运动。痉挛越重，关节活动度训练的次数应越多。健侧肢体充分的全关节活动范围的主动运动可预防关节挛缩，而患侧单纯的主动运动多难以达到良好的效果。

四、小结

随着分子生物学和现代医学的不断发展，痉挛的发生机制有望得到进一步阐明，更多疗效确切的治疗方法能够应用于临床以改善肢体痉挛程度，提高患者运动能力和生活质量。痉挛的个体化治疗很重要，明确痉挛的原因和程度，针对具体情况制定治疗计划及目标。痉挛的治疗要重视预防。虽然治疗方法很多，但目前尚缺少理想的治疗效果。

（张建宏）

第二节　挛　缩

一、概述

挛缩是严重的功能障碍，影响患者的运动功能及生活能力。痉挛与挛缩有密切的关系，痉挛越重，越容易发生挛缩。预防挛缩是康复治疗过程中的重要一环。

二、病例摘要

患者龙××，男性，38岁，因意识不清1年余入院。

患者于2012年4月29日凌晨被人发现不省人事，急送入医院就诊，头颅CT检查示：右颞叶及右基底节区脑出血；脑疝形成；蛛网膜下腔出血，脑室系统积血；右额叶脑挫裂伤。急诊行右侧开颅血肿清除术＋去骨瓣减压术。术后患者一直意识不清。入院查体：患者意识不清，GCS评分8分（E4V2M2）。有自主睁眼。有睡眠-觉醒周期。高级脑功能检查欠合作。四肢肌肉萎缩。四肢肌张力高，Ashworth评定4级。双上肢屈肌张力高，双下肢伸肌张力高。双侧腕关节屈曲外翻畸形，双侧跟腱短缩，双足跖屈内翻畸形。

入院诊断：1. 脑出血术后；2. 持续性植物状态；3. 脑疝形成；4. 蛛网膜下腔出血；5. 右额叶脑挫裂伤；6. 双侧腕关节及双侧踝关节挛缩。

诊疗经过：入院后完善常规检查，监测生命体征。针对主要关节的活动范围进行评定：右肘关节屈曲受限113°～125°，伸展受限0～8°；左肘关节屈曲受限110°～125°，伸展受限0～10°；双侧腕关节屈曲及伸直不能；双侧髋关节屈曲受限0～10°，伸直不能；双侧膝关节屈曲及伸直不能；双侧踝关节屈曲及伸直不能。

针对患者双侧腕关节及双侧踝关节挛缩采用综合物理治疗，包括挛缩肢体红外线、音频电，在此基础上主要采用关节被动运动及关节松动术。训练间歇期曾试图使用活动性夹板将患肢固定功能位，但经尝试，无法办到。经积极治疗，患者肢体挛缩情况无明显改善。建议患者家属选择手术治疗，家属考虑到患者意识可能无法恢复，故拒绝手术治疗。治疗4周后出院，回当地医院继续治疗。

出院诊断：1. 脑出血术后；2. 持续性植物状态；3. 脑疝形成；4. 蛛网膜下腔出血；5. 右额叶脑挫裂伤；6. 双侧腕关节及双侧踝关节挛缩。

出院医嘱：继续康复治疗。

三、病例分析

（一）挛缩的临床问题

1. 挛缩的定义　挛缩是指由于各种原因造成肌肉、肌腱等软组织发生变性、纤维增生使其解剖长度缩短而致相应关节出现强直畸形。挛缩可造成关节活动受限及关节畸形改变，严重影响肢体功能，加重残疾程度，且可造成关节疼痛。常见于中枢神经系统病损、肌肉

缺血、瘢痕、长期制动及类风湿性关节炎等。挛缩患者肢体主动及被动活动均受限，即使患者在深度睡眠时也无变化。

2. 挛缩的临床表现　关节挛缩可通过临床表现来明确。关节畸形是关节挛缩的主要表现，关节活动受限、疼痛、僵硬甚至强直是关节挛缩的主要体征。受累关节或肢体自主活动能力下降并往往影响到日常生活活动。中枢神经系统病损所导致的关节挛缩可涉及多个关节，上肢多表现为屈曲挛缩，下肢表现为伸直挛缩。挛缩关节往往僵直于某一位置，肢体主动及被动运动均受限。患者在睡眠时也不会缓解。本例患者左腕关节及双侧踝关节挛缩畸形，符合关节挛缩的表现。

挛缩的辅助检查主要包括：X 线平片可显示挛缩关节骨质改变。可明确有无骨化性肌炎及内固定情况等。MRI 可显示挛缩关节、韧带、滑膜及肌腱等组织的改变。肌电图可显示受累肌肉损害的原因及程度，可判断预后。

3. 挛缩的发生机制　挛缩的产生与疏松结缔组织和致密结缔组织有关。结缔组织是将细胞、组织和器官连成整体的特殊组织。由于它具有一定硬度和韧性，在机体内不仅起着黏合、连接、支撑和负重作用，还具有防御、保护、营养和修复等多方面的功能。结缔组织中最主要的成分是胶原纤维。胶原纤维韧性大、抗拉力强，但缺乏弹性。在关节固定制动、局部水肿和循环不良、创伤及炎症等情况下，松结缔组织会出现增生性变化，胶原成分增多，密度增大变成较致密的结缔组织，限制关节的活动，造成挛缩。

（二）挛缩的康复评定

详细了解引起挛缩的原因、发展过程及治疗情况。挛缩主要表现为关节活动受限及关节畸形、关节疼痛、受累关节或肢体自主活动能力下降及影响日常生活活动。评定内容主要包括：关节活动范围、疼痛、运动功能及日常生活能力。结合辅助检查，了解骨关节及关节周围组织的改变情况，严重的关节挛缩和皮肤瘢痕常会导致关节脱位和畸形。

（三）挛缩的康复治疗

根据评定结果，制定康复治疗计划。首先针对引起挛缩的原因进行有效的干预，如神经系统病损、骨关节病损及肌肉皮肤病变等。挛缩的康复治疗是一个长期的过程。挛缩的康复治疗方法主要包括以下方面。

1. 热疗法　可促进血液循环，缓解痉挛和疼痛，减轻肿胀及软化纤维组织。热疗法常常在牵引、按摩和运动训练前进行，包括红外线、蜡疗等。

2. 超声波疗法　能使胶原纤维束分散，可缓解关节粘连和挛缩。

3. 电疗法　有软化瘢痕、松解粘连的作用，主要采用直流电碘离子导入疗法或音频电疗法。

4. 运动疗法　这是治疗挛缩的主要方法，包括关节活动度训练、关节松动术及软组织牵张技术。

5. 夹板、石膏托及弹性支架　在运动和牵引的间歇期将患肢固定在功能位，以减少纤维组织的弹性回缩。

6. 作业治疗　有助于恢复日常生活活动能力及工作能力，一般在关节活动范围和肌力有一定好转的情况下进行。

7. 手术治疗　严重的挛缩可考虑行挛缩松解术、肌腱延长术及关节成形术。

挛缩康复治疗的注意事项：当挛缩组织较紧，且时间较长者，由于此时常有一定程度的骨质疏松，牵张训练及关节松动手法等应慎重进行。注意把握物理治疗的适应证和禁忌证，如超声波治疗禁用于小儿骨骺部。

（四）挛缩的疗效与结局

挛缩的疗效往往不尽人意。预防挛缩比治疗挛缩更重要。关节固定3周以内的挛缩是可逆的，固定40日以上恢复缓慢，如固定180日以上则是不可逆的。所以应尽早介入关节活动，预防挛缩的发生。重视可引起挛缩的病因，如中枢神经系统病损、肌肉缺血、瘢痕、长期制动及类风湿关节炎等。尽早进行相应治疗是阻止挛缩发生的重要措施。

四、小结

挛缩可造成关节活动受限及关节畸形，严重影响肢体功能。挛缩一旦形成，疗效往往较差，预防挛缩的发生更重要。早期针对可造成挛缩的不同原因采取相应的防治措施。针对已发生的关节挛缩则以综合治疗为主，常以温热疗法为先导，继之以各种运动疗法，从而增加相互促进与协调作用，提高治疗效果。

（张建宏）

第三节　制动并发症

一、概述

制动(immobility)与卧床休息广泛应用于骨科的各种骨与软组织疾病和创伤中以及其他急慢性疾病的治疗。某种程度上，制动和卧床休息可以促进机体的体力恢复以及病患部位愈合，但是对于制动导致身体其他脏器可能存在的危害常常被忽略。例如，骨折石膏外固定的制动对骨骼修复具有积极作用，同时也造成制动后的并发症，如关节挛缩、肌肉萎缩。制动的有害效应是常见的，并可能影响机体各个系统。常见的制动、长期卧床休息的并发症包括肌肉萎缩、关节挛缩、静脉血栓、骨质疏松、肺部感染等。

二、病例摘要

患者邱××，女，73岁，因“反复腰腿疼痛3年，突发右下肢无力3日”于2014年11月20日收入我院脊柱外科，于2014年12月10日转神经内科，2014年12月25日转康复医学科。

患者始于3年余前反复出现腰部疼痛，疼痛向右下肢放射，腰椎活动痛性受限，休息后症状稍缓解，未予特殊处理。2014年11月17日搬重物后症状加重不能行走，伴有尿潴留，遂就诊于我院，拟“腰椎间盘突出症”诊断收入脊柱外科。患者病来无发热、呕吐，精神、睡眠欠佳，饮食一般，大便未排，小便潴留。

既往有高血压病史22年，口服拜新同30mg，qd降压，控制在130～140/70～85mmHg；糖尿病史16年，口服二甲双胍250mg，bid；阿卡波糖50mg，tid降糖治疗药，血糖控制在8～11mmol/L。

入院诊断：1. 腰椎间盘突出症；2. 高血压3级（极高危）；3. 2型糖尿病。

诊疗经过：入院后急查腰椎MRI示椎间盘变性伴$L_{2/3}$～L_5/S_1椎间盘膨、突出，以$L_{3/4}$～L_5/S_1椎间盘明显。给予卧硬板床休息，药物方面予拜新同控制血压、诺和锐特充皮下注射控制血糖，丹参川芎及桂哌齐特改善循环等治疗。12月10日因右下肢不能上抬行头颅CT

检查后考虑“急性脑梗死”转入神经内科，于12月11日头颅MRI示左侧额叶及顶叶亚急性梗死灶。给予阿司匹林抗血小板聚集、阿托伐他汀调脂稳定斑块、诺和锐特充控制血糖以及优瑞克林、依达拉奉静脉点滴等药物治疗。12月12日晨起后出现右侧肢体无力加重，右上肢不能刷牙，精神状态欠佳，不愿睁眼。复查头颅CT示左侧丘脑出血。停用阿司匹林、优瑞克林、依达拉奉等药物。12月17日出现右下肢肿胀，血管B超检查见右下肢静脉血栓，予抬高右下肢促进回流及制动。12月18日DSA室行下腔静脉造影＋下腔静脉滤器置入术。12月25日转康复医学科。转科诊断：1. 脑梗死；2. 脑出血；3. 右下肢深静脉血栓形成；4. 腰椎间盘突出症（$L_{4/5}/S_1$）；5. 频发性房性期前收缩；6. 原发性高血压；7. 2型糖尿病；8. 尿路感染。转入后继续予降压、降血糖等药物治疗。康复治疗方面：第1周安排床旁康复治疗，包括吞咽训练、呼吸功能训练、膀胱功能训练、关节被动运动、电脑中频电治疗、电针、偏瘫肢体综合训练、床上翻身训练、作业治疗等；第2周右下肢肿胀消退，复查下肢血管B超部分血管再通，康复治疗在原有的基础上予站立训练及平衡功能训练。于2015年1月18日出院。

出院时情况：患者空腹血糖波动于9.4～10.9mmol/L，餐后血糖波动于10.1～12.3mmol/L。右侧肢体Brunnstrom分级：手Ⅴ级，上肢Ⅴ级，下肢Ⅳ级。坐位平衡3级，可以完成床上及床椅转移，在单人稍辅助下进行室内行走。进食无呛咳，大小便自控。日常生活基本自理。

出院诊断：1. 脑梗死；2. 脑出血；3. 运动功能障碍、吞咽功能障碍、小便障碍；4. 右下肢深静脉血栓形成；5. 腰椎间盘突出症（$L_{4/5}/S_1$）；6. 心律失常频发性房性期前收缩；7. 高血压；8. 2型糖尿病。

出院医嘱：①注意饮食，监测血压、血糖。②防摔倒。③带药，拜新同30mg，qd；阿托伐他汀钙片20mg，qn；门冬胰岛素注射液8U、8U、10U三餐前10分钟皮下注射。④避免弯腰负重，定期康复科、神经内科门诊随诊。⑤1周后复查右下肢血管B超并血管外科复诊决定是否需要去除下腔静脉滤过器。

附图。

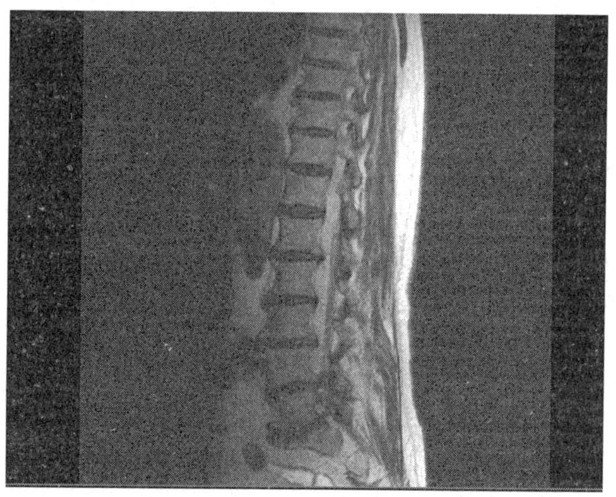

图17-1　2014年12月5日，MRI：$L_{2/3}$～L_5/S_1椎间盘T_2WI信号降低，椎间隙狭窄，椎间盘向周围膨出并向后突出，以$L_{3/4}$～L_5/S_1椎间盘明显，硬膜囊受压，双侧隐窝狭窄，神经根轻度受压，黄韧带无增厚；椎管内脊髓圆锥、马尾神经形态、信号未见异常

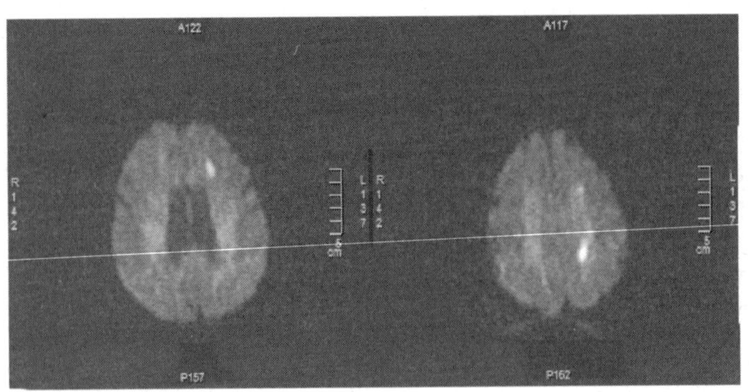

图 17-2 2014 年 12 月 11 日 MRI：左侧额叶及顶叶可见斑片状 DWI 高信号影，脑中线结构居中；脑室系统形态、大小未见异常；诸脑池、脑裂和脑沟增宽；颅周软组织内未见异常信号

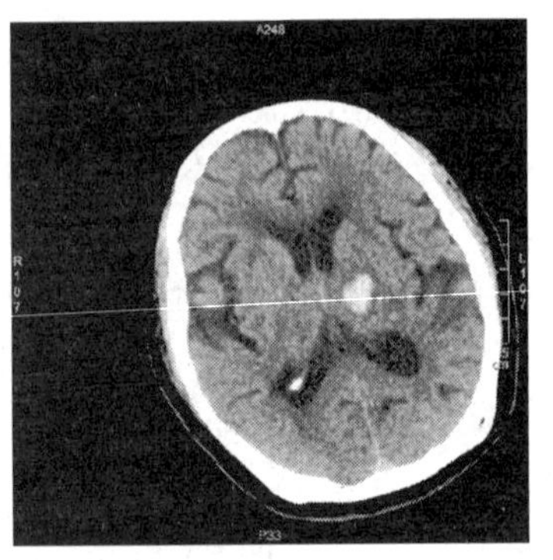

图 17-3 2014 年 12 月 12 日，CT：左侧丘脑新见团片状高密度影，大小约 2.9cm×11.3cm，边界欠清，周围见低密度水肿带

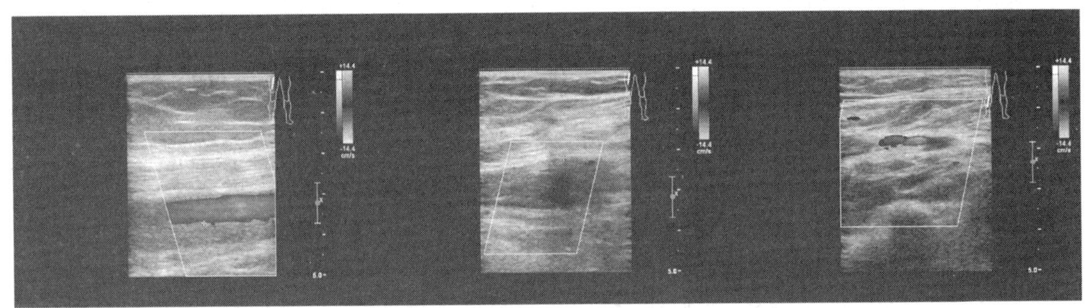

图 17-4 2014 年 12 月 16 日，下肢血管彩超：1. 双侧下肢动脉硬化并多发斑块形成；2. 右侧髂外静脉、股总静脉、股深静脉、股浅静脉血栓形成并完全闭塞；3. 右侧腘静脉、胫后静脉、腓静脉、大隐静脉起始段血栓形成并大部分闭塞；4. 左侧髂外静脉、股总静脉、股深静脉、股浅静脉、腘静脉、胫后静脉、胫前静脉、大隐静脉、小隐静脉未见明显异常

三、病例分析

（一）制动的并发症

制动的弊端不仅仅局限于身体的一个部位或系统，带来的有害效应是多系统和相互影响的（表 17-1）。制动肌肉活动减少使肌肉骨骼系统的功能储备减少，从而引起肌肉萎缩、耐力下降。在肌肉中，新陈代谢活动减少，氧利用率降低，因此心肺功能能力下降、免疫系统功能下降。直立性低血压、深静脉血栓及骨质疏松、压疮等在制动卧床休息患者中非常常见。

表 17-1 限制活动的有害效应

系统	效应
肌肉、骨骼	肌无力与肌萎缩、肌肉和关节挛缩
	肌肉僵硬和疼痛、骨质疏松、高钙血症
心血管和肺	体液重新分布、脱水、直立耐受不能
	心肺功能下降、最大氧分压下降
	支气管分泌物消失、坠积性肺炎

续表

系统	效应
泌尿生殖与胃肠道	尿潴留、结石与尿路感染
	食欲下降、便秘
代谢与内分泌	糖耐量下降、电解质紊乱
	甲状旁腺激素产生增多、其他激素改变
免疫系统	伤口修复障碍、免疫细胞减少
	抗感染能力下降、抗炎机制减弱
认知和行为	感觉丧失、精神紊乱和定向能力损失
	焦虑、抑郁
	智力记忆能力减退、平衡与协调障碍

1. 深静脉血栓　深静脉血栓形成(deep vein thrombosis，DVT)是长期卧床患者循环系统的主要并发症之一。它的发生是由于下肢静脉系统内血凝块形成而导致血管闭塞。限制活动下肢肌肉收缩功能降低，以及丧失了交感神经支配而导致了血管舒张和血液存积于静脉系统。静脉淤滞、血液聚集性增高及血管壁损伤是深静脉血栓形成的三大因素。危险因素见表 17-2。

表 17-2　深静脉血栓形成的危险因素

原发性因素	
抗凝血酶缺乏	蛋白 C 缺乏
先天性异常纤维蛋白原血症	V 因子 Leiden 突变(活化蛋白 C 抵抗)
高同型半胱氨酸血症	纤溶酶原缺乏
抗心磷脂抗体阳性	异常纤溶酶原血症
纤溶酶原激活物抑制剂过多	蛋白 S 缺乏
凝血酶原 20210A 基因变异	Ⅶ因子缺乏
继发性因素	
髂静脉压迫综合征	血小板异常
损伤、骨折	手术与制动
脑卒中、瘫痪或长期卧床	长期使用激素
高龄	恶性肿瘤
中心静脉插管	肥胖
下肢静脉功能不全	心、肺功能不全
吸烟	长时间乘交通工具
妊娠、产后	口服避孕药
克罗恩病	狼疮抗凝物
肾病综合征	人工血管或血管腔内移植物
血液高凝(红细胞增多症，巨球蛋白血症，骨髓增生异常综合征)	静脉血栓栓塞症病史 重症感染

DVT 临床表现和体征包括：患肢的突然肿胀、疼痛、软组织张力增高。活动后加重，抬高患肢可减轻，静脉血栓部位常有压痛，Homans 征和 Neuhof 征呈阳性（患肢伸直，足突然背屈时，引起小腿深部肌肉疼痛，为 Homans 征阳性；压迫小腿后方，引起局部疼痛，为 Neuhof 征阳性）。严重的下肢 DVT 患者可出现股白肿甚至股青肿。股白肿为全下肢明显肿胀、剧痛，股三角区、腘窝、小腿后方均有压痛，皮肤苍白，伴体温升高和心率加快。股青肿是下肢 DVT 最严重的情况，由于髂股静脉及其侧支全部被血栓堵塞，静脉回流严重受阻，组织张力极高，导致下肢动脉痉挛，肢体缺血。如不及时处理，可发生休克和静脉性坏疽。静脉血栓一旦脱落，可随血流进入并堵塞肺动脉，引起肺栓塞临床表现。

2. 压疮　压疮（pressure sore）是人体局部所受压力和受压的持续时间超过一定限度后引起的组织损伤。目前造成压疮的原因仍未完全清楚。在压疮形成的危险因素中（表 17-3）有三个主要因素在起作用：压力、摩擦力和剪切力。形成压疮需要的压力大小、摩擦力和剪切力依赖于组织的质量、血流情况和压力的强度。长期卧床休息患者中常常存在局部血流灌注不足，组织营养较差，致使胶原纤维弹性减弱，缺氧的耐受能力差等，最终导致压疮。

表 17-3　压疮发生的危险因素

外在因素	内在因素
体位性压力	肌肉萎缩
表面剪切力	营养不良
因素	贫血、血管状况不佳
局部微环境	行动障碍
心理社会	感觉障碍

正常人体毛细血管动脉压力为 4.26kPa 左右，实验证明，如局部受压超过上述压力，而且持续时间超过 2h，局部皮肤，脂肪、纤维结缔组织和肌细胞即可出现不可逆的缺血性改变，最后导致坏死而形成临床上的压疮。

据测定，人体仰卧时，枕骨处的压力为 5.33kPa；骶骨处的为 5.33～8.00kPa；坐骨结节处的为 5.33～8.00kPa；踝部为 4.00～6.00kPa。俯卧位时，中胸部为 4.00～5.33kPa；髌骨部为 5.33～6.67kPa。坐位时，坐骨结节处的压力甚至达到 8～69.2kPa。可见上述受压区的压力大多超出毛细血管动脉端的 4.26kPa 压力，因此如长期受压均可造成压疮。

3. 骨质疏松　骨质疏松症（osteoporosis，OP）是骨基质和矿物质由骨内丢失所致的一种骨代谢病。骨骼质量的维持在很大的程度上取决于施加于骨上的腱牵拉与重力的机械负荷。重复的负荷应力可以增加骨的质量，停止肌肉活动或是去除重力会减少骨的质量。制动后肌肉不活动、负重减低，主要降低骨形成，尤其是物质交换活跃的骨松质。当合并其他危险因素时（表 17-4），骨矿盐的损失会更加明显。最终导致骨流失的速度超过新骨形成的速度从而使骨质减少。

骨质疏松最常见、最主要的症状是疼痛。除了骨折可引起疼痛外，在骨量减少期，就可出现全身骨骼疼痛，以腰背疼痛最为常见，其他依次为膝关节、肩背部、手指、前臂、上臂。主要是由于骨转换过快，骨吸收增加，骨小梁破坏、消失，骨膜下皮质骨的破坏所引起。应注意与扭伤和腰肌劳损鉴别。骨折是骨质疏松症中常见并发症。椎体骨折最常见，引起驼背和身材变矮成为骨质疏松症的重要临床体征之一。

表 17-4 骨质疏松的危险因素

编号	项目	说明
Ⅰ	骨骼成熟期骨量峰值降低	不同性别(男＞女),人种(黑＞白),遗传
Ⅱ	缺钙	
1	钙摄取不足	
2	吸收障碍	
3	乳糖不耐受	
Ⅲ	雌激素减少	
1	绝经后	自然/人工
2	运动引起无月经、神经性厌食	
Ⅳ	体力活动少	
Ⅴ	睾酮减少	
Ⅵ	衰老	
Ⅶ	瘦弱者	脂肪组织是绝经后生殖腺外雌激素生成的主要来源
Ⅷ	酒精中毒、吸烟	
Ⅸ	过分饮用咖啡	每日超过 4 杯
	过度摄入蛋白质引起的尿钙丢失	
Ⅹ	药物疗法	皮质类固醇、甲状腺激素、肝素

4. 关节挛缩 制动引起组织失用性改变,导致关节挛缩及功能障碍经常是临床需要面对的问题。关节挛缩是一种疾病的病理改变,也是缺乏关节活动而导致的综合状况。关节活动受限的原因主要有关节疼痛、关节病、瘫痪、关节囊或关节周围软组织纤维化、肌腹或肌腱的改变。但是,导致固定性挛缩发生的单一的最常见的因素是正常范围内关节运动的缺乏。

多因素影响关节挛缩的发生率,如体位、限制活动时间和原有的关节病理改变。水肿、缺血、出血和其他肌肉、关节周围软组织的微环境改变可以促进纤维化的产生。造成关节和肌肉挛缩的病理改变可以分为 3 类(表 17-5):关节源性、肌源性和软组织源性。但是无论关节挛缩是由什么病因引起的,最终其关节周围的组织都会被累及。

表 17-5 挛缩的解剖学分类

挛缩的类型	主要原因	次要原因
关节源性	软骨损伤、先天性畸形、感染、外伤、退行性关节疾病	不活动
	滑囊与纤维脂肪组织增生(如炎症、渗出)	不活动
	关节囊纤维化(如外伤、炎症)	ROM 的损失
	制动作为主要原因	体位
软组织与致密组织	关节周围软组织(如外伤、炎症)	不活动
	皮肤、皮下组织(如外伤、烧伤、感染、系统性硬化)	
	肌腱和韧带(如腱炎、滑囊炎、韧带撕裂和纤维化)	不活动

续表

挛缩的类型	主要原因	次要原因
肌源性		
内在结构性	外伤（如出血、水肿）	不活动
	炎症（如肌炎、多肌炎）	纤维化
	退行性变（如肌肉营养不良）	
	缺血性（如糖尿病、周围血管病、间隔室综合征）	不活动
	痉挛状态（如脑卒中、多发性硬化、脊髓损伤）、肌张力亢进	缺乏伸展
外在性	迟缓性瘫痪（如肌肉不平衡）	错误的关节体位
	机械性（如错误的坐卧体位）	不活动
	制动作为主要原因	缺乏伸展
混合性	单一关节中，关节源性、软组织和肌肉挛缩的综合	

（二）制动常见并发症的康复评定

制动带来的负面效应是多方面的，其严重程度也因个体差异而不同。至今尚无单一标准来预测或是评估因为长期卧床休息可能导致的并发症。目前主要是围绕已发生的并发症进行评估。

1. 骨质疏松

（1）骨质疏松的危险因素只是骨密度低和骨骼的一般预测因素，制动或长期卧床休息患者需要进行骨质疏松的一般筛查（表 17-6），并且进行必要的实验室（表 17-7）和相关非侵入性检查（表 17-8）。

表 17-6 一般筛查

项目	说明
病史	饮食、嗜好、疾病
体格检查	
人体检查	身高、坐高、臂距、体重、营养状态
全血细胞计数/尿分析	
血液化学	血清钙（总钙）、血清磷、Ca^{2+}、肌酐、白蛋白、电解质、25(OH)D_3、1,25(OH)$_2D_3$、甲状旁腺激素、碱性磷酸酶、骨钙素
空腹尿试验	钙/肌酐、肾小管最大磷酸盐回吸收力/肾小球滤过率（TmP/GFR）、肾源性 CAMP、羟脯氨酸/肌酐（OHPr/肌酐）
24 小时尿	Ca、肌酐、羟脯氨酸、游离可的松
代谢研究	钙平衡、钙吸收、骨钙动力学
骨量测定	X 线放射照片测定
	单光子吸收测定法
	双光子吸收测定
	CT、中子活性分析法
	骨扫描
骨活组织检查和组织形态学测量	静态组织形态学检查，动态骨组织四环素标记

表 17-7　实验室检查

简单项目	复杂项目
血清钙、磷	以上试验加下列项目
	离子化钙
碱性磷酸酶	免疫反应性甲状旁腺激素(iPTH)
尿钙/肌酐	25(OH)D_3
(留置 24 小时尿)	1,25$(OH)_2D_3$
	胰高血糖素蛋白(GLA 蛋白)
	蛋白电泳
	肾和肝功能的连续多种分析研究
	全血细胞计数
	尿 24 小时羟脯氨酸
	四环素标记的髂骨嵴活检

表 17-8　非侵入性检查

技术名称	测量部位	皮质骨/小梁骨(%)
单光子吸收测定	桡骨/尺骨	
	末端	80～95/20～25
	超末端	25/75
	骨钙	20/80
双光子吸收测定	脊柱 L_1～$L_4$$^+$	35/65
	股骨:颈	75/25
	粗隆	50/50
CT 测定	单能	
	脊柱 T_{12}～$L_4$$^+$	5/95
	双能	
	脊柱 T_{12}～$L_4$$^{++}$	5/95
中子活化分析全骨钙测定	全骨骼	80/20

注:+:椎体包括棘突;++:椎体有意义区域。

(2)制动患者的骨质疏松评定:制动导致骨质疏松的患者在进行评估时,仍需遵循常规的内容,包括:①病史采集,了解是否存在骨质疏松的危险因素及排除继发性骨质疏松的可能。②体格检查,重点排除继发性骨质疏松的临床体征。③实验室检查,如血钙、磷、碱性磷酸酶及 24 小时尿钙、肌酐等。原发性骨质疏松的实验室检查值常是正常的。一般通过评定饮食钙量和饮食钙肠吸收情况来排除特发性高尿钙症;尿钙值低时,应考虑钙摄取不足和(或)肠钙吸收差、维生素 D 不足等;尿钙值高时,可能有饮食钙过量或特发性高尿钙症引起。GLA 蛋白和尿羟脯氨酸值低说明骨再建功能低、骨无活性或衰老。尿羟脯氨酸、GLA 蛋白测值,可观察骨重建情况,并可对治疗骨吸收的药物进行疗效观察。④进行双光子骨密度测定法(DPA)及定量 CT(QCT)测定脊椎骨密度值。

2. 深静脉血栓　脑卒中患者中,患侧肢体发生 DVT 的概率是非患侧肢体的 10 倍。制

动患者需要密切观察DVT临床症状和体征，按照DVT诊断的临床特征评分(Wells评分)，可将患有DVT的临床可能性分为高度、中度、低度(表17-9)。

表17-9　下肢深静脉血栓形成(DVT)诊断的临床特征评分

病史及临床表现评分	评分
肿瘤	1
瘫痪侧或近期下肢石膏固定	1
近期卧床>3日或近4周内大手术	1
沿深静脉走行的局部压痛	1
全下肢水肿	1
与健侧相比，小腿周径增大>3cm	1
DVT病史	1
凹陷性水肿(症状侧下肢)	1
浅静脉侧支循环(非静脉曲张)	1
与下肢DVT相近或类似的诊断	−2

注：总分为各项之和。临床可能性评价：≤0为低度；1～2分为中度；≥3分为高度；若双侧下肢均有症状，以症状严重的一侧为准。

由于急性DVT临床表现：疼痛、水肿及静脉扩张并非总是出现，同时各种非血栓性疾病亦可引起类似症状，Homans征和Neuhof征也不敏感。因此根据临床症状评价急性DVT的准确性不高。对于临床怀疑有DVT时应进行以下的辅助检查：

(1)血浆D-二聚体测定：D-二聚体是反映凝血激活及继发性纤溶的特异性分子标志物，诊断急性DVT的灵敏度较高(>99%)，>500μg/L(ELISA法)有重要参考价值。可用于急性VTE的筛查、特殊情况下DVT的诊断、疗效评估、VTE复发的危险程度评估。有研究表明根据低Wells评分+D-二聚体阴性结果排除DVT可能导致出乎意料的高漏诊率；另外，Wells评分再评估癌症或可疑再发DVT及男性患者发生DVT时，实际发生率较预期发生率高。为此，来自荷兰的Geersing教授等做了一项荟萃分析，分析发现Wells评分≤1+D-二聚体阴性(定量或定性)可以排除1/3可疑DVT。但是，对于癌症患者，Wells评分+D-二聚体检测安全有效不足，而对于可疑再发DVT患者，需要在Wells评分基础上加1分才能确保排除DVT的安全性。

(2)超声多普勒检查：准确率可达95%。如连续两次超声检查均为阴性，对于低度可能的患者可以排除诊断，对于高、中度可能的患者，建议行血管造影等影像学检查。

(3)螺旋CT静脉成像：准确性较高，可同时检查腹部、盆腔和下肢深静脉情况。

(4)MRI静脉成像：能准确显示髂静脉、股静脉、腘静脉血栓，但不能满意地显示小腿静脉血栓。无须使用造影剂。

(5)静脉造影对比是诊断DVT的金标准。但是，这种检查有创、耗时，同时对静脉内壁造成刺激。

3. 压疮　针对压疮的危险因素都可运用标准临床方法来进行评估，如通过血液检查评估营养状况。在某些特殊的危险因素进行量化测试，如界面压力和血流情况则需要专业的评估方法。

(1)界面压力成像法：该方法已被作为一个评估手段广泛应用于轮椅制作。其原理是利

用一个有压力感受器的垫子放置在患者与支持面之间，通过垫子内的传感元件层快速扫描局部压力分布并完成成像。压力成像结果可以实时显示在电脑屏幕上，可以为临床提供并了解局部受压高的部位。除此之外，实时压力成像也可以为患者提供反馈信息，让他们看到各种减压垫和进行重力转移后的效果。

(2)血流情况评估：保持组织健康需要血液提供足够的营养。所以，血流评估是定量确认压疮发生风险的重要方法。经皮血气分析法能够测量皮肤血氧和二氧化碳分压。目前经皮血气分析法已应用于确定压疮风险和压疮愈合的研究中。组织光谱反射技术运动可见光吸收光谱来定量分析皮肤的血氧情况，该技术的应用目前主要在研究领域中。

(3)压疮危险度评估量表：目前临床应用最多的量表分别为 Braden 量表(表 17-10)、Norton 量表和 Waterlow 量表，三者中，Braden 量表应用最广泛，有压疮预防的预测价值、可操作性强、容易掌握、计分标准详细等优点。

表 17-10　Braden 量表

分项	评分			
感知 机体对压力所引起的不适感的反应能力	1. 完全受限 对疼痛刺激没有反应(没有呻吟、退缩或紧握)或者绝大部分机体对疼痛的感觉受限	2. 非常受限 只对疼痛刺激有反应，能通过呻吟或烦躁的方式表达机体不适。或者机体一半以上的部位对疼痛的或不适感感觉障碍	3. 轻度受限 对其讲话有反应，但不是所有时间都能用语言表达不适感。或者机体的一到两个肢体对疼痛的或不适感感觉障碍	4. 没有改变 对其讲话有反应，机体没有对疼痛或不适的感觉缺失
潮湿 皮肤处于潮湿状态的程度	1. 持久潮湿 由于出汗、小便等原因皮肤一直处于潮湿状态，每当移动患者或给患者翻身时就可发现患者皮肤是湿的	2. 非常潮湿 皮肤经常但不总是处于潮湿状态。床单每日至少换一次	3. 偶尔潮湿 每日大概需要额外换一次床单	4. 很少潮湿 皮肤通常是干的，只需按常规换床单即可
活动能力 躯体活动的能力	1. 卧床不起 限制在床上	2. 局限于轮椅 行动能力严重受限或没有行走能力	3. 偶尔步行 白天在帮助或无须帮助的情况下偶尔可以走一段路。每日大部分时间在床上或椅子上度过	4. 经常步行 每日至少 2 次室外行走，白天醒着的时候至少每 2 小时行走一次
移动能力 改变/控制躯体位置的能力	1. 完全受限 没有帮助的情况下不能完成轻微的躯体或四肢的位置变动	2. 严重受限 偶尔能轻微地移动躯体或四肢，但不能独立完成经常的或显著的躯体位置变动	3. 轻度受限 能经常独立地改变躯体或四肢的位置，但变动幅度不大	4. 不受限 独立完成经常性的大幅度体位改变

续表

分项	评分			
营养 平常的食物摄入模式	1. 重度营养摄入不足 从来不能吃完一餐饭,很少能摄入所给食物量的1/3。每日能摄入2份或以下的蛋白量(肉或者乳制品),很少摄入液体,没有摄入流质饮食。或者禁食和(或)清流摄入或静脉输入大于5日	2. 可能营养摄入不足 很少吃完一餐饭,通常只能摄入所给食物量的1/2. 每日蛋白摄入量是3份肉或乳制品。偶尔能摄入规定食物量。或者可摄入略低于理想量的流质或者管饲	3. 营养摄入适当 可摄入供给量的一半以上。每日4份蛋白量(肉或者乳制品),偶尔拒绝肉类,如果供给食物通常会吃掉。或者管饲或TPN能达到绝大部分的营养所需	4. 营养摄入良好 每餐能摄入绝大部分食物从来不拒绝食物,通常吃4份或更多的肉和乳制品,两餐间偶尔进食。不需其他补充食物
摩擦和剪切力	1. 已成为问题 移动是需要中到大量的帮助,不可能做到完全抬空而不碰到床单,在床上或椅子上时经常滑落。需要大力帮助下重新摆体位。痉挛、挛缩或躁动不安通常导致摩擦	2. 有潜在问题 躯体移动乏力,或者需要一些帮助,在移动过程中,皮肤在一定程度上会碰到床单、椅子、约束带或其他设施。在床上或椅子上可保持相对好的位置,偶尔会滑落下来	3. 无明显问题 能独立在床上或椅子上移动,并且有足够的肌肉力量在移动时完全抬空躯体。在床上和椅子上总是保持良好的位置	

注:Braden Scale:15～18分,低危;13～14分,中危;10～12分,高危;≤9分,极高;当Braden Scale<12分时需上报。

(4)压疮分级:对于压疮严重程度进行客观描述目前有多种分级方法,其中公认度最高的是1989年起草的压疮四级分法,于1997年及2007年进行了两次修订。1997年被重新修订主要是完善了Ⅰ级的定义,明确了一些变量,如肤色、皮温、组织连续性等。2007年的修订(表17-11)在原来的四级基础上增加了可疑的深层组织损伤和不可分级压疮的界定。

表17-11　NPAUP分级(2007)

分期	损伤程度及临床表现
可疑的深层组织损伤	皮下软组织受到压力或剪切力的损害,局部皮肤完整但可出现颜色改变如紫色或褐红色,或导致充血的水疱。与周围组织比较,这些受损区域的软组织可能有疼痛、硬块、有黏糊状的渗出、潮湿、发热或冰冷。
Ⅰ级压疮	在骨隆突处的皮肤完整,但伴有压之不褪色的局限性红斑。深色皮肤不一定有可见性褪色,但其颜色与周围区域不同。
Ⅱ级压疮	真皮部分缺失;表现为一个浅的开放性溃疡;伴有粉红色的伤口疮(创面);也可能表现为一个完整的或破裂的血清性水疱。
Ⅲ级压疮	全层皮肤组织缺失,可见皮下脂肪暴露,但骨头、肌腱、肌肉未外露。可有腐肉存在,但组织缺失的深度不明确。可能深部组织存在腐蚀形成窦道。

续表

分期	损伤程度及临床表现
Ⅳ级压疮	全层组织缺失，伴有骨、肌腱或肌肉外露，伤口床的某些部位有腐肉或焦痂；常有潜行或窦道。
不可分级压疮	全层组织缺失，但是溃疡底部有腐肉覆盖，或者伤口疮有焦痂附着。

4. 挛缩　挛缩会妨碍转移活动、基本的日常生活及护理。下肢挛缩改变步态类型，极重的则不能行走。不适当的制动导致的局部肌肉、软组织及关节挛缩，最容易识别的是关节位置的异常和活动度（表17-12）的受限。

表17-12　正常关节活动度

关节	活动度(°)	关节	活动度(°)	关节	活动度(°)
肩关节		腕关节		踝关节	
前屈	0～170	背伸	0～70	背屈	0～15
后伸	0～60	掌屈	0～80	跖屈	0～50
外展	0～170	桡偏	0～25	内翻	0～35
外旋	0～90	尺偏	0～30	外翻	0～20
内旋	0～70	髋关节		颈部	
水平内收	0～130	前屈	0～90/0～125（屈膝）	前屈	0～45
水平外展	0～40	后伸	0～30	后伸	0～45
肘关节		外展	0～40	旋转	0～60
屈曲	0～135/150	内收	0～35	侧屈	0～45
伸展	0～5	外旋	0～45	胸腰部	
前臂		内旋	0～45	前屈	0～80
旋前	0～80/90	膝关节		后伸	0～30
旋后	0～80/90	屈曲	0～130	旋转	0～45
		伸展	0	侧屈	0～40

5. 在本病例中，患者73岁，既往高血压病史22年，糖尿病史16年。本次以腰椎间盘突出症腰痛主诉入院，住院过程中先后出现脑梗死、脑出血及患侧下肢深静脉血栓。该患者在康复评定方面如果仅仅着重于脑血管病后所致运动功能障碍是欠缺的。更需要重视基础疾病和并发症的评估、心肺功能及心理评估。基础疾病方面，长期高血压及糖尿病，对血管靶器官的影响是可以预见的，康复治疗期间需要针对心肺功能进行评估和根据情况调整治疗量。与此同时，对运动治疗及理疗期间的血压、血糖的评估和监测也必不可少，避免出现低血糖及直立性低血压造成的不良事件。并发症方面，该患者以腰痛入院，临床诊断腰椎间盘突出症，结合患者年龄和病史，需要进一步了解骨质疏松情况和鉴别其他原因所致的疼痛，譬如肿瘤等。由于患侧下肢静脉血栓为中央型及存在腰椎间盘突出症腰痛症状，在制定早

期康复目标过程中，需要兼顾运动可能带来的不良后果如栓子脱落与制动产生的并发症，如静脉血栓、压疮、坠积性肺炎、挛缩等问题。

（三）制动并发症的康复治疗

制动有利于保护受损组织、降低组织负担、维持病情稳定和自然恢复过程。但限制活动对机体可以产生一系列的负面影响。对制动并发症有足够的认识，在一定程度上是可以预防、早期识别和处理的。

1. 深静脉血栓　深静脉血栓形成有发生肺栓塞的危险，对于所有制动的高危患者均应提前预防。对于已经发生DVT的患者，治疗的目的是消除诱发血栓形成的各种危险因素、预防肺栓塞，康复治疗的目标是减轻症状、促进血管再通。常用的治疗措施包括：

(1)康复理疗

1)体位治疗：经常采用直立姿式，如坐位、站立位。直立的时间不宜过长，一般在20～30分钟。平卧时采取下肢抬高体位，一般抬高患肢超过心脏水平，离床面20～30cm，膝关节宜安置于5°～10°的微屈曲位，床尾抬高30°，以促进静脉回流，减轻肢体肿胀。保持大便通畅。

2)压力治疗：通常采用特制的压力袜或者压力袖套。压力袜和压力袖套的制作要求压力从远端到近端的压力梯度，即远端压力最大，到近端压力最小。也可以采用弹力绷带，包扎时应从肢体远端开始，逐渐向上缠绕，要求和压力袜或袖套同样的压力梯度。普通的弹力袜可以考虑，但是要特别注意，不能在袜的近端有弹力圈，以避免近端压力太大，反而影响静脉回流。近端的松紧度以能将一个手指伸入袜内为宜。在压力治疗前应该先进行患肢抬高，尽量保证肢体潴留液体的回流。在DVT后期和在确定血栓稳定的情况下，序贯压力治疗可以谨慎地使用。

3)运动治疗：血栓形成部位远端肢体的不抗阻力主动收缩活动，特别是等长收缩运动，有利于通过肌肉泵的作用，促进静脉回流。常用的运动有：踝关节屈伸运动、股四头肌等长收缩运动（绷紧大腿）、握拳运动等。不抗阻力的踏车或者手摇车运动也有明确的价值。运动治疗一般不在早期进行，尤其对于中央型静脉血栓，以免发生血栓脱落，导致肺栓塞。进行肌肉收缩时，强调缓慢持续的动作，以增加运动的安全性。

4)手法治疗：DVT进入后期或者恢复期，在临床判断血栓稳定的情况下，可以采用淋巴按摩的手法，即由远端到近端的向心性按摩。手法必须轻柔和表浅，禁忌深部和发力的手法。

(2)药物治疗

1)抗凝治疗：防止血栓增大，并可启动内源性溶栓过程。肝素5000～10 000U一次静脉注射，以后以1000～1500U/h持续滴注，滴注速度以部分凝血活酶时间（APTT）2倍于对照值为调整指标。随后肝素间隔静注或低分子肝素皮下注射，用药时间不超过10日。

华法林在用肝素后1周内开始或与肝素同时开始使用，与肝素重叠用药4～5日。调整华法林剂量的指标为凝血酶原时间国际化比值（INR）维持在2.0～3.0。急性近端深静脉血栓形成抗凝治疗至少持续6～12个月以防复发。复发病例或恶性肿瘤等高凝状态不能消除的，抗凝治疗的持续时间可无限制。

孤立的腓肠肌部位的深静脉血栓形成发生肺栓塞的机会甚少，可暂不用抗凝治疗，密切观察，如有向上发展趋势再考虑用药。

2)溶栓治疗：溶栓药物治疗早期DVT是否能减少血栓后综合征的发生目前尚有争议，

但对于血栓形成早期也有一定的效果，应限于某些较严重的髂-股静脉血栓者。

(3)下腔静脉滤器置入术：如因出血倾向不宜抗凝治疗者，或深静脉血栓进展迅速达膝关节以上者，预防肺栓塞可用经皮穿刺作下腔静脉滤器放置术。

2. 骨质疏松症　骨质疏松症的预防比治疗更重要，骨矿代谢与光照、运动、食物是密切相关的。一般制动3个月，用放射学的方法就可以发现骨丢失，以后即使进行充分复原活动也常不能完全恢复。

(1)药物治疗：骨质疏松时药物治疗原则如表17-13、表17-14。

表17-13　骨质疏松的治疗

类型	用药
减少骨吸收(抗骨吸收)	钙
	雌激素
	降钙素
	羟乙二磷酸二钠(EHDP)*
	$25(OH)D_3$，$1,25(OH)_2D_3$*
增加骨形成(阳性骨形成)	氟化钠*
	睾酮*
	类固醇同化剂*
	$1,25(OH)_2$
	运动
其他	氯噻嗪(尿钙)

*试验用。

表17-14　治疗骨质疏松常用药物*

药物	剂量	不良反应
钙	1000～2000mg/d	尿钙增高
含D_2或D_3的多种维生素	4000U/d	
雌激素	0.625mg/d(用3星期停1星期)	子宫内膜癌 血栓栓塞疾病
降钙素(密钙息)	50～100U/d或隔日(im或H)	面红、局部刺激作用
羟乙二磷酸二钠(EHDP)+	未定	
氟化钠+	44～88mg/d	胃部不适，肌腱炎、关节炎、足底筋膜炎
类固醇同化剂(康力龙)	2mg，tid(用3星期停1星期)	高密度脂蛋白下降
		肝中毒
		女性男性化
氯噻嗪	50mg/d	胆固醇增高，血糖升高，血清钾降低

*无特别注明均指口服；+实验应用阶段。

(2)康复理疗

1)运动疗法:运动对骨的机械应力效应在防治骨质疏松上的作用,现已被人们所重视。有研究学者指出:激素、钙和维生素在增加骨密度和骨量上起的作用仅为3%~10%,而力学的应力则在40%以上。说明运动对骨的机械应力效应相当重要。在骨应力不足情况下补充过多的钙对增加骨密度和骨量方面是无太大作用的。

2)低频脉冲电磁场疗法:已有越来越多的动物实验和临床研究表明低频脉冲电磁场可以缓解骨骼疼痛,促进骨愈合、增加骨密度,有效治疗骨质疏松。其治疗机制目前尚不明了。

3)体外冲击波:体外冲击波(ESW)是一种高能量和高压力波,能促进骨痂成骨和局部组织再生,使骨折愈合及软组织修复,并对人类骨细胞增殖、细胞存活量及钙沉积有长期促进作用。

3. 压疮　一般性原则:保守治疗是首先,对于Ⅲ级或Ⅳ级压疮如果保守治疗失败才考虑手术治疗。压疮治疗是个复杂的过程。预防是压疮治疗的开始,包括压疮的确诊和对危险因素的解除。然后针对压疮进行特殊治疗,目的在于改善局部伤口环境,为愈合提供最佳条件。治疗措施包括选择合适的伤口敷料、伤口面的管理、运用促进伤口愈合的特殊理疗手段以及运用特殊的减压方法。

(1)营养:营养管理是对患者进行压疮预防和治疗的基本要求,以蛋白质和微量元素的补充为主。AHCPR指南推荐无压疮者蛋白质需要量为1~1.25g/(kg·d),而压疮患者需要量为1.25~1.5g/(kg·d)。CSCM指南推荐Ⅱ级压疮患者蛋白质需要量为1.2~1.5g/(kg·d),Ⅲ级或Ⅳ级压疮患者需要量为1.5~2.0g/(kg·d)。临床上,患者的营养需求应根据其他合并病情的存在加以调整。

(2)缓解压力:制动和运动障碍患者导致患者处于持续受压状态是一个恒定的危险因素,对于此类危险人群,减压措施对于压疮的预防和治疗至关重要。如果高危个体是卧床,很多临床指南推荐即使使用气垫床,仍应每2小时翻身一次。从一侧翻身到另一侧能够释放骶骨和坐骨结节处的压力,但不应全部侧翻,否则会导致股骨粗隆处受压过高。对于坐位患者,推荐每15分钟释放压力一次。

(3)创面处理

1)创面的清洁:AHCPR建议用普通盐水在足够压力下冲洗以清洁创面,这不会引起创面损害。不应使用抗菌清洁剂和聚乙烯吡咯酮-碘、醋酸、Dakin溶液及过氧化氢,这些均对创面愈合有害。每次清洗创面要更换敷料。

2)清创:当伤口内有坏死组织和无活性组织时,需进行清创术。这些组织有助于滋生病原体的生长,阻止压疮愈合。

3)敷料:专家不建议使用干或湿纱布作为压疮修复的敷料,这种清创技术实际上可以损害组织基质并且延长愈合。许多专家建议使用水状胶体敷料,这些敷料与纱布相比可以显著提高愈合速度。

4)外科修复:在Ⅲ级和Ⅳ级压疮患者中,压疮的外科修复仍然是一个可选择的方法。最常见的手术修复方法是直接缝合创面、皮肤移植、皮瓣覆盖、肌皮瓣覆盖和游离皮瓣植入。

(4)创口的物理治疗

1)水疗法(漩涡浴和脉冲式冲洗法):水疗法对Ⅲ级和Ⅳ级伤口的清洗和机械清创尤其有效。

2)电刺激疗法:电刺激(ES)被用于治疗慢性伤口已经很多年了,并且也被AHCPR临

床实践指南推荐为Ⅲ级或Ⅳ级的治疗方法。ES促进伤口愈合的机制仍未完全知晓。

3)紫外线：临床上紫外线用于治疗多种皮肤病，也包括压疮。据报道波长为253nm的紫外线通过破坏重要细胞组织或产生毒性物质来有效地杀灭细菌。

4)超声：治疗性超声被认为通过增强炎性反应期，从而更早进入增生期来加速创口的愈合。3MHz超声用于治疗表浅创口，1MHz用于治疗深部创口。若局部循环受损，建议按0.8W/cm^{2}的超声剂量治疗压疮。在急性感染性伤口或伴骨髓炎是应慎用或禁用超声。

4. 挛缩　治疗挛缩的基础是仔细分辨发病的诱因，掌握真正被涉及的关节结构或组织。因疾病或治疗而制动的患者都应仔细进行关节位置异常和ROM受限因素的分析。

(1)牵张与ROM训练：一旦发生了挛缩，必要的治疗是每日进行基本的主动和被动ROM训练，并结合持续的终末端的牵伸训练(表17-15)。轻度挛缩时，每日5～10分钟持续或间歇性的牵伸就可能有效。对于严重的挛缩应给予20～30分钟或更久时间的牵伸。在手和手臂可以采用夹板来实现持续、长时间的牵张。对于膝关节ROM的牵张，可以采用持续被动运动(CPM)装置。

表17-15　预防和治疗挛缩的基本原则

预防
静坐生活方式、老年健康人群
弹性运动、两关节肌肉群的牵张、瑜伽、普拉提
课程训练
既往患病或有易患倾向的人群
ROM训练(主动或被动)，结合终末伸展
卧床、轮椅、夹板、石膏塑模中的正确体位
早期运动和行走(增加负重)
CPM(连续被动运动)
拮抗肌的抗阻训练
治疗
被动ROM训练，结合终末伸展
以轻度的被动张力和热疗(如超声)进行长时间牵张
进行性(如动力性)夹板、石膏塑模
治疗痉挛状态：药物，以苯酚作运动点的或神经的阻断剂，肌内注射肉毒素A或B
疼痛处理
手术干预(如腱延长、截骨术、关节置换)

(2)超声疗法：超声是大关节最长用的热源，其特点可以在有金属植入处进行局部加热，使组织温度迅速提高到治疗水平。组织加热到40～43℃时可增加结缔组织的黏性，提高牵张的效果，增加关节的活动度。

(3)肉毒毒素治疗：肉毒毒素作用于胆碱能运动神经的末梢，以某种方式拮抗钙离子的作用，干扰乙酰胆碱从运动神经末梢的释放，使肌纤维不能收缩致使肌肉松弛，达到增加关节活动度的效果。由于肉毒毒素只适用于肌肉过度电活动引起的肌张力增高，所以仅适用于没有出现固定性挛缩的局限性肌痉挛及肌张力障碍患者。

(4)手术治疗：为了达到最佳的关节位置，可以进行肌腱延长、切骨、关节置换等手术。

(四) 本病例分析

该病例，患者脑梗死、脑出血期间出现下肢中央型静脉血栓形成，由于其深静脉血栓在膝关节以上，不能进行溶栓、抗凝积极治疗，肺栓塞危险性高，预防肺栓塞进行了下腔静脉滤器植入术。术后转康复医学科进行康复治疗。在康复过程中围绕卒中后运动障碍、下肢静脉血栓开展相应的康复训练。经过 3 周的专科治疗，效果显著。患者下肢肿胀消退、疼痛症状消失，复查 B 超存在再通现象。在整体运动功能方面可以稍辅助下室内迈步行走。康复治疗中仍存在不少瑕疵，譬如：患者前期治疗着重于脑卒中后运动障碍及下肢静脉血栓，忽略了腰痛相关问题。对于长期卧床休息后可能存在的其他并发症以及脑卒中后可能产生的心理问题缺少积极的关注和干预。

四、小结

本病例患者为高龄，有数年高血压、糖尿病史。本次因腰痛入院，入院后一直卧床休息。住院期间忽略卧床休息可能带来相关的并发症，病程中出现的下肢静脉血栓是限制活动后下肢肌肉收缩功能降低，静脉淤滞、血液聚集性增高，血液流速慢存积于静脉系统的集中表现。这种卧床休息制动的负面效应常隐秘地开始，使机体降低对危险的感知和对预防、治疗效果的及时反馈，最后影响康复效果。制动的那些负面效应对于神经系统疾病患者和老年患者会更加严重。临床医师面对制动有关的、广泛的负面效应有了更多的认识，制动并发症中有许多是能够预防的，即使发生并发症，一旦被早期识别也很容易治疗。因此，对这些并发症的预防工作必须作为任何一个康复治疗技术的基本原则之一。

(陈晓峰)

推荐读物

1. Joel A. DeLisa. DeLisa. 物理医学与康复医学理论与实践. 励建安，毕胜，黄晓琳，译. 北京：人民卫生出版社，2013.
2. 窦祖林. 痉挛-治疗与评估. 北京：人民卫生出版社，2004.
3. 田新平，谢海雁，沈悌. 现代老年医学概要. 北京：中国协和医科大学出版社，2012.

第十八章

膀胱与肠道功能障碍

第一节　神经源性膀胱病例

一、概述

神经源性膀胱(neurogenic bladder,NB)是由于神经系统病变导致膀胱和(或)尿道功能障碍,所产生的尿路症状及并发症的疾病总称。诊断神经源性膀胱必须有明确的相关神经系统病史,常见的病因包括外周神经病变、神经脱髓鞘病变、基底节病变、脑血管病变、脊髓损伤及医源性因素等。神经系统病变的不同部位与水平以及病变的不同时期均表现出不同的下尿路病理生理变化。脑桥水平以下的损伤对上尿路损害较大,脑桥水平以上的损伤对上尿路的损害通常较小,不同节段的脊髓病变导致的神经源性膀胱具有一定的规律性,但并非完全与脊髓病变水平相对应。下尿路神经源性功能障碍可发生于许多神经疾病的患者。神经源性膀胱治疗的首要目标是保护上尿路或肾功能,保证患者的长期生存;次要目标是恢复或部分恢复下尿路功能,提高患者的生活质量。

二、病例摘要

患者李××,女,34 岁,无业人员。因"双下肢无力、腰部以下麻木、大小便潴留 5 日",于 2013 年 6 月 18 日收入神经内科。

患者缘于 2013 年 6 月 13 日出现双下肢无力、麻木,尚能行走,腰部以下麻木感、大小便潴留,无多汗,病情逐渐进展,双下肢活动困难,渐不能行走,无咳嗽无力、吞咽困难、胸闷气短,至当地中医院就诊,予以"中药"治疗,效果不佳,以"急性脊髓炎"收住神经内科。自发病以来,精神较好,饮食较好,睡眠较好,大便排便困难,需开塞露辅助。不能自主排尿予以留置尿管持续引流尿液。患者病情稳定,于 2013 年 7 月 18 日 11 时转入康复科。

查体:神志清楚,对答切题。双上肢浅深感觉无异常,肌力、肌张力未见异常。双侧髂嵴连线平面以下深浅感觉功能消失,双下肢肌张力低,肌力 0 级,轻度肌肉萎缩。肛周痛觉减退,触觉存在,肛门指诊:感觉存在,肛门外括约肌无自主收缩。留置尿管,每 3～4 小时开放一次。患者诉无尿意感,更换尿管时让患者试行排尿不成功。头颅及脊柱 MRI 提示:$T_{7/8}$椎间盘层面至 T_{10}椎体上半部平面脊髓病变(图 18-1),结合临床,多考虑为急性脊髓炎。继续予营养神经、改善循环的药物,避免肝毒性药物,甲泼尼龙冲击治疗。7 月 20 日中段尿培养:

大肠埃希菌。

诊断：1. 急性脊髓炎；2. 神经源性膀胱。

（一）膀胱功能评定

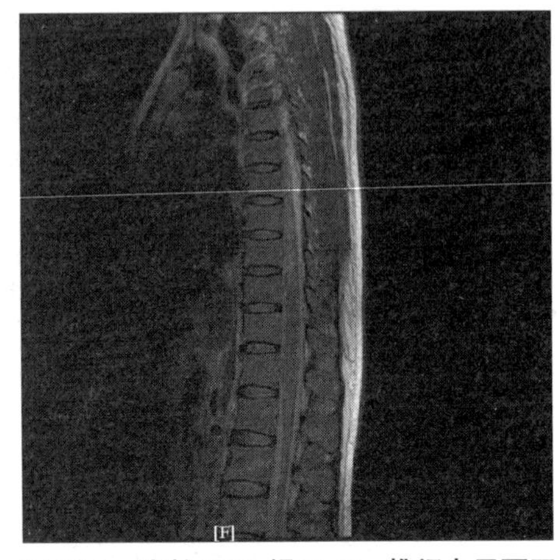

图 18-1　脊柱 MRI 提示：$T_{7/8}$椎间盘层面至T_{10}椎体上半部平面脊髓病变

入康复科后第 2 日行膀胱功能评定，患者留置尿管，定时夹闭尿管，每 4 小时开放引流一次，患者在储尿过程中膀胱无尿意感觉。尿液分析结果异常的有：尿白细胞阳性（＋＋＋），亚硝酸盐阳性（＋＋），尿细菌 2528 个/μl；血常规、血生化结果未见异常；B 超显示患者双肾、膀胱未见异常。因患者暂不能保持坐位，无法行尿流动力学检查，因此给予膀胱容量压力测定，在排空膀胱的状态下通过尿管向患者膀胱缓慢注入生理盐水 500ml，在注水过程中患者膀胱感觉功能障碍，注水 500ml 无尿意感；注水过程中膀胱逼尿肌未出现无抑制性收缩；注水过程中膀胱压力波动于5～15cmH_2O，评定结论为：膀胱感觉功能差，逼尿肌无力，高顺应性膀胱，低压储尿。

患者在入康复科后第 10 日，在支具背架的保护下坐位行尿流动力学检查，结果为膀胱逼尿肌在储尿过程中未见无抑制性收缩，膀胱感觉功能差，增加腹压至 60cmH_2O，未见排尿，高顺应性膀胱。该患者尿流动力学结果与膀胱容量压力测定结果一致。

（二）膀胱训练方法

患者膀胱感觉运动功能均障碍，表现为尿潴留，膀胱高顺应性，低压储尿。参考我国神经源性膀胱护理指南（2011 年版），应给予膀胱再训练及导尿。

1. 导尿　分为留置导尿和间歇性导尿。因脊髓病变早期病情不稳定、需药物治疗，输入液体较多等，处理以留置导尿为主。患者病情稳定，输液量控制在每日 500ml 以下，进入恢复期，可拔除留置尿管开始选择间歇性导尿。

间歇性导尿时间设定为每 4～6 小时一次，每日不宜超过 6 次，导尿的时间可根据患者的饮水及输液治疗情况灵活安排，如患者在室内饮水及输液期间，尿液产生较多，可缩短导尿间隔时间，患者需要外出训练时间较长，为了免于导尿，也可通过减少饮水来延长导尿间隔时间。一般控制每次导出的残余尿量 500ml 左右。

患者在间歇导尿 3 周后，膀胱储尿仍无感觉，但可以通过轻微增加腹压或斜床站立、运动功能训练增加腹压时出现自主排尿，每次自主排尿后残余尿量减少，根据残余尿量调整间歇导尿次数，残余尿量与导尿次数的对应关系见表 18-1。

表 18-1　残余尿量与导尿次数的对应关系

残余尿量（ml）	导尿次数（次/日）
500～600	5
400～500	4
300～400	3
200～300	2
100～200	1

2. 按计划饮水　帮助患者建立饮水计划表，每日饮水总量上尽量控制在1500～2000ml，包括水、流质(如汤、粥、牛奶、豆浆等)的摄入，早、中、晚三正餐分别饮水400ml，上午、下午、晚上分别饮水200ml，因患者仍需要输液治疗，输液量控制在500ml以内，嘱患者输液时不饮水，为了减少夜间的导尿影响休息，晚20时后尽量不饮水。教育患者不饮浓茶、咖啡、含糖饮料等。

3. 记排尿日记　在膀胱训练期间，让患者记排尿日记，内容包括时间、排尿方式、自排尿量与导尿量、饮水量等。通过排尿日记计算患者的每日饮水总量、排尿量，观察患者的残余尿量是否控制在正常范围，患者对饮水、间歇导尿的依从性等，根据患者的排尿日记调节饮水及导尿的时间，如患者夜间尿量多，可查找原因，患者夜间饮水多给予教育，如夜间饮水不多而夜尿多，为避免膀胱过度膨胀，也可增加一次导尿。排尿日记还可以发现患者何时出现自主排尿及残余尿量的变化，为调整膀胱训练方案提供依据。

4. 膀胱功能再训练　该患者的膀胱再训练主要为意念排尿训练，即每次间歇导尿之前指导患者通过意念的方法先自己排尿，排尿时让患者听流水声，给予安静的环境让患者集中注意力排尿，同时每日给予膀胱区理疗及生物反馈治疗。

(三) 康复结局

患者在间歇导尿3周后，膀胱储尿仍无感觉，但在训练及斜床站立、排便等增加腹压时出现自主排尿，有时翻身也会出现排尿，每次自主排尿后残余尿量减少，第4周开始残余尿量维持在100～180ml，每日行间歇导尿一次。患者可以戴背架呈床上长坐位，指导患者自己进行导尿，患者在护士指导3日后开始自己导尿，在康复科住院40日后出院，居家仍间歇导尿每日一次，出院后1个月随访尿常规细菌数仍超出正常范围，但无全身感染、发热等症状，也无其他间歇导尿并发症。

三、病例分析

(一) 关于脊髓炎

脊髓炎是指由病毒、细菌、螺旋体、寄生虫、原虫、支原体等生物原性感染，或由感染所致的脊髓灰质或(和)白质的炎性病变，以病变水平以下肢体瘫痪、感觉障碍和自主神经功能障碍为其临床特征。病理改变为炎症和变性，主要表现为软脊膜和脊髓水肿、变性、炎症细胞浸润、渗出、神经细胞肿胀，严重者出现脊髓软化、坏死、出血。脊髓炎的临床症状可以根据其病变部位、范围的不同，而有所差异。其首发症状常为双下肢麻木、无力，病变相应部位背痛，束带感，或见排尿困难。2～3日后，病情发展到高峰，出现病变水平以下的完全性瘫痪，感觉消失和大小便潴留。

(二) 关于神经源性膀胱

正常排尿有赖于逼尿肌的收缩和尿道外括约肌的松弛，两者相互协调。当膀胱充盈到400ml以上时，膀胱内压增高，对膀胱壁产生刺激，经传入纤维传导至脊髓的低级排尿中枢，并通过脊髓上传至大脑，产生尿意感，大脑的排尿命令通过脊髓传达到膀胱和尿道，膀胱收缩同时尿道松弛，完成排尿。

神经源性膀胱的定义为当调节和控制排尿生理活动的中枢和周围神经系统受到损害而引起的膀胱及尿道功能障碍，其临床表现为尿潴留、尿失禁或两者并存。神经源性膀胱处理不当可造成肾盂扩张积水、泌尿系感染，最终造成肾脏功能受损或丧失，肾衰竭是此类患者死亡的主要原因。

脊髓炎引起的脊髓功能障碍的临床表现主要为运动功能、感觉功能及排泄功能障碍。该患者为脊髓炎导致排尿障碍，且双下肢感觉运动功能障碍，因此根据病史及临床表现分析，脊髓病变后排尿反射通路低级中枢与高级中枢之间传导中断，所以出现排尿障碍，表现为尿潴留，符合神经源性膀胱的诊断。

（三）脊髓病变患者需要做哪些膀胱功能检查及评定

患者因脊髓炎导致排尿障碍，诊断为神经源性膀胱，在进行正确的处理该类病例时需要进行以下膀胱功能评定，包括实验室检查：①尿液分析、尿培养及血常规，了解有无泌尿系感染。②尿细胞学检查，了解有无肿瘤细胞等。③血生化检查，包括血尿素氮、肌酐等，有助于了解肾功能状况。

尽管神经源性膀胱的临床表现都是排尿功能障碍，但因神经损伤部位、程度和病程长短不同，引起的膀胱尿道解剖及功能的病理变化可能完全不一致，如何准确评价实时状态下的膀胱尿道功能，对神经源性膀胱的治疗尤为重要。尿流动力检查可以准确评价膀胱尿道功能和形态，并能提示下尿路状况对上尿路功能变化的潜在影响。文献报道，尿流动力学检查对脊髓病变患者有以下作用：①寻找最佳期的膀胱排空方式。②评价膀胱颈的功能。③评价逼尿肌和尿道外括约肌的功能及相互间的协调功能。④选择治疗方法及疗效评价等。

（四）上下神经元损伤及不同解剖位置的脊髓病变神经源性膀胱的特点

上运动神经元性损伤多发生于 $S_2 \sim S_4$ 节段以上的脊髓病变，脊髓上传至大脑皮质的通路中断，不产生尿意，但脊髓的排尿反射弧仍完整存在，当膀胱内尿液充盈时会发生反射性排尿，但这种反射性排尿患者并不能自控，而是以失禁的形式存在。下运动神经元性损伤多发生于 $S_2 \sim S_4$ 节段以下的脊髓病变，由于传导通路中断，冲动不能传达到脊髓，既没有尿意，也无排尿反射，大量尿液集聚在膀胱内无法排出，偶有充溢性失禁。

T_{10} 以上脊髓病变为上运动神经元损伤，骶髓排尿中枢失去了脊上排尿中枢的控制与调节，但与影响排尿的交感神经中枢（$T_{11} \sim L_2$），阴部神经中枢（$S_2 \sim S_4$）之间的反射弧均完整存在，膀胱通常表现为反射性膀胱，即常出现逼尿肌反射亢进，膀胱顺应性低，失去控制的骶髓仍具有反射性逼尿肌收缩的能力，而尿道外括约肌为躯体肌，在逼尿肌反射性收缩时常出现同步的痉挛，使尿液出口受阻，排尿困难，两者不协调，也会造成膀胱内压力过高。脊髓炎急性期可出现脊髓休克，膀胱逼尿肌呈软瘫状态，无收缩功能，当休克期一过，膀胱逼尿肌在储尿过程中出现无抑制性收缩，甚至因反射亢进导致膀胱内压力升高，当持续膀胱内压力＞$40cmH_2O$，还会造成输尿管尿液反流入肾，严重者造成肾积水、肾衰竭，甚至威胁生命。脊髓休克期时间越长，说明预后越差。

值得注意的是 T_6 以上脊髓病变，血管运动中枢的整合作用丧失。当膀胱或直肠受充胀刺激时，可增加脊髓交感神经反射而诱发自主神经反射亢进，患者可出现阵发性高血压、脉压增大、严重头痛、面部潮红和出汗、鼻塞、恶心及缓脉等，严重者甚至可出现脑出血、死亡。所以 T_6 以上脊髓病变的患者出现以上症状时，要考虑到是否因膀胱内大量尿液或直肠内大便刺激造成的自主神经反射亢进，应立即导尿排空膀胱或辅助患者排便。

T_{11} 以下脊髓病变时，控制膀胱尿道的交感神经中枢（$T_{11} \sim L_2$）受损，我们也称之为下运动神经元损伤，膀胱表现为弛缓性膀胱，即膀胱颈及近端尿道的肌肉松弛，不出现逼尿肌-内括约肌协同失调，膀胱无感觉功能，逼尿肌无反射功能，收缩无力，膀胱内大量尿液无法排空，呈高顺应性膀胱，需要通过导尿的方法排空膀胱。虽然不同解剖位置的脊髓病变神经源

性膀胱大部分表现为以上特征，但因损伤原因及程度不同，仅从病变部位及神经系统检查不能准确诊断膀胱尿道功能障碍类型，需进行尿流动力学检查。

尿流动力学检查结果是神经源性膀胱分类的重要依据，但是由于尿流动力学需要坐位或立位下进行检查，因此大部分脊髓病变患者在最初不能行尿流动力学检查，而在术后1个月左右借助背架能呈坐位才能做检查，在术后早期可以行膀胱容量压力测定，也可以了解膀胱的感觉及运动功能、膀胱的容量及压力变化，对膀胱训练同样具有指导作用。

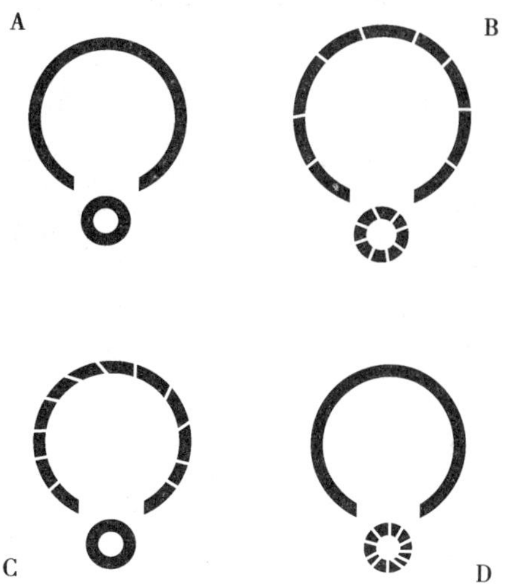

图 18-2　神经源性膀胱功能障碍分类方法（实线代表肌肉过度活跃，虚线代表肌肉活动不足）：A. 逼尿肌过度活跃伴括约肌过度活跃，B. 逼尿肌活动不足伴括约肌活动不足，C. 逼尿肌活动不足伴括约肌过度活跃，D. 逼尿肌过度活跃伴括约肌活动不足

（五）神经源性膀胱分类

神经源性膀胱功能障碍的分类在国际常用的是尿流动力学特点制订的分类方法，即欧洲泌尿协会（european association of urology）提供的Madersbacher分类方法，根据功能障碍的膀胱逼尿肌与尿道括约肌的不同类型分为四类，见图18-2。该患者为下运动神经元损伤膀胱，即图18-2中的C型。

（六）根据患者评定的结果进行膀胱康复训练

膀胱康复训练方法参考我国神经源性膀胱护理指南（2011年版），该患者的膀胱评估类型在出现自主排尿前为逼尿肌活动不足伴括约肌过度活跃，出现自主排尿后为逼尿肌活动不足伴括约肌活动不足，应给予膀胱再训练及根据残余尿量间歇导尿。膀胱再训练包括定时排尿、反射性排尿训练、代偿性排尿，如Valsalva屏气法和Crede手法辅助排尿，因代偿性排尿需要指导患者借助腹压增加膀胱内的压力，有损伤上尿路的可能，所以目前临床已谨慎使用。

导尿分为间歇（清洁）导尿或留置导尿。因脊髓病变急性期膀胱功能不稳定、大量输液等情况，处理以留置导尿为主。而长期留置尿管有以下并发症：①尿路感染。②尿道憩室形成或尿道狭窄。③损伤性尿道下裂。④膀胱结石或膀胱癌等。⑤患者出院居家生活照顾不便。患者病情稳定，进入恢复期后，应尽早选择间歇（清洁）导尿。

上运动神经元损伤的神经源性膀胱根据尿流动力学特点分为两种类型，一种是逼尿肌过度活跃＋括约肌过度活跃，另一种是逼尿肌过度活跃＋括约肌活动不足，前者表现为膀胱内压力高，膀胱不能排尿，对上尿路损害最大，处理原则是排空膀胱，降低膀胱内压。通过间歇清洁导尿或留置导尿排空膀胱；通过药物降低逼尿肌张力而降低膀胱内压，包括抗胆碱能药物、肾上腺素能激动药、钙通道阻断药及肉毒毒素注射等。如果以上处理效果不佳，可以行膀胱扩容术。逼尿肌过度活跃＋括约肌活动不足的膀胱多表现为尿失禁频繁，处理原则为训练患者定时排尿，使用外部集尿器、尿垫、阴茎套等失禁用品，如膀胱内残余尿量过多，给予间歇导尿，如膀胱内压力过高，给予药物或手术治疗。具体措施详见图18-3。

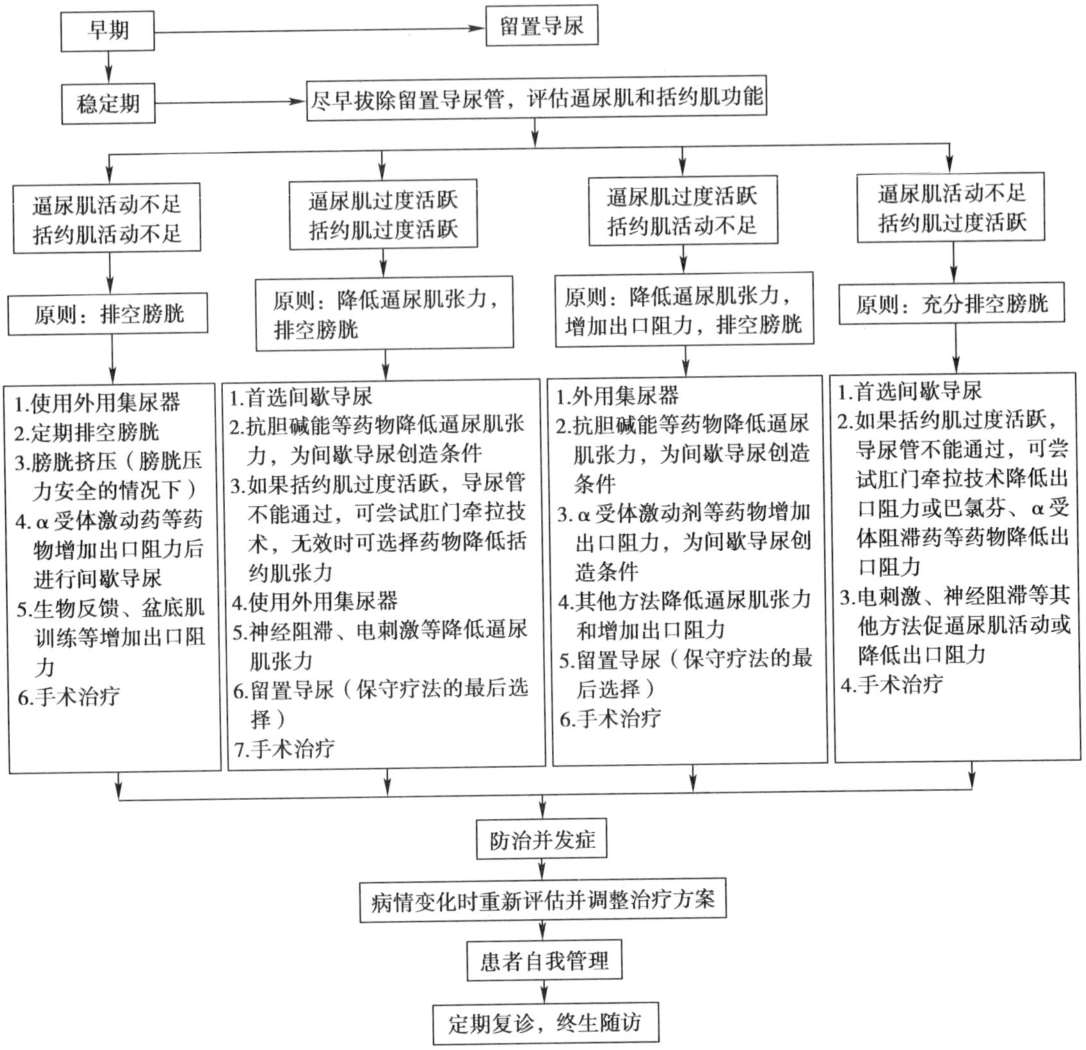

早期 → 留置导尿

稳定期 → 尽早拔除留置导尿管，评估逼尿肌和括约肌功能

逼尿肌活动不足 括约肌活动不足	逼尿肌过度活跃 括约肌过度活跃	逼尿肌过度活跃 括约肌活动不足	逼尿肌活动不足 括约肌过度活跃
原则：排空膀胱	原则：降低逼尿肌张力，排空膀胱	原则：降低逼尿肌张力，增加出口阻力，排空膀胱	原则：充分排空膀胱
1.使用外用集尿器 2.定期排空膀胱 3.膀胱挤压（膀胱压力安全的情况下） 4.α受体激动药等药物增加出口阻力后进行间歇导尿 5.生物反馈、盆底肌训练等增加出口阻力 6.手术治疗	1.首选间歇导尿 2.抗胆碱能等药物降低逼尿肌张力，为间歇导尿创造条件 3.如果括约肌过度活跃，导尿管不能通过，可尝试肛门牵拉技术，无效时可选择药物降低括约肌张力 4.使用外用集尿器 5.神经阻滞、电刺激等降低逼尿肌张力 6.留置导尿（保守疗法的最后选择） 7.手术治疗	1.外用集尿器 2.抗胆碱能等药物降低逼尿肌张力，为间歇导尿创造条件 3.α受体激动剂等药物增加出口阻力，为间歇导尿创造条件 4.其他方法降低逼尿肌张力和增加出口阻力 5.留置导尿（保守疗法的最后选择） 6.手术治疗	1.首选间歇导尿 2.如果括约肌过度活跃，导尿管不能通过，可尝试肛门牵拉技术降低出口阻力或巴氯芬、α受体阻滞药等药物降低出口阻力 3.电刺激、神经阻滞等其他方法促逼尿肌活动或降低出口阻力 4.手术治疗

↓

防治并发症

↓

病情变化时重新评估并调整治疗方案

↓

患者自我管理

↓

定期复诊，终生随访

图 18-3　神经源性膀胱诊断和治疗流程图

1. 关于间歇导尿　间歇导尿是指不将尿管留置于膀胱内，在需要时插入膀胱，排空膀胱后即拔除，它能快捷有效地排出膀胱内残余尿液，又避免了留置尿管长期留置造成的细菌逆行性感染，目前被欧洲神经源下尿路感染指南推荐为治疗神经源性膀胱功能障碍的首选方法。文献报道，间歇导尿术能使尿路感染率降低到50%，间歇导尿既是残余尿量增多的有效治疗方法，也是患者膀胱训练是否有效的评定方法，可以通过间歇导尿准确地评估患者残余尿量。

间歇导尿的目的和治疗意义：①使膀胱规律性充盈与排空接近生理状态。②防止膀胱过度充盈。③规律排出残余尿量，减少泌尿系统和生殖系统的感染。④使膀胱间歇性扩张，有利于保持膀胱容量和恢复膀胱的收缩功能。

当患者出现排尿，也要通过导尿测量排尿后的残余尿量，随着残余尿量的减少可逐步延长导尿间隔时间。当每次残余尿量＜100ml时，可停止间歇导尿。患者刚开始进行间歇导尿时大部分在医院内，无论是考虑到患者的院内交叉感染还是患者今后能回到社区生活，由患者本人操作仍是首选，但需要患者自愿、且有学习能力、手功能正常。如患者本人不能作

为操作者，次选家属、照顾者。间歇导尿如操作者为本人及照顾者，使用清洁的方法进行导尿，而留置尿管是使用无菌的方法进行导尿，这是它们最大的区别。间歇导尿使用的是清洁导尿的方法，要注意的是不同的场所及不同的状况要区别对待，如在大型综合医院住院进行导尿，同病区内有较多的耐药菌感染的患者，清洁导尿尽量接近无菌导尿。如患者回家，且家庭内卫生条件较好，患者本人卫生习惯好，导尿时只需要清洁会阴部及尿道口，做好手消毒及导尿管的消毒。

2. 关于饮水计划的意义　由于患者的饮水量或进食量会直接影响其排尿的次数及容量，甚至影响肾功能等，所以正确的饮水计划至关重要，如饮水过多导致尿液产生过多，导尿次数增加，每日甚至超过 6 次，将容易导致因机械性摩擦导致尿道受损；如部分患者为害怕导尿而饮水过少，将容易导致尿液过度浓缩，加重对膀胱黏膜的刺激，导致尿频或尿急等症状，也容易引起泌尿系统感染。

3. 出院及随访教育　有的脊髓炎患者需要居家终生间歇导尿，要做好出院及随访教育。患者需要出院后继续行间歇导尿，并要自己管理自己的膀胱功能，预防各种并发症的发生，因此在出院前都会出现紧张的情绪，对出院后可能出现的情况感到害怕，因此在患者即将出院，需要进行详细的出院指导时，询问患者有何疑问，并给予解答。告知患者备足一次性无菌导尿管，严格按住院期间制订的导尿程序操作，不得随意改动；按照饮水计划每日饮水 1500～2000ml；留下联系电话，让患者随时电话咨询；嘱患者保持良好的卫生习惯，规律排尿，减少残余尿，减少并发症，保护肾功能，促进膀胱功能的康复。

神经源性膀胱患者需终生随访和坚持尿控训练定期随访。参考时间为出院后 3 个月内每月 1 次，3 个月后每季度 1 次，6 个月后每半年 1 次到医疗机构复诊。定期随访内容包括：是否正确执行间歇清洁导尿，饮水计划执行情况，残余尿量监测，并发症管理，坚持膀胱训练的情况，排尿日记记录，及时给予指导和督促。每年至少进行一次临床评估和尿流动力学检查以发现危险因素，如有条件行膀胱输尿管及肾盂造影和肾功能检查，以了解是否有上尿路及肾脏的损害。

四、小结

脊髓病变，如脊髓炎、脊髓出血等容易导致病变平面以下感觉运动功能障碍及大小便功能障碍，本章节主要阐述脊髓炎导致的神经源性膀胱的病因、临床表现、康复评定及康复训练方法。神经源性膀胱功能障碍往往伴随终生，指导患者自我护理、自我监控身体状况很重要。

（周君桂　范建中）

第二节　神经源性肠道功能障碍

一、概述

神经源性肠道功能障碍（neurogenic bowel，NB）是脊髓病变或损伤后肠道失中枢神经支配造成感觉运动障碍，使结肠活动和肛门直肠功能发生紊乱，导致结肠通过时间延长，肛门括约肌失去自主控制，直肠平滑肌与盆底横纹肌协调性被打乱，表现为便秘、大便失禁等肠道并发症。与排便有关的神经损伤后，由于排便中枢与高级中枢的联系中断，缺乏胃结肠反射，肠蠕动减慢，肠内容物水分吸收过多，最终导致排便障碍。

在康复医学中，一般多是外源性神经通路的病变导致的排便障碍，如脊髓病变或损伤、肌萎缩性脊髓侧索硬化症、脊柱裂、多发性硬化和糖尿病患者中肠道功能异常较普遍，其他神经性疾病如脑卒中、脑外伤和脑肿瘤也可能继发肠道功能障碍，多表现为独立排便障碍、便秘、腹胀、大便失禁。文献报道20世纪末国外调查显示，脊髓病变的患者认为病情稳定后，直、结肠功能障碍比膀胱及性功能障碍对身心健康的影响更严重，对于大多数肠道功能障碍的患者，对定期肠道护理的需求和对意外排便的担心限制了其重返社会生活。改善肠道功能处在脊髓病变患者中最优先的地位。

二、病例摘要

患者李××，女，34岁，无业人员。因“双下肢无力、腰部以下麻木、二便潴留5日”，于2013年6月18日收入神经内科。

患者缘于2013年6月13日出现双下肢无力、麻木，尚能行走，腰部以下麻木感、二便潴留，无多汗，病情逐渐进展，双下肢活动困难，渐不能行走，无咳嗽无力、吞咽困难、胸闷气短，至当地中医院就诊，予以“中药”治疗，效果不佳，以“急性脊髓炎”收住神经内科。自发病以来，精神较好，饮食较好，睡眠较好，大便排便困难，需开塞露辅助。不能自主排尿予以留置尿管持续引流尿液。患者病情稳定，于2013年7月18日11时转入康复科。

患者入康复科查体神志清楚，对答切题，生命体征无异常。双上肢浅深感觉无异常，肌力、肌张力未见异常。下腹部双侧髂嵴连线平面以下深浅感觉功能消失，双下肢肌力0级，肌张力低，轻度肌肉萎缩。肛周痛觉减退，触觉存在，肛门指诊：感觉存在，刺激括约肌无明显收缩。留置尿管，每3～4小时开放一次，患者诉膀胱无尿意感，更换尿管时让患者试行排尿不成功，给予膀胱功能评定后予膀胱训练。头颅及脊柱MRI提示：$T_{7/8}$椎间盘层面至T_{10}椎体上半部平面脊髓病变（图18-4），结合临床，多考虑为急性脊髓炎。继续予营养神经、改善循环的药物，避免肝毒性药物，甲泼尼龙冲击治疗。因为患者出现排便困难，排便次数减少且粪块较硬，迫切希望医护人员能帮她处理便秘症状。

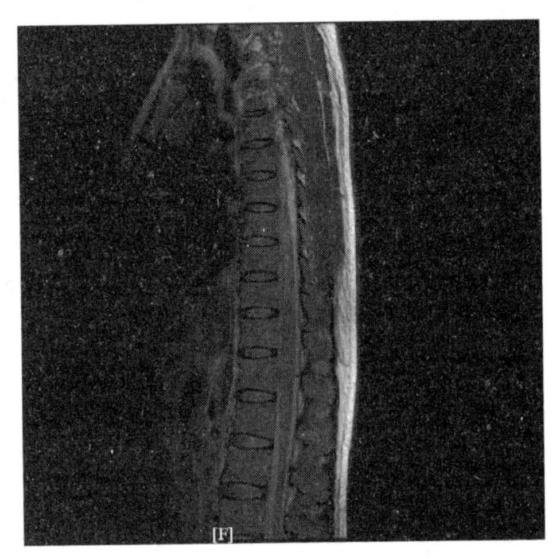

图18-4　脊柱MRI提示：$T_{7/8}$椎间盘层面至T_{10}椎体上半部平面脊髓病变

诊断：1. 急性脊髓炎；2. 神经源性膀胱；神经源肠道。

神经源肠康复训练经过：

（一）康复护理评定

患者神志清楚，对答切题，双上肢活动自如，脐下3cm至足底皮肤触痛觉消失，双侧髂前上棘平面以远皮肤浅感觉及双下肢运动丧失，双下肢肌力0级。经口进食无呛咳，膀胱感觉运动功能障碍，表现为尿潴留，入康复科第2日进行膀胱功能评定后已予以间歇导尿每日5次，残余尿量每次波动于400～600ml。患者鞍区感觉消失，肛门括约肌张力消失，肛门反射消失。腹壁反射消失，提睾反射消失。无便意，但当直肠充盈时会发生反射性排便，无漏粪、大便失禁现象，与上运动神经元性损伤相吻合。入康复科之前已 5 日未排便，视诊肛门外括约肌的形态正常，紧缩在一起的，存在一定的静息张力；肛周痛觉减退，触觉存在，肛门指诊：感觉存在，刺激括约肌无明显收缩。腹部听诊，肠鸣音 1～2 次/分；直肠指检能触及较硬粪块，左下腹触诊有条索状硬块，予手指抠出靠近肛门直肠内粪块，并予以排便灌肠结合徒手环形按摩腹部及左下腹，分 2 次共排出大便约 300g，布里斯托大便分类法（图 18-5）评估为前端第一型即硬球状，其他大便为第三型即香肠状表面有裂痕。按照便秘的诊断标准：连续称量 3 日内排出的粪便，平均少于 100g，患者为便秘。

评估患者饮食每日饮水 800ml，但因患者行膀胱训练，已进行饮水教育，患者在评定当日已按饮水计划饮水 1800～2000ml。患者饮食为普食，根据食物测算纤维素为 12g。入康复科前每日卧床，除被动接受翻身，未进行任何运动。未服用缓泻药物。

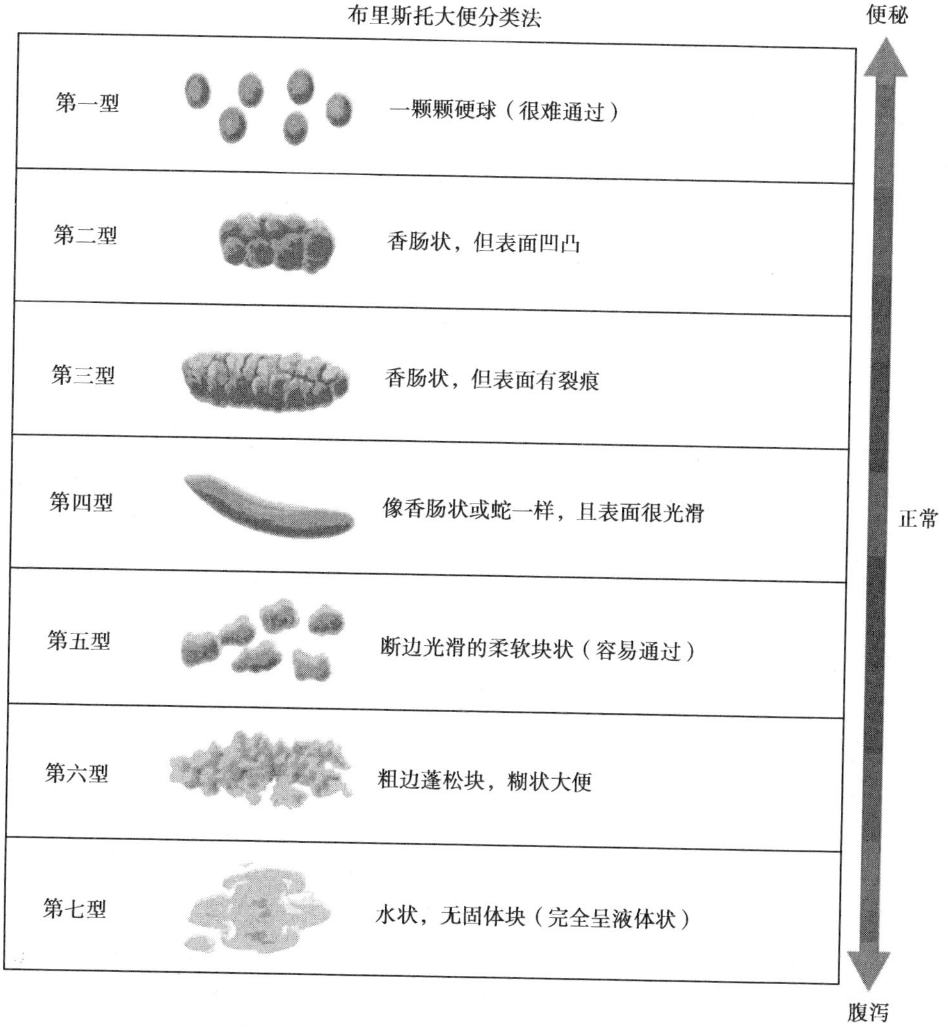

布里斯托大便分类法

第一型	一颗颗硬球（很难通过）
第二型	香肠状，但表面凹凸
第三型	香肠状，但表面有裂痕
第四型	像香肠状或蛇一样，且表面很光滑
第五型	断边光滑的柔软块状（容易通过）
第六型	粗边蓬松块，糊状大便
第七型	水状，无固体块（完全呈液体状）

图 18-5　布里斯托大便分类法

（二）康复护理措施

根据以上的评定：患者为上运动神经元损伤性肠道功能障碍，但目前仍为脊髓休克期，表现为大便潴留、便秘。肠道康复训练措施如下：

1. 水分管理　每日饮水1800～2000ml，以保证粪便水分，促进排便，患者诉白开水难以入口，告知可以用汤及牛奶、果汁代替部分水分，为了防止对膀胱训练有影响，告知不能喝饮料、可乐及浓茶。

2. 饮食管理　患者为成人，每日摄入膳食纤维应为20～35g，经过纤维素及食物的对应测算，给患者的建议是每日进食尽量不去皮水果500g、蔬菜500g；改吃糙米或红米，因所含的纤维成分比白米高出4倍，开始时可将少量的红米混合白米一起煮，以后逐渐增加红米份量。减少食油，每日只用3～5茶匙。烹饪时多蒸、烤或烧，少用煎炸的方式；汤或其他菜式尽量混入蔬菜，尤其是高纤维的食物，如粟米、豌豆、豆根及绿叶的蔬菜。

3. 排便体位及定时排便　每日早餐后半小时让患者戴上背架保护腰部在床上呈半坐立姿势排便，利用胃结肠反射肠蠕动启动排便，多饮温开水，以便于形成排便反射，每日行电动站立架站立40分钟，使大便借助重力作用易于排出。

4. 直肠指刺激法　戴着手套及用已润滑的手指，经肛门插入直肠3～4cm，等待肛门内括约肌放松后轻轻转动手指6～8圈（<15秒），保持与直肠壁接触，每5～10分钟，可以重复刺激直肠（≤5个来回的刺激），直到肠排空。

5. 钩指法排出肛门内口硬便　在直肠指检触及肛门内口有硬便时，应戴着手套及用已润滑的手指将硬便钩散钩出。钩指法与直肠指刺激法的注意事项是脊髓病变T_6或以上，可能会因为刺激肠道壁导致自主神经反射异常，症状为一阵阵剧烈的头痛，竖毛，监测血压急升，如有任何直肠出血或自主神经反射异常的症状时，立即停止该程序，并告知医师进行处理。另外，注意动作轻柔及指甲修短，使用润滑剂防止直肠黏膜或肛门括约肌受损。

6. 腹部环形按摩及增加运动量　每日3餐后进行腹部顺时针环形按摩，每次10～15分钟，促进肠蠕动及辅助大便排出。增加运动量，如双上肢主动运动、翻身转移训练、轮椅上活动等。

7. 软化大便药物　大便如为布里斯托第一型至第三型，报告医师，给予软化大便药物，如麻仁软胶囊、乳果糖（杜秘克）等。

8. 直肠药物栓剂刺激剂　直肠刺激剂可刺激直肠黏膜和软化大便，适用于结肠传输正常，便秘主要位于终端的状况，如开塞露、直肠栓剂等，将直肠刺激剂插入粪便和直肠壁之间才有最佳的效果。

9. 建立排便及饮食日记　内容包括：每日排便时间、量、大便布里斯托分型、排便所需时间，排便是否使用辅助直肠刺激剂、软化大便的药物、直肠指刺激、直肠药物栓剂刺激、腹部按摩等；每日的进食及饮水等。通过排便及饮食日记观察排便训练的效果及患者的遵医行为，同时也有持续评估的作用。

（三）效果评价

7月18日首次评估后，即开始行排便训练，由责任护士负责完成评估及训练，训练期间，每日指导患者家属填写排便日记，责任护士每日进行指导检查，并每周进行效果评价一次，见表18-2。

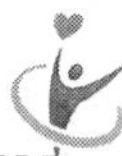

表 18-2　排便日记

日期	排便间隔时间	排便持续时间	缓泻药	辅助排便方法	腹部按摩时间次数	颜色	性状（布里斯托）	每次大便量	主要措施
18/7	1次/5日	1小时	未用	开塞露+手指抠便	未用	深褐色	一型、三型	300g	1. 排便训练 2. 因大便硬，报告医师，每日予麻仁软胶囊口服
25/7	1次/3日	45分钟	使用	开塞露	每日3次，每次20分钟	褐色	三型	250g	1. 继续排便训练 2. 停止使用软化大便药物 3. 指导家属使用手指刺激代替开塞露
1/8	1次/2日	25分钟	未用	手指刺激，偶用开塞露	同上	黄绿色	大部分三型、尾端四型	200g	指导患者戴背架呈45°坐位排便
8/8	1次/1～2日	25分钟	未用	手指刺激，偶用开塞露	同上	黄绿色	1/2三型、1/2四型	200g	指导患者独自处理大便及排便训练
11/8	患者出院时评价：排便维持以上的状态，患者能基本完成自我排便训练，并能自己通过手指刺激直肠方法进行排便辅助，偶需要家属辅助								

三、病例分析

（一）神经源肠道不同类型临床表现及发病机制分析

该患者因脊髓炎导致神经源肠及便秘，患者无便意，但当直肠充盈时会发生反射性排便，无漏粪、大便失禁现象，与上运动神经元性损伤相吻合。

上运动神经元性损伤多发生于 S_2～S_4 节段以上的脊髓病变，脊髓上传至大脑皮质的通路中断，不产生便意，但脊髓的排便反射存在，当直肠充盈时会发生反射性排便，肛门结肠反射消失，适应性的调节反应也消失。

下运动神经元性损伤多发生于 S_2～S_4 节段以下的脊髓病变，由于传导通路中断，冲动不能传达到脊髓，既没有便意，也无排便反射，肛门结肠反射消失，适应性调节反应也消失。

如果下运动神经元仅损伤阴部神经，并不会延长结肠的转动时间，而直肠和乙状结肠部分因为缺乏从圆锥发出的神经支配，其运动减慢。远端结肠由于失去副交感神经的支配可能出现运动滞缓现象。直肠扩张可导致内括约肌舒张，但外括约肌的保护性收缩缺乏或减弱，使得日常活动中腹压增加时就出现“漏粪”现象。如果病变在 L_2～L_4 段，则大肠失去抑制性调节，表现为结肠张力增加，由肌间神经丛介导的结肠集团运动将产生排便，即表现为失禁。

（二）神经源肠道的临床评估分析

一般进行全身所有系统的检查，以确定腹部肠鸣音有无异常、有无压痛、有无强直。此外还包括以下：

视诊：可观察肛门外括约肌的形态。正常情况下，外括约肌是紧缩在一起的，存在一定的静息张力。而在下运动神经元损害中则平整或呈扇形。做 Valsalva 动作，如大笑、打喷嚏、咳嗽时能否节制大便的排出、是否有便意、有无排便的紧急感均应记录下来。

肛门皮肤反射：针刺肛周皮肤可见肛门反射性地收缩。如果 S_2、S_3、S_4 反射弧未受损，则该反射应存在。此反射与肛门内括约肌的功能无关。

感觉的评估：检查肛门周围的皮肤的触觉及针刺觉。

直肠指诊：应评估外括约肌的张力、有无痔，如果是男性患者还要检查前列腺有无增生。

球海绵体肌反射：快速弹击或挤压阴茎龟头或阴蒂时可触及直肠收缩。该反射在上运动神经元病变中表现活跃，而在下运动神经元病变中和脊髓休克期则消失。肛管内的手指偶尔可使内括约肌松弛，但更多时候是产生收紧挤压手指的效果，因为这是球海绵体反射的效应。如果内括约肌和外括约肌正处于松弛中，检查者在检查球海绵体反射时应等待数秒以使其张力恢复。

病史和体检能提供大部分信息，大多数就诊患者神经源性排便障碍的临床病因是非常明显的。当大便失禁或排空困难的病因不明确、病史资料不符合、保守治疗无效时，有些实验室检查可能有所帮助，如结肠镜或肛门镜等内镜检查可明确肠道有无解剖结构的异常或病变；传统肌电图检查可了解支配直肠肌肉的各运动有无失神经；盐水灌肠控制试验定量评估盐水灌肠后直肠对液体的控制；肛门测压可了解肛门直肠的压力及结肠移行性运动的情况，可区分是神经源性还是肌源性疾病。

脊髓病变患者腹泻可能并发肠道粪便梗阻，即肠道内大量大便或粪石，出现满溢性便失禁，尤其完全性脊髓病变神经源性肠道没有感觉，患者无便意感，表现为大便次数多，每次量少，且多表现为水样便带有粪渣。因此，当发现此类患者频繁大便失禁，需要考虑进一步评估有无大量粪便潴留，需行结肠触诊和直肠镜检查。

胃肠通过测定用于判断结肠通过情况。主要了解在一定的时间内标志物的分布，用以判断是通过缓慢还是排出障碍。目前，肛门直肠测压和胃肠通过测定是国内常用且有效的检查手段，但需要患者体位配合，也需要消化科、放射科等多学科协作，因此检查往往受到限制，目前临床仅在病情有需要时做。直肠动力学检查尚处于研究阶段，其实际价值和对康复治疗的相关性还有待进一步的探索。

（三）脊髓病变后神经源性肠道分期管理及康复训练方法分析

1. 急性期肠道　麻痹性肠梗阻一般持续 48～72 小时，患者在肠鸣音未出现前静脉输液维持营养，每 24 小时不超过 2000ml 液体入量直到肠鸣音恢复，麻痹性肠梗阻消退，方可进食，先进食清淡流质，逐渐过渡到普食。

2. 脊髓休克期　肠道没有自主的排便反射和活动，每日应对患者进行手指的直肠探查，直肠探查检查的目的是判断脊髓休克是否消退。

3. 脊髓休克后　根据肠道特点反射型肠道每日或隔日进行辅助排便，如大便干硬在排便前 8～12 小时可服用缓泻剂，并进行腹部按摩及直肠指刺激诱发排便反射。教会患者使

用手的能力完成手指的辅助排便，虽然一些反射型肠道患者能在不需要手指直肠刺激和辅助排便的情况下完全完成排便活动，但对大部分患者仍需要这一干预措施，这需要手指具备一定的运动和感觉能力，而对四肢瘫的患者这一能力完全丧失，无法进行，需要照顾者的协助。

4. 无反射型肠道排便　大便干硬也可于排便前 8～12 小时服用缓泻剂，腹部顺时针按摩，因患者无排便反射，通过抠大便或使用开塞露等方法辅助排便。

每日进食足量水分及纤维素的目的是增加大便的软化程度及体积，便于排便。进行足够的运动是为了增加肠蠕动，加快大便的排出。腹部按摩能增强直肠蠕动动力，缩短结肠通过时间，减轻腹胀，增加每周的大便次数。腹部按摩可从盲肠部位开始，顺着结肠的走行，沿顺时针方向进行，每日至少 15 分钟。

排便体位以蹲、坐位最佳，采用此两种体位时肛门直肠角度变大、伸直达到有效的排便角度，借助重力使粪便易于通过，也易于增加腹压。若不能采取蹲、坐位，可采取左侧卧位。同时，可借助腹肌和骨盆肌肉的力量进行腹肌训练和吸气训练，如仰卧起坐、腹式深呼吸和提肛运动等。

直肠指刺激法可诱发出圆锥调节的反射性直肠蠕动波，完好的直肠肛门抑制性反射可诱发肛门内括约肌舒张和排便。但因直肠感觉减弱，故需定期进行排便。手指直肠刺激后自发性结肠蠕动性收缩在治疗期间及结束后 5 分钟内与治疗前比较，每分钟平均蠕动次数明显提高。但需注意，对于 T_6 以上脊髓病变的患者，手指直肠刺激易引发自主神经过反射，要注意监测患者的血压。

诊断神经源性肠道的治疗目的是软化粪便，促进肠道动力，刺激排便，而不是造成腹泄。减少胃肠道通过时间的药物如西沙必利、普鲁卡必利等，缓泻剂对促进大便排出及软化大便也有帮助。常用的泻药包括：

(1)容积性泻药：又称膨化剂，可增加肠内渗透压和阻止肠内水分被吸收，增强导泻作用，包括多纤维素食物，如小麦麸皮、魔芋、琼脂、车前子制剂等。

(2)渗透性泻药：主要包括各种盐类和糖类渗透性泻药。口服盐类渗透性泻药，如硫酸镁、硫酸钠等，可使肠内渗透压增高，阻止肠道回吸收水分，增加肠内容物的容积，从而刺激肠壁蠕动，促进排便，一般多用于肠道检查前清洁肠道。糖类渗透性泻药如乳果糖，可在肠道内被细菌酵解为单糖，增加渗透压，刺激结肠蠕动，产生腹泻。

(3)刺激性泻药：刺激性的缓泻剂可增加肠道的动力以缩短水分的再吸收时间，如番泻叶、磷酸盐等。此外，一些中成药，如四磨汤的破滞降逆、补气扶正的功效、六味安消的和胃健脾，导滞消积之功效，可用于治疗消化不良、便秘；麻仁丸等可防止大便干结。对于大便失禁者，可给予较缓和的收敛剂，如碱式碳酸铋(次碳酸铋)等。

(4)根据患者的神经源肠道的评定结果制订排便训练及康复指导，护士要监督患者实施，由于患者本身存在肢体功能障碍、活动受限等原因，在早中期的排便训练包括饮食护理往往由家属替代执行，临床上发现存在患者家属不遵医行为，导致效果不理想，这对于患者及其家属能尽早地处理排便，回归社会造成影响。因此，护士需及时评估效果，发现偏差及时查找原因，并调整训练方法。

四、小结

排便障碍影响到患者的生活质量和自尊。康复护士可以通过多种健康教育的方法，如讲解、手册、视频等的方式，使患者养成良好的排便习惯，最大程度地减少肠道并发症的发生。排便障碍是一个长期治疗的过程，康复护士有必要提高患者独立进行肠道管理的能力，指导具体操作和辅助器具的安全使用，并向患者说明随访的重要性。

（周君桂　范建中）

推荐读物

1. 中国康复医学会康复护理专业委员会.神经源性膀胱护理指南(2011年版).中华护理杂志,2011,6(1):104-108.
2. 熊宗胜,徐祖豫.脊髓损伤后膀胱尿动力学检查及分类.现代康复,2000,4(6):805-807.
3. 段俊峰.脊髓损伤后神经源性膀胱的分类及其治疗原则.现代康复,2000,4(6):810-811.
4. 纪树荣.康复医学.北京:高等教育出版社,2010.
5. 唐丹,刘小芳.康复护理.广州:广东科技出版社,2009.
6. Stohrer M,Blok B,Castro-Diaz D,et al. EAU Guidelines on neurogenic lower urinary tract dysfunction. Eur Urol,2009,56(1):81-88.
7. 周斌芳,钟雪梅,杨克虎,等.间歇导尿与留置导尿治疗尿潴留的系统评价.护理研究,2012,26(8):2200-2203.
8. 岳雨珊,谢斌,程洁,等.电刺激治疗脊髓损伤后神经源性肠道功能障碍.世界华人消化杂志,2013,21(7):633-640.
9. Krassioukov A,Eng JJ,Claxton G,et al. Neurogenic bowel management after spinal cord injury:a systematic review of the evidence. Spinal Cord,2010,48(10):718-733.
10. 王茂斌,O'Young BJ,Ward CD.神经康复学.北京:人民卫生出版社,2009.
11. Singal AK,Rosman AS,Bauman WA,et al. Recent concepts in the management of bowel problems after spinal cord injury. Adv Med Sci,2006,51:15-22.
12. Valles M,Mearin F. Pathophysiology of bowel dysfunction in patients with motor incomplete spinal cord injury:Comparison with patients with motor complete spinal cord injury. Dis Colon Rectum, 2009,52(9):1589-1597.
13. Correa GI,Rotter KP. Clinical evaluation and management of neurogenic bowel after spinal cord injury. Spinal Cord, 2000,38:301-308.
14. Joel A. DeLisa. DeLisa物理医学与康复医学理论与实践.励建安,毕胜,黄晓琳,译.北京:人民卫生出版社,2013.
15. Uchikawa K,Takahashi H,Deguchi G,et al. A washing toilet seat with a CCD camera monitorto stimulate bowel movement in patients with spinal cord injury. Am J Phys Med Rehabil,2007,86(3):200-204.
16. Emmanuel A. Review of the efficacy and safety of transanal irrigation for neurogenic bowel dysfunction. Spinal Cord,2010,48(9):664-673.
17. Christensen P,Bazzocchi G,Coggrave M,et al. Outcome of transanal irrigation for bowel dysfunction in patients with spinal cord injury. J Spinal Cord Med,2008,31(5):560-567.
18. Del Popolo G,Mosiello G,Pilati C,et al. Treatment of neurogenic bowel dysfunction using transanal irrigation:a multicenter Italian study. Spinal Cord,2008,46(7):517-522.

第十九章

其他神经功能障碍的康复

第一节 气管切开术后康复

一、概述

重症神经疾病患者因各种原因常伴有呼吸功能障碍，如不能早期诊断和及时治疗，很容易发展为呼吸衰竭，甚至死亡。因此，保持患者呼吸道通畅，及时行气管切开术是抢救的关键。

呼吸中枢是指中枢神经系统内产生呼吸节律和调节呼吸运动的神经细胞群，分布在大脑皮质、间脑、脑桥、延髓和脊髓等各级部位，参与呼吸节律的产生和调节，共同实现机体的正常呼吸运动。

当患者出现呼吸功能障碍时，主观上感觉空气不足或呼吸费力，客观上表现为患者呼吸运动用力，严重时出现张口呼吸、鼻翼扇动、端坐呼吸及发绀、辅助呼吸肌均参与呼吸运动，并伴有呼吸频率、深度与节律的异常。呼吸困难是呼吸功能不全的一个重要症状。

二、病例摘要

患者黄××，男，57 岁，因“突发头痛、呕吐 2 日”于 2014 年 1 月 16 日入当地医院治疗，于 2014 年 1 月 17 日中午出现意识水平下降，突发呼吸骤停，立即予抢救。经积极抢救后患者心率、血压恢复，但无自主呼吸，行气管插管及呼吸机辅助呼吸。于 2014 年 1 月 22 日行气管切开。患者意识逐渐转清，病情平稳后予气管套管试堵管，试堵管时，患者出现房颤及呼吸急促，不能顺利堵管。为拔除气管套管，于 2014 年 4 月 1 日转入康复科治疗。

主要入院诊断：1. 右侧小脑梗死并出血；2. 枕骨大孔疝；3. 梗阻性脑积水；4. 侧脑室置管引流术后；5. 心肺复苏术后；6. 气管切开术后；7. 肺部感染。

诊疗经过：入院后检查及康复评定：体温 38.9℃，心率 102 次/分，血压 148/86mmHg，呼吸 32 次/分。患者意识清楚，精神状态较差，双侧瞳孔不等大，右侧瞳孔直径约 3mm，对光反射灵敏，左侧瞳孔直径约 2mm，对光反射消失。吞咽反射减弱，言语障碍，留置鼻胃管，金属气管套管。双侧肺呼吸音粗，双侧肺可闻及少量痰鸣音，未闻及湿啰音，予以吸痰，痰液中可见少量糊状食物。实验室检查结果：血红蛋白测定（HGB）120g/L，中性粒细胞总数（NEU）5.79×10^9/L，淋巴细胞总数（LYM）0.51×10^9/L，白细胞计数（WBC）6.95×10^9/L。

C反应蛋白(CRP)25.8mg/L。胸片结果为:两肺纹理增粗、紊乱,主动脉硬化。完善对患者健康状况评估、肺功能测试、运动能力评估等。

康复治疗:患者反复发热、痰多,胸部X线提示双肺炎症。予以抗感染治疗,同时指导患者鼻饲的正确方法,包括鼻饲的体位、食物的性状和量及鼻饲后的注意事项,预防患者吸入性肺炎。另外,加强吸痰护理、翻身拍背、雾化吸入,配合器械震动排痰,肺部超短波、紫外线治疗,促进患者肺部炎症的吸收。配合肢体运动训练、吞咽训练、斜床站立训练、针灸、肺部理疗等综合康复治疗,指导患者逐渐学会有效咳嗽,以利于及时清理气道的痰液。

由于患者存在吞咽障碍,以及长期留置鼻胃管,鼻饲时反复出现误吸,痰液仍可见糊状食物,为解决误吸问题,故于2014年5月23日在局麻下行胃造瘘术,术后予以抗感染治疗后,痰液为白色黏痰未再发现糊状食物。2014年5月10日予以金属气管套管试堵管。患者试堵管过程,出现咳嗽频繁,呼吸困难,痰液经口咳出困难。2014年5月20日,支气管镜检查,可见气管套管根部左上臂见肉芽组织形成,肉芽组织阻塞气管腔,气管黏膜肿胀肥厚,管腔内较多黄色黏稠分泌物。2014年5月27日,行气管内肉芽组织冷冻切除术。2014年6月8日,患者再次气管套管试堵管,无不良反应,呼吸平顺。试堵管期间,继续加强相关康复训练及理疗。常规持续堵管72小时,患者无异常者可拔除气管套管,由于患者有20年吸烟史,有慢性支气管炎,发病前长期咳嗽咳痰,为了患者的安全,延长了持续堵管的观察时间。于2014年6月22日,成功拔除金属气管套管,患者恢复经鼻呼吸,无不适主诉。拔除气管套管后,指导患者戒烟及有效咳嗽、咳痰训练、呼吸训练等。

出院时情况:经过3个月的康复治疗,患者严重的肺部感染得到控制,最后成功拔除气管套管,患者掌握有效咳嗽咳痰的方法,可经口排痰;正确掌握胃造瘘的家庭管理。于2014年7月30日出院。

三、病例分析

(一) 气管切开的指征

并不是所有呼吸困难患者都需要气管切开,切开要有一定的指征:①严重的声门以上水肿且伴有面颈部环形焦痂者。②严重的支气管黏液漏者。③合并急性呼吸窘迫综合征(ARDS)需要机械通气者。④合并严重脑外伤或脑水肿者。⑤气管插管留置时间超过24小时者。行气管切开术,可立即解除梗阻,便于药物滴入及气管灌洗,但气管切开术亦增加气道及肺感染机会,只要做到正规操作,加强术后护理,加强预防措施,是可以避免的。

(二) 有效的排痰技术

1. 祛痰药物及拍背排痰　是帮助气道内的痰液排出的有效方法。

2. 有效的咳嗽　是呼吸系统的防御功能之一,但无效咳嗽只会增加患者痛苦和消耗体力,并不能真正维持呼吸道通畅。有效咳嗽的全过程分为5步:第一步,要进行深呼吸,以达到必要的呼吸容量。大部分学者认为有效咳嗽最低容量至少是呼吸气量的75%,若肺活量低于每千克体重15ml(如按50kg体重计算,肺活量低于750ml),则其气量常不足以引起一次有效咳嗽。第二步,吸气后要有短暂的闭气,以使气体在肺内得到最大的分布。同时,气管至肺泡的驱动压尽可能持久,最大的空气容量有可能超过气流阻力,所以这是有效咳嗽的重要的组成部分。第三步,关闭声门,当气体分布达到最大范围后,再紧闭声门,以进一步增强气道压力。咽喉肌肉组织的良好功能是有效咳嗽的另一重要因素。第四步,增加胸内压

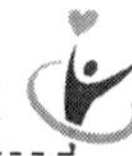

是在呼气时产生高速气流的重要措施。第五步，声门开放，当肺泡内压力明显增加时，突然将声门打开，形成由肺内冲出的高速气流，最高每分钟可以达到300L。这样高的气流可以使分泌物移动。

3. 振动排痰　患者因长期卧床、咳嗽无力、人工气道建立，导致呼吸道分泌物多，但又往往无法排出，严重情况下出现痰液堵塞，影响治疗效果。在康复科，除了加强气道湿化及体位转换外，更为有效的排痰技术是运用振动排痰机协助患者排出痰液，特别是黏稠样痰。有研究表明，振动排痰机排痰比人工拍背更有效，更均匀地帮助患者排除痰液，另外患者会感到更舒服，更容易接受，同时减轻了医护人员的疲劳，达到了双赢的效果

排痰机的操作步骤：

(1)评估：了解患者的病情、体重、体质等；是否有肺部感染，有胸片的可以通过胸片了解感染部位、听诊肺部，判断啰音的位置。

(2)备物

1)连接电源，选择合适的叩击头，并套上一次性头套，避免交叉感染。

2)选择振动排痰机的频率(20～30Hz)及时间(每日2～4次，每次2～5分钟)

(3)操作

1)患者侧卧位，直接将叩击头作用于胸廓，一手轻轻握住叩击头手柄，另一手引导叩击头，轻加压力，以便感觉患者的反应。

2)振动顺序为：从下至上，由外而内，每个部位叩击30秒左右，然后移动到下一个部位，直至整个胸廓(避开肩胛骨及脊柱)。对于感染部位，应延长叩击时间，增加频率，并用手对叩击头增加压力，促进其深部排痰。

3)做完一侧，给患者翻身，再做另一侧。

4)振动排痰后应及时吸痰。

5)排痰后要观察其痰量、性质、颜色的变化。

(4)注意事项

1)排痰机的基本使用频率为20～30Hz，对体弱及术后的患者，建议从较低频率开始。

2)每日治疗2～4次，在餐前1～2小时或餐后2小时进行治疗，治疗前进行20分钟雾化吸入，治疗后及时吸痰。

3)接合器治疗时，要让叩击接合器的红箭头对向患者的主气道。

4)扼状叩击头时，不能用叩击接合器，其他叩击头则可以用叩击接合器。

5)避免机器空转。

6)机器工作时要使传送缆线保持自然平滑，避免打结、绞成一团或剧烈弯曲。

7)定时使用中性清洁剂清洗外壳及附件。

4. 吸痰护理　咳嗽反射弱的患者不能自主把痰液咳出，特别是延髓受损的患者，所以帮助患者拍背或振动排痰后，要给患者行吸痰护理，及时清除被震松的痰液，有效解除患者呼吸道梗阻。吸痰时要注意无菌操作及吸痰的顺序。以前的吸痰顺序是气道-口腔-鼻腔，但现在有研究表明，吸痰时先吸净口鼻腔的分泌物，再吸气道，可以防止口鼻腔有菌的分泌物返流到气道。当然，每吸一个部位都要遵循无菌操作原则及更换吸痰管。吸痰时间每次不应超过15秒，吸完痰后应观察患者呼吸情况，另外要记录痰液的量、色及性状。

5. 经胃造瘘进食　肠内营养可经鼻胃管、鼻肠管、胃造口和空肠造口等多种途径进行。肠内营养最常用的方法是经鼻胃管，该法尽管有效，但在临床应用时也有许多困难及并发

症。另外,胃管经常出现堵塞管腔而迫使不停换管,且胃管会经常移位,给患者带来许多不适。管壁长期刺激食管黏膜而易发生食管炎,而且由于营养管破坏了正常的贲门功能,经常发生胃食管反流。频繁的反流容易导致吸入性肺炎。因此,危重患者、吞咽功能障碍患者及反复吸入性肺炎者需要长期(一般指1个月以上)肠内营养时,通常进行胃造口或空肠造口,患者耐受较好。现在临床上多见的是经皮内镜下胃造瘘术其优点是操作简便、并发症少,减少吸入性肺炎,改善患者的生活质量,简化护理。患者出院后可以继续行家庭肠内营养,易于在家中进行护理,比鼻胃管更舒适和美观。

(三)肺部康复治疗

1. 斜床站立预防坠积性肺炎　斜床站立又称起立床,起初它的应用并非康复训练而是用于晕厥的检查和诊断,又称倾斜试验。起立床训练对患者康复有重要的意义,早期用起立床站立不仅可以调节患者的血管紧张性,预防直立性低血压,还可以牵拉易于缩短的,如髋屈肌、膝屈肌和跟腱,保持髋、膝、踝关节的正常活动度。更重要的是可以预防泌尿系感染和预防坠积性肺炎。当患者直立时,横隔下降,可利于改善患者的通气功能。斜床站立:1～2次/日,20～30分钟/次,可有效预防卧床患者肺部感染。

起立床训练的注意事项:

(1)掌握好训练量,循序渐进。视患者的耐受情况从15°～30°开始,从短时间开始,5～10分钟,逐渐增加起立床的度数和增加治疗时间。

(2)治疗时要有治疗师在旁边,不能离开人。首次治疗尤为要注意,随时询问患者的感觉和密切观察。即使多次治疗,也有可能发生直立性低血压。

(3)一旦出现不良反应,应立即放平起立床,观测血压、脉搏和神志,必要时进行急救措施。

2. 物理因子治疗

(1)高频电疗法:包括微波、短波、超短波等,也有用毫米波疗法的报道。

(2)紫外线疗法:予以胸背部紫外线红斑量照射,可防治肺部感染和促进肺部炎症的吸收。

(3)红外线疗法:适用于体内有金属异物或植入物的患者。

(四)气管套管存在的拔管困难及拔管指征

气管切开术后,通常在影响气道通畅的原发病治愈后,即应能顺利的拔除套管,但由于某些因素的影响,在原发病治愈后而不能顺利地拔除套管者即称为拔管困难。

1. 气管套管拔管困难的临床上常见原因

(1)炎症未彻底控制者。

(2)气管切口部有肉芽增生。

(3)套管过大。

(4)套管压迫气管前壁致套管上部的气管前壁向后陷,使气管套管上部气管变狭窄。

(5)气管前壁缺损或气管软骨环内陷。

(6)高位气管切开。

(7)重度营养不良。

(8)左侧声带外展障碍。

(9)神经官能症。

当病情稳定后,气管切开时间的延长,会增加感染的机会,不利于患者正常呼吸、发音、吞咽等功能的恢复,相对延长了拔管的时间,占用更多的医疗资源。对重症患者气管切开术后,应及早康复干预,更有效地解除患者拔管的困难,尽快顺利拔管。

2. 拔管指征

(1)患者意识清楚或意识重度障碍转为轻度障碍时,或意识清楚,脱机后自主呼吸稳定。

(2)吞咽反射存在,咳嗽反射恢复,咳嗽有力,能自主有效地清理呼吸道,痰量由多而变得明显减少,痰色白,稀薄易咯出。

(3)体温<37.5℃,无肺部感染,或肺部感染情况明显改善。

(4)缺氧症状解除,血氧饱和度95%以上,血氧分压70mmHg以上。

(5)鼻饲管已拔除。

(6)试堵管2~3日,最长时间7日,无缺氧症状,昼夜呼吸平稳,自主有效排痰能力恢复。肺部听诊无痰鸣音。

四、小结

成功的气管切开术后的康复应该包括患者评估、运动训练、物理治疗、健康教育和社会心理支持等。所以肺康复治疗工作组成员应包括临床医师(呼吸科、耳鼻喉科、心胸外科等)以及康复医师、护士、康复治疗师、临床心理学家和其他专业技术人员。康复过程应注重多学科、个体化,重视机体功能和社会功能的康复。

(邓水娟 范建中)

第二节 闭锁综合征

一、概述

闭锁综合征(locked-in syndrome)是以脑桥基底部受损为主的临床综合征,病死率高,预后不良。病因以脑血管病为主。患者意识清楚,但不能讲话和吞咽,四肢瘫痪,能以睁闭眼或眼球运动示意。影像学检查有助于诊断。通过综合康复治疗、防治并发症以提高生存质量率。

二、病例摘要

患者胡××,男性,43岁,职员。因"突发意识不清5小时"于2014年5月6日急诊入院收入神经内科,于2014年5月26日转入康复科,于2014年8月16日出院。

患者于2014年5月6日下午5时左右被同事发现昏倒在椅子上,呼之不应,当时无呕吐,无四肢抽搐及大小便失禁。由同事送往当地医院,行头颅CT示"双侧脑桥出血并破入环池,出血量约6ml"。在当地医院予以对症处理,但患者仍旧昏迷不醒,为进一步治疗,家属将其于当晚送入我院急诊科。急诊查CT示:①脑桥、右侧小脑半球出血。②后鼻腔及左侧上颌窦积液。③双侧胸腔积液,双下肺坠积性肺炎,双下肺部分不张。遂以"脑干出血""收入神经内科。

入院诊断:1. 脑干出血;2. 右侧小脑出血;3. 肺部感染。

诊疗经过:入院后针对脑出血及肺部感染给予脱水、营养神经、抗感染及对症处理,为加强排痰行气管切开术。患者病情逐渐稳定,肺部感染控制,于2014年5月7日意识转清,但不能言语,可眨眼示意。病情稳定后于2014年5月21日转入康复科。转入查体:体温36.0℃,脉搏56次/分,呼吸18次/分,血压80/56mmHg。神志清楚,可遵嘱眨眼,眼球可垂直运动,但不能水平运动，辐辏反射存在。双侧瞳孔等大等圆，直径约 3mm，对光反射灵敏。闭眼时右侧眼睑闭合不全，眼睑露白约 5mm。咽反射消失。颈部留置气管套管。双肺呼吸音粗，可闻及少许湿啰音。左侧肢体肌张力不高，右侧肢体肌张力轻度增高，Ashworth 评分 2 级。四肢无自主活动，双侧肢体痛觉存在。双侧肱二头肌腱反射、肱三头肌腱反射、桡骨膜反射、膝腱反射、跟腱反射（＋＋＋），双侧 Hoffmann 征（＋），双侧 Babinski 征（＋）。鼻饲饮食，大小便不能自控。不能独立完成床上翻身和坐起，不能站立和步行。生活完全不能自理。

转入康复科后，针对生命体征不稳，采用心电血压氧饱和度监测，吸氧、升压药微量泵维持血压等；针对肺部感染，给予祛痰、抗生素治疗等；实施强化康复护理，定时翻身、拍背、吸痰，拔除导尿管行间歇导尿及膀胱训练，预防坠积性肺炎、深静脉血栓、压疮等并发症。

进行综合康复评定：包括高级脑功能、吞咽/呼吸功能、心肺功能、运动功能等评定；安排综合康复治疗：针对肺部感染采用超短波联合紫外线疗法、振动排痰、吞咽/咳嗽/呼吸功能训练等；针对全身及肢体功能安排电动起立床训练、偏瘫肢体综合训练、关节松动训练、低频脉冲电治疗；针对颅内病灶安排小脑顶核电刺激疗法、头部磁疗等；中医针灸治疗等。

经强化康复治疗，患者痰液减少，肺部情况好转，予以更换金属气管套管，试堵管 72 小时无不适，于 2014 年 6 月 16 日拔除气管套管。康复治疗 2 个多月后，患者不需升压药即可自行维持血压稳定，血压波动在 90～138/60～78mmHg。患者病情改善，于 2014 年 8 月 16 日出院。

出院时情况：患者神志清楚，可发单音，能遵嘱转头及握手，双侧瞳孔等大等圆，直径约 3mm，对光反射灵敏。眼球可垂直及部分水平运动。双眼睑闭合完全。咽反射消失。左侧肢体肌张力不高，右侧肢体肌张力轻度增高，Ashworth 评分 2 级。右手可遵嘱举手、抓握，右踝可主动屈伸，右上肢肌力 3 级，右下肢近端肢体肌力 2 级；左手可主动抓握及伸展，左上肢肌力 3 级。双侧痛觉对称。双侧肱二头肌腱反射、肱三头肌腱反射、桡骨膜反射、膝腱反射、跟腱反射（＋＋＋），双侧 Hoffmann 征（＋），双侧 Babinski 征（＋）。鼻饲饮食，大小便不能自控。不能独立完成床上翻身和坐起，不能站立和步行。生活完全不能自理。

出院诊断：1. 脑干出血；2. 闭锁综合征；3. 右侧小脑出血；4. 肺部感染。

出院医嘱：继续功能训练。如需长期留置胃管，可考虑行胃造瘘术以保证营养补充。防治各种并发症。

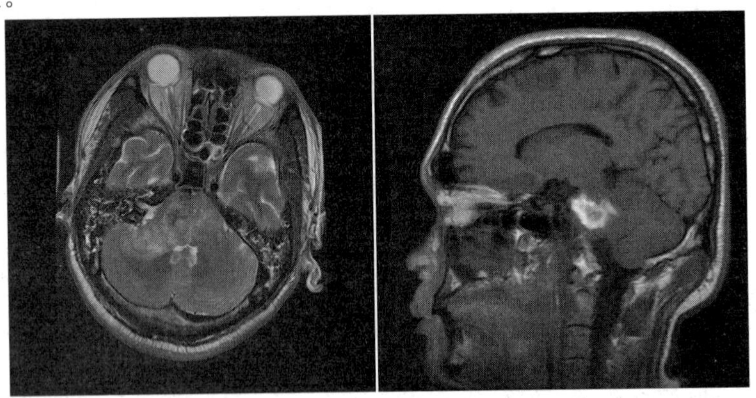

图 19-1　2014 年 5 月 15 日，1. 脑干-右小脑半球亚急性期脑出血；2. 左额叶少许脑白质变性；3. 双侧基底节区及半卵圆中心 V-R 间隙增宽；4. 脑 MRA：脑动脉未见明显异常；5. 双侧上颌窦、筛窦及中耳乳突炎症；鼻咽腔内液性分泌物可能

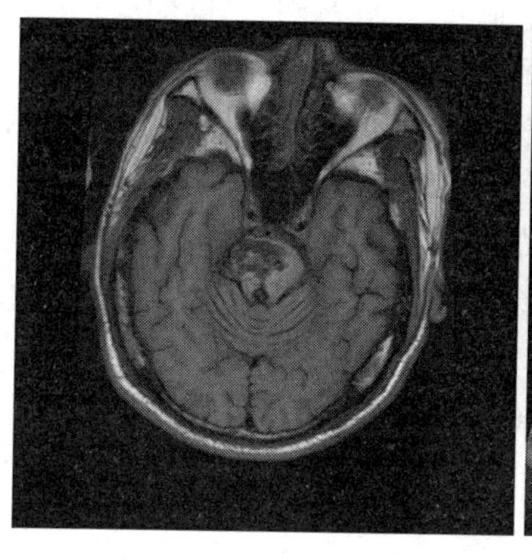
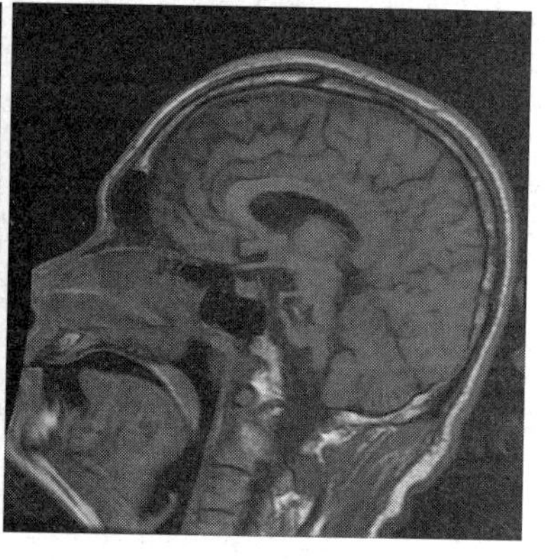

图 19-2　2014 年 8 月 13 日，1. 脑干、右小脑半球出血，较前片吸收，局部含铁血黄素沉积及部分脑软化；2. 左额叶少许白质变性灶；双侧基底节区及半卵圆中心 V-R 间隙增宽；3. 双侧筛窦及乳突炎症

三、病例分析

（一）闭锁综合征的临床问题

1. 闭锁综合征的定义　闭锁综合征是指患者虽然意识清醒，但却由于全身随意肌（除眼外）全部瘫痪，导致患者不能活动、不能自主说话的一种综合征。如果患者眼睛也瘫痪，则被称为完全性闭锁综合征，它是闭锁综合征的一种特殊形式。闭锁综合征是在 1966 年由美国神经学家弗雷德・普拉姆（Fred Plum）和杰罗姆・波斯纳（Jerome Posner）首先提出。闭锁综合征有时也被称为脑-延髓-脊髓中断、去传出状态、假性昏迷、脑桥腹外侧综合征或基督山综合征。

2. 闭锁综合征的病因　闭锁综合征多见于脑血管病，多为基底动脉脑桥分支双侧闭塞，导致脑桥基底部双侧梗死所致，也可见于炎性反应、脱髓鞘、出血、肿瘤、外伤及脑桥中央髓鞘溶解综合征。

3. 闭锁综合征的临床表现　神志清楚，无自发性言语，能通过睁、闭眼睑和眼球运动来表达思维。对言语理解无障碍。眼睑及眼球垂直、辐辏动作存在，其余眼球运动消失。双侧面肌、舌肌运动完全性瘫痪，说话不能，表情缺乏，吞咽反射消失，吞咽不能，饮水呛咳。四肢完全性瘫痪，为上运动神经元损伤的表现。皮肤感觉存在。双侧病理征阳性。

闭锁综合征出现四肢瘫痪是由于双侧皮质脊髓束纤维受损所致。不能说话是由于构音障碍。吞咽困难是因为累及双侧舌咽、迷走神经。眼球水平运动障碍及头眼反射消失是脑桥旁正中网状结构受损，使脑干内产生水平性快速扫描性眼球运动功能障碍。患者眼球可垂直运动是因为中脑被盖部的网状结构得以保存。患者能保持意识清醒是由于脑桥被盖部和中脑的上行网状结构保存完整。患者能听到声音及用眼球运动和瞬目与外界沟通是由于听觉传导束和眼球运动核间传导束（内侧纵束）的完整。

4. 闭锁综合征的诊断标准　依据临床表现、病史及头颅 MRI（CT）检查结果，闭锁综合征诊断并不困难。

鉴别诊断：主要需与昏迷、运动性失语、去皮层综合征、植物状态、吉兰-巴雷综合征等鉴别。脑电图正常或轻度慢波有助于和真正的意识障碍相区别。

(1)昏迷:患者无睡眠-觉醒周期,也不能在刺激下睁眼或自动睁眼。

(2)运动性失语:系优势半球语言中枢受到侵犯,常合并对侧中枢性面舌瘫和对侧肢体瘫痪,而闭锁综合征为四肢瘫痪。患者不能讲话但有听觉,能听懂,系延髓麻痹所致,病变部位在脑桥基底部,可借助CT、MRI证实。

(3)去皮层综合征:患者大脑皮质功能障碍,表现为昏迷,皮质下中枢功能保留。患者双上肢屈曲,双下肢伸直。对外界刺激存在无意识反应,有睁眼昏迷,各种病理、生理反射阴性。

(4)植物状态:此类患者不能感知自身或周围环境,不能与他人相互交流、沟通,可以睁眼或在刺激下睁眼,眼球可活动,但无意识,有睡眠-觉醒周期,无情感反应,貌似清醒而无意识内容。

(5)吉兰-巴雷综合征:多发性周围神经和部分颅脑神经受累,瘫痪肢体为下运动神经元瘫痪,而闭锁综合征瘫痪为上运动神经元瘫痪。

5. 闭锁综合征的病理　病理改变为双侧脑桥基底部软化,严重者出现水肿,压迫延髓,可导致延髓麻痹而死亡。

本例患者大脑半球和脑干被盖部网状激活系统无损害,因此意识保持清醒,对语言的理解无障碍,由于其动眼神经与滑车神经的功能保留,故能以眼球上下示意与周围的环境建立联系。但因脑桥基底部损害,双侧皮质脑干束与皮质脊髓束均被阻断,展神经核以下运动性传出功能丧失,患者表现为不能讲话,眼球水平运动障碍,双侧面瘫,舌、咽及构音、吞咽运动均有障碍,不能转颈耸肩,四肢全瘫,可有双侧病理反射。因此,虽然意识清楚,但因身体不能动,不能言语,常被误认为意识障碍。

(二) 闭锁综合征的康复评定

针对闭锁综合征患者主要的功能障碍进行康复评定,包括言语表达、肢体运动功能、日常生活能力等;尤其需要关注的是吞咽/咳嗽/呼吸功能方面的评定及康复结局,这往往是患者出院转归的决定因素。

影像学检查:主要是CT及MRI,MRI对诊断更为可靠。可显示双侧脑桥基底部的信号异常。另外,类似临床表现也可在内囊及大脑脚损害时出现,称为内囊型及大脑脚型的闭锁状态。与闭锁综合征不同的是,闭锁状态患者的眼球运动是正常的,而闭锁综合征仅有眼球垂直运动而无水平运动。

本例患者综合康复治疗过程中,头颅MRI的变化(图19-1～图19-4:2014年5月15日和2014年8月13日的检查结果比较)与康复评定项目中功能水平的变化是一致的。

患者的脑电图检查一般正常或有轻度慢波。

(三) 闭锁综合征的康复治疗

首先,维持患者生命体征的平稳以及感染尤其是肺部感染的处理是该类患者早期康复的关键。

长期卧床,易产生坠积性肺炎、深静脉血栓、压疮、泌尿系统感染等并发症。可采取肺部超短波、紫外线、振动排痰等物理疗法促进肺部炎症吸收、防止痰液集聚。在早期即开始电动起立床训练,防止痰液局部集聚、纠正长期卧床造成的直立性低血压;进行关节松动训练,防止关节僵硬和肌腱挛缩;进行四肢气压治疗和肢体被动运动,促进静脉和淋巴回流,防止上下肢静脉血栓形成。同时,定时翻身拍背,避免造成骶尾部和骨突部位皮肤受压,局部缺血坏死形成压疮。及时拔除留置导尿管,行间歇导尿和膀胱冲洗,诱导自主排尿,预防泌尿

系统感染。

针对患者四肢运动功能障碍，早期行完全被动运动训练，主要目的是保持关节活动度，防止继发的关节僵硬和肌腱挛缩，同时通过刺激皮肤和关节感受器，增加对大脑的刺激促进中枢神经系统的功能恢复。在患者肢体有部分自主活动后，可根据其肌力安排训练方案，在肌力1～3级时进行助力下的被动运动训练；肌力大于3级时，进行主动运动训练。从床上翻身训练过渡到床椅转移、坐-站位转移。从体位转移训练到日常生活活动能力训练（ADL训练）。从坐位平衡训练到站立平衡训练。

针对患者运动性失语，可从发音练习到字、词的跟读练习，最后到句子。

针对吞咽障碍，在患者吞咽功能恢复以前，鼻饲饮食避免经口进食造成的呛咳、误吸、误咽，进而造成肺部感染。可进行咽部冰刺激、环咽肌电刺激促进吞咽肌群的功能恢复，可采用球囊扩张的方法，循序渐进。

积极防治各种并发症，包括肺部感染、尿路感染、压疮、消化道出血、中枢性高热、肢体挛缩、营养不良及深静脉血栓等。闭锁综合征是严重的残疾，患者往往死于并发症，尤其是肺部感染。注意加强护理及营养支持治疗。并发症的防治可提高患者的生存率和生存质量。

（四）闭锁综合征的预后

闭锁综合征预后差，病死率高。此综合征除本身导致严重的病损和功能障碍外，常继发严重的并发症，如肺部感染、消化道出血、尿路感染、营养不良、水电解质紊乱和肾功能不全等，而且常常多种并发症同时存在，伴多脏器功能损害，这也是预后不良的主要原因。其他影响预后的因素除损伤部位、程度外，治疗是否及时合理、年龄、性别、康复时间等对预后均有一定的影响。

四、小结

闭锁综合征是严重的残疾，预后差。除四肢运动障碍外，伴有言语及吞咽功能障碍，常出现并发症，特别是肺部感染，会危及患者的生命。康复治疗应早期介入，防治各种并发症，从而提高患者的生存率和生活质量。

（魏　铁　张建宏）

第三节　活动和参与功能障碍

一、概述

目前脑功能损伤（CVA，TBI）仍是导致死亡和残疾的主要原因，所以它成为大众关注的焦点。很多患者渡过急性期后，遗留不同程度的功能障碍，各种后遗症的功能障碍的表现复杂，形式多样。既包含个体水平的运动感觉功能障碍，也包括社会层面的活动和参与功能障碍。

近年来，人们逐渐意识到对于脑损伤的各种评估不仅仅局限于神经系统的症状和功能，而且应该包括心理、生理和社会的功能。这种生物-心理-社会的模式越来越被广泛地应用于卫生保健和研究中，尤其是在康复医学领域。

早在2001年世界卫生组织就制定了国际功能、残疾和健康分类（international classification of functioning，disability and health，ICF），就已经运用了这种生物-心理-社会模式。ICF是全球认同的框架和分类系统，它用一种独特而又标准的语言描述了健康的成分。ICF

从三个不同的角度来描述健康状况，即身体方面（身体成分）、个体和社会（活动和参与成分）方面。此外，ICF 包括了环境和个人的因素，这些因素与健康因素之间存在交互作用。

下面以一则病例，说明 ICF 康复评定在康复中的应用。

二、病例摘要

患者王××，男性，54 岁。因左侧肢体活动受限 1 月余入院。

患者于 2013 年 5 月 3 日无明显诱因下出现心前区疼痛，呈压榨性，伴全身冷汗、肢体抽搐，当时无肩背部放射痛，无晕厥，无恶心、呕吐，无意识丧失，休息后无好转，立即送至当地医院就诊，查胸部增强 CT 提示主动脉夹层分离 DeBakey Ⅰ型，立即急诊行“Bentall 手术＋主动脉弓半弓替换＋降主动脉带膜支架植入术”，给予强心、抗凝、抗感染治疗等，但患者仍持续昏迷、烦躁，查头颅 CT：右侧额叶、颞叶及基底节区片状低密度影，考虑“脑梗死””，给予降颅压、营养神经等治疗，3 周后患者病情稳定转至上级医院接受高压氧治疗，患者神志逐渐转清，患者遗留左侧肢体活动不利，情绪低落，对生活失去信心，家属对这一状况，亦感悲观和焦虑。6 月 14 日患者为进一步行康复治疗，来我院就医，收入院治疗。

体格检查：神清，精神可，留置导尿管，言语欠清，可简单应答，左侧鼻唇沟基本对称，伸舌左偏。右侧肢体肌力、肌张力未见明显异常。左侧肢体未见明显自主活动，四肢关节活动度检查基本正常，左肩关节被动内外旋时疼痛（＋），肱二头肌肌腱处压痛（＋），左侧 Hoffmann 征（＋），左侧 Babinski 征（＋），左侧腱反射活跃。双侧针刺觉对称。Brunnstrom 分级：左上肢 1 级，左手 1 级，左下肢 1 级。改良巴氏指数：大便 10＋小便 5＋修饰 0＋如厕 0＋饮食 5＋转移 0＋行动 0＋穿衣 0＋台阶 0＋洗澡 0＝20。患者现不能独坐独站，现可床头摇高坐起 30°无明显头晕不适。

2013 年 5 月 3 日胸部增强 CT 提示：主动脉夹层分离 DeBakey Ⅰ型（图 19-3）。5 月 4 日头颅 CT：右侧额叶、颞叶及基底节区片状低密度影（图 19-4）。

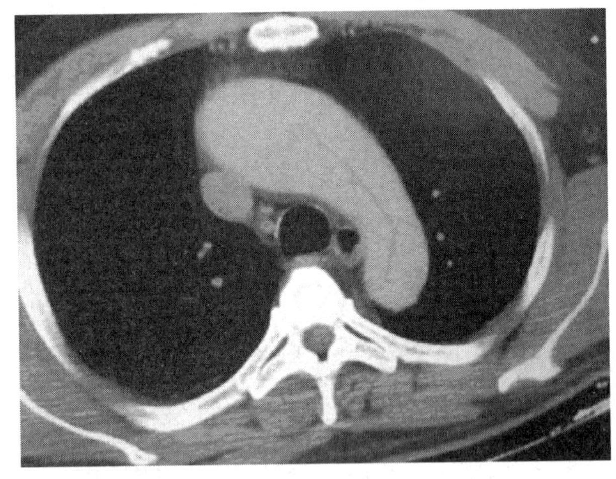

图 19-3　胸部增强 CT（2013 年 5 月 3 日）**提示：主动脉夹层分离 DeBakey Ⅰ型**

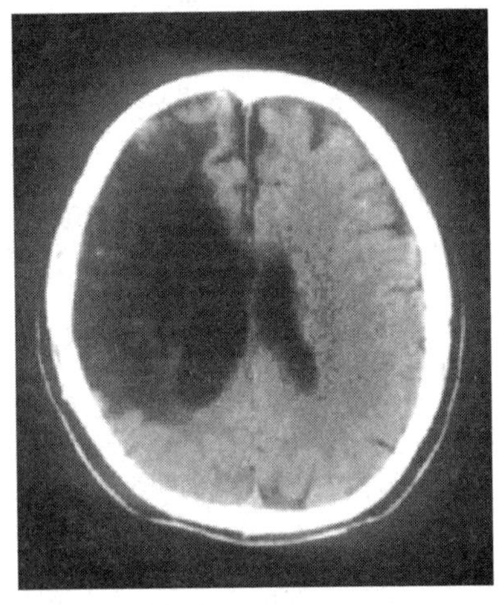

图 19-4　头颅 CT（2013 年 5 月 4 日）**提示：右侧额叶、颞叶及基底节区片状低密度影**

临床诊断：1. 脑梗死恢复期；2. 主动脉夹层动脉瘤术后。

功能诊断：1. 左侧肢体运动功能障碍；2. 日常生活活动完全依赖。

诊疗经过：患者入院后完善相关检查及 ICF 等康复评定，同时评估康复预后，和患者及

家属充分沟通，重建患者和家属信心。利用 ICF 策划出解决问题的先后顺序，通过康复独特的 Teamwork，分阶段制定康复目标，包含近期目标和远期目标。

临床康复过程中，做到康复治疗和临床内科治疗充分结合，予以华法林抗凝，并定期监测 INR 以指导调整华法林剂量，予吡拉西坦（脑复康）营养神经，美托洛尔（倍他乐克）等药物控制心室率。同时予膀胱训练，1 周后拔除导尿管。康复治疗上予从床头 30° 5 分钟抬高起慢慢增加床头角度及时间训练及站立床训练，防止患者发生直立性低血压。予少量有氧训练，根据患者情况随时调整运动量，治疗过程中注意心律、心率、血压的变化；加强呼吸训练；在心脏康复的基础上逐步予以肢体功能的康复，肢体训练从被动到助力到主动甚至加阻力，根据患者力量情况及时调整；予翻身、转移、行走等日常生活能力训练。

表 19-1　不同时期的患者功能状况（ICF 及相关评定）

ICF 编码	b130	b152	b280	d230	d450	d455	d850
ICF 分级（不同时期）	4	3	3	4	4	4	4
	2013-6-14：Brunnstrom 分级：左上肢 1 级，左手 1 级，左下肢 1 级，改良巴氏指数：大便 10＋小便 5＋修饰 0＋如厕 0＋饮食 5＋转移 0＋行动 0＋穿衣 0＋台阶 0＋洗澡 0＝20						
	3	2	2	3	4	3	4
	2013-7-3：患者可坐轮椅 30 分钟，Brunnstrom 分级：左上肢 1 级，左手 1 级，左下肢 3 级，改良巴氏指数：45						
	2	2	2	2	3	2	4
	2013-8-4：Brunnstrom 分级：左上肢 3 级，左手 2 级，左下肢 3 级，可少量帮助下完成坐位到站位转移，可搀扶下行走 5～10m						
	2	1	1	2	2	1	4
	2013-9-5：临床情况：，可独立完成从坐位到站位体位转移，可搀扶下行走 10m 以上						
	1	1	1	2	2	1	4
	2013-10-8：Brunnstrom 分级：左上肢 3 级，左手 2 级，左下肢 3 级，改良巴氏指数：55						
	1	1	1	1	2	1	4
	2013-12-6：Brunnstrom 分级：左上肢 3 级，左手 2 级，左下肢 3 级，改良巴氏指数：60						
	1	1	1	1	1	1	4
	2014-2-4：Brunnstrom 分级：左上肢 3 级，左手 2 级，左下肢 3 级，可在监视下独立行走						
	1	1	1	1	1	1	2
	2014-6-4：临床情况：，Brunstrom 分级：左上肢 3 级，左手 2 级，左下肢 3 级，改良 Barthel 指数：70 分，日常生活大部分可自理，患者重返单位						

最终治疗结果：功能明显改善，患者重建生活信心，日常生活大部分可自理。

三、病例分析

（一）康复评定的重要性

康复评定是用客观的方法有效和准确地评定功能障碍的种类、性质、部位、范围、严重程度和预后的方法。理想的功能恢复有赖于正确的康复治疗，而正确的康复治疗必须依靠正确的康复评定。

对于该患者而言，通过正确的康复评定，确定患者的康复治疗的重点，以心脏康复为主还是以脑梗死康复为主。

患者入院后，多次出现气急、出冷汗等情况，对于训练量及训练目标制定上比较困难。若运动量过量则患者出现气促等不适，若运动量不足则达不到康复效果。故经讨论，需以心脏康复为主。但由于患者脑梗死左侧肢体偏瘫，运动平板试验及 6 分钟步行试验等不能完成，故心功能评价手段较有限，心脏康复时运动量的控制需依据患者治疗前后的心率、血压变化及患者的主诉。

所以分析患者的主要问题：①心脏术后早期心功能较差。②患者术后 6 周卧床，有直立性低血压的可能。③左侧肢体运动功能障碍。④日常生活能力差。⑤患者服用华法林中，INR 尚不稳定。

该患者虽然问题较多，但不能急于求成，应该针对患者主要问题，处理好问题间的相互关系，循序渐进。患者华法林治疗中，注意监测 INR，并注意勤观察患者皮肤有无瘀斑、出血等情况，同时定期跟踪随访心超、Holter 等检查。针对左侧肢体运动功能障碍及日常生活能力差，予功能训练时，需考虑患者的体力和心功能。根据该患者病情，建议患者不宜持续康复训练，应呈阶段性，完成一个疗程，需休息一段时间后再进行下一阶段的康复治疗。在康复治疗的不同阶段之间，让患者回到家庭，并分析患者在家庭生活中的不足和困难，作为下次康复治疗的重点，始终把患者回归家庭和社会作为最终目标。

康复评定贯穿整个康复治疗的全过程，康复评定可作为动态地观察功能障碍发展变化的客观依据。通过对患者 ICF 等康复评定和长期随访，对康复治疗效果做出评估，也是后续康复治疗调整的依据。

（二）ICF 分类体系的创立和特点

ICF 即国际健康功能与身心障碍分类（international classification of functioning，disability and health，ICF），其修正于 1980 年发展的“国际机能损伤、身心功能障碍与残障分类”（international classification of impairments，disabilities，and handicaps，ICIDH）与 1997 年发展的“国际机能损伤、活动与参与分类”（international classification of impairments，activities and participation，ICIDH-2）。

ICF 分类主要由下列几项概念组成：身体功能（body functioning，代码 b）、身体构造（body structure，代码 s）、活动与参与（activity and participation，代码 d）、环境因素（environment factor，代码 e）与个人因素（personal factor）。

经过世界卫生组织经过 9 年的修订协调，2001 年的第 54 次会议中由 191 个会员国全体共同认同了 ICF 分类系统。ICF 则基于生物-心理-社会理论模式，从残疾人融入社会的角度出发，将残疾作为社会性问题，不再仅仅是个人特性，而且也是由社会环境形成的一种复合状态。ICF 取代了以往只关心个人的医学诊断结果，整合了个人健康状态在医学与社会方面的观点，并且把一个人及其生活世界的所有层面（发展、参与、环境等）都表现在 ICF 分类当中。ICF 是一套跨文化、年龄与性别变项的健康分类工具，适合在不同的人口背景下操作。

（三）ICF 核心编码组的信效度研究

ICF 分类系统提供了统一的框架，对组成健康要件的功能性状态与失能程度进行分类。

但由于ICF条目众多，超过1400项，为了方便临床使用，一般情况中，可以利用20%的编码就足以解释80%在实际状况中的观察，而且同一病种的功能障碍情况和类别相对统一，所以学者提出了核心编码组(core sets)，ICF核心编码组是用来描述当事者功能性状态的必要类别编码，而且组合中的类别编码数量，应该尽可能越少越好。

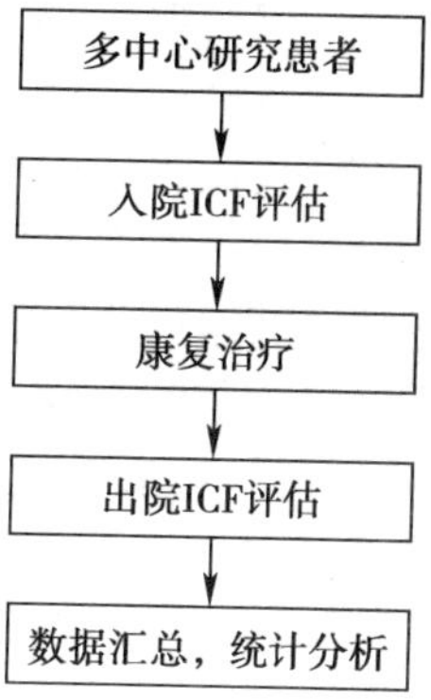

若将必要和合适的ICF类别选入评价体系，就可以保证康复评定的信度和效度。目前国际上已经确定了数十种急慢性疾病的ICF核心要素，2010年我国首届ICF-中国康复临床应用高级培训班后，对ICF的研究分成各个专业组开展。

多中心研究患者 → 入院ICF评估 → 康复治疗 → 出院ICF评估 → 数据汇总，统计分析

图19-5　ICF技术路线

(四)通用型ICF简要核心组合类目

通用版ICF组合(generic set)是WHO-ICF研究中心的最新研究方向之一，用于各类疾病患者功能改变的横向比较，同时作为各类疾病进行ICF核心分类组合评定的基础。ICF研究中心最近将ICF通用型简要核心组合缩减为7项。

表19-2　ICF

编码	类目	定义
b130	能量和驱力系统	驱使个体以持久的方式为满足特殊需要和总目标而不懈追求的生理和心理机制的一般精神功能，包括能量水平、动机、食欲、成瘾(包括可能导致滥用成瘾物质)以及冲动控制的功能，不包括意识功能(b110)、气质功能(b126)、睡眠功能(b134)、心理运动功能(b147)及情感功能(b152)
b152	情感功能	与感情和心理活动中的情感成分有关的特殊精神功能，包括情感的适度性、情感的调节和范围；感情；悲伤、幸福、热爱、恐惧、愤怒、仇恨、紧张、焦虑、快乐、悲哀；情绪的易变性；感情单调的功能。不包括气质和人格功能(b126)、能量和驱力系统(b130)
b280	痛感	预示身体某处受到潜在或实际损害而感到不舒服的感觉，包括身体一处或者多处全身性或者局部性疼痛、皮肤疼痛、刺痛、烧灼痛、钝痛；如肌痛、痛觉缺失或者痛觉过敏的损伤
d230	执行日常事务	为了对日复一日的日常事务做出计划、安排并完成而进行的简单或复杂及协调性的活动，如为整日的各种活动安排时间并做出计划，包括安排和完成日常事务、控制自身活动水平，不包括从事多项任务(d220)
d450	步行	靠脚在地面交互走动，总是一只脚在前面，如漫步、踱步、向前、后或两侧行走，包括短距离或长距离步行、不同地面步行及绕障碍物步行，不包括移动自身(d420)及到处移动(d455)
d455	到处移动	通过步行以外的方式从某一位置向另一位置移动全身，如攀岩或穿过、接到、蹦、奔跑、跳跃、绕障碍跑，包括爬行、攀登、奔跑、慢跑、跳跃和游泳，不包括移动自身(d420)及步行(d450)
d850	有报酬的工作	作为全职或兼职、受雇于人或自谋职业的雇员，为获得报酬而在职业、行业、专业或其他就业形式参与的各项工作，如寻求就业并获得一份工作、完成本工作所要求的任务、按要求准时上班、管理其他工作人员或被其他人管理、独自或以集体形式完成所要求的任务，包括自谋职业、兼职或全职就业

注：在d分类中，只评估个体在现实环境因素下(包括物理、社会和周围人的态度等方面)实际能够完成活动的水平(可以使用辅助器具)，而不是生理功能水平。

ICF 分级标准：

0 没有损伤(无，缺乏，微不足道……0～4%)

1 轻度损伤(略有一点，很低……5%～24%)

2 中度损伤(中等程度，一般……25%～49%)

3 重度损伤(很高，非常……50%～95%)

4 完全损伤(全部……96%～100%)

8 未特指，如缺少充分信息确定损伤的严重性。

9 不适用，如某些情况下不适合运用特殊的编码，如绝经期妇女的月经功能。

ICF 研究中心最近将 ICF 通用型简要核心组合缩减为 7 项，其出入院积分值变化有望成为患者病历首页的通用功能指标，对医院管理、卫生统计与公共卫生意义重大。

四、小结

ICF 打破了原先我们对于健康与失能的概念，不仅可在康复治疗中使用，也成为与其他医疗学科、医院、政府健康相关行政、管理部门与政策制定者之间的交流的语言。医师在了解患者疾病的同时，从患者的社会背景和心理变化出发，对患者所患疾病进行全面分析和诊断，制订有效的综合治疗方案，提高对患者心理社会因素作用的观察和分析能力，最终提高治疗效果。

(鲍 勇)

推荐读物

1. 孟申. 肺康复. 北京：人民卫生出版社，2007.
2. 世界卫生组织. ICF 国际功能、残疾和健康分类. 世界卫生组织. 2001. www. who. int/classifications/icf/en.
3. 王茂斌. 脑卒中的康复医疗. 北京：中国科学技术出版社. 2006.
4. 贾志青，裴全森，胡淑梅，等. 脑梗死致闭锁综合征 9 例临床分析. 中国实用神经疾病杂志，2012，15(19)：40-41.
5. 孙瑞兴. 脑桥基底部梗死所致的闭锁综合征. 医学综述，2009，15(23)：3673-3674.
6. 比肯巴赫. ICF 核心分类组合临床实践手册. 邱桌英，励建安，吴弦光，译. 北京：人民军医出版社 . 2013.
7. Mpofu，Elias. Rehabilitation and Health Assessment：Applying ICF Guidelines. New York ：Springer Publishing Company. 2009.

第四篇

神经康复中的康复技术

第二十章

电刺激与肌电图

第一节 神经肌肉电刺激疗法

一、概述

神经肌肉电刺激疗法(NMES)是使用低频脉冲电以设定的强度及频率刺激肌肉使其收缩,提高肌肉运动能力或恢复其运动功能的方法。它亦指利用低频脉冲电流刺激神经,引起该神经支配肌肉的收缩,以治疗神经肌肉疾患的方法。NMES的临床应用已有40多年的历史,以其安全、疗效显著等特点,在现代电磁治疗技术领域占重要地位。目前主要采用经皮电神经刺激(TENS)和功能性电刺激(FES)两种方法。世界各国及地区均广泛应用神经肌肉电刺激疗法于临床康复,取得了令人满意的疗效。其中,美国FDA于1982年正式宣布NMES可安全、有效地应用于以下三种情况:治疗失用性肌肉萎缩;增加和维持关节活动度;肌肉再学习和易化作用。近年来在神经肌肉骨骼疾病的康复中NMES的应用显著增加。

二、病例摘要

患者王××,男,59岁。因左侧肢体无力1个月于2014年7月12日到我院门诊就诊。

患者于1个月前(2014年6月12日)劳累后突然昏倒,言语不清,在当地医院行头部CT检查示:右侧基底节区脑梗死,行头部MRI+DWI检查示:右侧基底节区、放射冠区脑梗死。收入当地医院神经内科就诊,予以脱水、改善脑循环、保护脑细胞等药物治疗,生命体征平稳,神志清楚,遗留左侧肢体活动困难,左上下肢完全不能活动,左上下肢肌群萎缩。患者病情逐渐稳定,于2014年7月12日转入上级医院康复科进行康复治疗。

转入诊断:1. 脑梗死(右侧基底节区);2. 偏瘫;3. 高脂血症。

诊疗经过:患者神志清楚,肢体活动障碍。康复评定:采用简式Fug l-Meyer运动功能评定(FMA)对肢体运动功能进行评定,评定为Ⅰ级。转入后行肢体康复治疗,主要进行左上下肢的偏瘫肢体运动功能训练、神经肌肉电刺激等综合康复治疗。

出院时情况:患者左上下肢运动功能明显改善,左上肢可缓慢抬起,左手可持轻物,可在他人搀扶下缓慢下地行走,但行走欠稳。

出院诊断:1. 脑梗死(右侧基底节区);2. 偏瘫;3. 高脂血症。

出院医嘱：①保持良好的生活习惯，避免重体力劳动，避免情绪激动，保持乐观心情，保持充足睡眠。②合理饮食，忌辛辣刺激性食物，禁烟、酒、槟榔，多食水果、蔬菜。③保持大便通畅，养成定时排便的习惯。④继续自我家庭康复治疗，监测血压。⑤定期门诊复查。

三、病例分析

（一）神经肌肉电刺激的治疗作用

1. 生物物理学特性

（1）波形：常用 NMES 的波形有两种：不对称双相方波和对称双相方波。前者有阴阳极之分，一般阴极用作主极，用于小肌肉、肌束的刺激。后者没有极性，用于大肌肉和肌群的刺激，在同样的电流强度下，对称双相方波引起的肌收缩力比单相方波大 20%～25%。失神经支配肌肉的 NMES 一般用三角波及方波电流。

（2）脉冲宽度：又称为波宽，对双相波来说，波宽由正负相位宽度组成。对脉冲群，每个脉冲群持续的时间就是脉冲群宽度。理想的脉冲宽度为 200～400μs。100μs 以下属于感觉水平的刺激，100～600μs 属于运动水平的刺激。

（3）频率：为每秒的脉冲数，0～1000Hz 为低频电，低频电疗常用 20～50Hz。TENS 的频率为 1～200Hz，一般多用 2～5Hz。FES 的频率为 1～100Hz，一般用 20～40Hz。20Hz 以下可产生间断收缩，40Hz 或 50Hz 以上可产生强直性收缩。

（4）刺激强度/幅值：通常指刺激电流值，以毫安为单位，刺激强度越高，电极所影响的去极化程度越大。电流输出强度 0～100mA。TENS 的强度没有一个“金标准”，因人及治疗部位而宜，如果用低频率，可选用患者最大耐受强度，高频率可根据需要，维持在肌肉有可见的收缩。FES 的强度调节有两个范围，一个是低强度（0～20mA），另一个是高强度（20～100mA）。

（5）通电/断电值：通电时，电流输出，刺激肌肉收缩；断电后，没有电流输出，肌肉放松。通过通电/断电开关来控制刺激和休息的时间。通电/断电值与肌肉疲劳和收缩力的大小有关。通电时间愈长，断电时间愈短，肌肉越容易疲劳，收缩力越低。治疗中的通电/断电值取决于具体的功能性活动，可以通过预先设定好的程序，也可以通过治疗师或患者的手部控制或触发开关。例如，在进行下肢瘫痪患者的踝背伸训练时，可以将触发开关放在鞋跟处，当脚跟抬离地面时，支配小腿三头肌的频道通电，刺激小腿三头肌收缩，出现提踵动作（踝关节跖屈）；随后支配胫前肌的频道通电，刺激胫前肌收缩，出现踝背伸动作，而支配小腿三头肌的频道断电，使得踝关节在摆动期中保持背伸，这一过程也可以通过手控制开关来完成。

2. 治疗作用

（1）促进局部血液循环，神经肌肉电刺激肌肉有节律收缩、舒张，改善肌肉泵作用，从而改善局部血液循环。

（2）肌肉受规律电刺激后会呈规律性收缩，显微镜下可见各类肌纤维增粗，毛细血管变丰富，慢肌纤维数量较前增多，原有快肌纤维向慢肌纤维特征性转变。不仅如此，NMES 还能使受影响的肌肉的分解代谢作用减弱，减缓其蛋白质分解的速度，从而保留其肌纤维形态，延缓肌肉萎缩。失神经支配后第 1 个月，肌萎缩最快，故确诊后应尽早开始治疗。

（3）防止肌肉大量失水和发生电解质、酶系统等代谢紊乱，肌肉有氧代谢所必需的琥珀酸脱氢酶和腺苷三磷酸酶等酶增多，有氧代谢酶活跃性较前增加。

（4）抑制肌肉纤维化，有效防止肌肉萎缩，防止其硬化和挛缩，所以失神经后数月仍应坚

持治疗。

(5)FES一般在100～600μs,主要用来刺激肌肉收缩,通过预先设定的刺激程序来刺激肌肉,诱发肌肉运动或模拟正常的自主运动,以达到改善或恢复被刺激肌肉或肌群功能的目的,促进神经肌肉的反应,从而帮助患者有效发挥易化作用。

(6)电刺激神经和肌肉,电信号沿传入神经传入脊髓和脑,促进神经再生和神经传导功能恢复,促进功能重建及再学习过程。

(7)止痛作用明显。较高频率、较短波宽的脉冲电流作用于皮肤后刺激有髓鞘的粗大A类神经纤维,使冲动很快传入脊髓,引起脊髓后角的胶质细胞兴奋,使“闸门”关闭,产生止痛作用,但镇痛持续时间短。较低频率、较长波宽的脉冲电流作用于皮肤后,神经冲动传入脑和垂体,引起脑内吗啡样物质释放而达到止痛作用,止痛作用慢,持续时间较长。对敏感的区域或长时间使用,脉宽可选择在50～60μs;短时间,强化治疗脉宽可偏大。

3. NMES根据使用时是否需要患者主动参与,分为两大类。

(1)肌电触发式NMES或称为肌电生物反馈NMNS:治疗前需要先采集患者瘫痪肌肉的肌电信号,确定瘫痪肌肉所具有的收缩阈值;治疗时患者需要在每次电刺激前先主动收缩瘫痪的肌群,使肌群收缩所产生的肌电信号达到治疗前所设定的阈值,触发电刺激;然后患者放松,由电刺激完成整个收缩过程。其优点是患者自始至终参与其中,刺激阈值可以随着患者瘫痪肌群肌力的变化而调节;其缺陷是对于那些不能主动参与的患者,如昏迷、有认知障碍等不能理解操作者,则不能实施。

(2)非肌电反馈NMES,即通常所指的NMES。目前主要采用TENS和FES两种方法。此类NMES的特点是治疗时无须患者的主动参与,由治疗者设计好参数,选择好治疗部位后即可以治疗。操作简便,适合社区和家庭使用。其不足之处是没有肌电信号的反馈,患者主动参与不够。FES为按照预先设计好的刺激程序激活瘫痪的肌肉,使其直接完成某些功能性活动,在治疗时能产生与刺激器官相应的功能,如刺激下肢产生行走动作,或刺激上肢产生抓握动作,也可以通过刺激肢体产生反复运动,可以促进运动再学习。因此,具有广阔的临床应用前景。

4. 临床应用

(1)TENS多选择脉宽50～200μs,主要用于止痛,对敏感的区域或长时间使用,脉宽可选择在50～60μs;短时间,强化治疗脉宽可偏大。增加肌力和耐力,有研究表明神经肌肉电刺激对脑卒中患者瘫痪肌力的恢复明显优于主动和被动锻炼,不仅对等长收缩力量和收缩能力有增强,而且可缩短增加肌力所需要的时间。

(2)降低肌肉痉挛,用NMES治疗,电极放在踝屈肌痉挛患者胫前肌运动点上或腓神经处,单相脉冲电流,33～50Hz,脉宽50μs,2～3son,10s off,每次3分钟,每日2次,持续4周。刺激停止后发现被动牵拉的阻力降低,肌张力降低,踝阵挛减轻。

(3)失神经肌肉电刺激,肌肉再教育及诱发,减少肌肉萎缩。

(4)研究发现TENS治疗还可改善脑卒中后半侧忽略相关的姿势控制障碍患者的姿势控制能力。

(5)用FES在偏瘫患者步行周期的摆动期对其腓总神经进行电刺激,可减轻足下垂,步行速度增快,临床采用FES+康复治疗,可明显改善患者平衡、运动和日常生活活动能力,从而改善患者的姿势控制能力,提高生活质量、预防继发损害,帮助患者更快地恢复肢体运动功能,明显降低致残率。

(6)TENS能够缓解疼痛，通用型TENS为感觉水平刺激，频率高(100Hz以上)，强度低，脉宽小，20～100μs(通常为50～80μs)，这一型TENS主要通过脊髓机制刺激Ⅱ型神经纤维来达到镇痛作用(没有肌肉收缩)。因此，镇痛作用快，持续时间短，持续时间为治疗后数小时。

针灸型TENS，为运动水平刺激，为频率低(1～4Hz)，强度高，脉宽大(50～200μs)，治疗时刺激电极通常放置在穴位上或运动点上，能引起可见的肌肉收缩。主要刺激Ⅲ型和Ⅳ型神经纤维以及小运动神经纤维。镇痛作用慢于通用型，但持续时间长。

(7)维持及增加关节活动度。

(8)神经肌肉电刺激还具有预防脑卒中后肩手综合征的作用。通过神经肌肉刺激疗法早期即对脑卒中患者患肢进行电刺激，致使肌肉收缩，促进了肌力早期的恢复，恢复了肌肉的肌泵作用，促进静脉的回流，减轻了患肢的充血，抑制血管充血及运动自主调节障碍所致的通透性增高，从而避免了肩手综合征的发生。

(9)对脑卒中偏瘫患者，采用NMES联合运动再学习、运动想象疗法、重复性任务导向性训练等运动疗法，强化治疗能更好地提高运动功能、步行功能，从而能更好地改善日常生活活动能力。

5. 适应证　FES和TENS均适用于脑损伤后的肢体瘫痪康复治疗(包括急性期和恢复期)，FES还可用于脑损伤引起的吞咽障碍、构音障碍、大小便失禁等。

6. 禁忌证

(1)配戴心脏起搏器者，特别是按需心脏起搏器(可能会影响起搏器的正常功能，引起室颤)。

(2)外周血管性疾病，如静脉血栓形成，可能会引起栓子脱落。

(3)对刺激不能提供感觉反馈的患者，如婴幼儿、老人、精神疾患。

(4)下列部位不能放置电极：颈动脉窦处(电流可能会影响血压和心脏收缩，引起心律失常)、感染部位(可以加重感染)、孕妇的躯干部位(可以引起子宫收缩)、手术部位(肌肉收缩可以引起伤口裂开)、恶性肿瘤、皮肤感觉缺损或对电极过敏的部位。

7. 操作过程

(1)治疗前准备：治疗前先向患者解释治疗时的感觉，确定刺激的部位、治疗参数、电极大小及其放置部位。

(2)电极及放置：电极的大小应随所刺激的肌肉大小来决定。大肌肉用大电极，小肌肉用小电极。电极通常放置在外周神经或肌肉的运动点上。运动点是指用最小剂量的电流就可以激发肌肉收缩的刺激点。一般来说，肢体和躯干肌肉的运动点位于运动神经进入肌肉的位置。通常上肢放在伸肌及外旋肌活动点，下肢放在踝背屈肌活动点。

(3)电流刺激：从低强度开始，逐渐增加到患者的最大耐受强度。神经肌肉电刺激的治疗参数必须由康复治疗师根据患者情况及康复目标所制定。

(4)治疗时间：根据病情，TENS每次治疗30分钟，FES每次治疗15～30分钟。每日治疗1～2次或每周治疗3次。2周为1个疗程，根据需要可治疗2～3个疗程或更长时间。

(二) 神经肌肉电刺激技术与康复评定

电诊断是应用低频脉冲电流刺激神经、肌肉组织，观察其电兴奋性的改变，以了解神经、肌肉系统某些疾病并判断其预后的一种辅助诊断方法。电诊断检查可了解下运动神经元和肌肉的功能状态，判断下运动神经元疾病的程度、范围以及恢复情况，并预测神经功能的恢

复程度；对神经、肌肉疾病进行相对性定位，帮助确定康复治疗方案。

过去曾使用直流-感应电检查，又称古典式电诊断，是用感应电和断续直流电刺激神经和肌肉，根据肌肉反应以判断神经、肌肉功能状态。强度-时间曲线检查法，使用恒流或恒压式输出方波，用刺激强度和作用时间的依从关系所绘成的曲线来确定神经肌肉兴奋性，用以判别完全失神经支配或部分失神经支配。

基于计算机技术的发展，电诊断已发展成为数字化、更为精确、简便的肌电图、神经电图等。临床应用广泛。

（三）神经肌肉电刺激技术与康复治疗

1. 无论中枢神经损伤或是周围神经损伤，目前药物治疗的作用仍然有限，越来越多临床研究及应用显示，NMES 对神经功能恢复具有促进作用。

2. 该患者脑梗死后出现肢体活动困难，左上下肢完全不能活动，同时出现左上下肢肌群萎缩。

3. 患者是中枢神经损伤，肢体运动系统并未受到直接损伤，也就是说，患侧上下肢的肌纤维数量未大量减少，而是单个肌纤维的萎缩。研究表明，NMES 并不能完全阻止肌纤维萎缩，但能延缓肌纤维的萎缩速度，并能增强已萎缩肌纤维的力量。患者转入康复科后，行肢体运动功能评估，患侧上下肢肌肉失用性萎缩明显，制订治疗方案，以 NMES 治疗为主，促进肌肉收缩，抑制肌肉萎缩，辅以综合康复治疗。同时加强二级预防，调节营养，增加优质蛋白饮食，并予以心理辅导，树立康复信心。

4. NMES 输出频率 25～40Hz，双向方波，输出强度以刺激肢体出现明显肌肉收缩为准。有多种治疗模式可选择，将输出强度、波形、频率、通电/断电值等参数进行不同组合，分别类似捶打、推拿、按摩、拔罐、针灸等作用。患者每次选择 2 个刺激点（穴位），将黏贴电极放在相当于曲池、外关、神门、合谷等部位。选择推拿加按摩模式。治疗时间每种模式各 15 分钟，每次 30 分钟，每日 1 次，每周 5 次。

5. 患者各分期的治疗参数依据“简式 Fugl-Meyer 运动功能评定（FMA）”评估，持续治疗 8 周后，患肢肌力得到极大改善，平衡能力随之提升，能够独自行走（ADL 评分由 40 分提升至 90 分），左侧肢体周径明显增加，肌肉萎缩好转，结束治疗后已接近正常水平。

6. 促进感觉功能恢复　患者在接电刺激治疗较短时间后就可出现感觉和肌力的改善，从而促进功能恢复，提示电刺激能提高神经肌肉兴奋性，唤醒部分因受压而功能暂停的神经细胞，促进神经细胞的恢复。有研究表明电刺激冲动可通过周围神经通路传入到大脑，可促进感觉皮质的功能强化，进而影响感觉运动神经元的兴奋性，使感觉运动中枢对麻痹肌肉产生新的感知，从而有可能帮助患者正确控制靶肌肉的活动。

7. 改善日常生活活动能力　患者经电刺激治疗后，患侧的腕及手指活动的力量和灵活性均较治疗前明显改善，并能在健手协助下，完成进食、梳洗、穿上衣、扣纽扣等 ADL 动作，神经肌肉电刺激能明显提高肌肉的力量和肌肉收缩时的速度，增加肌肉耐力。研究表明，神经肌肉电刺激对脑卒中患者瘫痪肌力的恢复是一种强化训练，不仅对等长收缩力量和收缩能力有增强，而且可缩短增加肌肉肌力所需要的时间，从而对抗脑卒中患者因卧床而产生的失用性肌萎缩，利于早期瘫痪肌训练。而且，电刺激激活了支配痉挛肌群的神经元，由于突触前抑制的作用，兴奋传入脊髓激活了中间抑制神经元（Renshaw 细胞），后者抑制了痉挛肌群和协同肌群的兴奋性，从而减轻患侧肢体的痉挛，有利于患肢功能的恢复。电刺激治疗瘫痪对促进神经再生、预防肌萎缩无疑是一种有效的治疗手段。

8. 注意事项

(1)找准刺激点(运动点),电极放置至关重要。

(2)刺激频率、输出强度应适中。低频脉冲电刺激一般小于100Hz,应用10～30Hz为主。若重复刺激的频率太低(小于10Hz),单个脉冲引起的肌肉收缩不能产生有效的动作出现。若频率太高(大于50Hz),则肌肉处于完全强直状态,患者感到肌肉被猛烈地抽紧,可产生明显不适。频率低,肌肉收缩产生的功率小,不容易疲劳;频率高,肌肉收缩产生的功率大,但容易疲劳。选择既要使肌肉收缩幅度最大,又能保持一定时间和重复刺激的良性频率同样重要。输出强度也并非越大越好,如伸腕、伸指动作,当输出强度调至明显伸腕伴4指伸展时,比较理想。若继续增大输出强度,4指反而出现屈曲。这是由于屈指肌阈值低,随刺激强度变化不易"适应",兴奋产生收缩所致。因此,当出现伸腕、伸指不理想,除电极放置原因外,应考虑输出强度是否过大。

(3)每次治疗持续时间长短应因人而异。输出通道:单通道只能治疗单组肌群(如踝或腕关节的背伸),多通道可以治疗多组肌群(如步行时按照行走模式同时刺激下肢膝、踝关节肌群)。因此,对功能恢复来说,多通道优于单通道。

四、小结

越来越多的临床应用及研究显示,NMES在康复治疗中是不可或缺的,具有明显促进神经功能恢复的作用,并且不断开发出新的神经肌肉电刺激应用技术,如机器人手、机器人腿,均可辅助完成肢体功能。在治疗过程中,也应注意患者情绪心理变化,鼓励患者积极参与配合,同时要注重家庭成员的配合。NMES是一种有效、经济、实用的康复治疗方法,使用简便,值得在临床上推广。

(马朝阳　万文俊　彭　铎)

第二节　表面肌电图技术

一、概述

表面肌电图(surface electromyography,sEMG),又称动态肌电图(dynamic electromyography,DEMG),是将神经肌肉系统活动时的生物电变化在皮肤表面通过电极加以引导、放大、显示和记录所获得的一维时间序列信号,其检测具有非损伤性、实时性、多靶点测量等优点。它不仅可在静止状态测定肌肉活动,而且可在各种运动过程中持续观察肌肉活动的变化;既是一种对运动功能诊断评价的方法,也是一种生物反馈治疗技术。近年来在康复领域的神经肌肉疾病诊断、肌肉功能评价、人体工效学领域的肌肉工效学分析、体育系统的疲劳判定、运动技术合理性分析、肌纤维类型和无氧阈值的无损伤性预测等方面均有重要的实用价值。

二、病例摘要

患者罗××,男,68岁,因"右侧肢体活动无力2月余"入住我院康复科。

患者2个月前因左基底节区脑出血致右侧肢体活动无力,入住我院神经内科。予以脱水、降颅压、营养神经等保守治疗,病情稳定后予以出院,遗留有右侧肢体活动无力,不能行

走，生活部分依赖。近2个月，肢体症状无明显好转，入住我科康复治疗。发病后15日颅脑CT示：左基底节区脑出血（图20-1）。

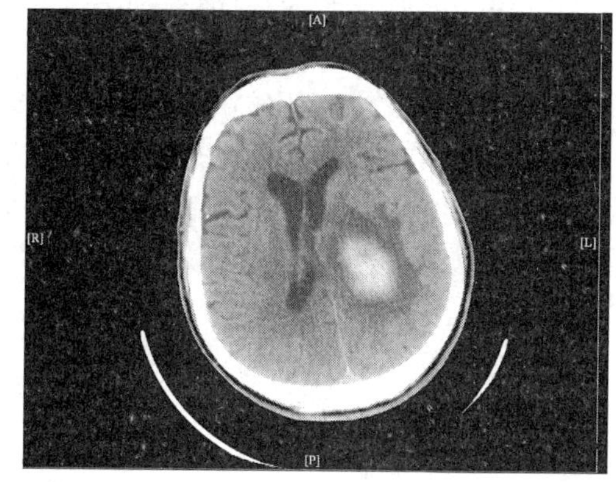

图 20-1　颅脑CT示：左基底节区脑出血

康复评定：Brunnstrom分期：右上肢、手Ⅲ期，右下肢Ⅳ期；改良Ashworth评定：右上肢、手屈肌群肌张力1＋级，右下肢伸肌群肌张力1级；站位平衡1级；Fugl-Meyer踝背伸功能评定：3分（坐位下能主动踝背伸，不充分）；右侧肢体深浅感觉正常；表面肌电检测：右侧股直肌、股二头肌的IEMG分别为27.8mV・S、61.9mV・S，膝屈曲的协同收缩率为30.99％；左侧股直肌、股二头肌IEMG分别为18.5mV・S、123.9mV・S，膝屈曲的协同收缩率为12.99％；改良Barthel指数：78分。

入院诊断：1. 脑出血恢复期；2. 高血压。

存在问题：①右上肢存在共同运动，右下肢出现部分分离运动。②右侧肢体肌张力增高。③右侧足下垂；④日常生活部分依赖。

康复经过：针对患者存在问题，康复治疗采用综合治疗。①康复宣教：注意低盐低脂饮食，多食富含优质蛋白质、维生素、易消化食物，保证营养均衡，保持大便通畅。教会患者良姿位的摆放，定时翻身，加强患肢负重，预防并发症发生；患者高血压病史，规律服药，定时监测血压，保持血压稳定。②药物治疗：单唾液酸四己糖神经节苷脂40mg，静滴，每日1次，连续应用20日。非洛地平缓释片1片（5mg），每日1次。③物理因子治疗：右腕背伸肌功能性电刺激15分钟，每日2次；右踝背伸肌肌电触发功能性电刺激15分钟，每日2次；右下肢空气压力波治疗20分钟，每日2次。④运动治疗：Brunnstrom技术、Bobath技术、Rood技术等综合训练40分钟，每日2次。⑤作业治疗：以降低肌张力，促进右上肢分离运动，改善前臂旋后和腕背伸的作业治疗40分钟，每日2次。

出院时情况：经过1个月积极治疗，Brunnstrom分期：右上肢Ⅳ期，右手Ⅲ期，右下肢Ⅳ期；改良Ashworth评定：右上肢、手屈肌群肌张力1级，右下肢伸肌群肌张力基本正常；患者站位平衡2级；Fugl-Meyer踝背伸功能评定：5分；表面肌电检测：右侧股直肌、股二头肌的IEMG分别为21.7mV・S、70.2mV・S，膝屈曲的协同收缩率为23.61％；左侧股直肌、股二头肌IEMG分别为17.8mV・S、120.6mV・S，膝屈曲的协同收缩率为12.86％；结果表明患侧膝关节伸肌群肌张力较治疗前明显降低，改良Barthel指数：91分。

出院医嘱：康复宣教，规律服药，控制血压，预防再发，通过自助方式继续家庭或社区康复治疗，定期随访。

三、病例分析

（一）表面肌电技术的临床应用

1. 测试功能　通过对肌电信号的实时采集，可以得到动态的振幅-时间曲线图，以此为基准可以进行肌肉功能的定性及定量测定。

（1）定性评测

1）测定的肌肉是否在指定的动作中进行正常活动。

2)测定的肌肉是否能依据指令作出快速反应(收缩/放松)。

3)测定的肌肉是否能在休息时间完全回复到基准线。

4)测定的肌肉在整个运动过程中是否保持一致的反应状态。

5)在对称动作中两侧肢体肌肉活动是否保持基本对称。

6)观察机体在发生体位改变、应用矫形器后、应用各种肌肉促通治疗技术后是否有肌肉活动变化。

7)观察患者是否能真正的学会增强或降低肌肉的活动。

(2)定量测定

1)测定肌肉活动时肌电信号的振幅,了解即时肌肉活动募集情况。

2)测定肌肉的疲劳度。

3)两侧肢体及治疗前后的量化对比。

4)测量数值标准化后进行不同患者间比较。

2. 治疗功能 利用表面肌电技术可以将肌肉活动的电信号以图像和声的形式反馈给受试者(即信息反馈),使受试者可以“看到”或“听到”自己肌肉活动的变化,并在医师的指导下,学会有意识地控制自身的肌肉活动,从而实现促进训练、放松训练以及协调性训练;同时还可以实现肌电触发的功能性电刺激。

3. 表面肌电图常用的定量测量指标 肌电图信号的分析主要包括时域和频域分析。

(1)时间域:是指可以在时间维度上反映肌电曲线的变化特征的评价指标,主要指标有积分肌电(IEMG)、均方根振幅(RMS)、平均振幅(MA)等。

(2)频率域:频率域分析是指在频率方面评价肌电信号的指标分析,频域信号是将时域信号通过快速傅里叶转换(FFT)得出的,在表面肌电信号的检测与分析中具有重要的应用价值。频域分析主要指标有平均功率频率(MPF)、中位频率(MF)、时间与 MPF 曲线的斜率(MPFslope)和时间与 MF 曲线的斜率(Mfslope)等。

4. 操作过程

(1)肌肉选择:选择目标肌肉,功能性活动由肌群完成,一般选择肌群中代表性肌肉;如完成运动学分析,往往需要多通道同时记录多个肌肉电活动。

(2)皮肤处理:皮肤属于不良导体,对肌电信号存在阻抗,皮肤阻抗受皮肤的潮湿程度、表皮的油脂成分、角质层和死亡细胞等众多因素影响。临床上通常采用75%酒精棉球去除皮肤表面的油脂、附着物和死皮,毛发多者还需备皮。

(3)表面电极选择和放置:表面电极多采用银合金制成。每块肌肉需两个测量电极,目前多将电极放置在肌腹正中,两电极沿肌纤维走行排列;另参考电极就近放置于两个测量电极旁边。

5. 影响 sEMG 的因素 应避免或注意的影响因素包括:噪声干扰、电阻影响、脂肪组织、测试姿势或体位、电极移动、容积传导、受试者性别与年龄等。

(二) 表面肌电技术与康复评定

痉挛是中枢神经系统损害后出现的肌肉张力异常增高的综合征,是一种由牵张反射兴奋性增高所致的、以速度依赖的紧张性牵张反射亢进为特征的运动功能障碍。痉挛的速度依赖是指伴随肌肉牵伸速度的增加,肌肉痉挛的程度也增高。近年来应用表面肌电技术评定肌张力越来越受到人们的重视。

目前痉挛评定的方法有量表法、生物力学评定方法和神经生理学评定方法。

量表法有 Ashworth 量表法(Ashworth scale for spasticity ASS)及改良的 Ashworth 量表法(modified Ashworth scale,MAS),是一种主观的半定量评定方法,操作简便,因此它们已成为目前临床最常用的痉挛评定方法。但其量化欠准确,由于受到以关节被动运动中对阻力的主观感觉作为评定基础、检查者的判断力及对痉挛变化的辨别能力等因素的影响,使其应用受到一定限制;另外,评定时忽略了与痉挛关系密切的腱反射和阵挛,故临床使用不够满意。

生物力学评定方法主要包括两种方法:①等速摆动测试是在等速测试仪上检查者突然放手,让小腿在膝关节伸直位上自由向下摆动,记录摆动曲线第一波的幅度、摆动次数、摆动时间等。②等速被动测试是采用机械力量带动关节活动,并固定运动的角速度,因此无论痉挛患者的肌张力如何变化,均不能产生加速度,只能使阻力矩输出增加,从而反映痉挛肢体被动屈伸的阻力,以评价痉挛峰阻矩。这两种方法均有较好的信度和效度,并且具有相当的准确性和敏感性。由于等速测试仪价格较贵,在临床上普及受到一定的限制。

神经生理学评定方法:上运动神经元损伤后,脊髓因失去上位中枢的控制而导致节段内运动神经元和中间神经元的活性改变,以致相应电生理改变。临床上常用肌电图通过检查 F 波、H 反射、T 反射(腱反射)等电生理指标来反映脊髓节段内 α 运动神经元、γ 运动神经元、Renshaw 细胞及其他中间神经元的活性。

表面肌电图是一种非创伤性检查方法,可以反映肢体肌肉张力细微变化。积分肌电(IEMG)是指所得肌电信号经整流滤波求单位时间内曲线下面积的总和,表示在一定时间内肌肉中参与活动的运动单位放电总量,它可反映肌电信号随时间进行的强弱变化。另外,肢体在运动过程中需要主动肌与拮抗肌之间的协同收缩才能维持较好的稳定性。协同收缩率反映肢体拮抗肌在协同主动肌收缩过程中所占的比例,能定量客观评定患者患侧肢体肌张力变化状况。其计算公式:

协同收缩率=拮抗肌 IEMG/(主动肌 IEMG+拮抗肌 IEMG)

国外的研究已经证实,拮抗肌的 IEMG 协同收缩率增加是脑卒中患者普遍存在的现象。表面肌电图被认为是评定协同收缩率的理想和可信的方法。燕铁斌等的研究证实踝背伸和跖屈肌群或肘屈伸肌群在最大等长收缩(属静态运动负荷)情况下拮抗肌的 IEMG 协同收缩率增加。

前期准备完成后,测试采用 MEGA6000-T8 型表面肌电图仪器(图 20-2),Ag_AgCl 电极,电极置于肌腹,且与肌纤维平行,参考电极就近放置于两个测量电极之间。测试时用砂纸祛除皮屑,再用酒精棉球去除油脂。采用肌电图的放大装置,频率为 1000Hz,共模抑制比(common mode rejection ratio,CMRR)为 110dB,增益为 1000,噪声$<1\mu V$,信号经 12bit 模数转换器(AID)将原始数据储存在电子计算机中,应用 MEGAWin 2.4 分析软件进行信号处理,分析窗口为 1024 点,交叠度设定为 50%。测量方式:选取股四头肌中的股直肌、股二头肌的肌腹进行测量,患者取坐位,膝关节固定在屈曲 45°,在膝关节屈曲肌力达最大等长收缩力(maximum isometric voluntary contraction,MIVC)下实施测量。利用 MEGAWin 2.4 软件进行模数转换和快速傅里叶转换(FFT)对结果进行转换,测试指标包括:股直肌、股二头肌在 MIVC 下的 IEMG,计算和比较健、患侧在 MIVC 条件下膝关节屈曲时的协同收缩率。每个动作持续 10 秒,测试 3 次,每次间隔 1 分钟,取 3 次测量结果的平均值进行分析。

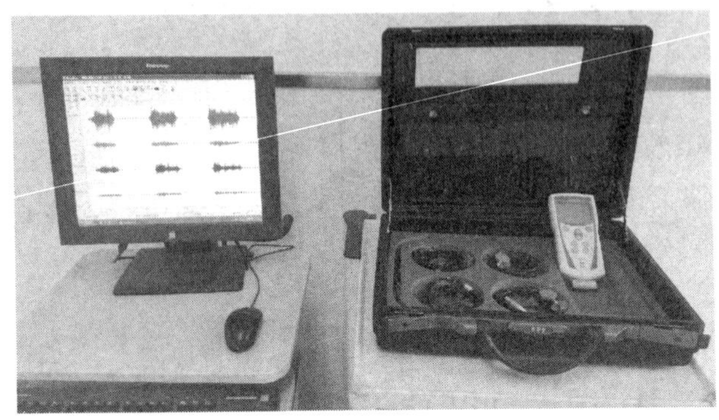

图 20-2　芬兰 MEGA6000-T8 型表面肌电图

该患者治疗前表面肌电检测：右侧膝关节屈曲下右侧股直肌、股二头肌的 IEMG 分别为 27.8mV・S、61.9mV・S，协同收缩率为 30.99%；左侧股直肌、股二头肌 IEMG 分别为 18.5mV・S、123.9mV・S，协同收缩率为 12.99%。结果表明患侧膝关节屈曲时股直肌的协同收缩率明显大于健侧，偏瘫患者下肢伸肌张力增高。治疗后表面肌电检测(图 20-3)：右侧股直肌、股二头肌的 IEMG 分别为 21.7mV・S、70.2mV・S，协同收缩率为 23.61%；左侧股直肌、股二头肌 IEMG 分别为 17.8mV・S、120.6mV・S，协同收缩率为 12.86%；结果表明患者膝关节伸肌张力较治疗前明显降低。

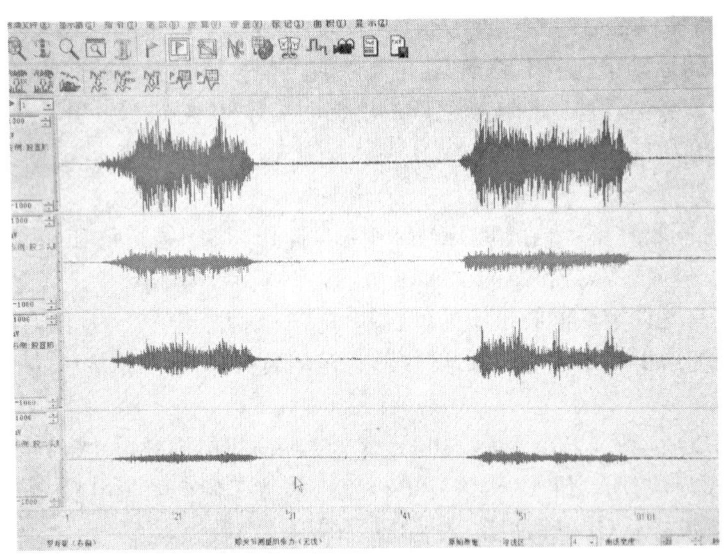

图 20-3　治疗后健患侧 IEMG 检测结果

(从上到下依次为左股直肌、左股二头肌、右股直肌、右股二头肌)

在临床以及科研工作中，缓解肌痉挛的药物如巴氯芬的使用过程中的剂量的调整，以及各种解痉治疗疗效的研究、康复计划的制定等，均要求对肌张力作出客观、精确的评定，能够敏感地反映痉挛程度地变化。长期以来，临床上一直使用的徒手肌张力评定由于检测效度的主观性和检测结果难以精确定量而受到限制。表面肌电图可以定量观察患者肢体肌张力的细微肌电信号变化。因而，它对指导临床正确处理痉挛，评定治疗痉挛的新方法和新手段的疗效提供了依据。

（三）表面肌电技术与康复治疗

肌电生物反馈疗法是借助肌电接受设备，通过记录肌肉收缩时的微弱电信号，并依此为源，利用视觉和（或）听觉反馈；从而将平时不易感知的体内功能变化转变为可理解和感知的信息，并根据反馈信号通过指导和自我训练让患者学会控制自身的功能。临床上多以肌电生物反馈疗法与神经肌肉电刺激相结合，以肌电信号控制电刺激输出，仪器能自动检测到瘫痪肌肉的肌电信号，动态设定阈值或手动设定阈值，使患者自发的脑肌电信号与外加的神经肌肉电刺激信号结合，通过显示器及音响分别将图像信号及声音信号反馈给患者，使患者直观感知两种信号的信息，实现双信号的反馈治疗，此疗法也称为肌电触发的功能性电刺激。

首先向患者说明仪器工作原理、作用和训练方法，以取得其理解和配合，要求患者集中注意力按照治疗师或电脑提示活动患肢。患者采用仰卧位下屈髋屈膝体位，充分暴露患侧小腿，在刺激局部刮去多余毛发，并用细砂纸轻微打磨去除角质层，最后用75%酒精棉球局部擦拭以减少局部皮肤电阻，以达到最佳电刺激效果。采用表面肌电生物反馈评估训练系统（图20-4），治疗用电极为两个4cm×4cm的不干胶电极，一个放在右胫前肌肌腹，另一个放在外踝上3～5cm腓骨前缘，参考电极为3M一次性电极片（直径3cm）置于两电极中间。选择仪器已设定的方案治疗程序。该方案为：肌电反馈电刺激共40次，其中每次刺激持续时间为9秒，间歇15秒，刺激频率为55.6Hz，总治疗时间为15分钟。治疗时，先手动调节电刺激输出的强度，其大小以能引起胫前肌明显收缩并出现踝关节背屈和足外翻动作，患者耐受为限；开始肌电反馈电刺激时，仪器通过检测患者前3次胫前肌用力收缩时的最大值，并按3次表面肌电值平均数的80%生成肌电生物反馈触发最初的阈值，当患者收缩胫前肌达到该阈值时，就会触发1次电刺激，否则就没有电刺激；治疗过程中该阈值随着患者肌肉收缩力的强弱而发生动态变化。该治疗每次15分钟，每日1次，每周5次，10次为1个疗程，连续治疗4个疗程。

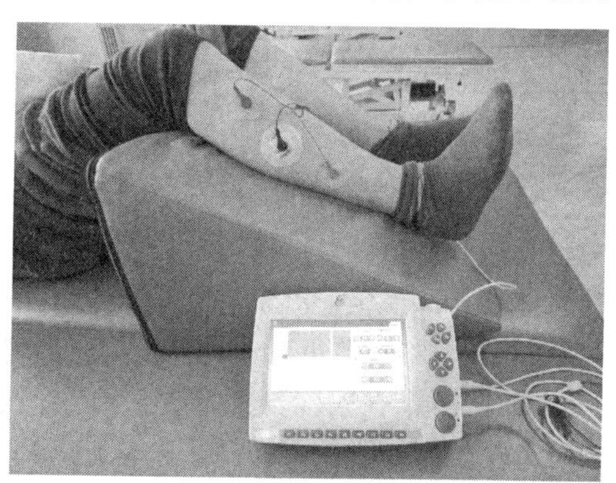
图20-4　右胫骨前肌肌电触发的功能性电刺激

该患者治疗前肌电下测得右踝背伸肌最大自主收缩电压为35μV，Fugl-Meyer右踝背伸功能评定：3分。经过4周治疗后，对右胫前肌最大自主收缩电压再次测量可见该值明显上升为114μV，Fugl-Meyer右踝背伸功能评定：5分，右踝背伸功能较治疗前明显改善。

目前肌电触发的功能性电刺激所用参数各不相同。可采用自动或手动模式，刺激波形为方波，刺激频率为35～50Hz，波宽200μs，刺激时间为5～10秒，间隔时间为10～15秒，每次20～30分钟。

该方法通过对功能障碍的肢体进行低频电刺激产生即时效应来代替或矫正已经丧失的肢体功能。同时依据生物反馈原理，这一反馈过程不断反复，形成环路建立正常的运动序列，并通过反复治疗不断强化纠正异常的运动模式。此种治疗通过协助患者完成反复的、自主的、单关节的分离运动，同时提供大量的经皮、本体感觉刺激，形成一种个体化的本体感觉-运动反馈环路，达到肌肉-神经功能的重建，通过个体化电刺激模式预置和视觉听觉反馈强化，在训练过程中患者能够切实体会到神经-肌肉功能的恢复，并不断通过自身努力使肢体功能明显改善。该疗法除可以增加肌肉强度，改善足下垂，提高步行功能外，在膝关节的控制、垂腕、肩关节半脱位等治疗方面均有广泛的应用。

四、小结

表面肌电图的出现为临床提供了一种安全、简单、无创的肌肉功能状况的检查手段。它可以对肌肉进行工作情况、工作效率的量化，指导患者进行神经肌肉功能训练。当然在实际运用中也发现表面肌电图没有规范统一的测试模式，缺少正常数据库，在进行个体之间相互比较时应进行数据的标准化处理。另外，表面肌电图分析的是部分参与某一动作有关的肌群的肌电情况而不是某一肌肉的放电，振幅的不同仅代表参与肌肉收缩的肌纤维的数量不同，而非肌内所产生的力量不同。由于肌电触发的功能性电刺激是由来自靶肌肉的肌电信号启动，是一种闭环刺激，故其治疗的前提条件是瘫痪肌肉能够自发地产生肌电信号，一般认为 EMG 值至少应$>5\mu V$。对于瘫痪肢体不能产生足够肌肉收缩，其 EMG 值$<5\mu V$以及不能积极主动配合的患者，选用被动的神经肌肉电刺激为宜。

（夏　清）

第三节　小脑顶核电刺激

一、概述

小脑顶核电刺激（fastigial nucleus stimulation，FNS），无创性引入电刺激至小脑顶核区，刺激脑内固有神经传导通路，波及小脑、丘脑及大脑半球等多部位。小脑电刺激还可显著增加脑组织缺血区血流量，抑制脑血管免疫炎症反应和缺血性神经元凋亡，缩小缺血梗死的面积，促进神经细胞的轴索再生。因此，根据小脑顶核电刺激原理而研制的小脑顶核电刺激仪已用于临床，在很多方面取得了预期疗效：如脑梗死、脑供血不足、脑出血、脑外伤等；此外，FNS 在治疗偏头痛、失眠、抑郁症、脑发育落后方面有潜在的应用前景。

二、病例摘要

患者刘××，男，53 岁。左侧肢体活动不利 4 周余入院。有糖尿病史 8 年。查体：神志清楚。言语清晰，对答切题。左鼻唇沟浅，伸舌左偏。无饮水呛咳。Brunnstrom 运动功能分级：左上肢Ⅳ级，左手Ⅲ级，左下肢Ⅳ级。徒手肌力测定（MMT）：左上肢屈肘肌 3 级，肘伸肌 3-级，屈腕肌 2 级，伸腕肌 3-级，左下肢屈膝肌 4 级，伸膝肌 4 级，踝跖屈肌 2 级，踝背屈肌 2 级。改良 Ashworth 痉挛分级：左上肢屈肌 0 级，左手屈肌 0 级，左下肢伸肌 0 级。关节活动度（ROM）测定：左侧肢体各关节被动关节活动度（PROM）未见明显受限。左侧肢体痛觉、温度觉较对侧减退，位置觉存在。左侧 Babinski 征（＋）。右侧肌力、ROM、感觉等正常，病理征（－）。坐位平衡 3 级，站位平衡 2 级。一人辅助下可步行，步态及稳定性欠佳，行走时左足下垂、内翻。本院头颅 MRI 提示右侧基底节区脑梗死（图 20-5）。

患者入院后经过偏瘫肢体综合训练及神经肌肉刺激，小脑顶核电刺激等系统康复治疗后 3 周，左侧肢体活动不利明显改善，日常生活完全自理后出院。

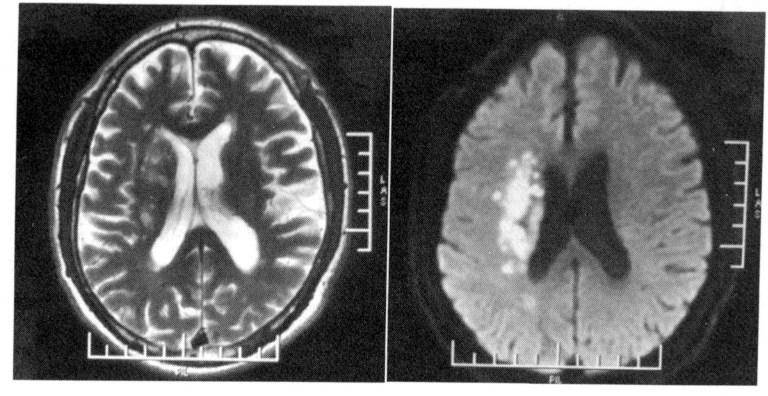

图 20-5　头颅 MRI 提示右侧基底节区脑梗死

三、病例分析

（一）FNS 的神经生理学基础及相关研究回顾

小脑表面被覆一层灰质，其深部是白质髓体，包裹在白质内有 4 对小脑核，从中间向外侧依次是顶核、球状核、栓状核和齿状核。许多研究证明顶核是影响心血管、呼吸及胃肠活动的主要结构，并认为其中有迷走神经的参与。

早在 1969 年，Miura 和 Achari 就报道 FNS 可引起动脉血压及心率一过性的改变；1983 年，Nakai 首次提出 FNS 可引起局部脑血流（regional cerebral blood flow，rcbf）的增加；1988 年，Khayata 首次报道 FNS 可缩小实验大鼠的脑梗死体积；1995 年，美国 Cornell 大学的 Reis 教授研究提出 FNS 激发条件性中枢神经源性神经保护作用；在国内 1991 年，以重庆医科大学附院的董为伟教授为首的国内学者开始研究 FNS，目前已经成为常规的康复手段之一。

（二）FNS 应用于脑梗死及系统缺血性疾病治疗

脑血管病发病后，缺血缺氧的脑组织细胞会发生电化学链式瀑布样反应，早期和超早期的部分损害是可逆的，随时间的延长，神经细胞由可逆性损伤向不可逆性转化。现在已明确的 FNS 的治疗机制中和脑梗死治疗和恢复相关的作用主要有以下几方面。

改善脑血流和脑组织对葡萄糖利用：近年来对小脑顶核（FN）的研究发现，其对区域性脑血流和局部脑组织葡萄糖利用（rCGU）有重要影响。动物实验显示 FNS 可使脑血流增加，相应的 rCGU 也上升。

FNS 的神经源性神经保护作用：研究发现，电刺激小脑顶核可启动预防性及治疗性中枢神经源性神经保护，预先进行 FNS 1 小时可使脑梗死发生时梗死灶面积减小 50%，而且该保护作用可持续 10 日，甚则到 30 日左右才完全消失。

对抗脑血管的炎性反应：对 FN 的电刺激可使皮层脑电同步化，还可以抑制一氧化氮合成酶（NOS-2）等物质的合成，从而可以对抗脑血管的炎性反应。

由此可见，FNS 不仅能够有效增加脑局部血流量，而且能通过其他途径保护脑组织，对抗脑缺血和脑血管炎性反应，改善神经传导，促进神经功能恢复。小脑顶核电刺激治疗神经系统缺血性疾病逐步在临床开展。

（三）FNS 应用于偏头痛的治疗

偏头痛（migraine）是临床最常见的原发性头痛类型，多起病于儿童和青春期，中青年期达发病高峰，以女性多见，男女患病比为 1∶(2～3)，人群中患病率为 5%～10%，常有遗传背景。临床以发作性中重度、搏动样头痛为主要表现，头痛多为偏侧，一般持续 4～72 小时，同时可伴有恶心、呕吐，光、声刺激或日常活动均可加重头痛，安静环境、休息可缓解头痛。

FNS 治疗偏头痛的可能机制包括：①改善脑血管舒缩功能，预防或减轻在偏头痛发作前出现的脑血管痉挛，促进血液循环，防止血小板聚集。②使皮层脑电同步化，消除或减轻皮层抑制。③通过脑内固有神经通路的神经源性作用增强脑组织的自我保护能力。从而达到减轻偏头痛发作的目的。

研究发现 FNS 对脑组织所产生的保护作用可持续数日甚至数周，因此将该方法应用于临床有希望使对偏头痛的预防变得简便有效，而使患者乐于接受。

(四) FNS 对后循环缺血性眩晕的治疗

后循环又称椎-基底动脉系统，由椎动脉、基底动脉和大脑后动脉组成，主要供血给脑干、小脑、丘脑、海马、枕叶、部分颞叶及脊髓。后循环缺血(posterior circulation ischemia，PCI)是常见的缺血性脑血管病，约占缺血性卒中的 20%。

后循环缺血的常见症状是：头晕/眩晕、肢体/头面部麻木、肢体无力、头痛、呕吐、复视、短暂意识丧失、视觉障碍、行走不稳或跌倒。后循环缺血的常见体征有：眼球运动障碍、肢体瘫痪、感觉异常、步态/肢体共济失调、构音/吞咽障碍、视野缺损、声嘶、Horner 综合征等。出现一侧脑神经损伤和另一侧运动感觉损伤的交叉表现是后循环缺血的特征表现。

后循环缺血性眩晕反复发作，要使小脑顶核电刺激对患者的主观疗效达到更好的作用，应在患者发病 3 日内尽快使用。

(五) FNS 对心率变异性的影响及可能机制

对心脏功能的影响是 FNS 最早发现的作用之一。研究发现，电刺激小脑顶核能够改善脑卒中患者心脏自主神经功能紊乱。

心率变异性(heart rate variability，HRV)分析是无创检测心脏自主神经调节功能的一种重要手段。心率变异性信号蕴含了有关心血管调节的大量信息，提取和分析这些信息可以定量评估心脏交感神经和迷走神经活动的紧张性、均衡性及其对心血管系统活动的影响。HRV 可用来研究有关疾病的发病机制，判断自主神经功能，评估病情和预后，指导治疗以及急诊监测等各方面，进一步说，HRV 可以作为正常人亚健康状况的指标。

研究发现，FNS 能够使脑卒中患者 HRV 频域参数总功率(TP)、高频标化(HF)的和低频标化(LF)的上调，表明脑梗死患者的交感神经和迷走神经的调节功能得到增强，使交感-副交感活性达到新的平衡，从而改善了心脏自主神经功能紊乱。有研究表明，FNS 对心脏自主神经功能有调节作用。因此，探索一种改善亚健康人心脏自主神经功能的新方法，有可能达到改善亚健康状态、促使其向健康状态发展，预防心源性猝死、心肌梗死等心血管疾病发生的目的。

(六) FNS 改善抑郁状况和可能机制

脑卒中后患者常因悲观抑郁等负性情绪，不能很好地配合康复治疗，导致日常生活活动能力恢复慢，影响治疗效果。因此，人们对脑卒中后患者抑郁状态的治疗越来越受临床重视；已经有临床研究表明脑卒中后抑郁状态的发生与脑损害部位(特别是左侧额叶、颞叶及基底节区)、病灶的数目(多灶者明显高于单灶者)有显著相关性。

如前文提到，电刺激小脑顶核可增加大脑皮质、海马、下丘脑等部位 5-HT 神经元的数量，使神经元 5-HT 合成增多，提高 5-HT 的释放；此外，可能随着躯体功能障碍的较快恢复，患者的心理压力减轻，对康复的信心增强，更有利于抑郁症状的进一步改善，形成良性循环。

有学者的研究提示，小脑顶核刺激仪治疗 2 周后患者症状即有改善，小脑顶核刺激对患者的抑郁症状有改善作用，对抑郁的发生有一定预防作用。

（七）FNS 治疗失眠及可能机制

失眠因其发生率高、涉及面广及其造成的导致机体功能下降等问题，严重影响着人类的日常生活，成为影响人类健康和生活质量的社会公共卫生问题，长期失眠还是导致抑郁、焦虑的主要因素之一。

电刺激小脑顶核能诱发条件性中枢源性神经保护作用，可能从易化下丘脑神经元的活动、抑制神经元膜的过度兴奋和调节神经递质和细胞因子的释放等多个环节参与睡眠-觉醒节律的调节，达到治疗失眠症的效果。

（八）FNS 的其他应用

FNS 还可用于脑发育落后、老年性痴呆、血管性痴呆、帕金森病认知功能障碍、缺血性眼病、青少年近视、孔源性视网膜脱离等，其详细的作用机制尚待进一步的临床和动物实验研究。

四、小结

电刺激小脑顶核也属于深部电刺激的一种类型，广义上属于无创的脑刺激方法，和颅磁刺激（TMS）、经颅直流电刺激（tDCS）等电磁刺激技术等一样，均有很好的发展前景。

通过粘贴在双侧乳突部位的一对电极使电刺激到达小脑顶核，患者局部针刺样感觉，电流大小为耐受量，但全身舒适、放松的治疗方法。小脑顶核电刺激已广泛用于临床，在很多方面取得了预期疗效，如脑梗死、脑供血不足、脑出血、脑外伤；偏头痛、失眠、抑郁症、脑发育落后；老年性痴呆、血管性痴呆；脑卒中患者心脏自主神经功能紊乱，缺血性眼病、青少年近视、孔源性视网膜脱离。此外，FNS 在预防心脏性猝死、防治心肌梗死等心血管领域也有着潜在的应用前景。

（鲍　勇）

推荐读物

1. 吴江. 神经病学. 北京：人民卫生出版社，2005.
2. 励建安. 康复医学. 北京：科学出版社，2008.
3. 何成奇. 物理因子治疗技术. 北京：人民卫生出版社，2010.
4. 穆景颂，倪朝民. 表面肌电图在脑卒中康复评定中的应用. 中国康复，2009，24(1)：53-55.
5. 余洪俊，刘宏亮，陈蕾. 表面肌电图的发展与应用. 中国临床康复，2002，6(5)：720-721.
6. Joel A. DeLisa. DeLisa 物理医学与康复医学理论与实践. 励建安，毕胜，黄晓琳，译. 北京：人民卫生出版社，2013.
7. Tarek A- Z. K. Gaber. 神经康复病例分析. 毕胜，译. 北京：人民卫生出版社，2014.
8. Zhou P, Qian L, Zhou T, et al. Mitochondria are involved in the neurogenic neuroprotection conferred by stimulation of cerebellar fastigial nucleus. J Neurochem, 2005, 95(1)：221-229.
9. 王健俐，闫卫静，李国臣. 后循环缺血临床报告. 中国实用神经疾病杂志，210. 林百荣，汪涛，胡文奎. 小脑顶核电刺激治疗偏头痛 40 例. 上海中医药杂志，2002，12：26-27.

第二十一章

操作技术

第一节　肉毒毒素注射技术

一、概述

肉毒毒素注射技术是采用A型或B型肉毒毒素针对相关适应证进行注射治疗的一种技术。肉毒毒素注射应该由全面掌握相关临床疾病知识、熟悉注射部位解剖生理及具备基本的肌电图或超声定位技能的医师进行操作。一般遵循个体化治疗原则，选择合适的靶肌肉、确定注射剂量并采用精准的定位注射技术进行注射治疗。目前临床上肉毒毒素注射主要是采用徒手反向牵拉、肌电图、电刺激、超声引导等手段辅助选择靶肌肉定位。

二、病例摘要

患者潘××，男，32岁，因“右侧肢体乏力11月余”于2014年10月30日收入康复科，于2014年11月14日出院。

患者于2013年11月15日运动时突发右腕关节不自主大幅度抖动，当时意识清，无头晕头痛，无恶心、呕吐，无大小便失禁等不适，自行搭乘摩托车就诊于当地医院，急诊行头颅CT检查提示“左侧基底节区脑出血”，具体出血量不详，予以留观对症处理，后复查头颅CT提示出血量增多，并伴呕吐两次，呈喷射状，当时测血压收缩压高达240mmHg，呈昏迷状态，急予以止血、降压等药物对症治疗，效果不明显；当晚即转院至上级医院，复查头颅CT提示“左侧基底节区脑出血”，出血量约为40ml，予以微创引流，后患者反复出血5次，2013年11月17日行“左颞开颅左基底节脑血肿清除和去骨瓣减压术”，术后予以调控血压、营养神经、改善脑循环等药物对症治疗，后患者病情逐渐平稳好转，出院时患者右侧肢体肌力低下，不能行走，日常生活基本依赖，后曾多次于当地中医院进行功能康复治疗，右侧肢体功能逐渐好转，可在拐杖辅助下步行。于2014年5月14日行颅骨修补术，术后给予抗感染、改善循环、营养神经等药物治疗后出院回家休养，目前患者自觉右侧肢体乏力伴僵硬，活动困难，今为进一步改善右侧肢体功能就诊我科，门诊以“脑出血恢复期”收治入院。自发病以来，患者精神、食欲可，睡眠可，大小便可，体重无明显改变(图21-1、图21-2)。

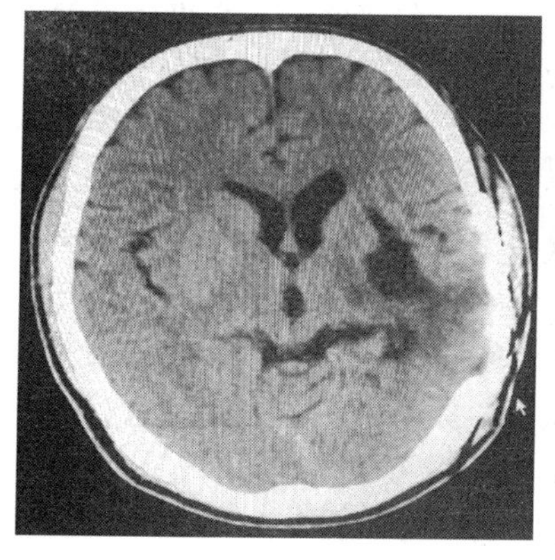
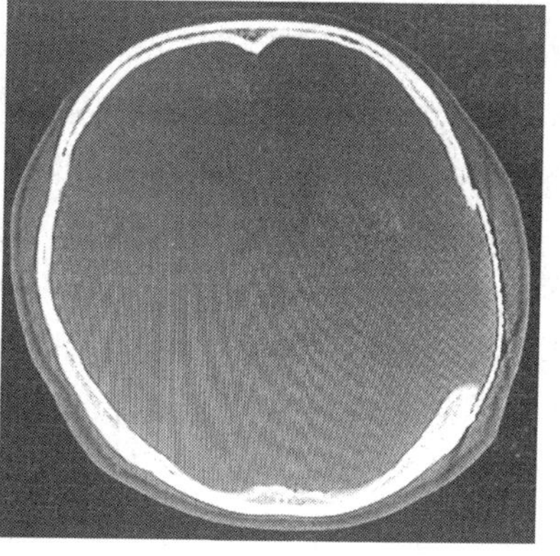

图 21-1　头颅 CT 检查的时间及结果(2014 年 5 月 8 日):1. 左侧基底节区脑出血清除术后改变,左侧顶叶、放射冠区、基底节区、外囊、颞叶软化灶形成,左侧放射冠区软化灶与左侧侧脑室可能穿通,左侧侧脑室扩大。2. 左侧丘脑、大脑脚、中脑及脑桥左侧缺血变性灶

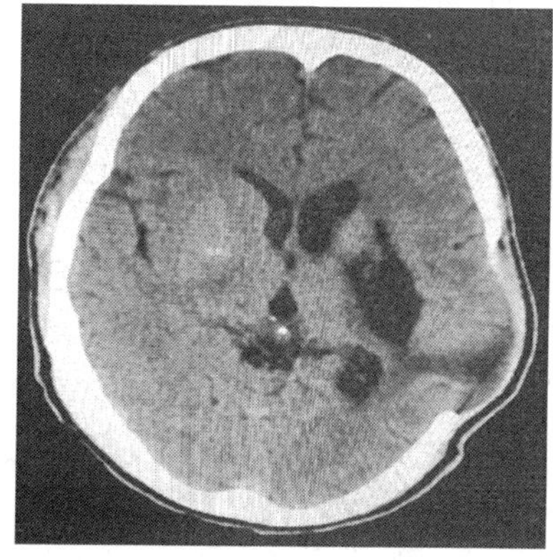
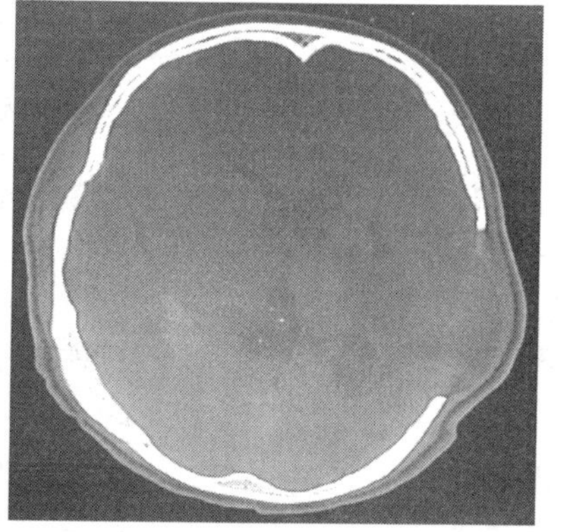

图 21-2　头颅 CT 检查的时间及结果(2014 年 6 月 24 日):1. 左侧基底节区脑出血清除术+颅骨修补术后,原左侧额颞部硬膜外血肿大部分已经吸收,原左侧颞顶叶少许出血灶较前基本吸收;原双侧额顶部软组织肿胀较前明显缓解。2. 左顶叶、放射冠区、基底节区、外囊、颞叶缺血变性、软化灶形成,范围较前增大;左侧侧脑室扩大。3. 左侧丘脑、大脑脚、中脑及脑桥左侧缺血变性灶,较前变化不大

入院诊断:1. 脑出血(左侧基底节区,恢复期),右侧偏瘫、ADL 大部分依赖;2. 高血压(2 级,极高危组);3. 左侧颅骨修补术后。

诊疗经过:入院后完善三大常规、生化全套及胸片、心电图检查,并进行相关功能康复评定。查体:血压 160/111mmHg,神清,左颞部可见一从耳后至左前额弧形手术瘢痕,长约 13cm。构音清晰,脑高级功能检查基本正常,双侧瞳孔等大等圆,直径约 4mm,对光反射灵敏,双眼球各项活动正常。鼻唇沟右侧稍浅,示齿口角稍左偏,伸舌居中,软腭上抬可,悬雍垂居中,双侧咽反射稍减弱。右上肢屈肘、屈腕、屈指肌张力(改良 Ashworth 分级)2 级,右下肢屈髋肌张力 1 级、腘绳肌张力 1 级、小腿三头肌肌张力 2 级、踝跖屈内翻肌张力 2 级、踇长屈肌及趾长屈肌肌张力 2 级,左侧肢体肌张力正常。右上肢近端肌力 3+级,远端肌力 3

级，右下肢屈髋肌力4-级，伸膝肌力4级，远端肌力3级，左侧肌力正常。右侧肱二头肌、肱三头肌、膝反射较左侧亢进。右侧 Hoffman 征、Rossolimo 征、Babinski 征、Chaddock 征(+)，左侧病理征未引出。左侧共济运动正常，右侧不能完成，右足内翻。左侧肢体关节及脊柱活动度正常。功能状态：独立完成向两侧翻身、卧坐转移、坐站转移，坐位平衡3级，站位平衡2级，步行呈偏瘫步态，ADL评分60分(满分100分)；上肢FM评分10分(满分36分)、下肢FM评分4分(满分30分)。药物治疗方面予以调控血压、改善脑循环以及脑卒中二级预防药物对症治疗；积极完善右侧肢体痉挛相关量表及表面肌电图、针极肌电图评估后，于2104年10月31日在超声引导下进行右侧上肢痉挛靶肌肉A型肉毒毒素注射治疗(图21-3、图21-4)：肱二头肌注射位点8个，每点20U，共160U；肱桡肌注射位点4个，每点20U，共80U；桡侧腕屈肌注射位点3个，每点20U，共60U；指浅屈肌注射位点4个，每点20U，共80U；指深屈肌注射位点3个，每点20U，共60U；针对患者步行时表现为右足内翻，足趾抓地，于2014年11月5日再次在超声引导下进行右侧下肢痉挛肢体A型肉毒毒素注射治疗：患者取俯卧位，确定胫骨后肌、腓肠肌、比目鱼肌、踇长屈肌、趾长屈肌为需注射肌肉，体表定位拟定注射位点，常规消毒，B超实时监测，反向牵拉肌肉，注射针在B超引导下进针，见针尖

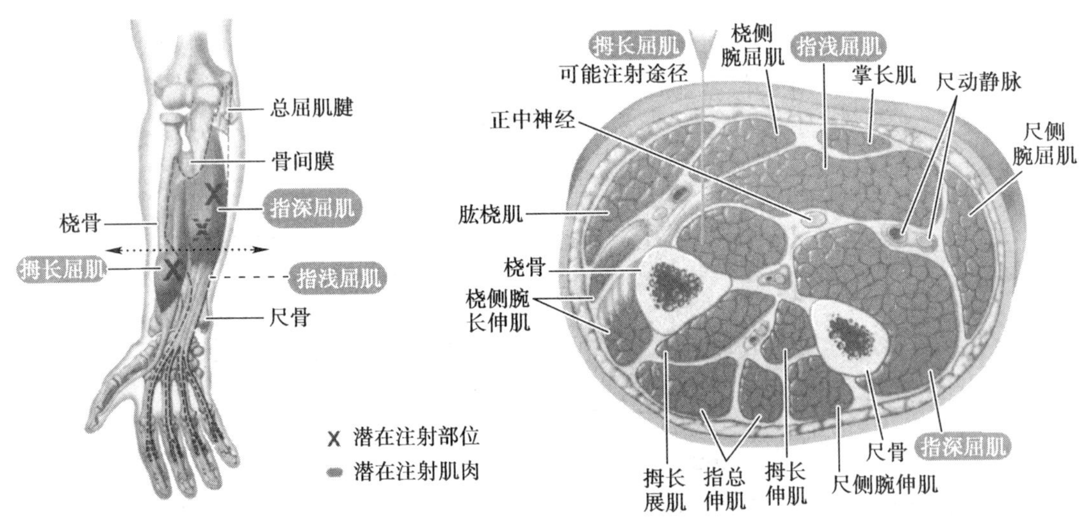

图21-3　上肢前臂桡侧腕屈肌徒手定位及超声定位图

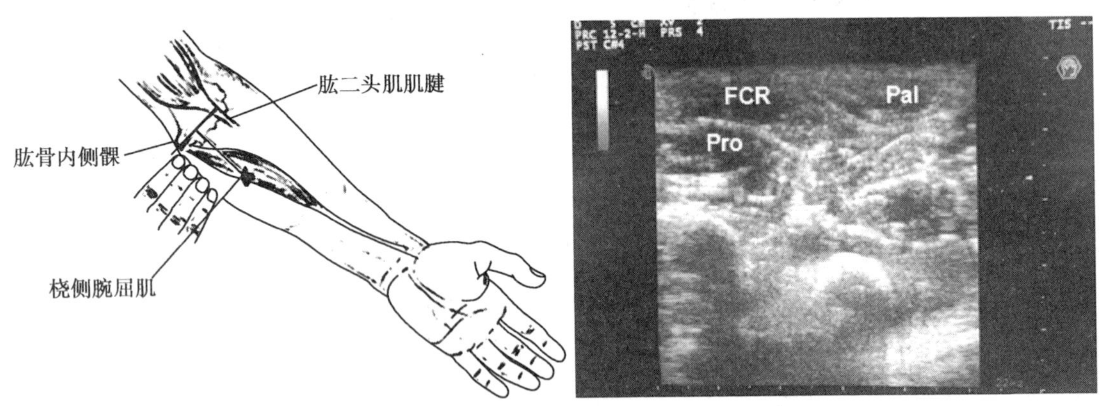

图21-4　FCR：桡侧腕屈肌；Pal：掌长肌；Pro：旋前圆肌

达肌肉内停针、注射。胫骨后肌注射位点5个，每点20U，共100U；腓肠肌注射位点4个，每点30U，共120U；比目鱼肌注射位点4个，每点20U，共80U、踇长屈肌注射位点2个，每点25U，共50U；趾长屈肌注射位点2个，每点25U，共50U。注射术程顺利，患者未诉不适，嘱患者及家属24小时内不宜挤压、热敷，注射处皮肤、肌肉，保持局部皮肤清洁；注射后继续加强偏瘫肢体的功能康复训练，包括偏瘫肢体综合训练、肢体牵伸、手功能训练，以及辅以针灸、低频电刺激、生物电反馈等。

出院时情况：患者一般情况良好，右侧肢体功能较入院时明显改善，右腕可背伸、右拇指有对指动作出现，步行右足内翻基本纠正，可独立步行数百米，日常生活活动能力基本自立；右上肢屈肘、屈腕、屈指肌张力改良Ashworth分级1级，右下肢屈髋肌张力1级、腘绳肌张力1级、小腿三头肌肌张力1级、踝跖屈内翻肌张力1级、踇长屈肌及趾长屈肌肌张力1级；ADL评分98分(满分100分)；上肢FM评分19分(满分36分)、下肢FM评分7分(满分30分)。

出院诊断：1. 脑出血(左侧基底节区，恢复期)，右侧偏瘫、ADL大部分依赖；2. 高血压(2级，极高危组)；3. 左侧颅骨修补术后。

出院医嘱：1. 按时服用药物，定期监测血压、血脂情况；2. 继续加强右侧肢体功能锻炼；3. 门诊定期随诊。

三、病例分析

(一) 肉毒毒素的临床应用

目前A型肉毒毒素已被广泛用于以肌肉过度或不适当收缩为特征的许多疾病的治疗，包括脑卒中、脑外伤、儿童脑瘫后的肢体痉挛状态。许多患者在注射后24～72小时开始感觉到治疗效果，起效高峰大约发生在注射后2周，注射后尽早开始进行物理治疗会增强这种作用。患者的再次评价通常在首次注射后1～2周由物理治疗师进行，3～6周由医师进行，但这些间隔可根据患者或照顾者的需要而不同。

A型肉毒毒素作用于痉挛的临床疗效大约持续12周，但有些患者疗效持续时间可能更长或更短。据文献报道及我们的经验，功能性活动和辅助治疗，包括矫形支具和注射肌群的电刺激，能延长疗效持续时间。

影响疗效的因素包括：①痉挛时间过长。②肌肉的活动度差。③BTXA制剂配制不当和储存不良导致药物效价降低。④首次注射剂量不足。⑤注射位点不佳。⑥抗体的出现，使后续治疗中对毒素的反应性降低。2%～3%的患者注射后无效，即原发性无反应。5%～10%的患者注射后出现抗体，成为继发性无反应者。如果毒素对患者的疗效减弱，可进行简单的试验，看是否有抗体产生。用低剂量的BTXA(10～15U)进行额肌注射，以确定患者对治疗的反应。未出现预期的肌肉松弛则表示存在全身性的抗体。该过程对患者的影响最小，无须收集血液，避免不必要的检查费用。

(二) 肉毒毒素注射与痉挛评定

肉毒毒素注射前首先要对痉挛进行临床评估，这样不仅可以了解痉挛的严重程度，还可以进行痉挛的治疗效果比较，有利于治疗方案的制定。痉挛的临床评估应尽量以量化的形式记录下来。痉挛评定的内容包括痉挛的严重程度、痉挛的分布(受累的肌肉、肌群或肢体部位)及痉挛所致的功能性不良后果。此外，应注意痉挛是一种动态性的现象，评定痉挛的环境不同，会引起痉挛程度的变化。痉挛程度受发病时间、体位变化、功能训练与用药情况、患者情绪状况和伴发疾病的影响。因此，痉挛评定必须综合考虑上述多方面的影响因素。

评定痉挛的量表较多，包括 Ashworth 痉挛量表（ashworth scale for spasticity，ASS）、改良 Ashworth 量表（modified ashworth scale，MAS）、综合痉挛量表（composite spasticity scale，CSS）、两侧内收肌肌张力分级（bilateral adductor tone rating）、痉挛频率量表（spasm frequency scale）等。

其他评定痉挛的方法，包括临床神经电生理检查（如 EMG）、钟摆试验（pendulum test）、步态分析（gait analysis）技术等。

（三）功能评定

痉挛常对患者的功能活动造成不同程度的影响，因此对于痉挛患者尚需评估其运动功能如床上活动、体位转移、平衡能力与步态等，以及日常生活活动（ADL）自理能力等。

常可选择应用徒手肌力检查、ROM 的测量、Brunnstrom 运动功能、Fugl-Meyer 量表、Barthel 指数（BI）或功能独立性评定（FIM）、Berg 平衡量表、Holden 步行功能分级（FAC）等，以全面了解痉挛对功能活动各方面的影响。

（四）肉毒毒素注射技术

肉毒素可使用肌肉及皮下注射技术。对于表浅大块的肌肉可直接采用徒手定位注射技术，而深部精细、复杂的肌肉则需要肌电图、电刺激或超声引导的定位注射技术。各种器械辅助的定位注射技术各有优缺点。定位注射技术的关键是注射者必须熟悉肌肉解剖及关节运动学，十分清楚注射肌的起止点、分布及痉挛表现，并预测注射后可能产生的治疗结果、副反应及不良反应。

肉毒毒素注射技术有三个核心问题：①注射所选取的靶肌肉。②针对注射靶肌肉所选取的定位注射方法。③注射靶肌肉所需的药物的剂量。理论上，肉毒毒素最佳的注射位置是位于靶肌的终板区域，即运动点。大量的实验已经证实当肉毒毒素肌肉内注射位点靠近运动终板时所获得的效果最大。在大多数的骨骼肌中，运动终板常聚集于特定的区域中，刺激运动点有助于肉毒毒素的定位注射，其目的是尽可能将肉毒毒素注射到邻近神经肌肉接头的终板区域，但实际上肉毒毒素可从注射部位向周围扩散。因此，有些专家认为仅需将肉毒毒素注射到靶肌肉的肌腹即可。

（五）疗效的质量控制

1. 注射前的评价通常在注射当日再次进行，确定痉挛有无变化及其程度，具体评估方法可以参照本节肉毒毒素注射技术与康复评定的相关内容。

2. 从功能恢复角度考虑，肉毒毒素注射主要是选择引起异常模式的靶肌，从而使其恢复有益的功能活动。

3. 肉毒毒素注射的对象是痉挛导致功能障碍的患者，为了使治疗达到预期效果，注射前与患者和（或）其家属充分沟通至关重要，并签署知情同意书。

4. 按规进行药品准备，注射后要有相关记录。

（六）肉毒毒注射后的康复治疗

以前普遍认为肉毒毒素注射后不宜过早的进行康复训练，这样会导致药物弥散至相邻非注射的靶肌肉或导致代谢过快而影响注射治疗的效果，但目前越来越多的专家学者认为肉毒毒素注射后宜尽早开展康复活动训练（建议注射 3 小时后开始），他们认为这样可以更加有效地促进 A 型肉毒毒素与突触前膜内的 SNAP-25 充分结合，从而阻滞乙酰胆碱的释放并发挥治疗作用。因此，当患者进行肉毒毒素注射后应早期对注射的肢体进行牵伸活动、佩戴抗痉挛夹板以及低频电刺激、生物反馈等治疗。

四、小结

肉毒毒素注射技术是一门技术性较强的工作，在实施注射前首先要对患者的痉挛程度进行详细的评估，明确是否需要进行肉毒毒素注射处理，然后，根据患者的痉挛畸形状态选取注射靶肌肉，并确定药物注射的剂量。同时，它还要求操作者必须熟悉注射部位解剖生理结构并采用适当定位技术进行操作。肉毒毒素注射治疗的效果取决于准确的定位注射及合适的药物剂量。

（胡昔权）

第二节　低温热塑板材技术

一、概述

低温热塑板材为聚丙烯和聚乙烯化合物，早期被引进使用在骨科外固定和矫形器部分的使用，由于其具有轻便，易于穿戴，制作简单等原因，后来被康复界广泛使用。脑卒中患者肌张力增高问题，一直是康复过程中的重点和难点，常用降低肌张力的方法除了药物治疗方法以外，牵伸技术、局部手法治疗，以及物理因子疗法中的温热疗法、超短波疗法等都是常规的治疗方法。本文将针对肌张力增高，从支具干预方面入手，介入到肌张力管理当中。选取脑梗死常见的上肢屈肘肌群肌张力增高患者为报告对象，在常规治疗的基础上让患者佩戴肘关节伸直位固定支具，通过支具的持续牵伸后观察患者的屈肘肌群肌张力变化情况。

二、病例摘要

患者郑××，男，49 岁，于 2014 年 9 月 15 日上午 10 时 30 分，家属发现其无明显诱因出现烦躁不安，左侧肢体活动增多，右侧肢体活动明显减少，无呕吐、肢体抽搐，无呼吸困难、咯血、咳嗽、咳痰。数分钟后患者意识变差，呼之无反应，言语含糊，伴右侧肢体无力加重，无自主活动，遂至我院就诊，行头颅 CT 检查提示："左侧基底节脑梗死"。予以营养神经、改善循环等治疗后，意识无好转，为求进一步诊治，急诊以"脑梗死"收入我院神经内科。患者起病以来，已留置尿管，尿液清亮，大便未解。

为求进一步康复治疗，患者于 2014 年 10 月 5 日转入我科，入科后完善相关检查：一般情况嗜睡，烦躁不安，被动体位，颜面部无不自主抽搐。颅神经：双侧有压眶反应；眼球位置居中；双侧瞳孔等大等圆，直径约 3mm，双侧直接、间接、对光反射灵敏；双侧角膜反射存在；咽反射不配合；额纹对称，眼裂右侧稍小，鼻唇沟右侧浅，口角向左侧歪斜。脑干反射：双侧水平玩偶征阳性，双侧垂直玩偶征阳性；双侧睫脊反射存在。生理反射：双侧腹壁反射正常存在，双侧提睾反射正常存在；双侧肱二头肌腱反射（++），双侧肱三头肌腱反射（++），双侧桡骨膜反射（++），双侧膝腱反射（++），双侧跟腱反射（++）；踝阵挛阴性，髌阵挛阴性。病理反射：双侧 Hoffmann 征（－）；双侧 Babinski 征（－），双侧 Chaddock 征（－），Oppenheim 征（－），Gorden 征（－）。脑膜刺激征：颈软无抵抗，Kerning 征（－），Brudzinski 征（－）。

诊断：左侧基底节脑梗死。

入院相关功能评定：①肌张力评定，患者上肢肩内收肌群 Ashworth 分级为 1+级，肩前屈肌群肌张力 Ashworth 分级为 1 级，屈肘肌群肌张力 Ashworth 分级为 3 级。屈腕肌群肌张力 Ashworth 分级为 1+级，上肢其余肌张力未见增高。下肢伸髋肌群肌张力 Ashworth 分级为 1+级，伸膝及踝跖屈肌群肌张力 Ashworth 分级为 2 级，下肢其余肌张力未见增高。运动功能：患者上肢 Brummstrom 分期为Ⅲ期，手 Brummstrom 分期为Ⅰ期，下肢 Brummstrom 分期为Ⅲ期；上肢 Fugl-Meyer 评分为 13 分，下肢 Fugl-Meyer 评分为 25 分。②其他功能评定，坐位平衡Ⅲ级，站位平衡为Ⅱ级；Berg 量表评分为 40 分；认知功能：MMSE 评分为 30 分，结果为认知功能未见异常；ADL 评定：改良 Bathal 指数评分为 25 分，日常生活活动大部分依赖；吞咽功能和言语功能未见异常；患者上肢 Brummstrom 分期为Ⅲ期，手 Brummstrom 分期为Ⅰ期，下肢 Brummstrom 分期为Ⅳ期；上肢 Fugl-Meyer 评分为 20 分，下肢 Fugl-Meyer 评分为 27 分。

存在问题：患者右侧肢体运动功能障碍；右侧肢体肌张力增高；日常生活活动能力障碍。

康复经过：入院后通过三级联合查房、会诊以及康复团队会议制定康复治疗方案并予以实施。

低温热塑板材及表面肌电的联合应用：针对患侧上肢屈肌肌张力增高，使用低温热塑支具进行治疗。①测量画图时，患者采取端坐位，肩前屈 90°，嘱患者放松。肘下垫测量纸，在肘关节被动伸直 0 位取点。取点位为肘横纹两端、鹰嘴、前臂中段两侧边垂直下取点、上臂中段两侧边垂直下取点。支具外围高度为取点位周径 1/2。②使用魔术贴将支具固定于伸肘 0 位。为防止压疮，嘱患者在初次佩戴时时间为 1 小时，佩戴完毕观察佩戴部位受压情况，避免压疮产生。第二次以后佩戴 2 小时/次，放松半小时。睡觉时不佩戴。随时观察佩戴部位受压情况。③在使用低温热塑板材前和出院评估时使用表面肌电针对肱二头肌和肱三头肌进行表面肌电记录。评估时采用仰卧位，贴好电极之后，测试者一手托住肘关节后方，另一手握住腕关节，做伸肘被动运动。起始位为屈肘最大关节活动度位置，被动伸肘至伸肘最大关节活动度位置。记录下肱二头肌和肱三头肌表面肌电变化情况。

其他康复治疗：①物理因子治疗，音频电上肢治疗 20 分钟/次，1 次/日；上肢磁疗 15 分钟/次，1 次/日；超短波治疗 20 分钟/次，1 次/日。②运动治疗，常规运动疗法以 Bobath 技术、Brummstrom 技术为主，每日 1 次，30～40 分钟/次，每周 5 日。③作业治疗，日常作业训练以日常生活活动能力训练为主。训练时坐位下对镜子姿势矫正训练增强对躯干正中位的本体感觉训练。20～30 分钟/次，每日 1 次，每周 5 日。

出院时情况：①肌张力评定，患者上肢肩内收肌群 Ashworth 分级为 1 级，肩前屈肌群肌张力 Ashworth 分级为 1 级，屈肘肌群肌张力 Ashworth 分级为 1 级。屈腕肌群肌张力 Ashworth 分级为 1 级，上肢其余肌张力未见增高。下肢伸髋肌群肌张力 Ashworth 分级为 1 级，伸膝及踝跖屈肌群肌张力 Ashworth 分级为 2 级，下肢其余肌张力未见增高。表面肌电测试结果显示，使用低温热塑板材支具介入肌张力管理前后肌电信号降低明显(图 21-4)；表明应用低温热塑支具介入肌张力管理后患者屈肘肌群肌张力明显下降。②其他功能评定，患者上肢 Brummstrom 分期为Ⅳ期，手 Brummstrom 分期为Ⅱ期，下肢 Brummstrom 分期为Ⅳ期；上肢 Fugl-Meyer 评分为 31 分，下肢 Fugl-Meyer 评分为 30 分；坐位平衡Ⅲ级，站位平衡为Ⅲ级。Berg 量表评分为 45 分；ADL 评定：改良 Bathal 指数评分为 45 分，日常生活活动小部分依赖。

三、病例分析

（一）低温热塑板材的临床应用

1. 制作前准备

（1）详细查阅患者有关病历及评定结果，据此制定支具制作方案。

（2）选择合适的板材，包括板材的顺从性、记忆力、硬度、黏性、厚度、孔眼及颜色。

（3）制作矫形器时，治疗师和患者的体位安排非常重要，应尽量将患者制作支具的肢体放在合适的高度，舒适的体位。选择安静的制作空间。

（4）检查各项制作工具后，将水箱温度调至 60～70℃。

（5）治疗师告知患者将要做的工作，让患者处于放松的状态。

2. 制作原则

（1）控制压力：应力处尽量增加接触面，穿戴时勿将支具缠得过紧，第一次佩戴后应注意观察，若发现局部肤色变红或变黑，应将应力处增大或垫减压内衬。

（2）增加机械效应：以本文肘关节伸直位支具为例，应尽量将应力中心部位靠近肘窝，从而减少应力力矩，减少支具负荷，增大应力面积。

（3）平衡力作用：做好初模后，第一次佩戴时除了观察有无局部压迫以外，还应选择合适的固定点，依据杠杆原理，使用固定带设计三点固定法。

（4）边缘顶弯或折边：可以减少边缘对肢体的压迫，同时可增加矫形器对屈折的抗力。

（5）考虑活动部位的摩擦力：活动部位的摩擦往往容易造成水疱或皮肤磨损，应将摩擦部位加宽或增加衬垫减少摩擦。

（6）肢体凸起部位的保护避免压迫骨性凸起部位，可能会引起压疮或不适，可在骨性凸起部位放宽成圆形或加衬垫，如恰好在边缘位置，可将边缘张开呈喇叭状。

（7）保持肘窝：尽量让支具贴近肘窝，防止支具移位。

（8）考虑骨骼肌运动时形态变化，将支具尺寸稍做大，以容纳肌肉运动时的形态变化。

3. 佩戴

（1）首次佩戴时间为 1 小时，拆下后应注意观察佩戴部位有无压迫，并询问患者感受，若出现压迫或不适应做进一步调整。

（2）告知患者佩戴 2 小时，拆下休息半小时之后继续佩戴，睡觉时可不用佩戴，以本文肘关节伸直位支具为例，睡觉时将肘关节尽量处于伸直位。

（3）若上肢出现麻等不适症状，应立即拆下支具并告知治疗师。

（4）告知患者勿将支具放于高温环境中，防止支具变形。

（二）表面肌电技术与康复评定

肌张力增高的评定　肌张力分为静止性肌张力、姿势性肌张力、运动性肌张力，常用的 Ashworth 量表法（Ashworth scale for spasticity，ASS）及改良的 Ashworth 量表法（modified Ashworth scale，MAS），是治疗师被动活动患者肢体时感受阻力过程的评定方法，用此法评定的结果是肌群运动性肌张力。

表面肌电图是一种无创伤性检查方法，接触方法是将电极贴于皮肤上，通过连接计算机转换数据，得出肌电信号图，可以测量肢体肌肉张力细微变化。主动肌与拮抗肌之间的协同收缩能较好维持肢体姿势的稳定性。

测试方法：测试前用砂纸祛除皮屑，再用酒精棉球祛除油脂，将测试电极置于肌腹，且与

肌纤维平行，参考电极就近放置于两个测量电极之间。采用肌电图的放大装置，频率为1000Hz，共模抑制比(common mode rejection ratio，CMRR)为110dB，增益为1000，噪音<1μV，信号经12bit模数转换器(AID)将原始数据储存在电子计算机中，应用MEGAWin2.4分析软件进行信号处理，分析窗口为1024点，交叠度设定为50%。选取肱二头肌和肱三头肌肌腹进行测试，患者取仰卧位，治疗师将鹰嘴位固定掌心，另一手固定于腕关节位置，起始位为屈肘最大范围，固定好位置后，治疗师被动伸肘至最大范围。被动活动6次，截取中间两次同一时间段进行比较。利用MEGAWin2.4软件进行模数转换和快速傅里叶转换(FFT)对结果进行转换，测试指标包括：肱二头肌和肱三头肌在被动活动下的肌电值，计算和比较两次屈肘时的协同收缩率，计算公式：

协同收缩率＝拮抗肌IEMG/(主动肌IEMG＋拮抗肌IEMG)

该患者治疗前表面肌电检测：肱二头肌的平均值为40μV，最小值为1μV，最大值为234μV，中值为35μV；肱三头肌的平均值为60μV，最小值为1μV，最大值为72μV，中值为5μV。治疗后肌电检测：肱二头肌的平均值为12μV，最小值为3μV，最大值为38μV，中值为11μV；肱三头肌的平均值为6μV，最小值为1μV，最大值为22μV，中值为6μV(图21-5，图21-6)。结果表明应用低温热塑支具介入肌张力管理后患者屈肘肌群肌张力明显下降。

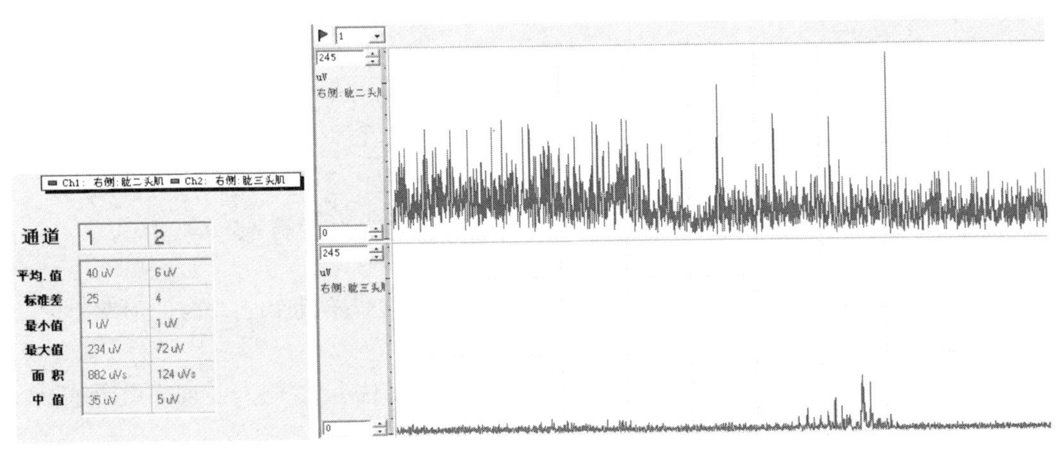

通道	1	2
平均值	40 uV	6 uV
标准差	25	4
最小值	1 uV	1 uV
最大值	234 uV	72 uV
面积	882 uVs	124 uVs
中值	35 uV	5 uV

图21-5　应用支具前屈肘肌群表面肌电报告及波形图

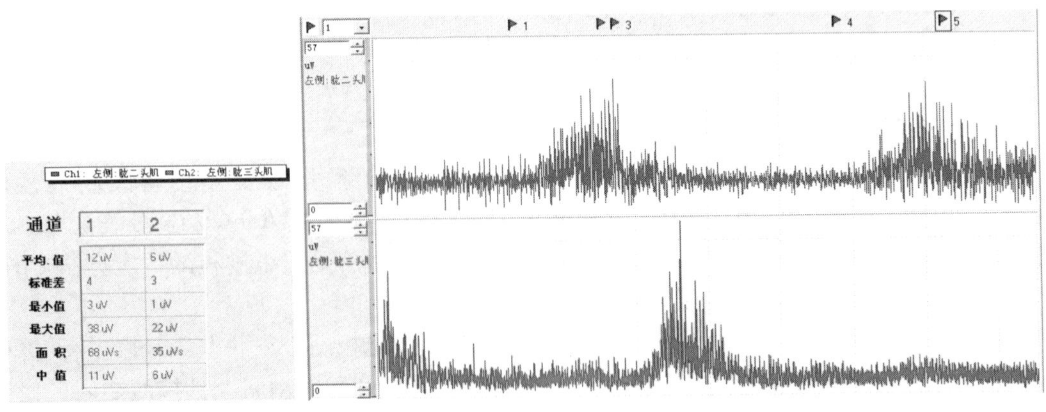

通道	1	2
平均值	12 uV	6 uV
标准差	4	3
最小值	3 uV	1 uV
最大值	38 uV	22 uV
面积	68 uVs	35 uVs
中值	11 uV	6 uV

图21-6　应用支具后屈肘肌群表面肌电报告及波形图

四、小结

在临床治疗中，低温热塑板材支具针对肌张力起到持续牵伸作用，而在临床治疗中治疗师很难做到长时间针对一个病患做长时间的牵伸，持续牵伸使得肌张力得到高效降低。而低温热塑板材在性能上的优越性、制作简单、佩戴方便更决定了此种方法适用于临床治疗。

长期以来治疗师使用徒手来评定肌张力，肌张力是治疗师被动活动患者肢体时感受阻力过程的评定方法，中枢神经系统损害后出现的肌肉张力异常增高，是一种由牵张反射兴奋性增高所致的、以速度依赖的紧张性牵张反射亢进为特征的运动功能障碍，具有速度依赖的特点。因此当不同治疗师评定同一肌群肌张力时可能会得出不同的评定结果。表面肌电评定肌张力方法，可以更敏感的表现出肌张力增高，尤其是早期肌张力增高。传统的量表法，如改良 Ashworth 法，只是针对肌张力增高做的分级，甚少有量表针对肌张力低下做分级或评分。上运动神经元损伤患者肌张力增高早期会经历一段时间“软瘫期”，应用表面肌电测量肌张力的方法恰好弥补了量表法的不足。

（张盛全　范建中）

推荐读物

1. 窦祖林，欧海宁. 痉挛肉毒毒素定位注射技术. 北京：人民卫生出版社，2012.
2. 万新华，胡兴越，靳令经. 肉毒毒素注射手册. 北京：人民卫生出版社，2013.
3. 潘文平，范建中. 表面肌电图在康复医学中的一些应用. 中国康复，2011，26(1)：59-60.
4. 穆景颂，倪朝民. 表面肌电图在脑卒中康复评定中的应用. 中国康复，2009，24(1)：53-54.
5. 吴婉霞，陈坚，刘文权. 不同时期脑卒中患者康复训练对肌张力影响的对照研究. 国际医药卫生导报，2004，10(22)：16-19.
6. 齐瑞，严隽，陶房，等. 脑卒中偏瘫患者肱二、三头肌表面肌电特征的研究. 中华物理医学与康复杂志，2006，28(6)：399-401.
7. 王玉龙. 康复功能评定学. 北京：人民卫生出版社，2008.

第二十二章

康复辅助技术

第一节 等速技术

一、概述

等速(isokinetics)的概念是指由肌肉收缩引起的肢体围绕其关节某一轴心进行旋转的角速度不变,即通过肢体对抗一个预先调节的限速装置来达到,而肌肉(肢体)承受的负荷(阻力)是变化着的,是由该限速装置相应产生的"可调节(accommodating)阻抗",即当肌肉用力时并不能使该运动的角速度增加,只能使肌张力增加、转矩(力矩)输出增加,当肌肉收缩力下降,该限速装置产生的力矩(阻力)相应减小,以使肢体运动的角速度不下降,从而保证在全关节活动范围运动的各个角度,肌肉始终受到最大的负荷。应用等速技术进行康复训练具有较高的安全性以及独特的训练效果,其测试参数在国际学术交流中具有较高的权威性和可信性。

二、病例摘要

患者陈××,男,29岁,因"下肢活动障碍伴有嗜睡、乱语及尿潴留"等6日,于2013年6月13日入我院神经内科。

患者缘于受凉后发热,伴四肢无力,次日查白细胞高;第3日出现大小便困难,伴尿急尿痛,患者反复高热,体温高达41℃,伴寒战、头痛、头晕,高热时患者出现精神异常,言语混乱;发病5日出现幻觉,尿失禁;发病6日出现行走不稳、双下肢活动障碍,并逐渐出现胡言乱语、嗜睡及尿潴留。

入院诊疗:脑脊液检查结果示:"EB病毒(+)",结合头颅和脊髓MRI等辅助检查结果,神经内科诊断:"中枢神经系统EB病毒感染";予脱水、降颅内压、抗病毒、抗感染、激素冲击等治疗,2周后患者临床症状平稳,但仍有双下肢活动障碍,遂转入康复医学科进行以双下肢运动能恢复为主的康复阶段。

康复过程及结局:针对以双下肢肌力下降、肌肉张力增高、控制能力下降等运动功能障碍,以膝关节屈伸运动的等速肌力训练为主,辅以下肢徒手运动治疗,神经肌肉电刺激、针灸等康复治疗;训练10周后,双下肢肌力4+级,控制力尚可,支撑位定性尚可,可独自站立及行走。患者于2013年11月27日出院。

三、病例分析

中枢神经系统的疾患(包括本例的颅内 EB 病毒感染),可以通过各种机制导致神经肌肉功能的障碍,尤其是肢体的运动功能障碍在临床更为常见。充分利用等速运动的技术优势,可以在此类患者的肢体运动功能康复中发挥更大作用。

(一) 等速运动的常用指标及其意义

1. 峰力矩(peak torque,PT) 指肌肉在一次收缩过程中达到的最大力矩输出,反映测试者的肌力情况,被认为是等速技术中的黄金指标。

2. 峰力矩体重比(peak torque to body weight,PT/BW) 又称相对峰力矩,指单位体重的峰力矩值,反映了肌肉的相对肌力,可用于不同体重人群之间的肌力对比。

3. 峰力矩角度(peak torque angle,PTA) PT 出现时的关节角度,是关节的最佳用力角度。

4. 力矩加速能(torque acceleration energy,TAE) 是指肌肉收缩时前 1/8 秒所作的总功,反映了肌肉最初运动时运动单位的募集速率,代表了肌肉的爆发力。

5. 屈伸肌峰力矩比值(flexion/extension,F/E) 可用 PTA 计算,也可用在运动时不同角度下的力矩计算。此值主要反映了屈伸肌群的平衡状况,在评价关节稳定性上有重要意义。

6. 平均功率(average power,AP) 肌肉单位时间内做的功。

7. 总功(total work,TW) 肌肉单次收缩所做的功,即肌肉一次收缩所得力矩曲线下所有面积之和,反映肌肉功能。

其他指标还包括耐力比(ER)、到达(TAE)的时间、单次最佳功率(BP)等。

(二) 等速测试与训练(膝关节屈伸运动)

1. 体位摆放 等速设备调为膝关节坐位伸屈膝训练模式,固定双肩、腰背、大腿,以防止代偿,双足自然下垂,将等速附件固定适配器机头上,再与患者小腿胫前相固定。

2. 等速运动参数设置

(1)每次训练安排:等速向心收缩(伸膝,屈膝交替进行),最大收缩测试的限速和顺序设置分别为:60°/s(block)×收缩 10 次(rep)×10 组(set)—间隔 60 秒外加 90°/s 收缩 10 次×10 组—间隔 60 秒,在每组测试之前均进行 3 次亚极量的屈伸运动,以作为测试前的准备和适应。(注意:由于患者起初肌力差,所以第 1 周并未按此量坚持,由 6 组到 8 组后慢慢达到 10 组要求,训练从第 2 周记录,但评估结果以第 1 周第一次评估为准。)

(2)训练频次:每周等速训练 2~3 次。

3. 等速参数分析

(1)不同角速度下多组重复运动时 PT 和 AP 的变化特征:峰值力矩(PT)是指在整个关节活动中肌肉收缩产生的最大力矩输出,即力矩曲线上最高点的力矩值,代表肌肉或肌群的最大肌力,是目前等速肌力测试中最常用的指标,它是其他测试指标的基础,被视为等速肌力测试中的黄金指标和参考值。同时在不同角速度测试条件(block)多组(set)重复(rep)运动时,随着训练组数和重复次数的增加,整体而言受试者的伸肌和屈肌峰值力矩均呈现先上升然后逐渐降低的趋势。

为保证力量训练的有效性和安全性,在测试中,参考平均功率(AP)的变化,建议康复训练时,每个训练单元,设置角速度条件(block)数不超过 3 种,重复训练的组数不要超过 3 组,每组重复次数不超过 10 次。在训练中也可以一次选择多种角速度指标,这样重复的组数可以提高至 10set,20rep。

(2)不同角速度下峰力矩(PT)和屈伸肌肌力比值(F/E)的变化特征:测量显示,膝关节屈/伸肌的峰值力矩随测试速度的增加,总体呈增加趋势;在中低角速度(60°/s、90°/s)时伸肌群峰值力矩高于屈肌;膝关节的屈伸肌肌力比值(F/E)是评价关节稳定性的重要指标,在不同角速度的等速训练中应注意两组拮抗肌群之间肌力的平衡,两者只有保持一定比例才能维持正常的站立,行走,两肌群作用协调才能完成日常生活功能。

(3)等速运动时不同角速度下对肌肉的训练效果:一般来讲,慢速的等速训练下患者的肌力指标比较高,是因为有足够的时间完成肌肉的募集,最大程度地锻炼靶肌肉,所以在等速向心训练时宜采用慢速或中速方式,尽量避免快速运动,以防止患者肌力没有足够强壮反而产生运动损伤。

(三)等速训练的效果分析

1. 康复结果　本例患者,在等速训练前,行徒手肌力测试(MMT),双膝关节屈伸肌力为3级;经过为期10周的等速肌力训练,双膝关节屈伸肌力达到4+级,可以站立,行走,日常生活基本能自理。等速训练效果见图22-1。

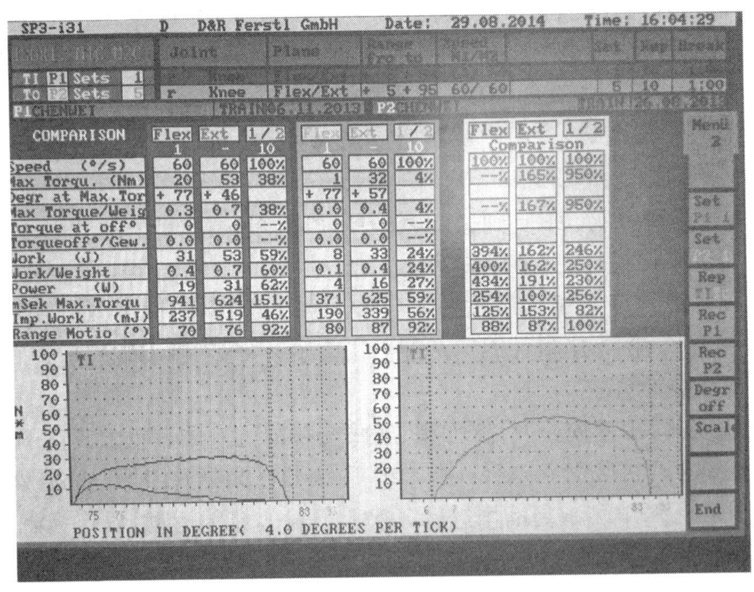

图22-1　等速设备所显示的训练效果

图22-1为该患者接受等速训练前后(10周)的指标对比示例,显示患者膝关节运动的峰力矩,做功以及功率均有很明显的提高,从曲线的上升和峰值后滑行的角度看出患者的爆发力和耐力也有很大的提高。

2. 等速参数对训练方案的指导作用　等速训练中所记录的各项参数的变化对训练方案的制订具有指导作用。

图22-2为患者在等速训练期间(训练第3周)的一次记录参数,显示膝关节屈伸运动的力量和耐力均有待提高,峰力矩后的下降斜率非常大,提示患者的耐力及关节后半程活动肌力很差,后续训练方案的制订,通过逐渐增加训练组数(set)和每组的重复次数(rep),在较低角速度下重点进行力量和耐力训练。

图22-3的等速参数显示患者膝关节伸屈做功的大小及比例,图22-4显示患者膝关节伸屈力矩的大小及比例;这是在同一次运动里的屈伸肌的等速运动参数记录,关节活动度是一

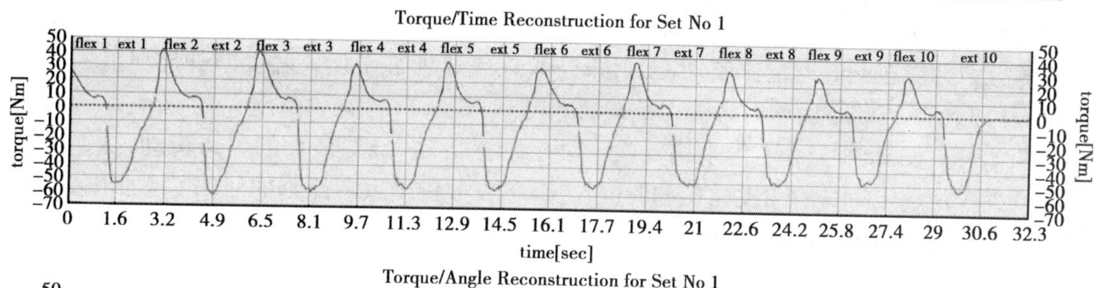

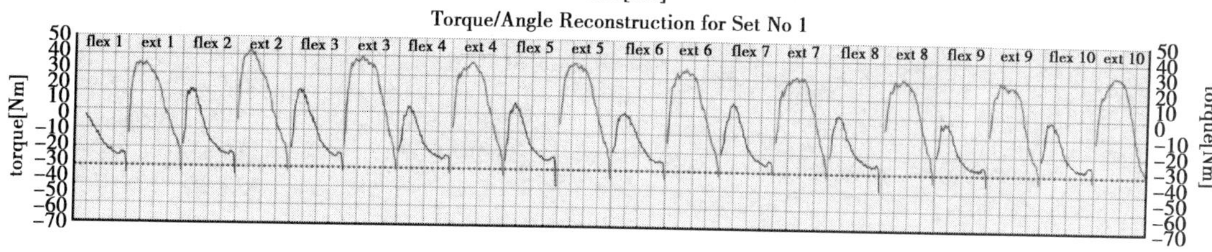

图 22-2　患者在等速训练期间(训练第 3 周)的一次记录参数

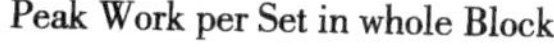

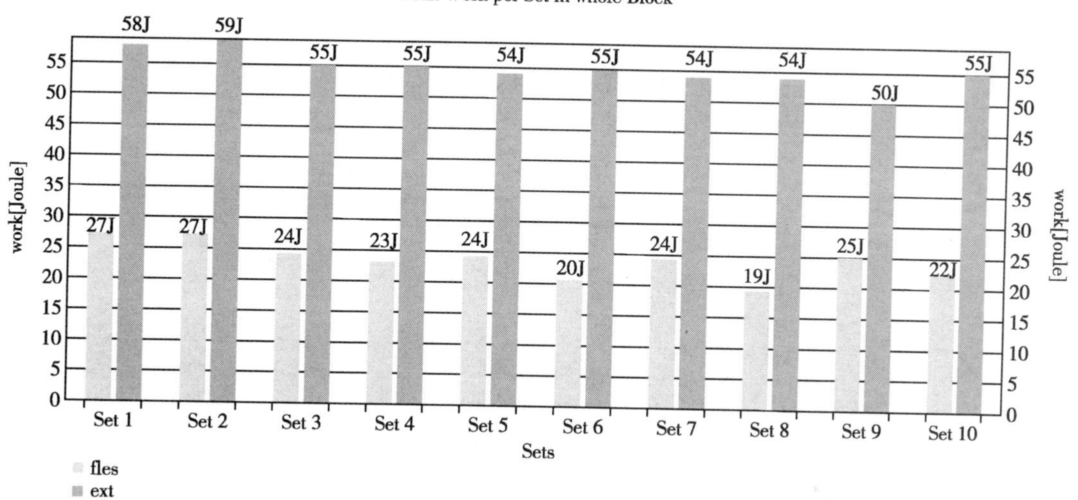

图 22-3　显示患者膝关节伸屈做功的大小及比例的分析结果

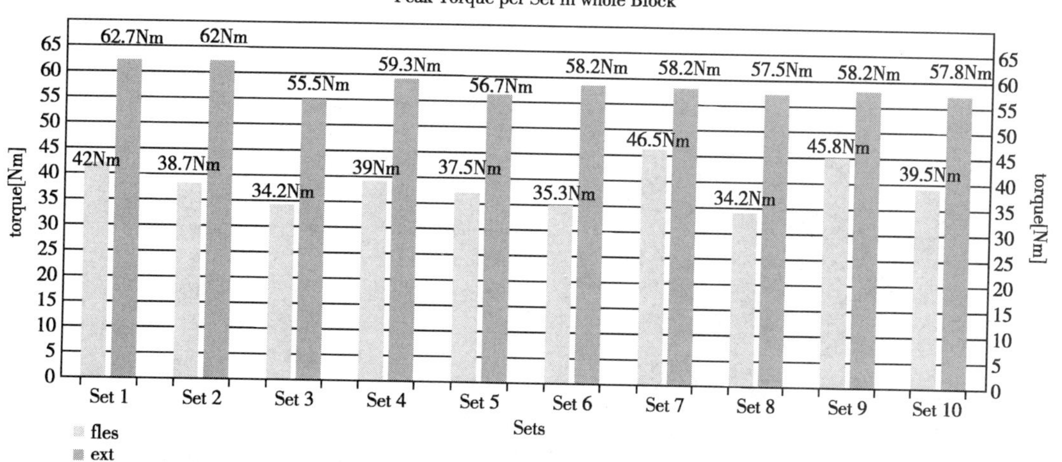

图 22-4　显示患者膝关节伸屈力矩的大小及比例分析结果

致的，根据“做功（work）＝力（N）×距离（m）”原理，分析膝关节伸屈肌群的力量比值，认为患者膝关节伸屈肌群的力量比较均衡，所以建议在等速训练中加入膝关节伸屈肌群的同步训练，并加入向心-向心运动组合的训练模式。

图 22-5～图 22-8 为患者的平均每次运动中加速运动，维持最大的匀速运动，减速运动分别在整个运动中所占的角度比例和时间比例，可以分析出患者此刻的肌肉基本情况，对比正常人的伸屈膝角度与时间比例，该患者的肌力和耐力仍然有待提高。

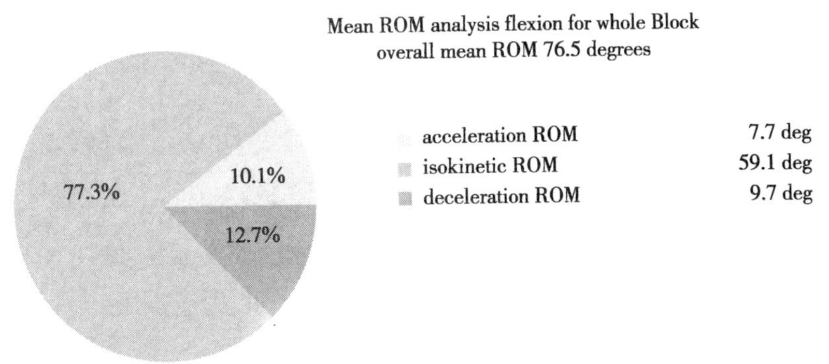

图 22-5　患者膝关节的平均每次运动中加速运动、维持最大的匀速运动、减速运动分别在整个运动中所占的角度比例和时间比例（屈曲全范围 ROM）

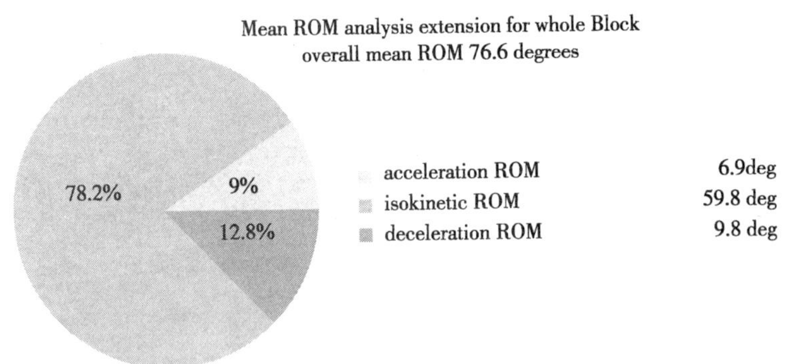

图 22-6　患者膝关节的平均每次运动中加速运动、维持最大的匀速运动、减速运动分别在整个运动中所占的角度比例和时间比例（伸直全范围 ROM）

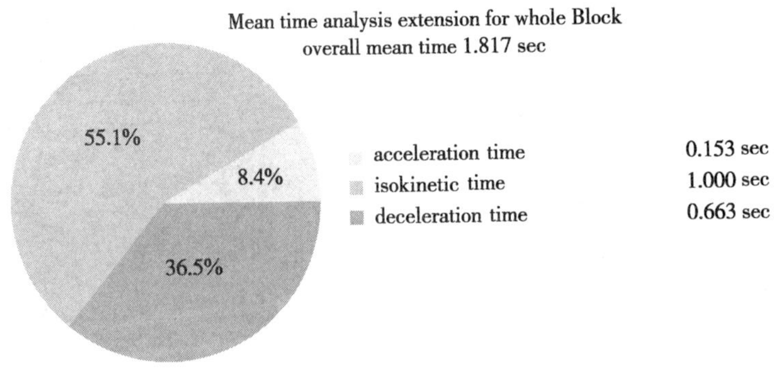

图 22-7　患者膝关节的平均每次运动中加速运动、维持最大的匀速运动、减速运动分别在整个运动中所占的角度比例和时间比例（屈曲全范围 ROM 所用时间内）

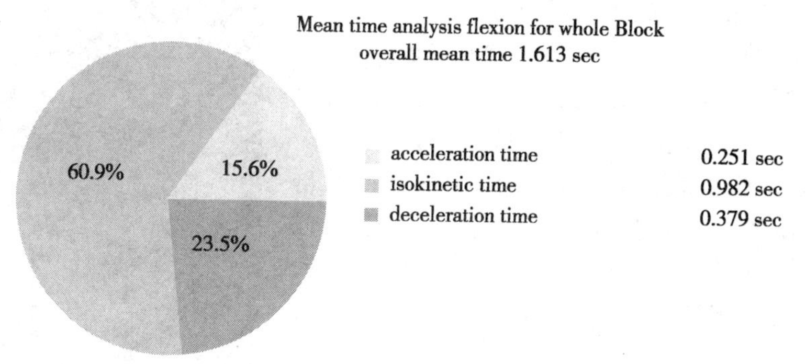

图 22-8　患者膝关节的平均每次运动中加速运动、维持最大的匀速运动、减速运动分别在整个运动中所占的角度比例和时间比例(伸直全范围 ROM 所用时间内)

四、小结

本病例为一例中枢神经系统 EB 病毒感染所引起的双下肢无力为主要症状的临床病例。经过一段以等速肌力训练为主的综合康复治疗(10 周)，患者达到可以独立步行，恢复日常生活能力的程度。

等速设备的科技含量高，训练和测试所记录的参数的可靠性较高、可重复性好，由于其运动速度、运动模式可预先设定，因此等速训练的安全性及有效性的特点十分突出，对于有条件的康复机构，等速技术可以作为神经康复患者肢体运动功能康复评定和治疗的一项有效手段。

(杜　东　范建中)

第二节　平衡仪技术

一、概述

脑卒中偏瘫患者康复治疗最主要的目标之一就是能够恢复步行能力，而平衡功能是步行能力的基础，两者对患者日常生活中的各种动作有十分重要的作用，与 ADL 能力密切相关。随着康复技术的进步，平衡功能的康复方法也越来越多样化，有传统的神经促进技术，也有通过计算机仪器进行训练，都可以取得一定的效果。但是不同的训练方法在相同的时间内取得效果还是有差别的。

二、病例摘要

患者张××，男，47 岁，企业职工，2 个月前出现四肢无力及全身麻木，伴头昏、头痛、恶心呕吐、无语言不清，后因症状加重，不能站立及行走，并出现语言含糊，但能理解他人说话，遂送至急诊科，头颅 CT 提示“脑桥出血，左侧丘脑、放射冠区及右侧脑室后角旁多发腔隙性脑梗死”(图 22-9)。曾于神经内科给予甘露醇脱水、营养神经、控制血压等治疗，病情稳定后曾于康复科行综合康复训练，住院期间拔除气管套管及胃管，经口进食无呛咳。肢体活动仍存在障碍，为进一步康复治疗入我科。现患者神志清楚，对答切题，言语稍含糊，经口进食、喝水无呛咳，可以独立完成床上翻身及坐起，辅助下完成坐-站转移，辅助下站立，不能步行，四肢协调性差。

1. 康复过程　康复评定：①Brunnstrom 分期：上肢Ⅳ期，下肢Ⅴ期；上肢曲肘肌群肌张力改良 Ashworth 1 级，其余肌群肌张力未见异常；下肢伸膝肌群肌张力改良 Ashworth 1 级，其余肌群肌张力正常；四肢肌力正常；双侧指鼻试验（+），双侧跟膝胫试验（+），双手轮替试验（+）。②Fugl-Meyer 右侧上肢 53/66 分、下肢 26/34 分；左侧上肢 55/66 分，下肢 28/34 分。主要失分体现手指灵活性、指鼻试验和跟膝胫试验；Berg 得分 16/56 分；改良 Barthel 指数评估量表（BI）得分 50/100 分，修饰、进食、如厕、穿衣、床椅转移、平地行走均为 5 分；大便和小便控制均为 10 分；其余为 0 分。③平衡仪测试结果：如图 22-10、图 22-11 所示，测量数据见表 22-1。

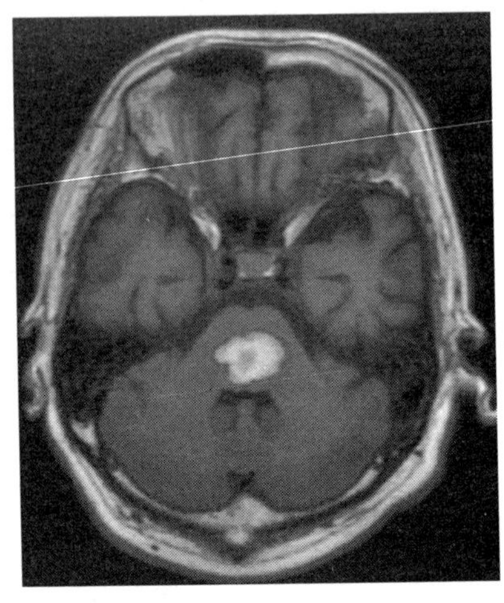

图 22-9　头颅 CT 提示：脑桥出血，左侧丘脑、放射冠区及右侧脑室后角旁多发腔隙性脑梗死

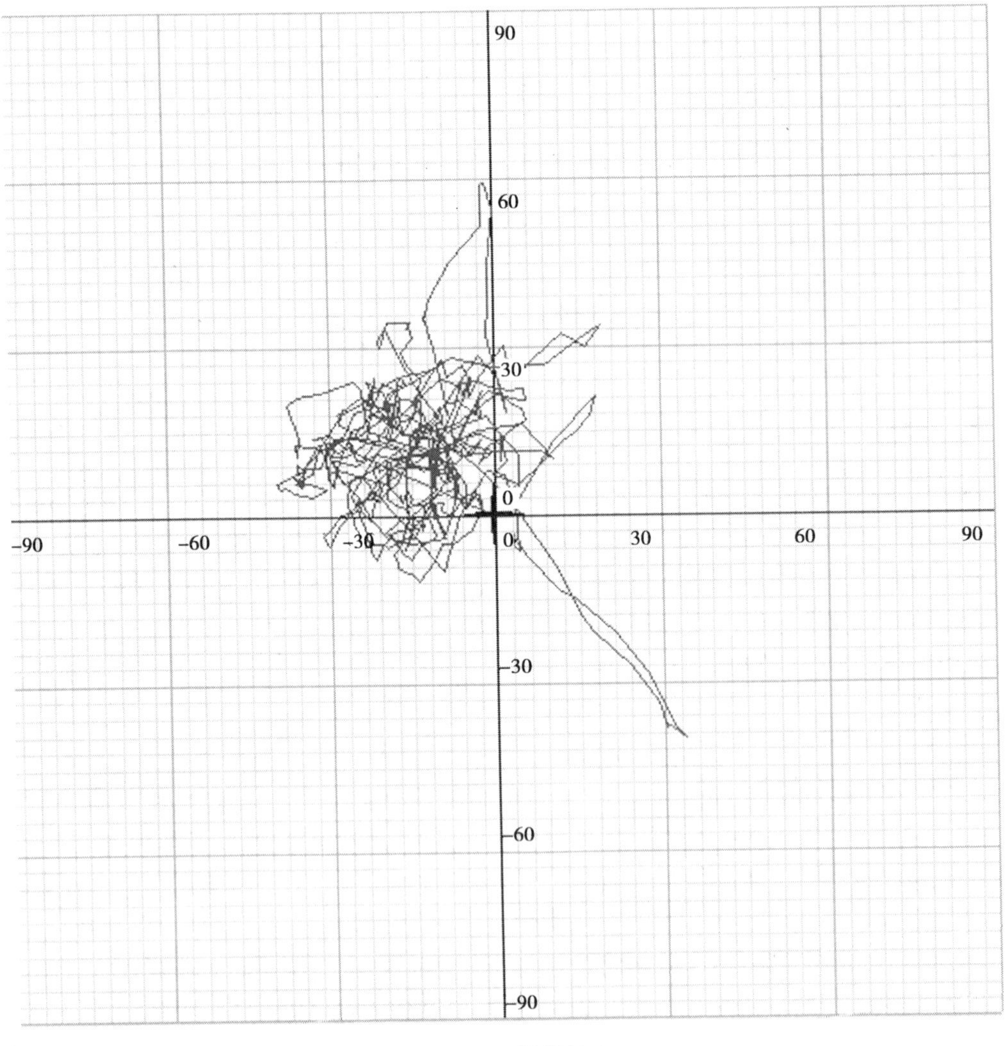

图 22-10　睁眼站立

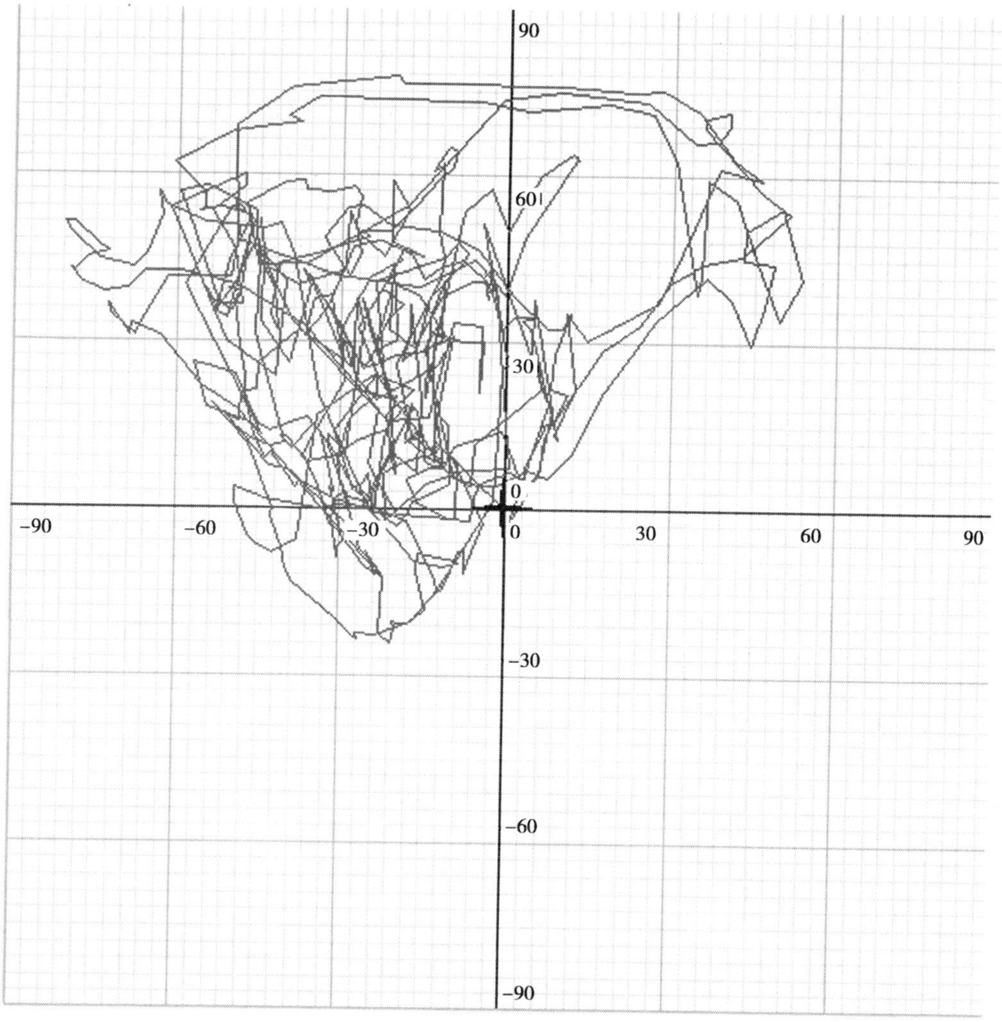

图 22-11　闭眼站立

表 22-1　平衡测试结果

指标	睁眼	闭眼
X 轴平均 C. O. P(mm)	−38	−23
Y 轴平均 C. O. P(mm)	12	27
前后方向标准差(mm)	9	23
左右方向标准差(mm)	9	25
前后方向平均运动速度(mm/s)	44	105
左右方向平均运动速度(mm/s)	35	73
运动轨迹面积(mm^2)	1622	10 719
运动长度(mm)	1442	3412

入院诊断：1. 脑桥出血；2. 高血压。

功能诊断：1. 平衡功能及协调性差，不能独立步行；2. 日常生活大部分依赖。

2. 康复计划

(1)运动治疗：患者四肢肌力均可达到 4 级以上，主要问题在协调性和稳定性上，因此在运动治疗的过程中主要侧重此方面。PT 采用 PNF 技术进行训练、MRP 技术训练患者的体位转移能力、作业治疗中进行夹豆子、穿衣等日常生活活动训练。PT 训练 1 次/日，30 分钟/次，5 次/周；OT 训练 1 次/日，30 分钟/次，5 次/周。

（2）平衡仪训练：根据患者的功能情况及平衡仪评估结果调整仪器活塞的位置及阻力，将平衡板设定为某一个方向活动（如前后向或者左右向），选择与之相对应的训练方案。训练起始阶段给予患者双手扶住把手进行躯干稳定控制训练，训练方案由易到难，从单纯直线控制性训练到混合轨迹控制训练，随着患者能力的增加，可过渡到单手扶住把手进行训练，治疗师需在旁边保证患者的安全。平衡仪训练每次 30 分钟，1 次/日，5 日/周。

（3）疗程：4 周。

3. 康复目标

（1）独立安全的室内步行。

（2）独立使用筷子进食。

4. 康复结果　经过 4 周的康复训练后，对患者再次评估，结果如下：

（1）Brunnstrom 分期：上肢Ⅴ期，下肢Ⅴ期；四肢肌张力未见异常；双侧指鼻试验（－），双侧跟膝胫试验（－），双手轮替试验（－）；Fugl-meyer 运动功能评估右侧上肢 64 分，下肢 32 分；左侧上肢 62 分，下肢 31 分；Berg 得分 54 分，改良 Barthel 指数评估量表（BI）为 75 分。

（2）平衡仪测试结果：如图 22-12、图 22-13 所示，测量数据见表 22-2。

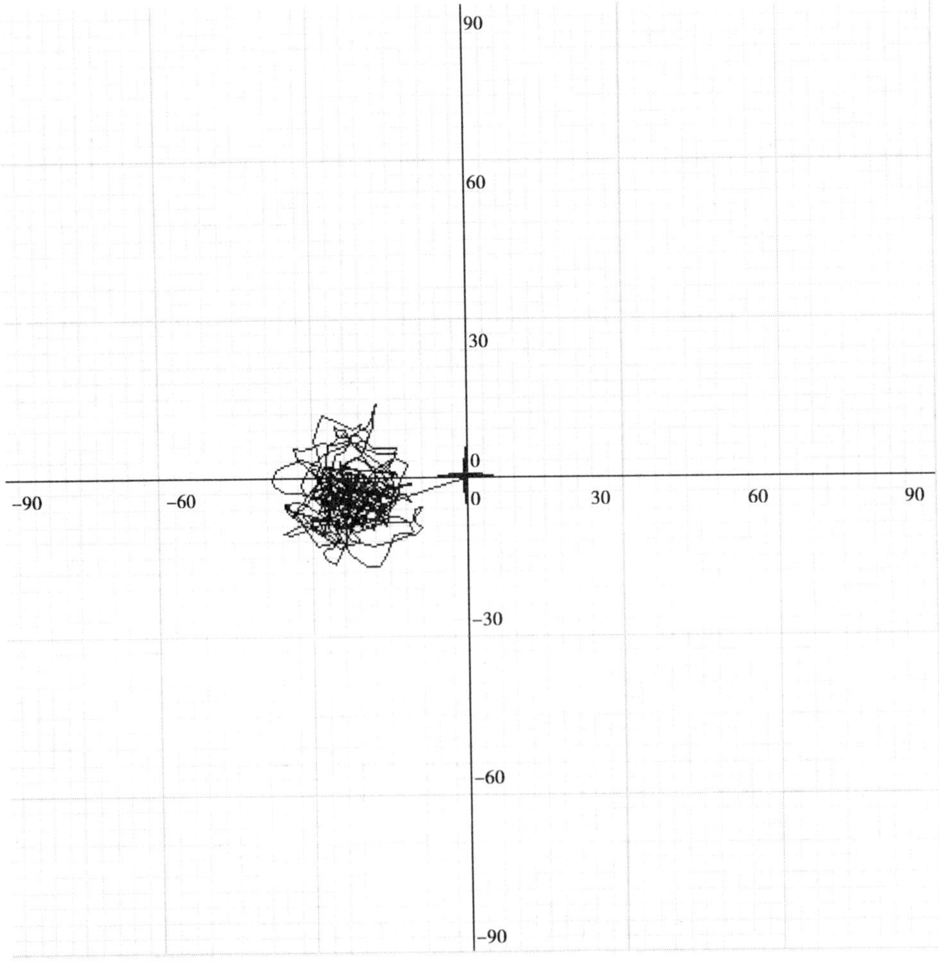

图 22-12　睁眼站立

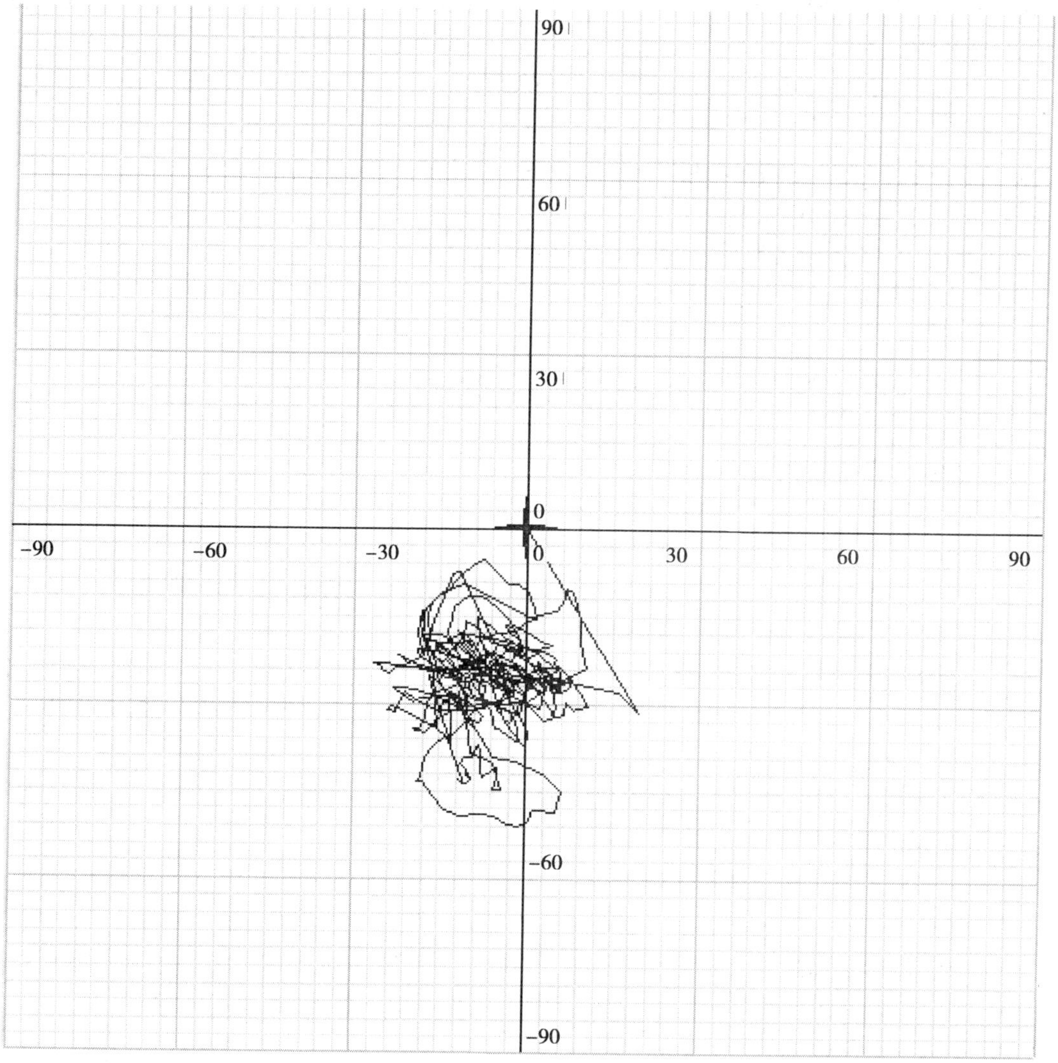

图 22-13

表 22-2　平衡测试结果

指标	睁眼	闭眼
X 轴平均 C. O. P(mm)	−23	−7
Y 轴平均 C. O. P(mm)	−3	−25
前后方向标准差(mm)	5	5
左右方向标准差(mm)	6	8
前后方向平均运动速度(mm/s)	15	24
左右方向平均运动速度(mm/s)	20	29
运动轨迹面积(mm^2)	432	769
运动长度(mm)	788	975

4周后患者可以独立完成坐-站转移，站位平衡Ⅲ级，可以独立室内步行，独立进食，达到康复目标出院。

三、病例分析

（一）平衡仪技术的临床应用

1. 平衡能力的评定

（1）静态平衡能力：如睁眼/闭眼的平衡指数等。

（2）动态平衡能力：如记录达到平衡的耗时（time）及平均轨迹误差（average trace error，ATE）等数值。

（3）负重能力的测试（无痛下最大负荷）。

（4）稳定极限的测定。

2. 平衡能力的训练

（1）反馈性平衡训练：平衡仪不仅能提供静态和动态平衡的评定，还能进行静态和动态平衡功能的功能训练。当4个阻尼锁置于压力板下时就可以实现静态平衡测试和训练。除去4个锁块后，平衡板可以在各个方向有15°的活动范围，同时有10挡的阻力大小可以调节，此时可以进行动态平衡的测试和训练。治疗师根据对患者的评估结果，可以选择不同的运动轨迹（前后方向/左右方向/圆周运动等），还可以针对患者设计个性化的训练轨迹。患者通过显示屏可以很直观地看到自己的重心轨迹位置，给患者一个明确的反馈，告诉患者如何调节自己的重心。

（2）多样化的训练：提供了多个模块的游戏训练，将枯燥的单一的训练转化为针对性强的游戏，提高患者的积极性，发挥患者的主观能动性。

（二）本例所用平衡仪的技术特点

目前我们对平衡功能的评定较常用的量表评定法有Berg平衡量表、Tinetti量表及“站起-走”计时测试及功能性前伸、跌倒危险指数等。量表法具有方便、快捷等优点，但是存在评估者主观误差。而仪器测量法，具有精确性，可以更加全面、详细地反映患者的情况。本例中所用的平衡仪可以用于静态的评估，也可以用于动态评估。

1. 静态平衡测试　使用平衡仪系统中的“静止性稳定评估”的模块，将平衡板调至静止状态，患者站立位标准姿势：①以A1A5为中心轴左右对称站立。②双足内侧缘相距10cm。③双侧足弓最高点位于A3A7轴上。④双上肢自然下垂，目视前方。平衡仪中记录患者静止时的重心摆动情况，包括评估时间为30秒（有研究表明30秒内测得的数据信度较高）。30秒睁眼评估后闭上眼睛进行闭眼评估30秒，评估的总时间为1分钟。测试结束后取得X轴及Y轴平均压力中心（center of pressure，COP），躯干稳定性控制参数（前后方向功能标准差、左右方向功能标、前后方向平均运动速度、左右方向平均运动速度、运动椭圆面积、运动长度）。

2. 动态平衡测试　使用“多轴本体评估系统”模块里，圈数选默认值“5”；嘱受试者按上述姿势站于平衡板上，按画面提示以最短时间（系统默认最长不超过120秒）、最佳的路径，通过足部控制斜板运动，完成圆周运动评估。患者根据理想轨迹进行运动后，系统会根据患者的运动情况给出平均轨迹误差，提示每个象限的问题并提供训练方案（图22-14、图22-15）。

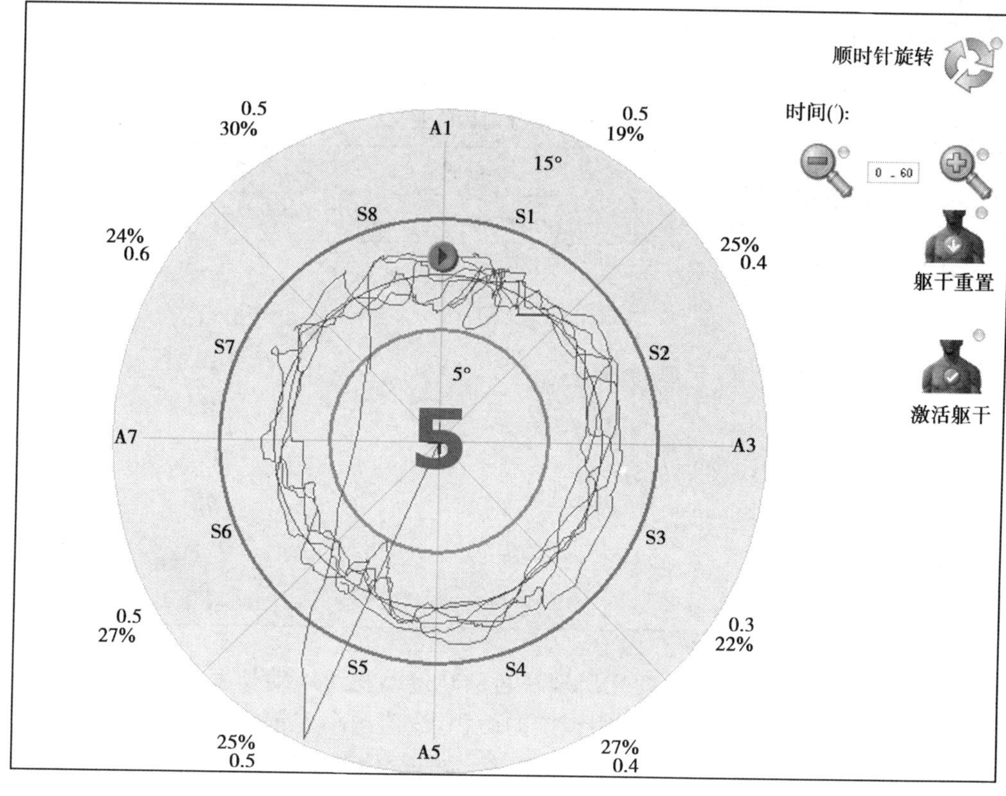

图 22-14　患者的运动轨迹

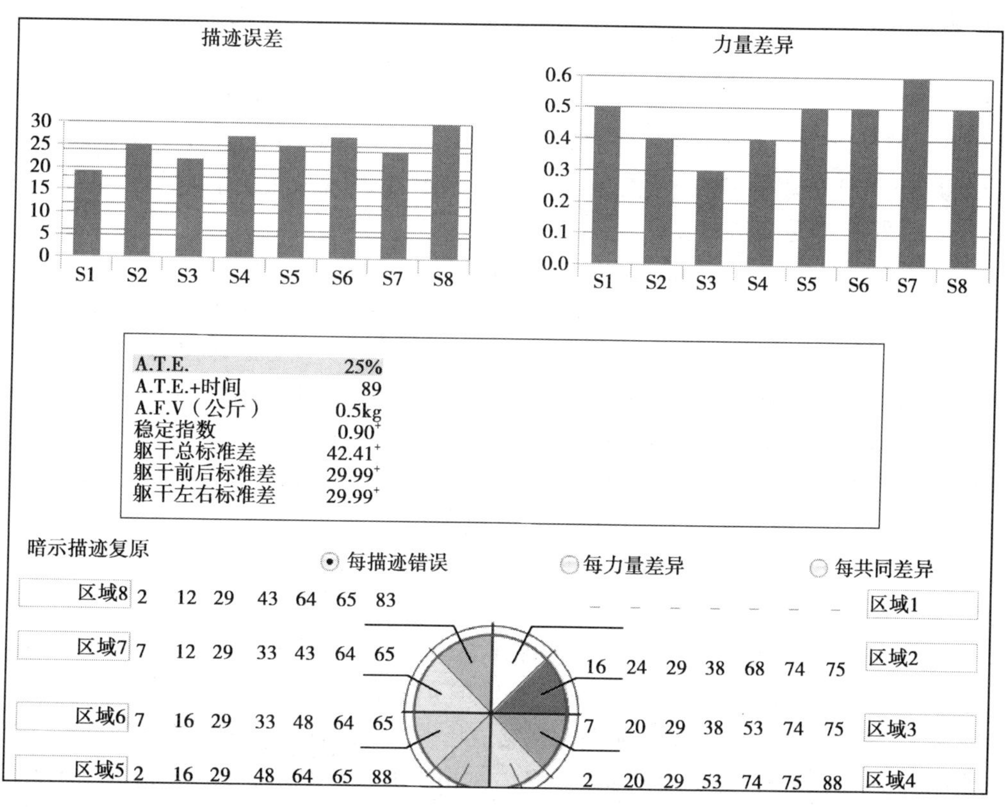

图 22-15　根据患者的运动情况给出平均轨迹误差，提示每个象限的问题

本例患者在治疗前后运用平衡仪进行评估，根据评估结果可以很直观地反映患者前后的变化，见表22-3。

表22-3　治疗前后的变化

指标	睁眼		闭眼	
	治疗前	治疗后	治疗前	治疗后
X轴平均C.O.P(mm)	−38	−23	−23	−7
Y轴平均C.O.P(mm)	12	−3	27	−25
前后方向标准差(mm)	9	5	23	5
左右方向标准差(mm)	9	6	25	8
前后方向平均运动速度(mm/s)	44	15	105	24
左右方向平均运动速度(mm/s)	35	20	73	29
运动轨迹面积(mm^2)	1622	432	10 719	769
运动长度(mm)	1442	788	3412	975

从上表可以看出患者最大的变化出现在运动轨迹面积及运动长度中，运动轨迹面积是指患者在静态站立时，重心摆动轨迹所包括的面积，数值越小表示稳定性越好；运动长度指患者在静态站立时，重心出现晃动时经过的长度，也是数值越小提示稳定性越好。患者经过4周的康复训练后，不管是在睁眼还是闭眼情况下，站立的稳定性都增加，说明患者的平衡性和协调性增强。通过计算机化把抽象的平衡性进行数据化，使得临床上评价患者的效果更加直观、明确。

Berg平衡量表、Fugl-meyer平衡量表在评定脑卒中患者平衡功能方面具有良好的一致性和效度。但是运用量表测试时检查者的主观性对被测试者的评分会有一定的影响，而平衡功能检测仪器则能将患者的平衡功能障碍表现通过计算机进行数字化处理，其结果更为客观，具有良好的信度和效度。

3. 平衡能力训练　平衡功能障碍是脑卒中偏瘫患者最常见的功能损伤之一。平衡控制是一种复杂的运动控制技巧，需要中枢神经系统对来自感觉系统的信息做出及时正确的分析并组织运动计划，然后通过不同肌肉的协调性运动以减少身体的摇摆，维持身体重心在支撑面之上。因此，脑卒中患者由于高位中枢病变，失去对低位中枢的控制，容易出现平衡反射功能失调，感觉、运动、肌张力及肌群间协调能力丧失，无法维持正常姿势控制，其主要包括身体重心偏移，患侧肢体的负重能力、稳定性有不同程度地减退，而且有本体感觉障碍的偏瘫患者负重能力明显差于无本体感觉障碍的患者等。同时脑卒中患者因为平衡功能障碍存在很高的跌倒风险，因此在康复治疗中有效的评估对提高患者的平衡功能和防止跌倒是非常重要的。

平衡的维持取决于以下因素：①适当的感觉输入，在稳定的支撑面上，本体感觉、前庭感觉和视觉分别占70%、20%和10%，而在不稳定的支撑面上，三者的比例则变成10%、60%和30%，这时是前庭感觉在起主导作用。视觉信息由视网膜收集经视神经通路传入视中枢，提供周围环境及身体运动和方向的信息；本体觉由分布于肌肉、关节及肌腱等处的感受器(螺旋状感觉神经末梢)收集身体各个部位的空间定位及肌紧张专题的信息，经深感觉传导

通路向上传递；前庭系统包括三个半规管感知人体角加速度运动和椭圆囊、球囊（耳石器）感知的瞬时直线加速运动及直线重力加速有关的头部位置改变的信息，经第四对颅神经进入脑干。三种感觉信息在包括脊髓、前庭核、内侧纵束、脑干网状结构、小脑及大脑皮质等多级平衡神经中枢进行整合加工，经γ运动纤维传出的冲动调整梭内肌纤维的紧张性；而经α运动纤维发放的冲动调整骨骼肌的舒缩。头眼运动的反射中枢较低，反应较快；而随着运动的中枢较高，反应较慢。当某一感觉通路受损时，中枢神经系统会通过代偿和重塑来改变其他感觉的通路。②大脑的多级平衡觉中枢的整合作用。③骨骼肌肉系统，有一定的肌张力、足够的关节活动度和重心稳定移动范围。④运动策略，包括踝关节策略、髋关节策略和跨步反应。

此患者经过早期的康复训练，语言、吞咽及肌力都有了很大的进步，但是患者仍然不能独自步行。患者这次康复的目标就是希望自己能够独立安全的步行。入院后经过我们的系统评估发现患者的四肢力量均为 4 级以上，但是患者仍不能独立坐站转移，不能够单独站立，更不能步行。我们发现患者最大的问题是站立位时重心分布不均，由于重心分布不均，造成患者无法稳定站立。从首次动态平衡仪的结果可以看出患者自己单独睁眼站立的时候，重心摆动厉害，而且偏向左侧，这种重心分布不在中间位置的情况导致患者不能很好地保持站位平衡，造成重心摆动，而且评估结果也显示重心摆动周长和面积的数据都是比较大的。当患者闭上眼睛站立，从评估结果中看出，患者重心摆动周长和面积的数据比睁眼站立时更大。说明患者在站立的过程中视觉代偿比较大，脑梗死的患者由于大脑中枢神经的损伤，造成运动感觉传导通路发生障碍，因此在这样的情况下其他控制平衡功能的因素就会产生更大的代偿作用。

在训练的过程中，治疗师和患者通过显示屏的轨迹图像发现姿势的不对称和重心偏离，并进行自我调整，这一过程不仅训练了患者的躯干控制能力，本身也形成对患者的本体感觉刺激，这种根据视觉所见的目标来改变重心和姿势的调节过程需要躯干肌肉的良好协调运动和良好的平衡能力，因此通过此训练可以提高患者的协调能力和平衡能力。同时仪器有多款游戏软件，可以根据患者的兴趣选择不同的训练模块，增加患者的趣味性，提高训练的效果。

本案例中我们通过对患者的重复训练，让患者不单意识到自己存在的问题，也知道如何改正姿势，不断的强化，使正确的姿势存在患者的大脑中，并开始指导患者平时的站立及步行如何维持平衡。通过 4 周的平衡仪配合运动治疗，患者站位平衡达到Ⅲ级，独立室内步行，达到康复目标出院，回归家庭社会生活。

有研究表明，常规运动治疗的基础上增加平衡仪的训练时有利于患者平衡功能的提高，尤其是用于偏瘫患者平衡功能训练时，其效果是优于传统的平衡训练方法的。

四、小结

平衡仪技术作为一种数据化的手段，它具有精确性、具体化的特点。通过平衡仪得出的评估结果，可以指导康复计划的制定、评估康复疗效。同时多样化的训练提高患者的积极性，提高治疗效果。在临床上可用于中枢神经损伤、骨关节病等引起的平衡功能障碍。但是对患者的认知能力要求比较高，这也使得它具有一定的局限性。

（王惠娟　范建中）

第三节　上下肢康复机器人技术

一、概述

康复机器人(rehabilitation robot)既是医疗机器人的一个重要分支,也是康复医学的重要领域。它的研究贯穿了康复医学、生物力学、机械学、机械力学、电子学、材料学、计算机科学以及机器人学等诸多领域,已经成为了国际机器人领域的一个研究热点。目前,康复机器人已经广泛地应用到康复护理、假肢和康复治疗等方面,这不仅促进了康复医学的发展,也带动了相关领域的新技术和新理论的发展。当然,康复机器人与临床的需要还有一定的差距,有待进一步完善。

二、病例摘要

患者张××,女,48岁,因"车祸后左侧肢体无力4年余,加重5个月"于2014年3月17日入住我科。

患者2009年11月13日因车祸致"右额颞顶部硬膜下血肿,右颞叶脑挫裂伤,脑疝形成",在当地医院行"开颅血肿清除+去骨瓣减压术",术后清醒,遗留左侧肢体乏力。2009年12月29日在当地医院全麻下行"右侧额颞顶部颅骨缺损修补术",术后左侧肢体乏力情况同前。

2013年11月患者无明显诱因出现头昏,同时出现左侧肢体无力,不能行走,休息后无好转。遂来我院神经外科住院,2013年11月6日头颅CT示"脑出血"亚急性期,给予药物、理疗、间充质干细胞移植治疗3次,患者左下肢功能改善不明显,为进一步康复,2014年3月17日入住我科。

入科情况:神志清楚,查体合作。记忆、时间、空间、理解力未见明显异常,计算力减退。无失语与构音障碍。右侧额颞部有一长约15cm的陈旧手术瘢痕。双侧瞳孔等大等圆,直径3mm,对光反射灵敏。面部感觉对称,左侧鼻唇沟稍浅,伸舌居中。左侧肢体Ashworth肌张力Ⅰ级,左上肢近端肌力3+级,远端伸腕肌力3－级,手指屈曲模式,伸指困难。左下肢近端肌力3级,足背伸不能,呈屈曲内翻模式。左侧肢体皮肤感觉减退。左侧肱二头肌、肱三头肌、膝腱、跟腱反射活跃。左侧Hoffmann征、Babinski征阳性。右侧肢体活动自如,查体无异常。站立平衡为1级,不能行走。ADL评定Barthel指数30。Brunnstrom量表上肢Ⅲ级、手Ⅲ级、下肢Ⅲ级。

入科后行营养神经、改善循环、抗癫痫等药物治疗,予以上下肢康复机器人训练(图22-16)、针灸、气压治疗、运动疗法、电疗等康复治疗。

出院情况:患者左侧偏瘫肢体功能较前改善。左侧肢体Ashworth肌张力Ⅰ级,左上肢近端肌力3+级,远端伸腕肌力3－级,手指屈曲模式及伸指困难较前改善。左下肢近端肌力3级,足背伸时合并内翻模式。站位平衡达3级,可短距离独立行走。ADL评定Barthel指数50。Brunnstrom量表上肢Ⅳ级、手Ⅳ级、下肢Ⅴ级。

三、病例分析

康复治疗目前仍然主要依赖于治疗师一对一的徒手训练,难以达到高强度、有针对性和

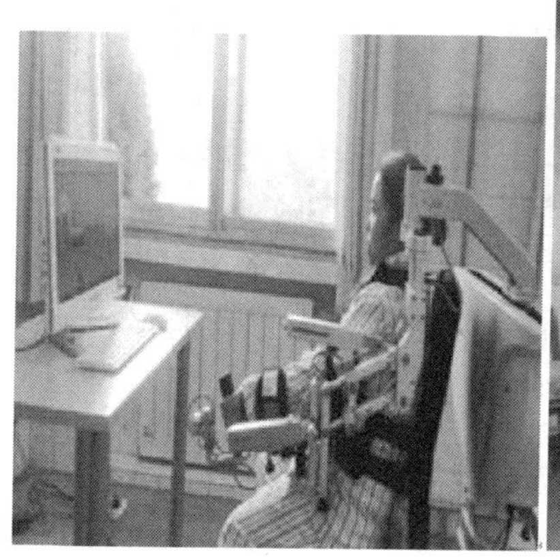

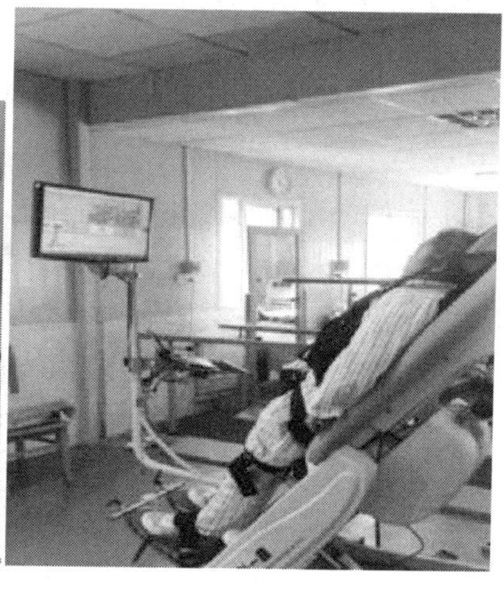

图 22-16　患者使用上下肢康复机器人进行

重复性的康复训练要求。机器人辅助训练技术在这种背景下应运而生，康复机器人便是其中之一。根据用途可将康复机器人分为辅助型和治疗型两类：辅助型主要用来在日常工作和生活环境中给老年人和残疾人提供辅助；而治疗型则主要用在医疗机构对患者进行康复训练。目前在临床上应用比较多的是上肢和下肢康复机器人。

（一）设计要求

康复机器人在临床应用方面的设计要求分为心理、医疗和人类环境改造学（ergonomic）三个方面。心理方面要求机器人低音、小巧轻便、外观友好、给人以安全感、让治疗师和患者都能接受等。医疗方面在关节活动范围、自由度、负作用等方面提出要求。人类环境改造学方面则要求机器人装置能适应复杂的医疗工作环境，如设计时要考虑机器人是否和患者轮椅、支具以及周围环境相容等。国内有学者从医学角度对康复训练机器人的设计提出了具体建议，指出在设计中可采用模块化的设计思想，将机器人系统分成牵引机构、支撑机构、控制系统和数据采集系统等相对独立的部分分别进行设计。

（二）技术概况

有些机器人在训练过程中不能对患者提供主动作用力，而仅仅提供阻力或支撑。如 Swedish Helparm 系统是通过连接患者手臂的绳索和滑轮来支撑患者手臂的重量从而帮助患者来完成触物的动作。ARM guide 系统不提供驱动，使用时患者手能在线性轨道上做靠近和离开肩的动作，通过一个制动器和改变装置仰角（elevation angle）使得上肢可以在一定角度内活动。而有些机器人可以在训练过程中提供主动作用力来帮助患者完成一定的动作，如 Baltimore Therapeutic Equipment（BTE）公司生产的一系列基于闭环控制技术的单自由度驱动装置。

这些机器人系统一般研发的较早，设计相对简单，难以满足临床康复对患者不同功能状态的训练要求。随着相关学科的发展和研究的深入，出现了能够根据患者的训练状态来调整训练模式的康复机器人系统。它们被称为交互式系统，并根据自由度分为单自由度交互式系统和多自由度交互式系统。

有较多临床患者使用的机器人系统多为交互式多自由度系统。例如，6 自由度 MIME 机器人，通过镜像原理来训练患侧上肢；提供 4 个主动和 2 个被动活动度的外骨骼式上肢治疗型康复机器人；交互式多自由度机器人系统，可以训练患者手的二维动作和 3 自由度的腕关节动作；动态生物力学系统提供3自由度肩关节和2自由度肘关节驱动；交互式三自由度机器人，被用来训练脑卒中患者的肘腕关节，等等。它们通过更先进的传感器和显示器等反馈系统及虚拟现实和肌电分析等应用技术来实现人机的互动，大大提高了机器人系统的人工智能化。

目前康复机器人的研发仍然主要集中在欧美发达国家，他们开始的研究较早且较深入，不过近些年我国的一些大学和企业也开始了相关研发并得到了国家级项目支持，如清华大学、华中科技大学等。其中，清华大学毕胜等研发的上肢复合运动康复机器人系统可以提供肘外展内收和伸展屈曲动作并可通过改变阻抗来调整运动模式，而且应用该系统对脑损伤患者上肢运动功能障碍进行康复训练，取得了良好疗效。

（三）干预方式

有学者认为延长每周训练时间和整个训练计划的时间对上肢运动功能有积极影响。临床对照研究以及meta分析的结果显示，加大训练强度在提高神经肌肉功能和ADL上是积极有效的。加大训练时间和强度是机器人容易做到的，但机器人训练的最佳强度和时间长度目前还尚无定论。高强度、短期上肢机器人治疗能够提高慢性脑卒中患者的运动结局。

对脑卒中后患者进行早期的上肢机器人感觉运动训练有可能加强运动恢复和提高功能的结局，而且这些进步在3个月和8个月后的随访仍然可能维持不变。

（四）机器人与传统康复

有人比较了计算机手臂训练仪（AT）和肌电刺激（ES）对亚急性脑卒中患者严重受累的腕伸肌的康复作用，得出AT与ES相比显著提高了严重脑卒中患者的上肢运动控制和力量，可能是因为采用了大量重复和双侧训练的策略。

也有试验证实了机器人训练结合传统康复可能加强慢性脑卒中患者轻瘫上肢的力量和运动控制能力的恢复。

（五）机制研究

一些研究提示，在机器人辅助训练中，肌肉的激活主要在训练过程的前半部分减低，这可能是因为追踪技术的学习过程和肌肉痉挛的减轻，完成肘关节追踪的肌肉协作在训练的后期显著提高，被认为是因为肌肉组之间的收缩指数下降。手腕机器人提高运动功能治疗效果在脑组织中运动微管相关蛋白的再生可能具有特异性，该发现在认识机器人康复治疗的普遍化上是有意义的。

目前临床应用的下肢康复机器人常具有减重系统、智能反馈系统及虚拟训练模式系统。在减重状态下，患者利用外在结构的带动以接近正常步态的模式进行训练，重心处于身体中线，身体对位对线良好，骨盆和躯干运动稳定，同时，可以刺激下肢关节肌肉肌腱的本体感受器，促进本体感觉的恢复，让患者不断重复、学习步行，有效改善步行能力。智能反馈训练系统具有防痉挛功能。

下肢康复机器人改善脑卒中所致肌痉挛的原因主要在于能够提供给患者一个在减重状态下，正确运动模式引导下的重复性的负重下肢主动步行运动。脑卒中患者神经功能受损后功能恢复的重要依据是脑功能重组。下肢康复机器人减重状态下的早期步行训练能够促进中枢神经系统在结构和功能上的代偿和功能重组，改善中枢神经功能，缓解痉挛。同时，脑卒中患者下肢在康复机器人引导下的各关节的屈伸负重步行运动，能够导致肌肉和结缔组织的蠕变及肌梭传入率的适应，从而达到缓解痉挛的目的。而下肢康复机

器人反复重复的高密度强化训练，加深及强化了肌肉和结缔组织的蠕变及肌梭传入率，加强了缓解痉挛的效果。陈勇等人研究显示，脑卒中偏瘫患者早期下肢康复机器人结合运动疗法能明显提高患者的下肢运动功能、平衡功能及步行能力，疗效明显优于常规单一康复训练的对照组。

四、小结

上下肢康复机器人适用于上下肢偏瘫及功能障碍的患者。主要针对脑血管疾病、严重脑外伤或其他的神经系统疾病造成上下肢功能障碍及手术后恢复上下肢功能的患者。有医师和治疗师根据患者的不同训练目的来选择具体的训练方式。

早期的机器人系统往往是对工业机器人系统的改造，设计限于单关节训练，且自由度少，训练内容单调，训练效果的评价也仅限于临床相关量表。但随着深入研究，逐渐出现了针对多关节训练、多自由度、可以进行实时人机反馈、提供虚拟环境模式及客观运动学指标的机器人系统，不过目前在这些方面的设计水平各机构高低不一。值得指出的是，虚拟现实技术是为康复训练提供重复的练习和成绩的反馈以及维持动机的重要技术手段，是治疗型康复机器人系统中非常重要的组成部分。

关于机器人的临床研究，可能是因为该领域还较年轻，大部分研究报道并非随机对照研究而是表现出多样性。目前尚无近百例样本或国际多中心研究报道，对于急性期患者使用康复机器人治疗也鲜有报道，机器人训练的时间和强度也不一样。虽然有研究者采用运动学指标、肌电分析、功能 MRI 或从分子水平来进行研究，但对于机器人训练效果的评价主要还是一些量表，如 Fugl-meyer 量表上肢功能部分、改良 Ashworth 痉挛量表、Barthal ADL 评分表、上肢 MMT、Wolf 运动功能测试等。

虽然机器人相关技术确实可以提高康复治疗效果，但是为什么提高的机制仍然不清楚。Krebs 等人回顾工作后得出治疗的方式可能比它的强度更重要，肌肉强化在运动训练中并无益处，而基于协调运动措施的循序渐进式的训练能产生实质性的好的效果。另外，治疗是否应该集中在动作或肌肉？他们的研究表明至少对于上肢，协调运动的正常模式恢复是更重要的，且可能是对于机器人治疗最值得关注的地方。

总之，应用康复机器人促进肢体功能的恢复是一个备受关注，前景广阔的新兴方法，需要进行更多更深入的研究，亦需要在临床实际应用中积累更多的经验。

（杨唐柱　张善纲）

第四节 “反重力”技术

一、概述

目前使用较多的减重训练系统有悬吊减重系统、水浮力减重系统、斜床背部支撑减重系统等，“反重力”跑步机是一套特殊的下肢康复训练减重支持系统，是利用航天技术，根据空气压力差的减重原理设计，可在神经康复中用于下肢运动功能的训练。

二、病例摘要

患者吴××，女，33 岁，企业员工，因“右侧肢体无力、头晕伴言语不清 5 日并加重”于当地医院就诊，患者能听懂他人言语，无头痛，无视物旋转，无恶心、呕吐，急查头颅 CT 示：左侧额叶脑沟稍变浅，未排除急性期脑梗死。予改善循环、营养神经、抗血小板、脱水治疗后，患者右侧肢体无力及言语不清症状较前稍有好转。进一步查头颅 MRA 示：①左侧基底节、放射冠及岛叶急性期大片脑梗死。②左侧颈总动脉、颈内动脉、颈外动脉及大脑中动脉闭塞，左侧大脑前动脉 A1 段起始端重度狭窄。为进一步治疗，患者来院就诊，门诊以“脑梗死”收入院，患者意识清楚、对答切题、言语欠流利、记忆力差(以短期记忆差为甚)，能经口进食、饮水无呛咳，右侧上肢有耸肩动作，肘关节以下无自主活动；被动活动上肢时，诉肩关节疼痛；右侧下肢可在辅助下完成屈膝屈髋，可独自完成翻身及坐起，坐位平衡 3 级，辅助下可完成坐-站转移，站立平衡 1 级，不能行走。

入院后通过三级联合查房、会诊以及康复团队会议制定的临床康复方案，拟采用“反重力”技术进行下肢功能训练。

三、病例分析

(一)“反重力”技术应用原则

1. 训练前 继续加强常规康复治疗项目的实施，如物理因子治疗、言语训练、常规运动治疗等，目的在于提高患者语言、沟通能力，进一步提高运动功能(包括肌力、转移能力、平衡能力等)。

2. 训练过程 首先，进行站立、负重、平衡能力的训练；其次，进行步行的训练；最后，步行的强化训练，达到步行的最佳状态。

(二) 临床应用分析

1.“反重力”跑步机 “反重力”跑步机主要的组成包括活动平板、鼓风机、气囊、密封短裤、气囊支架、紧急制动装置、可视式显示屏、多角度摄像头、控制面板等。利用控制面板，可设定每次训练的总时间(分钟)，同时可根据训练时的实际情况随时对减重百分比(%)、倾斜度(°)、速度(km/h)、活动平板运动方向等进行调整；气囊上部开有开口以方便使用者的下半身进入气囊，使用者穿上密封短裤后，人体通过气囊多自由度的提升力作用减轻下肢负重以达到减重的目的，训练过程中，可通过多角度摄像头对下肢活动情况进行录像，录像情况通过可视式显示屏显现，患者可以随时根据录像情况进行错误动作的纠正，如遇突发情况，拔下紧急制动装置可立即终止活动平板运动，确保安全。

2.“反重力”技术与神经康复 肌力下降、平衡功能差、步态模式改变、行走困难等是神经疾患患者常见的功能障碍。近年来，利用减重训练系统对脑卒中患者进行站立、平衡、步行功能的训练越来越受到康复医学界学者和治疗师的青睐。“反重力”技术主要应用于下肢功能康复，其主要的减重原理是产生一个空气压力差$\triangle P=P_1-P_2$，其中 P_1、P_2 分别为大气压强、气囊内的空气压强，它们之间产生一个压强差$\triangle P$，该压强差作用于气囊和密封短裤所围成的空间，会产生一个向上的作用力，这个作用力与患者所受的重力方向相反，与重力相互作用达到减重支撑、实现平衡的目的。有研究表明，偏瘫患者在减重支撑系统下做活动平板上的步行训练，可使受累的半球感觉运动皮质血液循环中的血红素携氧能力远远超过未受累侧，同时脑电地形图显示训练过程中，受累半球的运动区激活作用增强，运动辅助区皮质亦有较明显的激活作用。所以，“反重力”跑步机训练对受损大脑皮质的功能恢复有重要影响，利用“反重力”技术对脑卒中患者进行下肢功能的训练是科学、有效的。

3. 临床康复过程

(1)康复评定:在临床常规康复评定的基础上,应用“反重力”跑步机进行下肢总体功能的评估,该评定在该项训练开始前进行首次评估。主要数据包括“减重百分比”“步行速度”“训练时间”等,通过每次的数据记录和定期的数据比对,结合 Fugl-Meyer、徒手肌力评定和平衡能力的评定来评估患者下肢功能的康复情况,该项评定方法的缺点是”“反重力”跑步机没有设定特定的评估系统,数据不能直接导出进行分析,以及没有严格的评分标准,未能对患者进行该减重系统评估与训练的一体化分析。对该患者的评定,以一个疗程为周期(设定训练时间以 5 日为一个疗程),共进行 6 次评定。

对于该患者进行的以上所有评定方法,每次评估均为同一评定者,以确保前后进行的每次评定结果出现的误差降到最低。另外,应完善该患者的言语功能评定,应用简易精神状态检查表(MMSE)、LOTCA 软件评估认知功能,应用改良 Barthel 指数量表评估日常生活能力,为训练计划的实施和更改提供更完整的依据,确保患者在整个训练过程中能发挥最好的水平,达到最好的训练效果。

(2)康复训练:“反重力”跑步机训练之前,患者已经过 3 周前期康复治疗,其肌力、平衡、步行等运动功能以及言语功能均得到一定的提高,下肢肌肌力已达 3 级,已能单独完成坐位到站立位转移,站立平衡 2 级。但站立平衡能力、单腿负重能力差,膝关节控制能力差,不能行走。作为临床综合康复治疗的组成部分,按康复计划实施“反重力”跑步机训练。

“反重力”跑步机训练项目的实施分为三个阶段:

第一阶段:站立、负重、平衡能力的训练。患者进入跑台,通过密闭短裤与气囊链接形成密闭空间后,启动开始按钮,此时,鼓风机开始对气囊充气,进行患者的体重测量,然后调节减重百分数,以辅助患者进行站立、下肢的负重训练,因患者未达到行走训练阶段,故活动平板的速度设为“0”,即只在减重环境下进行站立、负重、平衡的训练。根据该患者情况,此阶段训练时间从每次 10 分钟开始,每日 2 次,逐次增加,共训练 5 日。

第二阶段:步行训练。经过“反重力”跑步机第一阶段的训练,患者的负重、站立平衡能力得到了有效的提高,目前可以进行步行训练。在此阶段中,患者训练时活动平板的速度从 0.1km/h 开始,逐次增加;减重百分比从以该患者髋关节能伸展、膝关节能屈曲、双下肢可能支撑的最大重量为宜作为开始数据,并逐次减少减重重量,直到减重百分比为“0”;训练时间根据患者疲劳度,从 10 分钟开始,逐次增加,直到每次 30 分钟;训练强度为 2 次/日,上午、下午各 1 次;每周训练 5 日,共进行 15 日共 30 次的训练。

第三阶段:强化训练。经过第一、二阶段的训练,患者步行功能得到大幅度的提升,此时应做进一步的强化训练,具体方案为:活动平板速度保持患者能接受的最大速度;减重百分比保持为“0”;训练时间为患者产生最大疲劳的时间,不做具体规定;总量为 2 次/日,共 5 日,即强化训练为一个疗程。

4. 康复结局分析 “反重力”跑步机训练包括对患肢的肌力、负重、站立平衡及步行功能训练等。本例患者中,经过三个阶段共 5 个疗程的训练,经过评定分析提示,患者下肢功能基本达到正常水平。结合前后数据对比分析(表 22-4)可见:“反重力”跑步机在下肢功能训练中有效。

表 22-4　“反重力”跑步机下肢功能训练记录分析表

次数	减重 %	步行速度 (km/h)	训练总时间 (分钟)	Fugl-Meyer 评分 (分)	MMT 肌力评级 (级)	Berg 评分 (分)
1	—	—	—	12	3	25
2	30	0.1	10	18	3^+	31
3	20	0.3	18	25	4	38
4	5	0.5	27	28	5^-	42
5	0	1.0	30	28	5	50
6	0	1.3	40	31	5	52

注：减重分数、步行速度和训练时间为“反重力”跑步机的治疗参数，第 1 次的表格数据为治疗前的患者评定结果，2～6 次为 5 个治疗疗程结束后的相应评定结果。

四、小结

减重支撑式下肢功能训练是下肢康复治疗的有效手段之一，能有效减轻下肢负荷，帮助患者更快地康复，越来越多地被应用到因运动、车祸、骨科疾病、神经系统疾病等引起的下肢运动功能障碍患者的康复治疗中。“反重力”跑步机作为全新的减重支撑训练系统，有着传统减重系统无法相比的优点：该系统能让患者在训练过程中更舒适，就像在水中训练或者躺在舒适的床垫或者沙发上一样，营造了舒适的减重环境，同时，对于疼痛的患者，能有效地克服了疼痛带来的影响；该减重系统在训练时腰部被气囊环绕，极大地提高了使用时的安全系数，消除了患者担心跌倒的心理障碍；气囊产生的压力差让患者更容易的达到平衡状态，使下肢活动更轻松、更自然，对患者平衡能力的提高有很大的帮助；该减重系统可以方便、精准地调节减重百分比、运动速度以及倾斜度等，这是传统减重系统不具备的优势；另外，该系统配备了可视化显示屏，患者在训练过程中可以直观地看到自己的姿势、动作，以便随时主动的调节，让训练更形象化。“反重力”跑步机可以广泛地推广应用，但其对神经康复患者的步态纠正作用尚有其局限性，接受训练的对象其下肢肌力必须达到 2 级以上，故应注意适应证的选择。

（黎继华　范建中）

第五节　上肢运动控制技术

一、概述

脑出血导致患者运动功能障碍，通过康复治疗重新获得运动功能往往需要漫长的过程。对于患者来说，运动功能的重新获得不单是力量方面的进步，更重要的是如何控制力量从而更好的提升运动功能。传统的训练方法在长期的训练过程中，患者往往容易觉得枯燥，而缺乏训练兴趣。在传统康复训练的基础上应用综合康复评估训练系统，训练系统中以游戏方式通过视觉和听觉的反馈，提高训练的趣味性，从而提高患者上肢和手的运动控制能力。同时在训练过程中记录患者的训练数据，以备做前后对比。

二、病例摘要

患者刘××，女，16岁，因脑出血于2014年6月20日在南方医院行右侧额颞顶部开颅血肿清除＋硬膜扩大修补＋右顶枕叶动静脉畸形部分栓塞术。

患者于2014年6月20日晨6时左右无明显诱因出现左侧肢体无力，伴头痛、头晕，无呕吐，无抽搐，无畏寒、发热，随后出现意识障碍，呼之不应，家人紧急将其送往东莞塘厦医院，行头部CT提示右侧基底节出血，予以镇静、止血、补液等基本处理后转送至东莞人民医院行头部CTA检查，考虑脑血管畸形破裂出血。遂来我院就诊，急诊以"脑出血"收入神经外科，当晚在全麻下右侧额颞顶部开颅血肿清除＋硬膜扩大修补＋颅内压探头置入术。术后予以神经营养、促醒、预防感染，支持及康复治疗，患者精神转醒。7月1日行DSA全脑血管造影＋右顶枕叶动静脉畸形部分栓塞术，因右侧大脑前动脉的胼周动脉分支供血动脉过于迂曲，微导管头端无法到达畸形血管团内，故予以缓慢注入5%浓度的GLUBRAN胶0.1ml栓塞部分畸形血管团及供血动脉。复查造影见动静脉畸形栓塞约50%。故于7月11日行X刀治疗，过程顺利。为进一步康复治疗于7月14日转康复科，予以营养神经、改善循环、预防癫痫等药物治疗，安排电动起立床，偏瘫肢体综合训练，低频脉冲电刺激，电针等综合康复治疗。患者目前神志清，左侧肢体偏瘫，肌力3级，左手精细活动差，平衡，步行功能差，为进一步康复治疗，患者及家属要求出院后今日再次入我科。1个月以来，意识清楚，患者精神状态一般，大小便正常。

临床诊断：1. 右侧顶枕叶小动静脉畸形破裂出血恢复期；2. 右侧额颞顶部开颅血肿清除术后；3. 右侧顶枕叶动静脉畸形部分栓塞术后。

入院评定：言语、认知和吞咽功能未见异常；Fugl-Meyer上肢功能评分为29分、下肢评分为15分；平衡功能评定：坐位平衡2级，站位平衡为0级。

存在问题：①患者运动功能障碍；②上肢仍处于共同运动模式，手指运动未能完全分离，运动控制较差；③下肢力量较弱，站位平衡为0级；④肩关节半脱位伴疼痛；⑤日常生活活动能力障碍。

康复过程：入院后通过三级联合查房、会诊以及康复团队会议制定康复治疗方案并予实施。常规临床对症治疗（略）。

常规康复训练：①物理因子治疗，中频电治疗（电体操）20分钟/次，1次/日；磁疗15分钟/次，1次/日；超短波治疗（电极片对置于患侧肩关节）20分钟/次，1次/日。②运动治疗，常规运动疗法以Bobath技术、Brummstrom技术为主，对上肢、下肢、躯干进行综合训练。在训练的时候控制关键点、抑制痉挛及强化主动性、力量性、协调性及速度性训练，平衡功能训练，肢体、躯干运动控制训练。练习每日1次，30～40分钟/次，每周5日。③作业治疗，常规作业治疗是以ADL训练，上肢和手的力量、协调性及作业相关练习为主，20～30分钟/次，每日1次，每周5日。

患侧上肢采用综合康复系统进行训练：采用英国产的综合康复评估和训练系统。组件包括：X4数据转接盒、M600肌电反馈角度运动仪、R500关节活动度量角计、E4000上肢运动锻炼器。本文所采用的是E4000上肢运动锻炼器，采用的配件是钥匙柄（K1）。患者采取坐位，每日训练一次。固定锻炼器于患者正前方，患者采用拇指侧捏的方法接触控制器做前臂旋前旋后的运动控制，肘关节架空以增加运动控制的难度。软件参数设置方面：每次训练均采用接球游戏，采用1球，左右变量，移动设置为前臂旋前旋后，时间设置每次均为10分钟，使用设置根据患者治疗前在 E4000 上的评估角度而定。截取其中五次训练评估结果分析：第一次 7 月 17 日角度设置为－50°～50°；第二次 7 月 21 日角度设置为－60°～60°；第三次 7 月 23 日角度设置为－60°～60°；第四次 7 月 25 日角度设置为－70°～70°；第四次 7 月 28 日角度设置为－80°～80°；第五次 7 月 30 日角度设置为－90°～90°。阻力调节五次训练评估均设置为 5。

出院时情况（2 周后）：经过为期 2 周的常规康复治疗加综合康复评估及系统训练，出院评定：运动功能方面 Fugl-Meyer 上肢功能评分为 60 分，下肢评分为 30 分。平衡功能为坐位 3 级平衡，站位平衡为 2 级。

上肢综合康复评估和训练系统评定：入院时 75 分（40%），2 周后为 209 分（100%）。

三、病例分析

临床康复中，上肢功能相关的功能评定多采用 Fugl-Meyer 量表、改良 Barthel 指数评估量表（MBI）等，功能训练也多采用徒手操作或利用少量简单器具，评定结果的客观性以及治疗效果受操作者的人为因素影响较大。高科技技术的应用，如本文所涉及的上肢康复系统的应用，对解决上述问题提供了途径。

（一）上肢康复系统的独特功能

1. 功能评定　本文所采用的是英国产的上肢综合康复评估和训练系统 E4000，包括上肢运动装置及各种功能组合配件。患者采取坐位，每日训练一次。固定该装置于患者正前方，患者采用拇指侧捏的方法接触控制器做前臂旋前旋后的运动控制，10 分钟总分为 209 分（100%）。

该系统可对手各关节活动范围测量、握力测试（持续握力测试和快速交换握力训练）、捏力测试，本文采用的评估部分是在训练过程中系统实时记录患者运动控制数据，训练完毕后，经过系统综合分析得出训练结果评定表格和分类图表，其中表格的内容包括阻力设置、移动方向及移动位置、训练游戏的类型、训练游戏的变量、训练时间、最后评分、角度设置、患者使用角度范围、角度设置和角度使用范围的差值。通过对患者最后评分的分析可以将复杂的运动过程转化成数据，能更直观地反映出患者的功能状况，在多次评估之后作比较，数值的变化可以更好地反映出患者功能的细微变化。通过分类图表可以看出患者在设置角度之间停留时间的百分比。可以直观看出患者在哪个角度停留的时间的长短，双侧是否对称，用力是否均匀。

入院采用常规康复治疗方法加综合康复评估和训练系统训练，患者功能得到较大程度的进步。训练时患者端坐位，肩关节 0°位，屈肘 90°前臂旋前旋后从第一次训练中经评估后设置为－50°～50°，到第六次训练时再次评估已经达到－90°～90°。六次训练的评分依次分别为 94 分（45%）、107 分（51%）、124 分（59%）、149 分（71%）、190 分（90%）、209 分（100%）。其中最后一次的评分为满分（图 22-17～图 22-22）。

2. 功能训练　该系统可提供上肢功能训练游戏、日常生活活动能力（ADL）模拟训练游戏、认知功能训练游戏等训练项目。训练系统外接组件主要包括 X4 数据转接盒、M600 肌电反馈角度运动训练仪、R500 关节活动度量角计、H500 捏力握力测量训练计、E4000 上肢运动锻炼器等。本文所选用 E4000 上肢运动锻炼器，采用的配件是钥匙柄（K1）。目的是让患者通过上肢远端控制训练器，通过 X4 数据转接盒传入计算机分析数据，在计算机屏幕上反映出患者的力量控制情况和上肢协调功能。从而改善患者的运动控制能力和上肢协调功能。

Biometrics E-LINK　　　　　　　　　　　　　　　　　　　　*2014年7月17日，9:23*

姓名：[redacted]刘　　　　　　　　　　　　　　编号：721022

生日：　　1997/10/17（年龄：16岁）　　　　性别：女
受伤日期：2014/6/20　　　　　　　　　　　　患侧：左侧（优势侧：右侧）
手术日期：2014/6/20
诊断结果：脑出血
　　　　　颅内血肿清除术后
　　　　　右顶枕叶动静脉畸形术后

训练结果

#	设置	移动/位置	类型	变量	A级	B级	选项	时间	评分	使用设置	使用范围	差值
1	阻力（K1在1）左	前臂内旋/外转	抓球	左/右	3.3秒	无需偏置	1球	10:00	94（45%）	-50至50=100°	-99至85=184°	84°
	工具栏：K1（匙形把手）											

分类图表

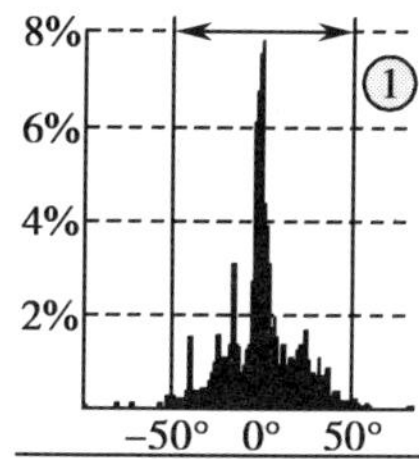

图 22-17　7 月 17 日训练结果分析报告

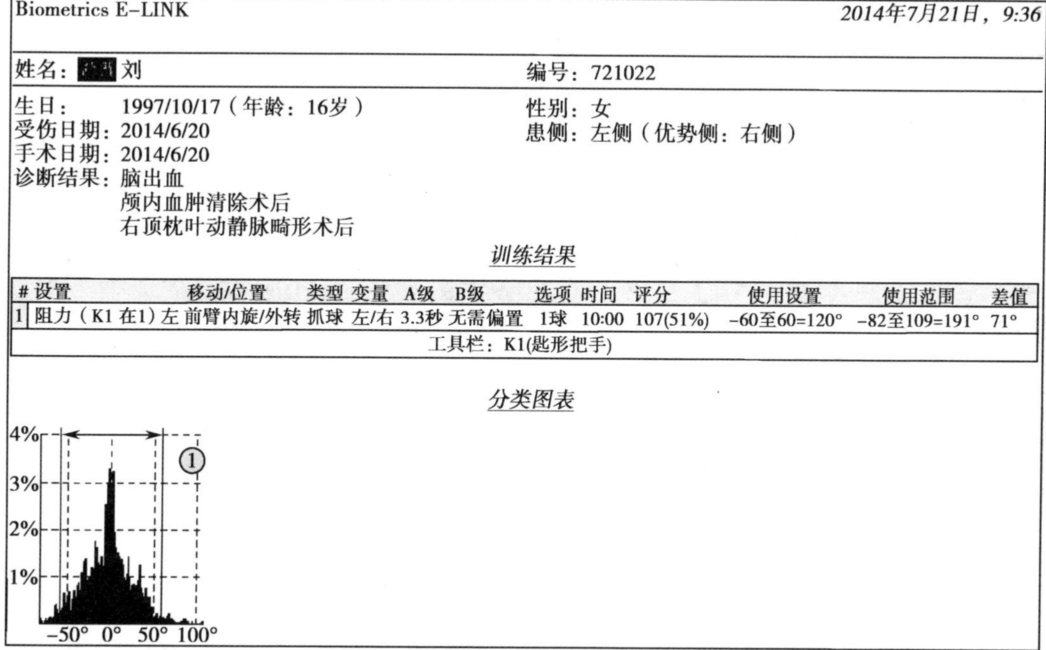

Biometrics E-LINK　　　　　　　　　　　　　　　　　　　　*2014年7月21日，9:36*

姓名：[redacted]刘　　　　　　　　　　　　　　编号：721022

生日：　　1997/10/17（年龄：16岁）　　　　性别：女
受伤日期：2014/6/20　　　　　　　　　　　　患侧：左侧（优势侧：右侧）
手术日期：2014/6/20
诊断结果：脑出血
　　　　　颅内血肿清除术后
　　　　　右顶枕叶动静脉畸形术后

训练结果

#	设置	移动/位置	类型	变量	A级	B级	选项	时间	评分	使用设置	使用范围	差值
1	阻力（K1 在1）左	前臂内旋/外转	抓球	左/右	3.3秒	无需偏置	1球	10:00	107(51%)	-60至60=120°	-82至109=191°	71°
	工具栏：K1(匙形把手)											

分类图表

4%
3%
2%
1%
①
-50°　0°　50°　100°

图 22-18　7 月 21 日训练结果分析报告

Biometrics E-LINK 2014年7月23日，9:51

姓名： 刘 编号：721022

生日： 1997/10/17（年龄：16岁） 性别：女
受伤日期：2014/6/20 患侧：左侧（优势侧：右侧）
手术日期：2014/6/20
诊断结果：脑出血
颅内血肿清除术后
右顶枕叶动静脉畸形术后

训练结果

#	设置	移动/位置	类型	变量	A级	B级	选项	时间	评分	使用设置	使用范围	差值
1	阻力（K1 在1）	左 前臂内旋/外转	抓球	左/右	3.3秒	无需偏置	1球	10:00	124(59%)	-60至60=120°	-152至87=239°	119°
工具栏：K1(匙形把手)												

分类图表

3%
2%
1%
-120° -60° 0° 60°

图 22-19 7 月 23 日训练结果分析报告

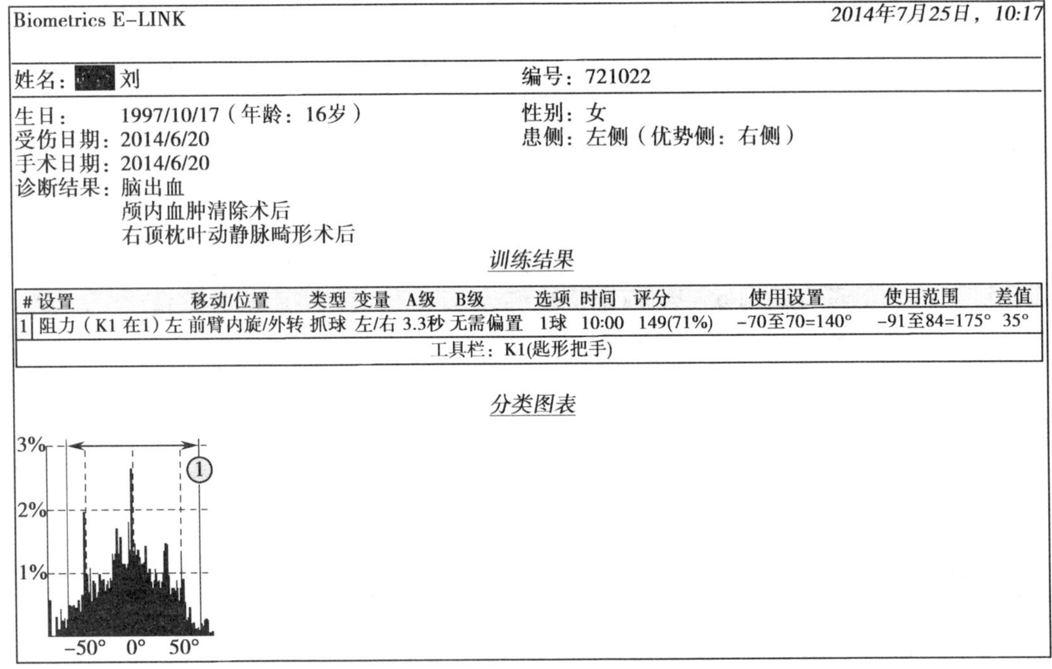
Biometrics E-LINK 2014年7月25日，10:17

姓名： 刘 编号：721022

生日： 1997/10/17（年龄：16岁） 性别：女
受伤日期：2014/6/20 患侧：左侧（优势侧：右侧）
手术日期：2014/6/20
诊断结果：脑出血
颅内血肿清除术后
右顶枕叶动静脉畸形术后

训练结果

#	设置	移动/位置	类型	变量	A级	B级	选项	时间	评分	使用设置	使用范围	差值
1	阻力（K1 在1）	左 前臂内旋/外转	抓球	左/右	3.3秒	无需偏置	1球	10:00	149(71%)	-70至70=140°	-91至84=175°	35°
工具栏：K1(匙形把手)												

分类图表

图 22-20 7 月 25 日训练结果分析报告

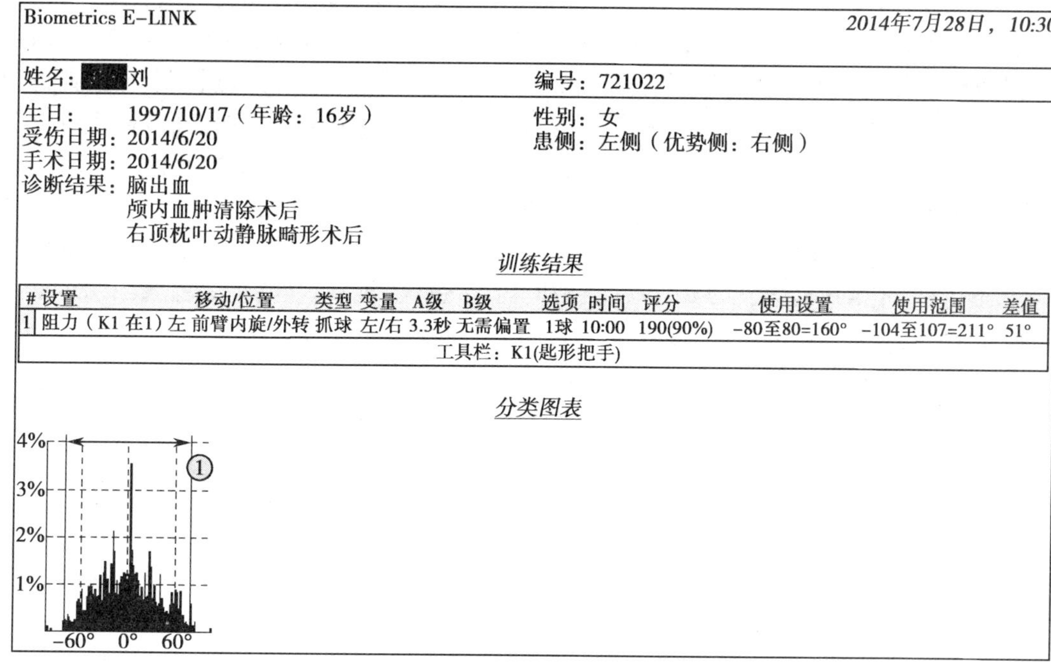

Biometrics E-LINK　　2014年7月28日，10:30

姓名：■■刘　　编号：721022

生日：1997/10/17（年龄：16岁）　　性别：女
受伤日期：2014/6/20　　患侧：左侧（优势侧：右侧）
手术日期：2014/6/20
诊断结果：脑出血
颅内血肿清除术后
右顶枕叶动静脉畸形术后

训练结果

#	设置	移动/位置	类型	变量	A级	B级	选项	时间	评分	使用设置	使用范围	差值
1	阻力（K1 在1）	左 前臂内旋/外转	抓球	左/右	3.3秒	无需偏置	1球	10:00	190(90%)	-80至80=160°	-104至107=211°	51°
工具栏：K1(匙形把手)												

分类图表

图 22-21　7 月 28 日训练结果分析报告

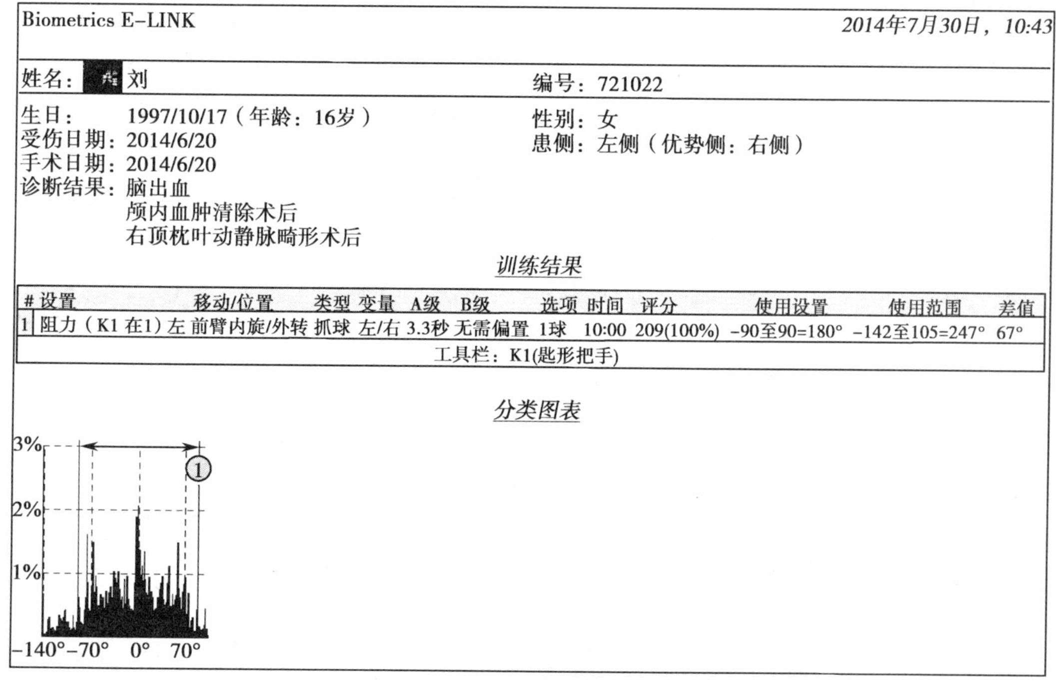

Biometrics E-LINK　　2014年7月30日，10:43

姓名：■■刘　　编号：721022

生日：1997/10/17（年龄：16岁）　　性别：女
受伤日期：2014/6/20　　患侧：左侧（优势侧：右侧）
手术日期：2014/6/20
诊断结果：脑出血
颅内血肿清除术后
右顶枕叶动静脉畸形术后

训练结果

#	设置	移动/位置	类型	变量	A级	B级	选项	时间	评分	使用设置	使用范围	差值
1	阻力（K1 在1）	左 前臂内旋/外转	抓球	左/右	3.3秒	无需偏置	1球	10:00	209(100%)	-90至90=180°	-142至105=247°	67°
工具栏：K1(匙形把手)												

分类图表

图 22-22　7 月 30 日训练结果分析报告

(二)上肢康复系统训练效果分析

综合康复评估及训练系统是借助各种组件，将肢体运动通过各种组件传入计算机，并以此为数据来源，将其转化成计算机影像和听觉资料，也就是转化成视觉和听觉反馈，从而将复杂的运动功能转化为可视可听的生物反馈，患者根据反馈信号进行运动控制训练，使得各项运动变得有目的和有意义。由于患者的运动情况通过视觉听觉反馈给患者，使其可以直接看到和听到自己运动和用力的情况，以及功能进步的情况，调动训练积极性，提高训练效率。与此同时，反馈还给了患者以“旁观者”的角度观察训练的情况，更清晰训练的走向。训练系统将这些训练转化成有趣的游戏，配以各种游戏成功时和失败时不同的配音，成功时配以欢快的配音，增强患者康复的自信心，失败时配以警告的配音，实时提醒患者注意运动姿势的纠正，优化患者的运动姿势。通过综合康复评估及训练系统的反馈技术，最大化地将患者上肢运动信息和感觉信息输入大脑，使患者在上肢运动控制和功能训练效率大大提高，同时信息最大化地输入大脑也能促使大脑更好地完成结构和功能的重塑，从而达到高效率的功能恢复。

该方法是将综合康复评估及训练系统提供的生物反馈技术与传统的运动疗法相结合，治疗的同时记录数据，并将数据转化为评定结果，即每次的治疗同时也是一次评定。依据生物反馈原理，反馈过程不断重复，将有利于形成环路建立正常的运动序列并能不断强化纠正异常的运动模式。此种方法通过患者上肢远端接触设备，即上肢运动链的最末端接触设备，可以形成一种特殊的本体感觉-运动反馈环路，达到神经-肌肉通路重建。在训练游戏的设置中，根据患者的功能状况和自身喜好选择游戏。在训练过程中通过视听觉反馈的强化，患者能在感官上获得上肢功能进步的信息，并不断通过自身努力使肢体功能得以改善，起到“正反馈”的作用。

四、小结

高科技技术在康复实践中的应用可以弥补传统康复评定和治疗技术上的不足。传统训练技术，容易使患者感觉枯燥，通过游戏方式提高训练的趣味性，提高患者训练积极性；通过视听觉、肌电、脉搏、体温等多重生物反馈可以提高训练效率。计算机技术的应用可以记录患者每次的训练数据，并进行实时功能评定。康复专业人员可通过数据分析监测患者功能的动态变化，方便及时调整训练计划和评定分析患者的训练效果。

(张盛全　范建中)

推荐读物

1. 范建中. 等速技术及其在康复医学中的应用. 国外医学物理医学与康复学分册，1996，16(2)：54.
2. 罗艳，曹铁流，丁渊，等. Pro-kin平衡功能训练仪对脑卒中患者平衡功能的改善作用. 中国老年学杂志，2011，31(24)：4909-4911.
3. 潘化平，冯慧，李亚娟，等. 负荷控制本体感觉训练对脑卒中患者平衡功能及下肢运动能力的影响. 中国康复医学杂志，2011，26(11)：1025-1029.
4. 金冬梅，燕铁斌，谭杰文. 平衡测试仪的信度研究. 中华物理医学与康复医学，2002，4(24)：200-203.
5. 杨唐柱，黄晓琳. 上肢治疗型康复机器人的研究进展. 中国康复，2009，24(3)：207-209.
6. 胡宇川，季林红. 从医学角度探讨偏瘫上肢康复训练机器人的设计. 中国临床康复，2004，8(34)：7754-7756.
7. 孟凡，贾晓红，王人成，等. 基于虚拟游戏的视觉生物反馈技术在康复运动训练中的应用. 中国康复医学杂志,2009,24(2):165-166.

8. 杨雨洁,岳雨珊 郭佳宝,等. 虚拟现实技术对脑卒中患者上下肢运动功能康复效果的系统评价. 中国康复理论与实践,2013,19(8):710-721.
9. 韩瑞,倪朝民. 肌电生物反馈治疗对脑卒中偏瘫患者上肢功能的影响. 中国康复理论与实践,2005,11(3):209-210.
10. 江容安,武永飞. 生物反馈的早期应用对脑卒中偏瘫患者上肢功能的影响分析. 中国社区医师,2015,31(2):14-15.
11. 李志斌,冯尚武,黄顺仪,等. 肌电生物反馈疗法对脑卒中偏瘫患者下肢运动功能的效果. 中国康复理论与实践,2013,19(11):1046-1048.
12. Fan JZ,Liu X,Ni GX. Angular Velocity Affects Trunk Muscle Strength and EMG Activation during Isokinetic Axial Rotation. Biomed Res Int. ,2014:623191.
13. Cheng PT,Wang C-M,Chung CY,et al. Effects of visual feedback rhythmic weight-shift training on hemiplegic stroke patients. Clini Rehabil,2004,18:747-753.
14. Riener R, Nef T, Colombo G. Robot-aided neurorehabilitation of the upper extremities. Med Biol Eng Comput, 2005,43(1):2-10.
15. Kahn LE,Lum PS,Rymer WZ,et al. Robot-assisted movement training for the stroke-impaired arm:Does it matter what the robot does? J Rehabil Res Dev, 2006,43(5):619-630.
16. Lum PSReinkensmeyer DJ, Lehman SL. Robotic assist devices for bimanual physical therapy:preliminaryexperiments. IEEE Trans Rehab Eng(S1063-6528),1993,1(3):185-191.
17. Miyai I,Yagura H,Oda I,et al. Premotor cortex is involved in restoration of gait in stroke. Ann Neurol, 2002,52(2):188-194.

第二十三章

中医康复技术

第一节 神经康复相关的中医理论

一、概述

神经康复相关的医学理论体系与技术体系众多，本章介绍了其中的有关中医学理论与观点以及现代医学中的一项康复治疗技术：神经肌肉关节促进技术。在本书的神经康复病例分析中，对于涉及的相关医学理论体系以及康复技术手段，由于篇幅所限，一般只是提及名称或作简介，若需对其细节的全面理解尚需参考相关的专业书籍。

二、中医对中风的认识

古代中医对中风病因已有深刻认识，《内经》认为中风形成原因是："虚邪偏客于身半，其入深，内居营卫，营卫稍衰，则真气去，邪气独留，发为偏枯"；《金匮要略》中认为由"络脉空虚，风邪入中"而致；刘河间提出"心火暴盛"的观点，李东垣认为属于"正气自虚"，朱丹溪则以为"湿痰生热"是本因。其因不外乎虚、风、火、痰、气、血六因。病位在脑，涉及心、肝、胃、脾及经络血脉，为本虚标实之证。盖因上盛下虚，或肝肾阴虚，气血衰少为本，风火相煽，痰湿壅盛，瘀血阻滞，气血逆乱为标，终导致脑脉痹阻而发为中风。常见证型有气虚血瘀、风痰阻络、肝阳上亢、肝肾阴虚和气虚痰阻，可与痫证、厥证作鉴别诊断。

三、中医对中风的治疗

历代中医总结出许多治疗中风及后遗症的经典方剂，以补阳还五汤最具代表性，此方出自清代名医王清任，他认为中风者"半身不遂，亏损元气，是其本源"，而"元气既虚，必不能达于血管，血管无力，必停留而瘀"，故属于气虚血瘀。中风后遗症多由于气虚脉络瘀阻而致经脉不通，肢体肌肉失于气血濡养，废而不用，久之脏腑运化功能失调，气血不足，肢体脉络空虚，瘀阻加剧，气虚血瘀是本病根本病机。常用经典方剂还有镇肝熄风汤、天麻钩藤饮、地黄饮子等；中成药有华佗再造丸、大活络丹、大黄䗪虫丸、人参再造丸等；常用药物有黄芪、川芎、人参、鹿茸、当归、白芍、红花、桃仁、僵蚕、全蝎、葛根、地龙、秦艽、羌活、白芷、生地、水蛭、茯苓和龙骨等。

额叶损害的患者可以表现为明显的主动性降低或动机减少，针刺疗法可调气血、通经

络、利关节，对脑卒中的康复起到良好的作用。根据大脑皮质中枢交叉支配的原理，针刺偏瘫患者对侧头部穴位，能较好地恢复其肢体运动。头针在治疗中风方面应用广泛，主要集中于运动区、足运感区等区域。《内经》云："五脏六腑之精气，皆上注于目而为之精…上属于脑"，说明头部与各脏腑器官均有密切关系。此外，通过经络的循行分布于头的经别、经筋、经脉都直接或间接地与大脑发生联系，它们在生理上密切相关，病理上相互影响。《内经》记载"头者，精明之府"；《本草纲目》中谓"脑为元神之府"，在大脑皮质相应的头皮投射区针刺，通过直接兴奋中枢运动神经，加强神经冲动，可改善大脑局部血液循环，消除脑水肿，调节大脑神经细胞的兴奋性，纠正抑制性泛化，激发细胞活化，使受损处于半休眠状态的细胞复苏。艾灸法多取任督二脉穴位为主，即多因二脉均起自胞中，为肾所主，相交于脑，可益脑生髓。针刺可直接扩张血管，增加缺血区的血氧供应，发挥即刻的脑保护作用，实现脑功能的重组，从而促进肢体运动功能障碍的康复。中医认为小便不禁为肾气不足，脾气亏虚，膀胱不能约束，气化无权，开阖失常所致。针灸治疗中风后尿失禁临床比较多见，体针也可配合电针治疗，取穴足三里、中极、三阴交、肾俞、会阳。艾灸选神阙、关元、气海，隔姜灸，至局部皮肤红晕为度。灸后的调摄对艾灸疗效有较大影响，如《针灸大成卷之九・灸后调摄法》论述："灸后不可就饮茶，恐解火气；及食，恐滞经气，须少停一二时，即宜入室静卧，远人事，远色欲。平心定气，凡百俱要宽解。尤忌大怒、大劳、大饥、大饱、受热、冒寒。至于生冷瓜果，亦宜忌之。惟食茹淡养胃之物。使气血通流，艾火逐出病气。若过浓毒味，酗醉，致生痰涎，阻滞病气矣。鲜鱼鸡羊，虽能发火，止可施于初灸，十数日之内，不可加于半月之后。今人多不知恬养，虽灸何益？故因灸而反致害者，此也。徒责灸艾不效，何耶！"。

针刺治疗中风后失语症方法众多，体针、头皮针、舌针、手针、刺络放血等，体针可以改善机体脏腑经络的失衡状态，疏经通络，调整气血，增强患者体质及构音器官的协调性；头皮针可以改善病变部位的血液供应的状况，促使其大脑功能恢复，同时失语得以改善；舌针等构音器官的局部针刺可以反射性刺激大脑语言中枢，促进功能恢复。体针主穴取百会、通里、廉泉、心俞、肝俞、哑门、翳风、风府、风池，配穴神庭、命门、三阴交，而金津、玉液多为点刺放血，间接针刺舌体，刺激通过舌咽、迷走、舌下神经反射传入延髓相应神经核，调节这些神经的功能，并进一步投射到更高的中枢以至皮层，从而促进构音、吞咽和舌肌运动功能得到恢复。同时配合吞咽运动，使口、唇、舌以及上下颌参与咀嚼、面部运动的肌肉和神经得到有效训练。从局部解剖来看这些穴位与支配吞咽功能的三叉神经、舌咽神经、舌下神经等 6 对脑神经及相关肌群分布密切相关。脑卒中后失语，其病变部位在布洛卡区、颞上回后部和角回等大脑皮质功能定位区，产生运动性、感觉性或命名性失语等，其相应头针取穴则以运动区下 1/5 区域、言语 3 区、2 区为主。针刺治疗中风失语症的机制目前尚未完全探明，但大脑的可塑性和功能重组理论是失语症康复的理论基础，失语症患者语言功能恢复有赖于语言功能网络中未受累部分的功能重建和新功能的加入。

推拿按摩手法包含按、压、推、揉、拿、搓、擦等。运用按压按点手法，改善血液循环，也可通过刺激皮肤感受器和末梢神经，反射性地作用于大脑中枢神经系统，使受损伤的神经细胞恢复功能。常用按摩手法中擦法最为多见，能使痉挛的肤体得到缓慢松弛，有利于关节活动；拿捏法多用于腰背部，能使手足阴阳经络互相疏通，温通经脉；按揉法在神经康复中多用于四肢，具有行气活血，舒筋止痛，消肿散结，消除肌肉紧张痉挛作用；点压法直接作用痛点局部，具有活血散瘀，通经活络，温运皮部，增加血运，扩张血管，顺气降逆等作用；摇法具有平衡阴阳，达到调节气血，缓解痉挛、放松筋肉目的；掌擦法用于四肢的手足三阴、三阳经，能够起到温经通络、行气活血的作用。针灸按摩对中风病症状改善确有作用，但缺乏量化标准、客观评价方法成为现代中医康复治疗技术研究的障碍，由于施术者的手法熟练程度、取穴精准程度以及患者主观感受性的不同，均可对中医治法的疗效产生不同程度的影响。

四、中医对高级脑机能障碍的认识

中风后抑郁症患者大多由于躯体病残的困扰，精神压抑、情志不畅、生活改变而形成的，属于中医"郁证"范畴，瘀血或痰浊阻蔽元神、神明失聪为基本病机。情志内伤是中风后抑郁症的重要病因，与正气亏虚、肝郁气滞、瘀血痰浊等因素关系密切。中风后髓海空虚，痰瘀阻于脑络，气血不足，又因肢体偏瘫等因素思虑过度，悲忧不解，忧郁伤肝，气机郁滞，肝失条达，久则致瘀致虚，肝肾亏虚，精血暗耗，髓海失养，加之情志不畅，肝郁气滞，气滞血瘀，则元神受扰或失养而致本病。疏通气机为郁证总的治则，实证以疏肝理气为主，虚证以益气血扶正为法，常用方剂如柴胡舒肝散、逍遥散、越鞠丸、温胆汤等对中风后抑郁有较好疗效。及早进行心理辅导、精神干预极为重要，后遗症期患者往往在长期的康复过程中自尊心、自信心受到挫伤，导致出现抑郁、焦虑，因承受家庭经济的困扰，自认成为家庭的负担，生活质量下降，对偏瘫患者的关怀照料困难已成为社会普遍问题，精神方面的伤害有时会超过功能障碍带来的病苦，及时康复宣教与心理疏导恢复自信、健康身心有利于康复疗效提高生活质量。

脑血管性痴呆大部分是在动脉硬化、高血压的基础上合并脑梗死或出血后形成，有时老年人的蛛网膜下隙少量出血也可以作为引起痴呆的表现。原发性脑萎缩病因尚不清楚，脑血管疾病也可能诱发阿尔兹海默病的发展，血压（尤其是舒张压）的升高也可加速脑衰老，随着老年痴呆发病蛋白精细结构的逐步深入揭示及致病病毒"绿藻"的发现都将提供新的解释和治疗途径。中医《内经》认为："髓海不足，脑失所养，神明无主，发为本病"，病机为精血不足，气滞而血脉不畅，痰浊蒙蔽所致。《灵枢·神》中说："心藏脉，脉舍神"；《灵枢·雅容》谓："心者，五脏六腑之大主也，精神之所舍也"，故其病位在脑，在脏以心、脾、肾为主，治疗以虚为本，虚中扶实。中医治疗重视对神经内分泌、免疫、脑细胞代谢等方面的整体调节，对于脑代谢的改善作用成为研究重点，中草药可选人参、鹿茸、黄芪、丹参、肉桂、核桃仁、何首乌、山楂及银杏叶、红景天提取物等。人参皂苷可以增加 DNA、RNA 及蛋白质的合成，鹿茸多糖、多肽对免疫系统和神经再生等方面促进作用很多，何首乌含有大黄素可补充胆碱能神经介质功用，山楂可以改善脑血管的血流量，等等。中药复方可以达到改善人的行为、记忆和认知功能作用。针刺对缺血性神经损伤有较好的修复作用，艾灸任脉经穴能促进侧脑室下区的神经干细胞的增殖。汤剂可选用归脾汤、当归茯苓散加减或补益方剂，长期服用中成药六味地黄丸、人参果皂苷等会有一定改善作用。

五、中医与现代医学的神经康复

中医神经康复与中医内科病历比较可以提供更多的评价方法和数据，所以病历首要作用是反映出真实的客观内容及数据，体现应有的科学价值，作为流行病学或回顾性研究的基础资料，重视对中医文献报道的原始病历考据是极其重要的。病历中详实记录更多的患者基础资料、病情分析、疾病转归不容忽视，按照《中医学名词》《中医病症诊断疗效标准》《常见症状中医鉴别诊疗学》《中国中医药主题词表》中规范记录症状、证候、治则、治法等非常重要，有利于总结本病传变、转归、预后的决定因素。

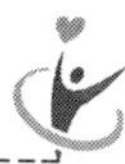

在中医神经康复领域里中医学与现代医学并存，不等同于结合，面对疾病一个视每个个体为整体，一个视其为整体中的个体，不同体系犹如两根铁轨并行支撑起铁路不断延伸一样，发挥各自的作用维护健康，缺一不可也没必要强行嫁接。脑卒中急性期临床大多以溶栓、血管内介入等治疗广泛应用，尤其卒中单元治疗模式因有较确切的循证医学依据值得肯定。近代中医药在脑卒中后 6～24h 有效治疗报道相对少见，但在中风后吞咽障碍、中枢性面瘫、偏瘫、抑郁、焦虑、失眠等方面中药及针灸等疗法有较好的疗效。中医药在治疗与脑卒中密切相关的高血压、冠心病、高脂血症及糖尿病等疾病中能够发挥重要作用。许多中医院临床康复尝试对临床路径（clinical pathways，CP）管理模式的探索，但由于路径管理本身不适于所有疾病应用，中医神经康复治疗过程中变异因素较多，病程周期长及患者治疗愿望与路径管理目标难以达成一致，拘于形式的报表难以达到缩短住院日、降低患者的住院费用、提高患者满意率的目的。如能真正实施可以达到探寻病因、收集资料、积累经验，并为开展研究提供论证和依据等目的。

针对神经康复研究中医治疗显示有效的文献多不胜举，特殊针法包含腹针、电针、磁极针、芒针、温针、手针等，传承针法包括醒脑开窍法、聂三针、背三针等，都有较好的疗效。中医康复治疗学目前面临的主要问题是临床疗效缺少循证医学证据、标准化方案及评价体系。《中国脑卒中康复治疗指南（2011 完全版）》中指出，中医结合现代康复方法治疗脑卒中是普遍接受的观点，从指南对中医疗法对脑卒中康复治疗的作用中可以分析出尚没有基于 A 级证据，而是出于某些情况下专家高度一致的共识，其中唯一的Ⅰ级推荐疗法还需要在现代康复医学基础上结合应用。对这样问题的认识存在争论，无论是中医还是西医领域都有专家认为当前循证评价方法包括荟萃分析在内并不适用于统计评价中医疗效，这与传统观念密切相关，中医行业更重视患者主观反映的转归，强调个体特性差异及相应变化的不确定性，《后汉书·郭玉传》说到："医之为言，意也…"；宋代祝穆也在《古今事文类聚》中记述到："…医言意也，思虑精则得之，吾意所解，口不能宣也"。中医药的深奥和临床重要作用毋庸置疑，当代一些专家致力于中医科学事业研究，在某些领域中取得显著成就，适宜技术项目推广促进中医康复治疗技术发展，还是缺乏大样本量、高质量的双盲、多中心随机对照试验研究，中药针剂需要对靶点多、组成复杂、副作用不明确、提取工艺等问题提高科研水平，尤其在药理、机制、作用机制、质量控制、标准化制定及评价体系等方面的研究依然任重而道远。

六、小结

我国每年有 200 万以上新增脑卒中病例，发病年龄日趋呈现年轻化，一些现代生活因素也许在将来会引起更多的注意并取得证据，例如气候改变、环境污染、农药化肥、不良食源等普遍因素对人体影响更具共性。脑卒中后遗症神经康复治疗技术已经相对普及，功能障碍已不是唯一难点，早期康复理念已经形成共识，有效地降低了误用与异常模式的形成。脑卒中后患者的生活质量均有不同程度下降，延伸研究患者在家庭、社区及工作环境的生活状态是我们要提高重视的方向。影响生活质量因素包含性别、发病年龄、脑卒中类型、神经功能缺损、社会心理障碍、经济条件、康复治疗、护理方法等。不容忽视的还有患者的人格尊严如何得到尊重、患者对康复医疗和家庭的依赖性，患者得病后往往认为自己需长期治疗、家庭帮助，不能带残生活、带残工作、参与社会活动，这方面女性患者多数恢复的更好些，康复欲望、独立性、生活能力自我要求更高，我们体会康复结局评价优于男性患者。

《中共中央国务院关于深化医药卫生体制改革的意见》中提出以“注重预防、治疗、康复三者的结合”为指导原则，临床医师更多的应该重视脑卒中预防和降低发病率的因素。三级康复真正落实到位还需一段路程，这使得当前很多患者选择在一家医院完成主要康复治疗过程。目前大部分地区医保基金满足不了长期临床康复治疗需求，社区康复在大部分地区远远未能发挥切实作用，中医神经康复可以与社区康复紧密结合，针对脑卒中相关的预防、治疗、预防再复发、康复训练、养生及家庭医疗等方面开展医疗资助，使两者共同发挥更广泛的作用。

（田　洋）

第二节　脑卒中的中医康复治疗

一、概述

脑卒中属于“中风病”范畴，中医学针对中风病的诊断、辨证、治疗、预防及功能锻炼方面都有深刻的认识和方法。现代中医康复学以康复医学和中医治疗学相关内容为主体，在这个领域里中医学与现代医学并存，包含了中医内科学、治疗学、临床医学及康复医学等内容共同组成，中医神经康复独具特色，目前缺乏可赢得公认的中医神经康复病历模式。本文病例头部影像学显示梗死灶累及右侧额叶、颞叶、基底节、放射冠，梗死面积直径＞4.0cm。大面积脑梗死发生率占脑梗死的10％以上，特点是起病急、症状重、并发症多、治疗难度大、预后差，早期可出现意识障碍重、生命指征不稳定、颅内压增高，严重时出现脑疝，常见后遗症包括瘫痪、肌张力改变、感觉障碍、失语、吞咽障碍、癫痫、精神障碍等。

二、病例摘要

患者杨×，男，62岁，左侧肢体活动不利14日于2014年4月1日以“右侧脑梗死”住入康复科，至2014年8月29日出院。患者于2014年3月17日开车途中出现左侧肢体麻木，左侧肢体活动欠灵活，家属将其送往医院途中患者出现头晕、呕吐，头部核磁共振检查结果提示““右侧大面积脑梗死””，送神经内科住院治疗，病情稳定后转至康复科。现患者左侧肢体运动功能障碍、感觉障碍（麻木），吞咽障碍（流涎、饮水呛咳），发作性心前区闷痛，发作性喘促，睡眠差，生活绝大部分不能自理。病程中无意识障碍、头痛、视物双影、肢体抽搐等表现，未经过康复治疗。中医证见头晕头痛，面色少华，口眼歪斜，口角流涎，舌强语謇，左侧偏身麻木，半身不遂，少寐纳呆，大小便少，舌质红，苔白腻，脉弦滑。既往患哮喘病史10年，冠状动脉粥样硬化性心脏病史5年，糖尿病史3年，高血压病史6年，血压最高达170/100mmHg。无食物、药物过敏史，否认家族遗传性疾病。嗜酒30余年，每日4两。专科检查：神志清楚，言语謇涩，记忆力、计算力、定向力正常，眼球各方向活动自如，无眼震，示齿左侧鼻唇沟略浅，伸舌略偏左，左侧软腭上抬无力，鼓腮无漏气，左上肢肌力0级，左下肢肌力2级，左侧肢体肌张力降低，左下肢膝腱反射、跟腱反射减低，左侧Babinski征阳性，Chaddock征阳性，Oppenheim征阳性，Hoffmann征阳性，左侧浅感觉、深感觉减弱，左侧足趾反射未引出。头部MRI示：右侧额叶、颞叶、基底节、放射冠急性梗死（图23-2）；头部MRA示：动脉硬化并多处狭窄（图23-1）；经颅多普勒超声：左侧大脑中动脉中度狭窄，右侧大脑中动脉轻度狭窄；颈动脉彩色多普勒超声：双侧颈动脉内中膜局限性增厚，双侧颈动脉斑块形成，右侧

颈内动脉起始处狭窄(<50%),左侧椎动脉间隙段走行迂曲;心脏彩超:左室舒张功能减低;心电图:Ⅰ、AVL、V_5、V_6呈ST-T改变;血清生化检查回报维生素B_{12}:125pmol/L,叶酸:9.14nmol/L,糖化血红蛋白:7.6%,低密度脂蛋白:3.62mmol/L。

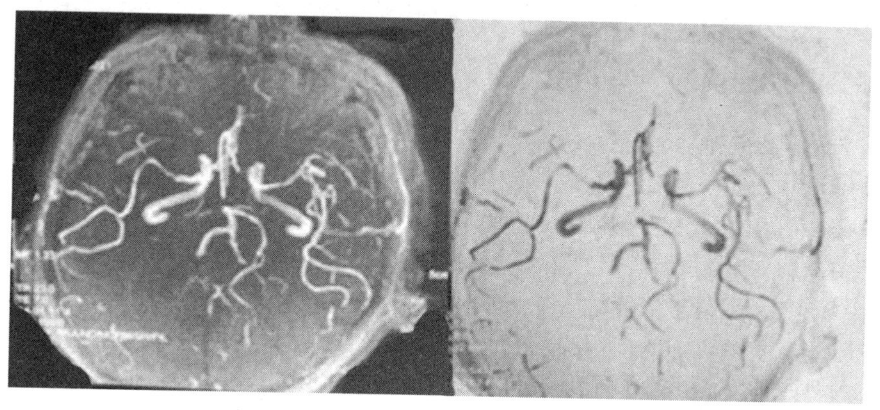

图 23-1　磁共振血管造影:动脉硬化,右侧大脑中动脉管腔近段主干狭窄,其分支末梢分支减少或缺如

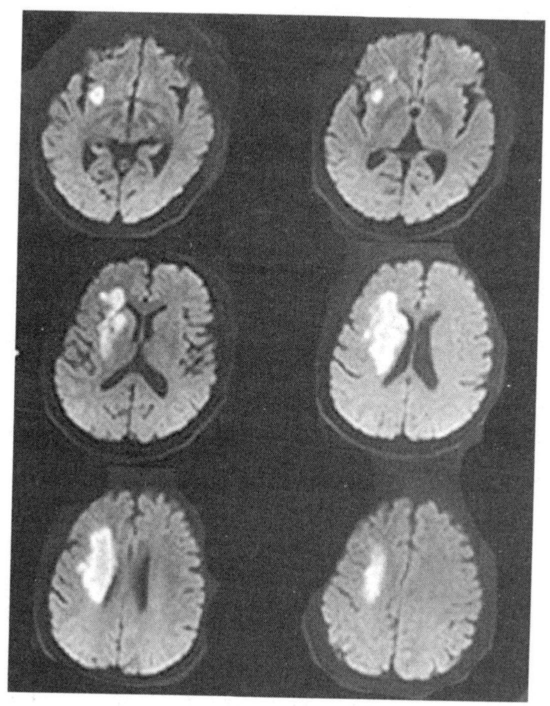

图 23-2　头颅磁共振弥散成像 DWI 弥散序列:右额叶、颞叶、右基底节、右放射冠、右侧半卵圆中心明显弥散受限见片状不规则高信号,右侧侧脑室轻度受压变窄。符合右侧大脑中动脉主干狭窄、局部分支闭塞并上述部位急性梗死

临床诊断:1. 脑梗死恢复期,左侧肢体运动不利、感觉功能障碍、吞咽障碍、日常生活活动能力(ADL)受限;2. 冠状动脉粥样硬化性心脏病、稳定型心绞痛、心功能2级;3. 高血压

2级(极高危险组);4.2型糖尿病;5.高脂血症;6.低叶酸血症。

诊疗过程:患者入院时主要的功能障碍包括左侧肢体运动、感觉功能障碍、吞咽障碍、日常生活不能自理、活动、参与障碍等;经中西医综合康复,患者各种功能障碍均有明显改善,基本达到各期康复目标。

三、病例分析

(一) 中医辨证分析

患者以口眼歪斜、左侧半身不遂、偏身麻木、舌强语謇为主证,故辨病为中风,无突然昏仆、神识昏蒙,定为中经络。患者嗜酒肥甘日久,年老正气不足,体胖内有痰湿,正如《景岳全书·非风》中论到:"凡病此者,多以素不能慎,或七情内伤,或酒色过度,先伤五脏之真阴,阴亏于前而阳损于后,阴陷于下而阳乏于上,以致阴阳相失,精气不交,所以忽尔昏愦,卒然仆倒"。故见平素有头晕头痛,耳鸣目眩,此为肾阴素亏,肝阳上亢,火升风动,气血逆上。病家脉络空虚,卫外不固,风邪得以乘虚入中经络。而肾阴不足,心肾不交,则少寐多梦。运化失司,水湿内停,聚而生痰,风阳内动,风痰搏结,挟痰走窜经络,脉络不畅,风痰阻于络道,经络失和致口眼歪斜,舌强语謇。气血瘀滞,则脑脉痹阻,神机失用,则上不制下,筋脉失养,而致肢体麻木废而不能用,脉弦主肝风滑有痰湿,舌质红乃阴虚生内热,苔腻兼有湿痰。

(二) 临床康复

存在功能问题:左侧肢体运动、感觉功能障碍、吞咽障碍、日常生活不能自理、活动、参与障碍。康复目标:近期目标要提高患侧肌力,改善吞咽功能,提高患者生活自理能力;远期目标为重返家庭、回归社会。康复程序:定期召开康复小组会,根据各期评定结果,制订针对性的康复评估和训练方案。

(三) 中西医内科治疗

1. 西药　阿司匹林肠溶片100mg,1次/日,口服;阿托伐他汀钙片10mg,1次/晚,口服;普罗布考片0.5g,2次/日,与饭同服;苯磺酸左旋氨氯地平片2.5mg,1次/日,口服;丹参滴丸270mg,3次/日,口服;甲钴胺片500μg,1次/日,口服;叶酸片5mg,3次/日,口服;门冬胰岛素30R注射液,早14U、晚10U,餐前皮下注射;阿卡波糖片50mg,午餐时口服。

2. 中药　治法:滋阴潜阳,熄风通络。方药:镇肝熄风汤加减,白芍、玄参、黄芪、天冬、牡蛎、龟板、当归、白芷、僵蚕、葛根、牛膝、天麻、钩藤、羚羊角、夜交藤、茯神、甘草,水煎服。(剂量略)

(四) 康复经过

1. 入院评定及治疗(发病第15日)　患者仰卧病床,被动体位,语言謇涩,可以交流,左利手,左侧肢体运动功能障碍,肌张力降低;左侧肩关节可主动稍上提,无主动运动,无肌肉收缩,左肩内收呈内旋位,无主动屈曲,可见伸肌群的不充分共同运动;髋关节伸肌肌力2级,膝关节伸肌2级,踝关节无主动运动,轻度足内翻;竖脊肌萎缩明显,被动转移体位,保持独立坐位<9s,不能站立及行走。饮水试验Ⅲ级,可一次喝完,有呛咳。汉密尔顿抑郁量表(HAMD):18分,提示轻度抑郁。Brunstrom分级(上肢-手-下肢):Ⅰ-Ⅰ-Ⅱ级。简式Fugl-Meyer评分左侧:13分,其中上肢运动功能5分,下肢运动功能8分,提示左侧上、下肢严重运动障碍。Berg评分:3分,平衡能力很差,提示有跌倒危险性。改良Barthel指数:20分,提示患者重度残疾,日常生活完全需要帮助。

康复目标:维持关节活动度,预防并发症,独立完成仰卧→侧卧→坐位转移,坐位平衡达

3级。改善吞咽功能。

康复治疗：给予康复过程相关知识宣教；良姿位摆放，每2小时变换仰卧→健侧→患侧卧位体位；躯干及上、下肢关节活动度练习，电动直立床/站立架站立，躯干运动控制，包括诱发肩关节分离运动、骨盆主动运动，桥式运动、坐位平衡练习等；日常生活能力训练；心理治疗；预防压疮、坠积性肺炎、泌尿系感染、深静脉血栓形成、肌肉萎缩、骨质疏松、关节脱位及挛缩等。

2. 中期评定及治疗（发病2个月）　左侧肢体运动功能障碍，上肢肌张力高，可见肩关节不充分主动运动，主动运动差，可见肌肉收缩。下肢可见不充分联合运动，肌肉萎缩明显，足内翻。患者可变换体位，坐、站立及行走。发生两次跌倒（日间由坐→立位时发生），出现畏惧心理，导致误用出现。Morse跌倒危险因素评估：70分，高度危险。二等分试验及删除试验：0分。饮水试验Ⅰ级，可一次喝完，无呛咳。汉密尔顿抑郁量表：10分；Brunstrom分级（上肢-手-下肢）：Ⅱ-Ⅰ-Ⅲ级；改良Ashworth评定：左上肢肘关节屈Ⅱ级，左下肢伸Ⅰ级；简化Fugl-Meyer评分左侧：25分（较前提高12分），其中上肢运动功能7分（提高2分），下肢运动功能18分（提高10分），提示左上下肢严重运动障碍。Berg评分：22分（提高19分），患者可变换坐、站位及行走，稳定性很差，存在误用，提示有一定平衡能力，有跌倒的危险。偏瘫步行能力评定：2级，提示步行有跌倒危险，需监护下室内短距离步行。改良Barthel指数：40分，提示中度残疾，生活需要很大帮助。

康复进展：患者吞咽功能正常，运动功能较前明显改善，可独立变换体位、坐、站及行走，情绪障碍明显减轻，生活自理能力提高。

康复目标：维持关节活动度，预防并发症，独立完成仰卧→侧卧→坐位转移，坐位平衡3级；站立平衡3级，独立步行，促进上下肢更多分离运动。

康复治疗：给予患上、下肢运动控制能力练习；站立架/楔形板站立，牵拉跟腱，缩减踝关节支具使用时间，增加踝关节的主动运动；改善腰背肌力量，进行体位转换及动态平衡的训练，利用平板减重训练纠正步态；引发患侧肘关节以下的主动运动，纠正误用；ADL训练。

3. 再次评定及治疗（发病4个月）　患者言语流利，左利手，左侧肢体运动功能障碍，上肢肌张力高，可见肩关节不充分主动运动，肘关节可见屈曲动作，手可见微弱抓握动作，可见主动运动、肌肉收缩，下肢可见不充分联合运动，肌力4^-级，肌肉萎缩较前恢复，足内翻佩戴踝足矫形器。患者可独立体位转移，有误用，日常活动能力提高。汉密尔顿抑郁量表：6分，提示无抑郁症状。Brunstrom分级（上肢-手-下肢）：Ⅲ-Ⅱ-Ⅳ级；改良Ashworth评定：左上肢肘关节屈$Ⅰ^+$级，左下肢膝关节伸Ⅱ级；简化Fugl-Meyer评分左侧：45分（较前提高20分），其中上肢运动功能16分（提高9分），下肢运动功能39分（提高21分），提示严重运动障碍。Berg：32分（提高10分），提示有一定平衡能力，有跌倒的危险。偏瘫步行能力评定：3级（室内独立性步行）。改良Barthel指数：75分，基本完成日常生活活动，洗澡、上下楼梯能力差；患手功能差。

康复目标：提高患侧分离运动控制和精细运动能力，步态训练，提高日常生活活动能力。

康复建议：嘱进入社区医院继续进行康复治疗，加强残存能力和已有的功能训练，预防异常肌张力、挛缩、肌肉萎缩的进一步加重。进行家庭环境和社区环境的适应性、针对性康复训练，给予环境改造建议。合理制定康复计划，建立自我生活管理方案，避免失用综合征、误用综合征等出现，提高日常生活能力。鼓励进行户外社区活动，激发患者主动参与生活和社会的意识。

（五）中医在脑卒中康复中的应用

1. 中医养生理论与实践对脑卒中各级预防的作用　该病例伴有多种致病危险因素，包括嗜酒肥甘，高盐饮食，生活不规律、欠节制，缺乏运动，性情骄躁等，多年积累形成包括高血压、高血脂、高血糖、冠状动脉粥样硬化性心脏病、颅内外动脉血管狭窄、颈动脉粥样硬化斑块、叶酸和维生素 B_{12} 降低等，中医养生理论与实践是目前脑卒中各级预防中比较重要的一个组成部分。

2. 中医治疗技术的应用　该患者不同时期的功能障碍采用了针对性的中医治疗技术。

软瘫期的康复，采用针刺健侧上、下肢阳明经腧穴，手三里、外关、合谷、梁丘、足三里、解溪。头针取顶颞前斜线，顶旁 1 线，顶旁 2 线。推拿治疗首选叩击法或拍法作用于患侧，顺序自下至上。注意各关节特别是肩关节、腕关节不宜使用拔伸法、扳法、抖法，以免造成韧带、肌肉损伤，甚至引起关节脱位。

痉挛期的康复，采用针刺以““拮抗肌取穴””为法，上肢取手三里、外关、天井、臑会、肩髃、臂臑；下肢取阳陵泉、悬钟、解溪、丘墟、承扶、委中、风市、膝阳关。麦粒灸用麦粒大小艾灸施灸，肌张力增高时取十二井穴施麦粒灸法以降低肌张力。

相对恢复期的功能训练，在继续训练患者肌力、耐力的基础上，以提高身体的协调性和日常生活活动能力为主要原则。针刺取穴上肢选肩髃透极泉（下 1 寸）、臂臑、曲池、外关、手三里、合谷等；下肢选风市、伏兔、阳陵泉、悬钟、三阴交、足三里、丰隆、解溪、太冲等，头针针刺取穴与操作方法同软瘫期。推拿治疗采用关节运动手法及按揉法、拿法、搓法等以防止关节挛缩、解除功能锻炼或针灸后的肌疲劳、增强本体感觉的刺激，促进运动模式的改变。

该患者吞咽功能障碍处于口腔期，治疗过程中我们选择针刺、吞咽电刺激治疗仪、口面部手法训练方法治疗，出院时患者恢复良好，无流涎及饮水呛咳。针刺选穴百会、治呛、翳明、风池、上廉泉、吞咽穴、项针及舌三针。

本例患者入院初表现出情绪低落，不愿与人交流，有抑郁倾向，我们除了进行相关心理辅导和西药治疗外，配合九味镇心颗粒中药制剂等也获得一定疗效。

四、小结

大量的理论和实践已经证实，中医与现代康复理论和技术的综合运用，对提高脑卒中患者的康复效果有积极的作用。本例患者出院时，运动功能障碍较前明显改善，能够独立步行，能够独立改变体位，有一定平衡能力，患侧上肢精细功能差，感觉功能障碍明显改善，无麻木感，进食正常，梳洗修饰，穿衣，转移，步行，如厕需少量帮助，淋浴、浴所转移、上下楼梯需大量帮助，生活部分自理。无流涎、饮水呛咳，无发作性心前区闷痛，发作性喘促频率与程度较前明显减轻，饮食、睡眠、大小便正常。随访 3 个月，进入社区康复训练，患者生活能力提高，已能够在家人陪伴下过马路、乘坐公交车，能够独立上楼，下楼有时需辅助。基本达到既定康复目标。

（田　洋）

推荐读物

1. 吴江. 神经病学. 北京：人民卫生出版社，2009.
2. 张洪侠，桑林，译. 治疗结局评测. 长春：吉林大学出版社，2012.
3. 黄晓琳，燕铁斌. 康复医学. 北京：人民卫生出版社，2013.

索 引

F

G

H

J

K

L

M

N

P

Q

R

S

T

W

X

Y

Z